NUTRIÇÃO E ALIMENTAÇÃO VEGETARIANA

tendência e estilo de vida

NUTRIÇÃO E ALIMENTAÇÃO VEGETARIANA

tendência e estilo de vida

Sonia Tucunduva Philippi
Carolina Vieira de Mello Barros Pimentel
Marcia Cristina Teixeira Martins
ORGANIZADORAS

SONIA TUCUNDUVA PHILIPPI

manole
editora

Editora: Eliane Usui e Ana Maria S. Hosaka
Projeto gráfico: Acqua Estúdio Gráfico
Diagramação: HiDesign Estúdio
Ilustrações dos capítulos: HiDesign Estúdio
Ilustrações da capa e aberturas de capítulos: Flavia Mielnik
Foto Profa. Sonia Tucunduva Philippi: Suzana Mendes
Capa: Plinio Ricca

CIP-BRASIL. CATALOGAÇÃO NA PUBLICAÇÃO
SINDICATO NACIONAL DOS EDITORES DE LIVROS, RJ

N97

Nutrição e alimentação vegetariana : tendência e estilo de vida / organizadoras Sonia Tucunduva Philippi, Carolina Vieira de Mello Barros Pimentel, Marcia Cristina Teixeira Martins. - 1. ed. - Santana de Parnaíba [SP] : Manole, 2022.
: il. (Guias de nutrição e alimentação)

Inclui bibliografia e índice
ISBN 9786555763294

1. Nutrição. 2. Alimentos vegetarianos. I. Philippi, Sonia Tucunduva. II. Pimentel, Carolina Vieira de Mello Barros. III. Martins, Marcia Cristina Teixeira. IV. Série.

22-75776 CDD: 613.262
CDU: 613.261

Meri Gleice Rodrigues de Souva - Bibliotecária - CRB-7/6439

Reimpressão – 2025

Editora Manole Ltda.
Alameda América, 876
Tamboré – Santana de Parnaíba – SP – Brasil
CEP: 06543-315
Fone: (11) 4196-6000
www.manole.com.br | https://atendimento.manole.com.br/

Impresso no Brasil
Printed in Brazil

Na verdade, somos muito mais do que aquilo que comemos; mas o que comemos pode nos ajudar a ser muito mais do que aquilo que somos.

Adelle Davis (1904-1974)
Autora e nutricionista norte-americana,
considerada a mais famosa no início e meados do século XX.
Importante defensora de uma alimentação saudável

SOBRE AS ORGANIZADORAS

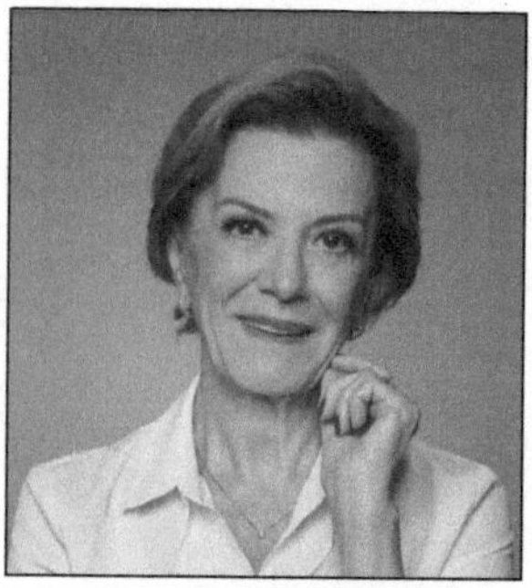

Sonia Tucunduva Philippi

Escritora, docente e pesquisadora da Faculdade de Saúde Pública da Universidade de São Paulo (FSP-USP). Professora Associada com Mestrado e Doutorado pela USP. Foi Presidente da Associação Paulista de Nutrição, Vice-presidente do Conselho Regional de Nutricionistas e do Conselho Diretor da Sociedade Brasileira de Alimentação e Nutrição (SBAN). Recebeu importantes prêmios na área de Saúde e Nutrição, entre eles: 100 Mais Influentes na Área da Saúde; Prêmio Saúde da Editora Abril; e Destaque na Área Acadêmica pelo CRN3. Orientou mestrados, doutorados, pós-doutorados e alunos de iniciação científica. Coordena na Editora Manole a Coleção *Guias de Nutrição e Alimentação*, além da Tabela Tucunduva e do software Virtual Nutri Plus Web. Artigos publicados em periódicos nacionais e internacionais.

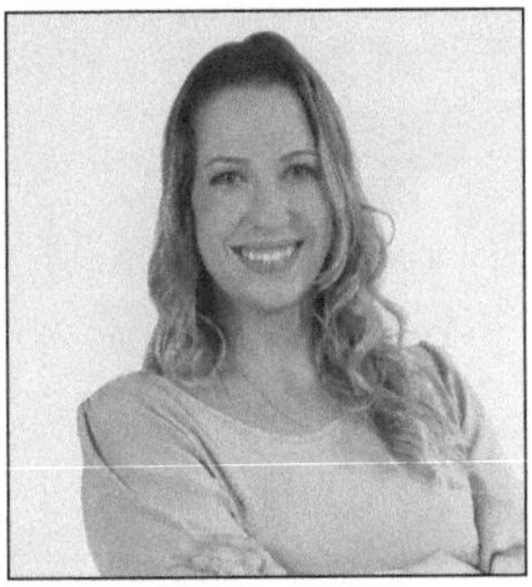

Carolina Vieira de Mello Barros Pimentel

Graduada em Nutrição pela Universidade Católica de Santos. Mestre e Doutora pela Faculdade de Saúde Pública da Universidade de São Paulo (FSP-USP). Especialista em Medicina do Estilo de Vida pelo *International Board of Lifestyle Medicine*. Especializanda em Nutrição Clínica Materno-infantil pelo Instituto da Criança do Hospital das Clínicas da Faculdade de Medicina da Universidade de São Paulo (ICr-HCFMUSP). Nutricionista voluntária do ICr-HCFMUSP. Professora em diversos cursos de pós-graduação nas áreas de Nutrição e Medicina. Autora do livro *Alimentos Funcionais e Compostos Bioativos* pela Editora Manole.

Marcia Cristina Teixeira Martins

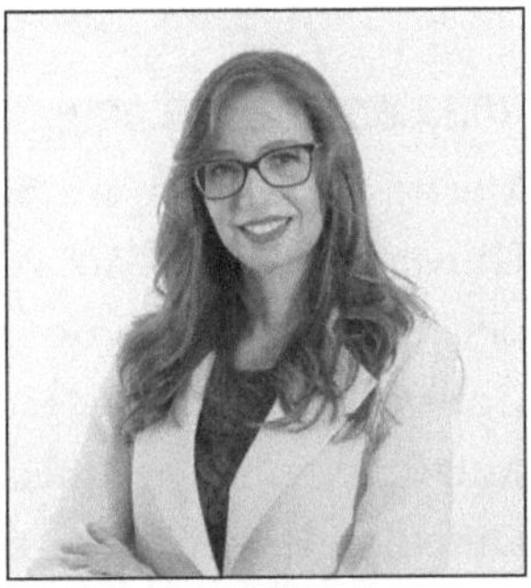

Farmacêutica-Bioquímica (FOC), Nutricionista (FSP-USP), Mestre em Farmácia (FCF-USP), Doutora em Ciência de Alimentos (FEA-Unicamp). Pós-doutorado junto ao *Adventist Health Study-2* (AHS-2), Loma Linda University, CA/EUA e Pós-doutorado em Nutrição (FSP-USP) com estágio na Umeå University, Suécia. Trabalhou em instituições de ensino superior como docente, coordenadora de cursos de graduação e pós-graduação, conduziu grupos de estudo, projetos de pesquisa e extensão e orientou alunos de Mestrado em Promoção da Saúde. Criou e coordenou o curso de pós-graduação em Nutrição Vegetariana e Estilo de Vida da UNASP. Pesquisadora e docente em cursos de graduação e mestrado na Universidad Adventista del Plata (UAP), Argentina e Universidad Adventista del Chile (UNACHI), Chile.

SOBRE OS AUTORES

Ana Carolina B. Leme

Mestre e Doutora em Saúde Pública pela Faculdade de Saúde Pública da Universidade de São Paulo (FSP-USP). Bolsista de doutorado sanduíche pela Universidade de Newcastle, Austrália. Pós-doutorado pelo Baylor College of Medicine, Houston, EUA, e Universidade de São Paulo, Brasil. Atualmente, é pesquisadora do Centro de Excelência em Nutrição e Dificuldades Alimentares, Instituto PENSI, Fundação Luiz Egydio Setúbal e pesquisadora visitante pelo Family Relations and Applied Nutrition, University of Guelph, Canadá.

Ana Carolina Franco de Moraes

Graduada em Nutrição pela Pontifícia Universidade Católica de Campinas (PUC-Camp). Mestre em Enfermagem pela Universidade Estadual de Campinas (Unicamp) e Doutora em Nutrição em Saúde Pública pela USP. Pós-doutoranda do Departamento de Epidemiologia da USP e docente de diversas pós-graduações. Autora de diversas publicações associadas à microbiota intestinal e vegetarianismo.

Ana Maria de Ulhôa Escobar

Médica e Comunicadora de Saúde. Graduada, Doutora e Livre-docente pela Faculdade de Medicina da USP (FMUSP). Membro do Conselho Diretor do Centro de Desenvolvimento da Infância da FMUSP. Coordena cursos de graduação e pós-graduação na FMUSP. Editora da revista *Clinics*.

Angela Vince Saunders

Graduada em Nutrição pela Universidade de Loma Linda (CA, EUA). Mestre em Liderança e Gestão em Serviços de Saúde pela Faculdade de Educação Superior de Avondale, Austrália. Nutricionista sênior da empresa *Sanitarium Health and Wellbeing* (Austrália). Foi editora coordenadora e coautora do suplemento do *Medical J. of Australia "Is a Vegetarian Diet Adequate?"* em 2013 e é coautora de diversos capítulos de livro sobre nutrição vegetariana/vegana.

Antonio Herbert Lancha Júnior

Educador físico pela Escola de Educação Física e Esporte da USP (EEFE-USP). Mestre e Doutor em Nutrição pela Faculdade de Ciências Farmacêuticas da USP (FCF-USP). Pós-doutor em Medicina Interna pela Washington University. Livre-docente em Nutrição Aplicada a Atividade Motora pela EEFE-USP. Pesquisador Convidado no Inra – Agro Paris Tech. Professor Titular da USP.

Arthur Hirschfeld Danila

Médico psiquiatra pela FMUSP. Especialista em Medicina do Estilo de Vida pelo International Board of Lifestyle Medicine. Coordenador do Programa de Mudança de Hábito e Estilo de Vida (PRO-MEV) do Instituto de Psiquiatria do Hospital das Clínicas da FMUSP (IPq-HCFMUSP). Colaborador do Programa de Ansiedade (AMBAN) do IPq-HCFMUSP.

Bruno Shoiti Maehara

Graduado em Medicina pela FMUSP, com Residência Médica em Pediatria pelo Instituto da Criança (ICr) da FMUSP. Especialização e preceptoria em Neonatologia pela FMUSP. Segue e estuda a alimentação *plant-based* há mais de 10 anos, sendo pós-graduado em Nutrição Vegetariana pela Sociedade Vegetariana Brasileira e certificado em Nutrição *Plant-Base*d pela Cornell University. Docente em diversas pós-graduações nessa área.

Camilla Oliveira Duarte de Araújo

Graduada em Nutrição pela Universidade de Fortaleza. Mestre em Nutrição e Saúde pela Universidade Estadual do Ceará e Doutora pela EPM-Unifesp. Supervisora de tutoria da rede Ânima de educação e docente da graduação em Nutrição – Anhanguera.

Carla Pelliciari

Graduada em Nutrição pela Universidade Bandeirante de São Paulo. Especialista em Obesidade, Emagrecimento e Saúde pela Universidade Federal de São Paulo (Unifesp). Aperfeiçoamento em Nutrição Aplicada à Estética pelo IPGS e em Atualização e Pesquisa em Cirurgia Plástica pela Unifesp. Cursou *Lifestyle Medicine: Tools for Promoting Healthy Change* pela Harvard Medical School. Consultoria e assessoria nutricional: www.nutricape.com.br. Nutricionista clínica, palestrante e influenciadora digital. Instagram: @nutrycarla.

Cristiane Moraes

Graduada em Nutrição pela Universidade Católica Dom Bosco (UCDB). Especialista em Fisiologia do Exercício pela Universidade Gama Filho (UGF) e em Nutrição Esportiva pelo Centro Universitário de Rio Preto (UNIRP). Mestre em Saúde Coletiva, Doutora e Pós-doutora em Ciências Cardiovasculares com ênfase em Nutrição Renal pela Universidade Federal Fluminense (UFF). Coordenadora do Comitê de Nutrição da Sociedade Brasileira de Nefrologia (2020-2022). Atua na prática clínica com doenças crônicas e especialmente doenças renais crônicas. Ministra aulas sobre Nutrição e Doença Renal Crônica em programas de pós-graduação e eventos científicos.

Daniela Tiemi Kanno

Graduada em Medicina pela Universidade Estadual Paulista Júlio de Mesquita Filho (Unesp-Botucatu), com especialização em Saúde da Família e Comunitária pela USP. Pós-graduada em Alimentação Funcional e Qualidade de Vida pelo Centro Universitário Adventista de São Paulo (UNASP) e em Nutrologia pela Associação Brasileira de Nutrologia (ABRAN). Certificada pelo *International Board of Lifestyle Medicine*, atua como médica e consultora em projetos de saúde ao redor do mundo e é cofundadora da SOW Saúde.

Eric Slywitch

Graduado em Medicina pela Faculdade de Medicina de Jundiaí. Mestre e Doutor em Ciências da Nutrição pela EPM-Unifesp, com foco em avaliação metabólica e nutricional de onívoros e vegetarianos. Especialista em Nutrologia pela ABRAN e em Nutrição Enteral e Parenteral pela BRASPEN. Pós-graduado em Endocrinologia pelo ISMD e em Nutrição Clínica pelo GANEP. Diretor do Departamento de Medicina e Nutrição da União Vegetariana Internacional (IVU) e Sociedade Vegetariana Brasileira (SVB). Tem aperfeiçoamento em Teoria Psicanalítica com Foco em Conflito e Sintoma pelo SEDES. Diretor e docente do Curso de Avaliação Metabólica e Nutricional com ênfase em Interpretação de Exames Laboratoriais. Docente do curso de pós-graduação em Nutrição Clínica do GANEP, Nutrição materno-infantil (FAPES), Nutrição Clínica (APlenitude) e Vegetarianismo (APlenitude). Autor dos livros *Alimentação sem carne – guia prático, Virei Vegetariano. E agora?* e *Emagreça sem dúvida.*

Erika Checon Romano

Graduada em Nutrição pela USP. Especialista em Fisiologia do Exercício pela Escola Paulista de Medicina (EPM) e Mestre em Saúde Pública pela USP. Membro do Grupo Especializado em Nutrição, Transtornos Alimentares e Obesidade. Instagram: @erikacheconromano_

Erika Christiane Toassa

Nutricionista. Mestre em Nutrição Humana Aplicada pelo PRONUT-USP e Doutora em Nutrição em Saúde Pública pela (FSP-USP). Especialista em Fitoterapia pela Associação Brasileira de Nutrição (ASBRAN). Sócia-proprietária da Clínica CRONUS. Instagram: @erikatoassanutri.

Eunice Leme Vidal

Graduada em Nutrição pela USP. Especialista em Saúde Pública com ênfase em PSF e em Alimentação Funcional pelo UNASP, possui vasta experiência como nutricionista de restaurantes vegetarianos em instituições de saúde e de ensino. Escritora de livros sobre o efeito da nutrição vegetariana sobre a saúde, com ampla distribuição no território nacional.

Evellin Damerie Venâncio Müller

Graduada em Nutrição pela FTC-Itabuna. Especialista em Saúde Pública pelo UNASP e Mestre em Nutrição em Saúde Pública pela USP. Coordenadora e Docente dos cursos de Nutrição e Gastronomia com ênfase em Vegetarianismo no UNASP. Realiza pesquisas nas linhas de Epidemiologia de Doenças Crônicas, Saúde Materno-infantil, Alimentação *Plant-based* e Sistemas Alimentares.

Everton Padilha Gomes

Graduado em Medicina pela Universidade Federal do Amazonas. Doutor em Cardiologia pelo Instituto do Coração (InCor) da FMUSP. Especialista em Coronariopatias Agudas pelo InCor-FMUSP, em Clínica Médica, Cardiologia e Medicina Intensiva. Residência em Clínica Médica no Hospital Universitário Getúlio Vargas e em Cardiologia no Hospital de Base – Fundação Faculdade de Medicina de São José do Rio Preto.

Fabio Juliano Pacheco

Graduado em Medicina pela Universidad Adventista del Plata (UAP). Mestre e Doutor em Ciências pela Universidade Federal de São Paulo (Unifesp) e Pós-doutor em Biologia Molecular e Celular pela Loma Linda University School of Medicine (LLUSM), Califórnia, EUA. Pesquisador e Professor da Faculdade de Medicina da UAP e autor de publicações nas áreas de Biologia Celular, Nutrição e Medicina do Estilo de Vida.

Flávia Ferreira Prado

Nutricionista. Mestranda em Ciências do Envelhecimento na Universidade São Judas Tadeu. Nutricionista Clínica da Unidade de Diálise e Transplante (UDT).

Gabriel Loureiro Martins

Graduado em Nutrição pelo Centro Universitário São Camilo. Pós-graduado em Nutrição Clínica Aplicada ao Envelhecimento pela FAPES Saúde.

Mestrando na EEFE-USP. Pesquisador na área da Nutrição Esportiva e Performance Motora pelo Laboratório de Nutrição e Metabolismo Aplicados à Atividade Motora da EEFE-USP.

Gabriela Parise Polo

Graduada em Nutrição pelo Centro Universitário São Camilo. Pós-graduada em Nutrição Clínica Funcional pela VP Centro de Nutrição Funcional. Doutoranda do Departamento de Cardiologia da FMUSP. Nutricionista clínica e palestrante de temas diversos relacionados ao vegetarianismo.

Graziela Biude Silva Duarte

Graduada em Nutrição pelo Centro Universitário São Camilo. Mestre e Doutora em Ciências, área de Nutrição Experimental pela Faculdade de Ciências Farmacêuticas da Universidade de São Paulo (FCF-USP). Docente convidada no curso de pós-graduação em Nutrição Clínica do Centro Universitário São Camilo.

Greisse Viero da Silva Leal

Graduada em Nutrição pela Universidade Federal de Pelotas. Mestre em Saúde Pública e Doutora em Nutrição em Saúde Pública pela USP. Professora adjunta do Departamento de Alimentos e Nutrição e docente do Programa de Pós-graduação em Gerontologia da Universidade Federal de Santa Maria. Autora de diversas publicações associadas ao comportamento alimentar humano.

Helnio Judson Nogueira

Graduado em Medicina pela Universidade Federal do Paraná (UFPR). Nefrologista e Especialista em Medicina Interna pelo Hospital das Clínicas da UFPR. Diretor clínico da Clínica Adventista de Curitiba.

Isabela Saraiva de Almeida

Graduada em Nutrição pela Universidade Estadual do Ceará. Mestre em Ciências dos Alimentos pela FCF-USP. Pós-graduada em Nutrição Pediátrica, Escolar e na Adolescência pela Universidade Gama Filho e em Nutrição Clínica Funcional pela Universidade Cruzeiro do Sul.

Juliana Aiko Watanabe Tanaka

Nutricionista, chef de cozinha e *coach* de culinária. Nutrichef do Projeto Médicos na Cozinha. Instagram: @juwatanabe.

Juliana Dabbur

Chefe proprietária do Bistrô na Casa. Experiência em eventos, *catering*, *catering* publicitário, assessoria em planejamento de cardápios. Instagram: @ bistronacasa.

Julio C. Acosta-Navarro

Médico com Especialização em Cardiologia Clínica pela Sociedade Brasileira de Cardiologia e Nutrologia, pela Sociedade Brasileira de Nutrição Clínica. Obteve seu primeiro doutorado em Ciências e seu pós-doutorado no InCor-FMUSP desenvolvendo o Projeto CARVOS, pesquisa sobre a influência da dieta sobre a gênese de doenças cardiovasculares. Atualmente é Professor Colaborador da FMUSP e Diretor Científico do grupo de estudo e pesquisas *Scientific Vegetarianism*.

Karin Louise Lenz Dunker

Graduada em Nutrição pela USP. Mestre e Doutora pela USP. Pós-doutora pela Unifesp. Membro do Conselho Técnico da Associação Brasileira de Transtornos Alimentares (ASTRAL). Coordenadora do Núcleo de Pesquisa (NUPE) do Ambulim-IPq-HCFMUSP. Orientadora da Pós-graduação de Fisiopatologia Experimental da FMUSP. Autora de diversas publicações associadas a prevenção e transtornos alimentares. Docente na área em cursos de pós-graduação.

Kátia Regina Maruyama Gomes

Graduada em Ciências Biológicas pela Universidade Federal do Amazonas. Mestre em Biologia de Água Doce e Pesca Interior pelo Instituto Nacional de Pesquisas da Amazônia. Doutora em Cardiologia pelo InCor-FMUSP. Especialista em Biotecnologia pela Universidade Federal do Amazonas.

Laila Santos de Andrade

Graduada em Nutrição e Especialista em Nutrição Aplicada às Doenças Renais pela Unifesp. Mestre e Doutora em Ciências pelo Programa de Pós-graduação em Nutrição da Unifesp. Nutricionista na Fresenius Medical Care. Professora em cursos de pós-graduação na área de Nutrição Clínica.

Lara Natacci

Nutricionista, PhD. Mestre e Doutora em Ciências pela FMUSP. Pós-doutoranda em Nutrição pela FSP-USP. Certificada em *Coaching* de Saúde e Bem-estar pelo American College of Sports and Medicine (ACSM). Especializações em Transtornos Alimentares na Universidade de Paris V, em Bases Fisiológicas da Nutrição no Esporte pela Unifesp e em Nutrição Clínica Funcional pela UNIB.

Lenycia de Cassya Lopes Neri

Graduada em Nutrição, Mestre e Doutoranda pela USP. Especialista em Nutrição Clínica pela Asbran e em Fisiologia Esportiva pela Unifesp. Nutricionista do ICr-HCFMUSP. Coordenadora do Curso de Especialização em Nutrição Clínica Materno-Infantil e Diretora da Nutri4Life Consultoria em Nutrição. Autora dos livros *Dietoterapia nas doenças pediátricas*, *Obesidade infantil* e *Educação nutricional em pediatria*.

Luciana Lancha

Graduada em Nutrição pela FSP-USP e Bacharel em Esporte pela EEFE-USP. Mestre em Biologia Celular pelo Instituto de Biologia da Unicamp, Doutora em Ciências pelo Instituto de Ciências Biomédicas da USP e Pós-doutora pelo Institut de la Recherche Agronomique, Paris. *Wellness Coach* pela Well Coaches da American College of Sports Medicine (ACSM). Certificação em *Mindfulness* pelo *Mindfulness* e Movimentos de Integração. Diretora do Instituto de Bem-Estar e Saúde (Ibes).

Luiz Fernando Sella

Graduação em Medicina pela Universidade Federal de Santa Catarina (UFSC). Especialista em Endocrinologia e Metabologia pela Sociedade Brasileira de Endocrinologia e Metabologia (SBEM). Mestre em Saúde Pública na área de

Medicina do Estilo de Vida pela Universidade de Loma Linda, EUA. Certificado em Medicina do Estilo de Vida pelo International Board of Lifestyle Medicine (IBLM), certificado em *Plant-based Nutrition* pelo Center for Nutrition Studies da Universidade de Cornell e Especialista no Tratamento do Tabagismo pela Mayo Clinic. Atua como médico endocrinologista, palestrante e consultor de empresas. É sócio-fundador da SOW Saúde e Bem-Estar.

Luiza Antoniazzi Gomes de Gouveia

Graduada em Nutrição pelo Centro Universitário São Camilo. Pós-graduada em Nutrição Hospitalar em Cardiologia pelo InCor-FMUSP. Mestre em Nutrição em Saúde Pública pela FSP-USP e Doutora em Ciências, área de concentração Cardiologia, pelo InCor-FMUSP. Pós-doutoranda do Departamento de Medicina Preventiva da FMUSP em parceria com o Núcleo de Pesquisas Epidemiológicas em Nutrição e Saúde (Nupens/USP). Autora de diversas publicações associadas à Cardiologia e ao Vegetarianismo.

Luma Stella Teichmann Bazzan

Graduada em Nutrição pela Universidade Federal de Santa Maria. Especialização em Gestão e Atenção Hospitalar com ênfase em Hemato-Oncologia. Mestre em Gerontologia pela Universidade Federal de Santa Maria.

Maria Cecília Corsi

Graduada pelo Centro Universitário São Camilo. Especialista em Nutrição Clínica. Consultora de grandes empresas para o desenvolvimento de receitas e novos produtos. Instagram: ceciliacorsi.fc.

María Elena Acosta Enríquez

Graduada em Nutrição pela Universidad Autónoma de Nuevo León (UANL-México). Mestre em Saúde Pública pela Universidad de Montemorelos (UM-México) e Doutora em Saúde Pública pela Universidad de las Palmas de Gran Canaria (ULPGC-España). Docente na Facultad de Ciencias de la Salud da Universidad de Montemorelos. Autora de diversas publicações associadas a Estilo de vida e Saúde Pública.

Maria Fernanda Elias

Graduada em Nutrição. Mestre em Saúde Pública pela FSP-USP. Doutora em Ciências pelo Programa Interunidades em Nutrição Humana Aplicada da Universidade de São Paulo (PRONUT/USP). Certificada em *Business Strategy through a Culture of Health* e em *Social Media Marketing* pela Harvard University. Certificada em *Digital Business Strategy* pela Columbia Business School. Especialista em Marketing pela Escola Superior de Propaganda e Marketing (ESPM). Coautora do livro *Alimentos Funcionais e Compostos Bioativos* (Editora Manole). Atua há mais de 20 anos traduzindo a ciência em propósito. Atualmente é Gerente Regional de Comunicação da DSM Nutritional Products América Latina.

Mariana Bomfim de Jesus

Nutricionista. Pós-graduada em Nutrição Clínica Funcional pela VP Centro de Nutrição Funcional e em Gestão Empresarial e Marketing pela Escola Superior de Propaganda e Marketing (ESPM). Experiência em Comunicação e Marketing Nutricional com atuação na indústria de alimentos e suplementos. Coordenadora de Assuntos Governamentais para Herbalife Nutrition Brasil.

Mariana Menegusso Nogueira

Graduada em Medicina pela UFMS. Residência em Clínica Médica pelo Hospital Regional de Sobradinho/SES-DF e em Nefrologia pela Santa Casa de Misericórdia em Curitiba/PR. Pós-graduada em Nutrologia pela Abran e certificação internacional em Medicina do Estilo de Vida pelo IBLM. Atende nos setores de Hemodiálise e Diálise Peritoneal na Clínica Diaverum Taboão da Serra e atende em seu consultório particular.

Mariana Vieira de Mello Barros Pimentel

Graduada em Farmácia pela Universidade Santa Cecília. Mestranda em Ciências dos Alimentos pela FCF-USP. MBA em Gestão e Engenharia da Qualidade pela Escola Politécnica da USP. MBA em Cosmetologia pelo Instituto IPUPO. Membro do Grupo Técnico de Suplementos Alimentares do Conselho Regional de Farmácia do Estado de São Paulo (CRF/SP).

Experiência profissional em Assuntos Regulatórios e Inovação nas áreas de Suplementos Alimentares e Cosméticos.

Mariane Bagodi Batista da Silva

Graduada em Nutrição pela Universidade de Sorocaba (Uniso) e em Gastronomia pela Faculdade HOTEC. Mestre em Ciências pelo programa de Alimentos, Nutrição e Saúde da Unifesp. Coordenadora do curso de Tecnologia em Gastronomia nas modalidades presencial e a distância da Universidade Nove de Julho (Uninove). Elabora, entrevista e coordena material para a Educação a Distância. Atua como docente do ensino superior e ministra oficinas culinárias para a promoção do vegetarianismo e para o público idoso.

Marissol Richter

Nutricionista. Mestre pela FCF-USP. Especialista em Gestão da Qualidade em Alimentos, Indústria e Serviços pela Universidade São Judas Tadeu. Docente em Cursos de Nutrição. Empreendedora na área de Alimentação na Austrália. Instagram: @cozinhadamarissol.

Marle Alvarenga

Nutricionista, Mestre e Doutora em Nutrição Humana pela FSP-USP. Pós-doutorado em Nutrição em Saúde Pública pela FSP-USP, onde é orientadora do programa de pós-graduação em Nutrição em Saúde Pública. Coordenadora do Grupo Especializado em Nutrição, Transtornos Alimentares e Obesidade (GENTA) e idealizadora do Instituto Nutrição Comportamental.

Martín Leonardo Mayta

Graduado em Biotecnologia e Doutor em Ciências Biológicas pela Universidad Nacional de Rosario (UNR) na Argentina. Professor titular de Biologia Molecular na Faculdade de Farmácia e Bioquímica UNR e professor e pesquisador da Faculdade de Ciências da Saúde da Universidad Adventista del Plata, Argentina. Autor de várias publicações na área de Bioquímica e Biologia Molecular Vegetal.

Matheus Daniel Alonso Garcia

Graduado em Educação Física pela FEFISA e em Nutrição pela Universidade Metodista de São Paulo. Pós-graduado em Nutrição Aplicada ao Exercício Físico e Mestrando na EEFE-USP. Pesquisador do Laboratório de Nutrição e Metabolismo Aplicados à Atividade Motora da EEFE-USP.

Mauro Fisberg

Pediatra e Nutrólogo. Coordenador do Centro de Excelência em Nutrição e Dificuldades Alimentares (CENDA) do Instituto Pensi – Fundação José Luiz Setúbal-Sabará Hospital Infantil. Professor Associado Doutor-Sênior do Setor de Medicina do Adolescente do Departamento de Pediatria da EPM-Unifesp. Investigador Principal (*Chair*) do Estudio Latino Americano de Nutrición y Salud (ELANS) e do Estudo Brasileiro de Nutrição e Saúde (EBANS). Membro Titular do Departamento de Nutrologia da Sociedade Brasileira de Pediatria (SBP). Coordenador da Força-tarefa de Dificuldades Alimentares da Sociedad Latinoamericana de Gastroenterología, Hepatología y Nutrición Pediátrica (SLAGHNP). *Alumni* do World Hunger Program – United Nations University e da Kellog's Foundation – Leadership Program – Partners of the Americas – VII. Diretor da Nutrociência Assessoria em Nutrologia.

Mônica Beyruti

Diretora-proprietária e nutricionista da Clínica de Nutrição Mônica Beyruti. Especialista em Nutrição em Cardiologia pela Sociedade de Cardiologia do Estado de São Paulo (Socesp). Especialista em Fisiologia do Exercício pela EPM-Unifesp. Membro do Departamento de Nutrição da Associação Brasileira para o Estudo da Obesidade e Síndrome Metabólica (ABESO) de 2001-2022. Membro fundadora da Associação Brasileira de Nutrição Esportiva. Instagram: @monicabeyruti.

Nágila Raquel Teixeira Damasceno

Professora Associada do Departamento de Nutrição da FSP-USP. Diretora da Divisão de Nutrição e Dietética do HU-USP. Diretora do Departamento de Nutrição da SOCESP. Responsável pelo grupo de pesquisa em Oxidações Biológicas e Metabolismo Lipídico Aplicado às DCNT (OxLIPID).

Coordenadora do Laboratório de Bioquímica da Nutrição Aplicada às DCNT. Coordenadora do Programa de Cooperação Internacional Brasil-Suécia (CAPES-STINT, 2014-2018). Bolsista de Produtividade CNPq. Pesquisadora do estudo SHIP (Brasil-Alemanha). Coordenadora do PEDUCA.

Naiara da Costa Cinegaglia

Graduada em Biologia pela Universidade Estadual do Norte do Paraná. Mestre em Medicina Translacional e Cirurgia pela Faculdade de Medicina de Botucatu (FMB-Unesp) e Doutora em Biotecnologia pela IBB-UNESP, com experiência em pesquisa nas áreas de Biologia Molecular e Genética com foco nos seguintes temas: Biomarcadores, Câncer de Pulmão, Doenças Cardiovasculares e Dieta Vegetariana.

Naomi Vidal Ferreira

Graduada em Psicologia pelo UNASP-SP. Especialista em Psicologia Hospitalar pela Santa Casa de Misericórdia de São Paulo. Mestre e Doutora em Neuropsicologia pelo InCor-FMUSP. Pós-doutoranda do Departamento de Ciências Médicas da FMUSP. Docente de graduação e pós-graduação e coordenadora do Escritório de Apoio ao Pesquisador do UNASP.

Natália Utikava

Graduada em Nutrição pela USP e pela McGill University (Canadá). Mestre em Nutrição em Saúde Pública pela FSP-USP. Especialista em Fitoterapia Aplicada à Nutrição Clínica pela Universidade Federal do Rio de Janeiro. Docente do curso de pós-graduação em Nutrição Vegetariana e Estilo de Vida do Centro Universitário Adventista de São Paulo. Atende em consultório com foco em nutrição vegetariana e alimentação *plant-based* e oferece assessoria em pesquisa e desenvolvimento de produtos e conteúdos sobre o tema.

Nicole Pudo Gomes

Graduanda em Direito na Escola de Direito de São Paulo da Fundação Getulio Vargas (FGV). Fundadora e Coordenadora do Grupo de Estudos de Direito Animal da FGV Direito SP. Fundadora e Membro do Grupo Acadêmico de Interesse Ambiental (GAIA) da FGV.

Priscila Koritar

Nutricionista, Mestre e Doutora em Nutrição pela FSP-USP. Aprimorada pelo Curso de Transtornos Alimentares para Estudantes de Nutrição – AMBULIM – IPq-HCFMUSP. Nutricionista na Prefeitura Municipal de Barueri e docente em cursos de pós-graduação em Nutrição.

Raquel Ferreira de Souza Siqueira

Nutricionista. Mestranda em Ciências do Envelhecimento na Universidade São Judas Tadeu. Nutricionista Clínica no Hospital Municipal de Taubaté.

Rebeca Lugaresi

Nutricionista pelo Centro Universitário São Camilo. Mestre em Ciências pela EEFE-USP. Colaboradora do Laboratório de Nutrição e Metabolismo Aplicados à Atividade Motora da EEFE-USP.

Renata Vieira Marques de Azevedo

Farmacêutica e Bioquímica com especialização em Farmácia Industrial pelas Faculdades de Ciências Farmacêuticas e Bioquímicas Oswaldo Cruz. MBA em Gestão Empresarial pela Fundação Getulio Vargas. Mais de 20 anos de experiência na indústria farmacêutica, de alimentos e cosméticos, tendo atuado nas áreas de Assuntos Regulatórios e Produção. Diretora de Assuntos Regulatórios para América Latina na DSM Produtos Nutricionais.

Rita de Cássia de Aquino

Nutricionista. Doutora em Saúde Pública pela FSP-USP. Docente no Mestrado em Ciências do Envelhecimento da Universidade São Judas Tadeu.

Roberta Soares Lara

Graduada em Nutrição pela Universidade do Sagrado Coração – Bauru/SP. Residência em Nutrição Clínica pelo Hospital das Clínicas da Faculdade de Medicina de Ribeirão Preto da USP (FMRP-USP). Mestre em Investigação Biomédica, área de concentração em Clínica Médica da FMRP-USP. Doutora em Investigação Biomédica pela FMRP-USP. Pesquisadora colaboradora do Laboratório de Genômica Nutricional (LABGEN) da Faculdade de Nutrição de Limeira. Nutricionista responsável técnica do Instituto de Nutrição Roberta Lara. Instagram: @robertasoareslara.

Rogério de Araújo Gusmão

Graduado em Medicina pela Faculdade de Medicina de Teresópolis. Residência médica em Cirurgia Geral no Hospital Adventista Silvestre e Cirurgia Oncológica no Instituto Nacional do Câncer. MBA em Saúde pela Copehad UFRJ. Trabalhou como Diretor Médico do Hospital Adventista Silvestre e da rede adventista de hospitais na América do Sul. Atualmente é responsável pelo Serviço de Oncologia do Hospital Adventista São Paulo.

Rosana Raele

Graduada em Nutrição pelo Centro Universitário São Camilo. Mestre em Educação e Saúde pela USP. *Coaching* em Saúde e Bem-estar (Carevolution), com Especialização em Nutrição Clínica pela Asbran, em Nutrição em Cardiologia pela Socesp e Pós-graduação em Nutrição Funcional pelo Centro Valéria Paschoal de Educação. Possui vasta experiência na área de Nutrição Clínica, com aulas ministradas em cursos, simpósios e congressos. Responsável pela implantação do Serviço de Nutrição em Medicina Preventiva no Hospital Albert Einstein, com projetos educativos e coordenação de eventos científicos. Atualmente mantém seus atendimentos como *Personal Diet* e é docente da pós-graduação do Hospital Albert Einstein. Instagram: @rosanaraele.

Sandaly Oliveira da Silva Pacheco

Médica pela Universidad Adventista del Plata (UAP) e bióloga pela Universidade Federal do Paraná (UFPR). Mestre em Ciências pela Unifesp. Pesquisadora e coordenadora de projetos na área de Nutrição e Estilo de Vida. Professora de Biologia Celular e Bioquímica da Faculdade de Medicina da UAP, Argentina. Autora de publicações nas áreas de Nutrição e Medicina do Estilo de Vida.

Silvia Maria Franciscato Cozzolino

Nutricionista (FSP-USP). Mestre e Doutora em Ciências dos Alimentos, área de Nutrição Experimental pela FCF-USP. Livre-docente e Professora Titular da FCF-USP. Foi Coordenadora e Presidente da Comissão de Pós-graduação do Programa de Pós-graduação Interunidades de Nutrição Humana Aplicada e Presidente da Sociedade Brasileira de Alimentação e Nutrição (1997 a 2003; 2006 a 2009). Pesquisadora nível 1A do CNPq e consultora científica de instituições públicas e privadas. Foi presidente do Conselho Regional de Nutricionistas 3ª Região (CRN-3) e atualmente é Conselheira Federal do Conselho Federal de Nutricionistas.

Tatiana Tucunduva Philippi Cortese

Pesquisadora Colaboradora do Centro de Síntese USP Cidades Globais do Instituto de Estudos Avançados (IEA). Pós-doutora em Cidades Globais pelo IEA-USP. Doutora em Ciências pela FSP-USP. Mestre em Saúde Pública pela USP. Especialista em Direito Ambiental pela Faculdade de Direito e Faculdade de Saúde Pública da USP. Graduada em Direito pela UniFMU. Professora da Uninove do Mestrado Acadêmico em Cidades Inteligentes e Sustentáveis – PPGCIS. Professora da FGV. Autora dos livros *Cidades Inteligentes e Sustentáveis* e *Mudanças Climáticas: do global ao local.*

Thabata Koester Weber

Professora Assistente Doutora do Departamento de Ciências Humanas e Ciências da Nutrição e Alimentação da Unesp. Mestre e Doutora em Ciências pelo Programa de Pós-graduação em Nutrição da EPM-Unifesp. Estágio Pós-doutoral pela Universidad Autónoma de Madrid com atuação em pesquisa pelo IdiPaz-UAM. Professora responsável pelo estágio em Nutrição Clínica, colaboradora de programas *stricto sensu* e *lato sensu* da UNESP.

Thais Sarian

Nutricionista do Centro de Obesidade e Diabetes e Coinvestigadora de Pesquisa Clínica do Hospital Alemão Oswaldo Cruz. *Chef vegan* e *plant-based* certificada pela Escola Fran Tonello. Membro da Associação Brasileira para o Estudo da Obesidade e da Síndrome Metabólica (ABESO), da Sociedade Brasileira de Cirurgia Bariátrica e Metabólica (SBCBM) e da International Federation for the Surgery of Obesity and Metabolic Disorders (IFSO). Instagram: @thais.sariannutri.

Thaise Maria Nogueira Mendes

Nutricionista. Mestre em Nutrição pela FSP-USP. Especialista em Nutrição Clínica em Pediatria pelo ICr-HCFMUSP. MBA em Economia e Gestão para Relações Governamentais pela Fundação Getulio Vargas. Possui experiência nas áreas de Assuntos Científicos, Regulatórios e Governamentais em indústrias de alimentos e bebidas, com foco em suplementos alimentares. Gerente de Assuntos Governamentais para Brasil na Herbalife Nutrition e ocupa posições de liderança na Associação Brasileira de Alimentos para Fins Especiais e Congêneres (ABIAD), International Life Science Institute (ILSI) e Associação Brasileira de Venda Direta (ABEVD).

Thelma Feltrin

Nutricionista. Docente do Curso de Nutrição da Universidade Nove de Julho. Mestre pela FSP-USP. Especialista em Nutrição Hospitalar pelo HCFMUSP. Atuou por 10 anos no Hospital Alemão Oswaldo Cruz. Instagram: @thelmanutri. Facebook: thelma.feltrinrodrigues.

Valeria Sandrim

Doutora em Farmacologia pela FMRP-USP e Mestre em Biotecnologia pelo IQ-UNESP. Pós-doutoramento na FMRP, incluindo estágio na Harvard Medical School (supervisão Dr. Karumanchi). Docente do Instituto de Biociências de Botucatu – UNESP. Tem como foco de pesquisa o estudo de biomarcadores de risco cardiovascular e como tratamentos utilizando dietas e medicamentos podem modular esses riscos.

Viviane Ferri Ross Perucha

Nutricionista. Mestre em Ciências do Envelhecimento pela Universidade São Judas Tadeu. Nutricionista do Núcleo de Gestão de Abastecimento da Coordenadoria de Alimentação Escolar da Prefeitura do Município de São Paulo.

Viviane Lazari Simomura

Nutricionista. Especialista em Nutrição Clínica e Alimentos Funcionais pela Universidade Estadual de Londrina (UEL) e em Nutrição e Fitoterapia pelo Ganep. Aprimorada em Nutrição e Transtornos Alimentares pelo Ambulim/

IPq-USP. Pós-graduanda em Gerontologia no Hospital Israelista Albert Einstein. Mestre em Demografia pela Unicamp e Doutoranda em Ciências da Saúde pela Unochapecó. Nutricionista Ritmo Arritmias e Marcapasso. Docente do Curso de Nutrição da Unochapecó.

Winston J. Craig

Doutor em Química pela Universidade de Queensland, Austrália. Mestre em Nutrição pela Universidade de Loma Linda, EUA. Bacharel em Química pela Universidade Newcastle, Austrália. Membro da Sociedade Americana de Nutrição e do Conselho Editorial do periódico *Nutrients*. Professor Emérito de Nutrição e Bem-estar na Universidade Andrews, EUA. Autor de diversos artigos na área de Nutrição Vegetariana, incluindo as posições da Academia de Nutrição e Dietética (AND).

Yessenia Tantamango-Bartley

Graduada em Medicina pela Universidad Nacional Mayor de San Marcos (Lima, Peru) e certificada como médica nos EUA. Mestre em Saúde Pública e Doutora em Epidemiologia pela Universidade de Loma Linda (LLU), onde fez parte da equipe de pesquisadores do *Adventist Health Study-2*, tendo publicado vários artigos sobre dieta e câncer. Colabora como docente na escola de Saúde Pública da Universidade de Loma Linda. Nos últimos 11 anos tem atuado na indústria farmacêutica para garantir a segurança dos medicamentos. É diretora médica sênior da área de terapia oncológica do laboratório Merck.

SUMÁRIO

PARTE 5 – TENDÊNCIAS, SUSTENTABILIDADE, ASPECTOS REGULATÓRIOS

PARTE 6 – RECEITAS VEGETARIANAS AUTORAIS

DEDICATÓRIAS

Plantei árvores, escrevi livros e tive filhos. Quantas bênçãos por dar a vida ao Caio e à Tatiana. Admiro e sou grata pelos seres humanos incríveis que se tornaram. Este livro é para vocês, filhos amados, carinhosamente e para sempre Caculé e Tatuíra.

Sonia Tucunduva Philippi

Ao meu vegetariano preferido Daniel e aos pequenos *plant-based* Nicolas e Isadora, que enchem minha vida de vegetais e amor.

Carolina Vieira de Mello Barros Pimentel

Ao Eterno, autor e doador da vida, e aos que em vida nEle doaram amor... Meu esposo, filhos, pai (*in memoriam*), mãe, irmãos, sogros e familiares.

Aos mestres, cientistas, colegas de profissão, alunos e amigos que acreditam que a alimentação pode ser sustentável, prazerosa, saudável, suficiente, baseada em evidências e muito mais...

Marcia Cristina Teixeira Martins

AGRADECIMENTOS

Para Ana Maria Manole e Eliane Usui, da Editora Manole, por todo o apoio na organização e edição do nosso livro.

HOMENAGEM PÓSTUMA

Ao Sr. Dinu Manole, pelo apoio incondicional aos nossos projetos editoriais.

PREFÁCIO

Meus agradecimentos iniciais às eminentes organizadora pelo convite em prefaciar o livro *Nutrição e alimentação vegetariana – tendência e estilo de vida* da Coleção Guias de Nutrição e Alimentação da Editora Manole, que certamente será um livro ícone dentro do contexto de publicações sobre nutrição vegetariana no Brasil. Quero aqui reforçar o mérito de abordar uma temática tão realística e que muitas vezes não é tratada com o discernimento e a solicitude que exige tal âmbito, principalmente no campo cientifico.

Ser vegetariano pode ter vertentes adversas e que precisam ser esclarecidas de maneira elucidativa porquanto este tema for ainda, de certa forma, novo no Brasil.

Muitos consideram um estilo de vida, outrem uma estratégia de dieta e nutrição. O que precisamos ter em mente é que a alimentação vegetariana vem ganhando cada vez mais espaço e destaque e, isto posto, requer que mais publicações abordem o assunto para as elucidações cientificas necessárias e atuais. Certamente os profissionais ligados à nutrição terão uma melhor compreensão dos fatos científicos relacionados à dieta vegetariana. Hoje estamos diante de muitas inverdades científicas, que são direcionadas às pessoas sem filtro algum, principalmente pela internet, gerando as notórias *fake news*.

Porém, esta publicação vem para suprir esses enredos inexatos que podem causar contrariedades no que tange a diversos assuntos, como no caso em voga, das dietas vegetarianas.

Evidentemente, este livro apresenta de modo científico e baseado em trabalhos publicados a importância da nutrição do tipo vegetariana inserida no contexto das doenças crônico-degenerativas e da longevidade.

Há muito acompanho a excelência de conhecimentos científicos da Profa. Dra. Sonia Tucunduva, que merece os melhores elogios pela sua obra maravilhosa no campo da Nutrição e que agora neste livro, com a organização conjunta das eminentes profissionais Dras. Carolina Pimentel e Marcia C. T. Martins, trouxe uma atualização cientifica de grande monta para os que querem aprender sobre o tema vegetarianismo.

Será uma leitura imprescindível para aqueles que desejam ensinar e trabalhar na alçada da Nutrição e áreas afins. Também estudantes e pós-graduandos e pessoas interessadas em aprender e ter maiores conhecimentos sobre o vegetarianismo com base estritamente cientifica irão encontrar, nas páginas deste livro, todo o aprofundamento dessa temática relacionada às ciências nutricionais. Boa leitura a todos com ótimos frutos científicos!

Prof. Dr. Durval Ribas Filho
Mestre e Doutor em Medicina pela FAMERP/SP
Professor Titular de Nutrologia da UNIFIPA/FAMECA/SP
Editor associado das revistas científicas: *International Journal of Nutrology (IJN), Journal of Medical Health and Science (JMHS)* e *Nutrition and Diabetes (NUT&D – Nature)*

APRESENTAÇÃO

Nutrição e alimentação vegetariana – tendência e estilo de vida é o nono livro da Coleção **Guias de Nutrição e Alimentação** da Editora Manole.

As dietas vegetarianas englobam ampla variedade de padrões dietéticos que enfatizam o maior consumo de alimentos de origem vegetal em relação ao consumo mais baixo de alimentos de origem animal. Constituem um subgrupo das dietas à base de vegetais (em tradução livre do inglês *plant-based diets*) que exclui o consumo de alguns ou todos os alimentos de origem animal. A designação "dieta à base de vegetais" (*plant-based* ou baseada em vegetais) ganhou popularidade na última década, principalmente a partir do crescente número de publicações destacando os efeitos protetores de alimentos de origem vegetal (frutas, legumes, verduras, leguminosas, cereais integrais, castanhas, sementes, ervas e condimentos) e de um padrão alimentar baseado nesses alimentos na prevenção das doenças crônicas não transmissíveis e na proteção do meio ambiente.

Os objetivos principais do livro são:

- Reunir informações científicas atualizadas e contextualizadas com respostas às problematizações, atualização e reflexões para os leitores sobre vegetarianismo, veganismo e outras dietas à base de vegetais.
- Descrever o perfil da *persona* vegetariana e seus hábitos alimentares, aspectos comportamentais, recomendações nutricionais, suplementação alimentar e guias alimentares adaptados para esse público.
- Apresentar as bases da alimentação vegetariana para o atleta, nos ciclos da vida e para ótima imunidade e microbiota intestinal.
- Divulgar informação sobre implicações clínico-nutricionais do vegetarianismo e doenças crônicas, além de tendências, sustentabilidade e aspectos regulatórios das dietas vegetarianas.
- Apresentar coletânea de receitas doces e salgadas, práticas e do hábito, assinadas por especialistas e com uma combinação de ingredientes de origem vegetal a serem utilizados na alimentação de crianças, adolescentes, atletas, idosos e em eventos sociais.

O livro foi dividido em 6 partes, com 26 capítulos. Para atingirmos os objetivos propostos convidamos cientistas, especialistas, acadêmicos e clínicos para contribuírem com o preparo dos diferentes capítulos, trazendo o seu conhecimento, experiência, evidências científicas e posicionamentos oficiais recentes.

A Parte I apresenta em um importante capítulo introdutório o vegetarianismo histórico e a mudança de paradigma no conhecimento científico sobre dietas à base de vegetais e seus efeitos sobre a saúde e doença. Traz ainda informações sobre crescimento, agentes motivadores e a inserção do tema no contexto de sistemas alimentares saudáveis e sustentáveis para provisão humana. Os principais tipos de dietas à base de vegetais são caracterizados e seus efeitos sobre a saúde descritos sob uma ótica epidemiológica, destacando também o papel agregado de outros hábitos de estilo de vida. Finalmente, são avaliadas as implicações nutricionais das dietas à base de vegetais e os recentes estudos feitos no Brasil. A Parte 2, "Nutrição vegetariana", com 5 capítulos, aprofunda aspectos ligados às implicações clínico-nutricionais das dietas vegetarianas, abrangendo alimentos funcionais, compostos bioativos, energia, macronutrientes, micronutrientes, guias alimentares e posições oficiais sobre dietas vegetarianas. Na Parte III, com 8 capítulos, particularidades das dietas vegetarianas são apresentadas para cada etapa do ciclo vital e para atletas, trazendo também atualizações sobre imunidade, microbiota e suplementação alimentar. A Parte IV aborda em 7 capítulos as implicações nutricionais das dietas vegetarianas nas doenças crônicas, na saúde mental e nos transtornos alimentares. Em 4 capítulos, a Parte V contextualiza temas atuais como nutrigenômica e marcadores biológicos em dietas vegetarianas, tendências do vegetarianismo no Brasil e no mundo, sustentabilidade e aspectos regulatórios. Finalmente, na Parte VI são apresentadas de forma inovadora receitas autorais desenvolvidas por 14 renomadas chefs e nutricionistas que, com suas experiências, colocam o conhecimento das técnicas dietéticas sob a ótica do sensorial, com suas tendências, ingredientes e a contemporaneidade do prazer em comer vegetariano.

A organização do presente livro se desenvolveu com muita reflexão, ao mesmo tempo enfrentando o desafio de reunir tantos autores colaboradores, com as mais diferentes *expertises* em temas que despertam tanta curiosidade, mas com escassa literatura científica, para aqueles que desejam se aprofundar na temática. Foram convidados autores nacionais e internacionais, referências em suas especialidades, que contribuíram significativamente para a completude dos nossos objetivos.

O prefácio desta obra foi brilhante e carinhosamente escrito pelo Prof. Dr. Durval Ribas, nutrólogo e consultor em diversos periódicos internacionais.

O livro *Nutrição e alimentação vegetariana – tendência e estilo de vida* é um encontro intergeracional de tempos de vida, de maturidade, coragem, escrito virtualmente durante o período da pandemia por COVID-19, mas, principalmente, como contribuição para a ciência e produzido para acrescentar saberes e olhares do vegetarianismo à Nutrição brasileira. Desejamos a todos uma boa leitura.

As Organizadoras

PARTE I

VEGETARIANISMO HISTÓRICO, CONCEITOS, EVOLUÇÃO DA ALIMENTAÇÃO HUMANA, ASPECTOS CULTURAIS E EPIDEMIOLÓGICOS

1

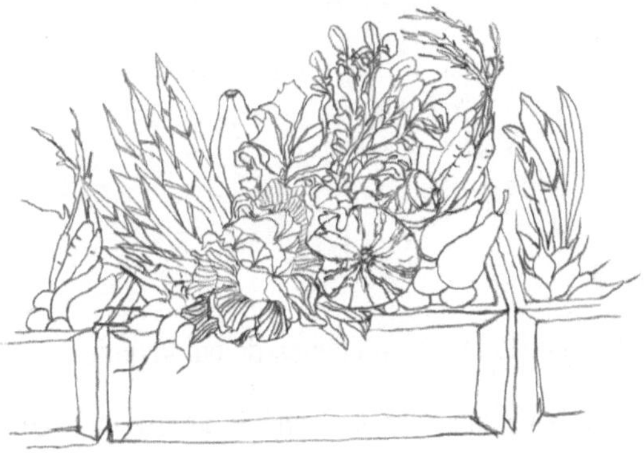

VEGETARIANISMO E DIETAS À BASE DE VEGETAIS: HISTÓRICO, CONCEITOS, EFEITOS SOBRE A SAÚDE E TENDÊNCIAS

Sonia Tucunduva Philippi
Carolina V. M. B. Pimentel
Marcia C. T. Martins

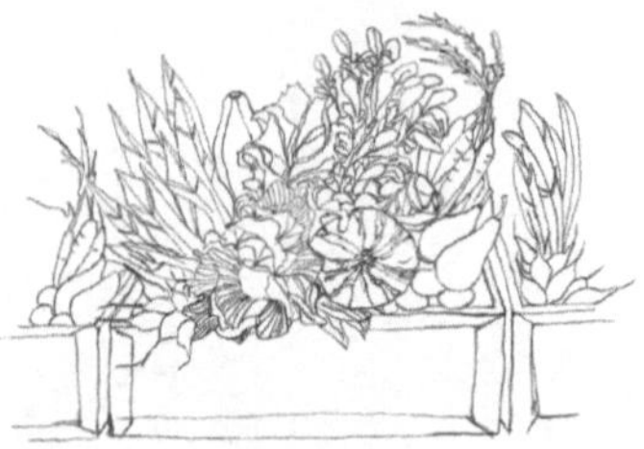

SUMÁRIO

INTRODUÇÃO

Este capítulo introdutório traz a perspectiva do que será descrito sobre o vegetarianismo sob a ótica da ciência, aprofundado em seus aspectos conceituais, históricos, biopsicossociais, nas doenças e implicações clínico-nutricionais, além das tendências no Brasil e no mundo.

Comer é um ato social; o homem não come só por fome, ele convive à mesa, partilha os alimentos. Há uma organização do grupo social, distinguindo o homem das feras. Comensalidade, *mensa* em latim, significa ato de comer, fazer refeições em comum. Durante séculos os gregos e depois os romanos banqueteavam-se deitados, mas desde a Idade Média os ocidentais abandonaram essa posição e passaram a comer sentados. Com a liberdade das mãos, utilizavam as facas nos banquetes para destrinchar carnes. O garfo só se tornou utensílio após a peste negra, entre os séculos XIV e XVIII. Com o aumento da distância entre as pessoas à mesa, surgem os pratos, copos e os serviços individuais. Passados os séculos, com adaptações e mudanças nos estilos de vida, os estudos atuais comprovam que as refeições em família melhoram os hábitos alimentares e as relações entre as pessoas de todas as idades (Philippi e Colucci, 2018).

Hábitos alimentares são formados na infância até os 7 anos de idade, sendo a alimentação uma experiência transmitida desde o nascimento, com aleitamento materno, e perpetuada por toda a vida, conferindo valores à sociedade. Os hábitos alimentares reúnem elementos da identidade e organização social, etnias, crenças religiosas, disponibilidade financeira e inserção histórica, geográfica e ambiental dos povos. Comer deve ser um ato saudável, mas é voluntário, não deve ser imposto. O ato de se alimentar é influenciado por contextos internos e externos: contextos internos como condição biológica, afetiva, desejos, interesses e indulgências; e contextos externos como meio social, cultural, religioso, ambiental e redes de apoio.

Dessa maneira, as escolhas alimentares desviam-se das lembranças, das memórias afetivas, do prazer, das dimensões sociais, biológicas, culturais, ambientais e são absorvidas pelo estilo de vida deste século, em que se privilegia a rapidez, o tempo, a facilidade, o trabalho, o engolir sem atenção e sem mastigar, o comer sozinho. Há um consumo excessivo de alimentos mais gordurosos, mais salgados, mais doces em detrimento de escolhas alimentares saudáveis à base de vegetais (ou do inglês *plant-based*) como frutas, legumes, verduras, leguminosas, cereais integrais, castanhas e sementes. Em contrapartida, o ato solitário de comer, a valorização na forma de preparo, disponibilidade e acesso aos alimentos, além da preocupação com peso, imagem corporal e estética são fatores que contribuem para uma racionalidade nutricional exacerbada e um terrorismo nutricional.

O mundo está cada vez mais obesogênico, com alta disponibilidade e baixo custo de alimentos industrializados com quantidades excessivas de gordura, açúcar e sal e com baixo acesso a uma dieta saudável. Esse é um dos maiores problemas de insegurança alimentar e nutricional na América Latina (FAO, FIDA, OPS, WFP, UNICEF, 2020). O Brasil apresenta estatísticas que comprovam que quase 60% da população tem excesso de peso. Segundo a pesquisa brasileira de Vigilância de Fatores de Risco e Proteção para Doenças Crônicas por Inquérito Telefônico (Vigitel) (2020), a prevalência de obesidade na população adulta brasileira aumentou de 11,8% para 21,5% em treze anos. O excesso de peso, de acordo com o mesmo estudo, compreendido pelo índice de massa corporal acima de 25 kg/m^2, atinge 57,5% da população, e o consumo regular de frutas, verduras e legumes se manteve muito aquém ao recomendado. Somente 32,7% da população brasileira consome 5 porções desse grupo de alimentos, ao menos 5 vezes na semana (Brasil, 2021).

Doenças cardiovasculares de etiologia relacionada com alterações do metabolismo lipídico decorrente de hábitos alimentares inadequados são a principal causa mundial de mortalidade. A fome oculta também deve ser considerada no panorama obesogênico, favorável à deficiência de micronutrientes que se instala silenciosamente e provoca danos à saúde.

De fato, no Brasil e no mundo, são relatados baixo consumo de frutas, verduras, legumes, cereais integrais e consumo além do recomendado de carne vermelha, carne processada, bebidas açucaradas, gordura trans e sódio. Tal padrão, além de ligado ao aumento da prevalência de doenças crônicas, se relaciona com desfechos negativos, com maior perda de anos de vida ajustados à incapacidade (DALY) (GBD17 Diet Collaborators, 2019) e altos custos ao sistema de saúde pública (Springmann et al., 2016). O consumo de cereais integrais, frutas, verduras, legumes, leguminosas, nozes e sementes terá que duplicar, e o consumo de carne vermelha (rica em gordura saturada) e açúcar terá que ser reduzido até o ano 2050 de maneira a prevenir de 11 milhões de mortes anuais, o que corresponde a 19 a 24% do total de mortes de adultos (Springmann et al., 2018).

Portanto, o entendimento sobre alimentação saudável passa pelos conceitos da presença nas refeições de todos os grupos alimentares de forma colorida e diversificada. Os aspectos biopsicossociais envolvem o comer com prazer, atenção focada no alimento, bom senso no tamanho das porções, aumento da atividade física, além da necessária e recomendável consulta e orientação sobre planejamento dietético com nutricionista.

Atualmente, ser saudável é um estilo de vida e a incorporação de uma alimentação à base de vegetais uma tendência baseada em sólidas evidências. Porém, a despeito disso, ao redor do mundo profissionais de saúde não recebem em seu preparo acadêmico adequada ou suficiente capacitação em nutrição (Abbasi, 2019; Crowley et al., 2019), com frequência superestimam o próprio conhecimento (Grammatikopoulou et al., 2019) e demonstram conhecimento insuficiente (Aggarwal et al., 2019). Não menos deficiente é o conhecimento sobre dietas à base de vegetais (Bettinelli et al., 2019).

Ao discorrer sobre o apoio de profissionais da saúde para as dietas à base de vegetais, Storz (2018) destaca a presença de insegurança, frequentemente resultando em rejeição e a não inclusão desse recurso terapêutico no seu repertório de atuação. O autor enumera três principais fatores que contribuem para tal insegurança entre médicos: a falta de tempo durante a consulta, a falta de conhecimento sobre nutrição e a falta de motivação econômica associada ao risco de perder pacientes por encorajar mudanças de estilo de vida em lugar de prescrever rapidamente uma medicação.

Considerando o papel dos profissionais de saúde na promoção e divulgação do conhecimento sobre dietas à base de vegetais, este livro traz uma introdução ao tema, oferecendo conceitos básicos, ferramentas de aplicação prática e múltiplas referências atualizadas, a fim de equipar esses profissionais para prover aos seus pacientes orientações seguras e baseadas em evidências.

VEGETARIANISMO HISTÓRICO E A MUDANÇA DE PARADIGMA

De acordo com Leitzmann (2014), em tempos antigos plantas e seus frutos eram disponíveis e adquiridos com certa facilidade. A caça de animais era difícil e perigosa, de modo que produtos de origem animal eram possivelmente consumidos de modo esporádico. Com a introdução da agricultura, as dietas humanas tornaram-se cada vez mais centradas em vegetais. A Tabela 1 retrata as principais culturas humanas primitivas e suas práticas alimentares predominantemente à base de plantas.

TABELA 1 Alimentos básicos de acordo com culturas humanas primitivas

Cultura	Alimentos básicos
Egito	Trigo, cevada
China	Trigo, soja, sorgo
Índia	Milho, arroz, trigo, lentilha
Oriente Médio	Trigo, grão-de-bico
México, maias	Milho, amaranto
Peru, incas	Batata, quinoa

Fonte: Leitzmann, 2014.

Diversas religiões antigas incluem regras com respeito a alimentos permitidos e proibidos, bem como normas de conduta para o tratamento dos animais e o consumo de carne. Essas regras permanecem influentes em muitas religiões e culturas até o presente, como no budismo, no hinduísmo e no judaísmo, com influência sobre o cristianismo.

Um dos registros mais amplamente conhecidos é encontrado no Antigo Testamento, onde é dito a Adão e Eva qual deveria ser seu alimento:

E disse Deus ainda: Eis que vos tenho dado todas as ervas que dão semente e se acham na superfície de toda a terra e todas as árvores em que há fruto que dê semente; isso vos será para mantimento. (Gênesis 1:29)

Na Europa, o documento mais antigo sobre vegetarianismo data do 6º século AEC (Antes da Era Comum) e foi escrito por órficos do mundo grego helenista, um grupo religioso que proibia o sacrifício de animais e o consumo de qualquer produto de origem animal. Nesse período, o filósofo grego Pitágoras desenvolveu suas ideias sobre reencarnação, que o levaram a evitar o consumo de carne. Pitágoras, considerado o pai do vegetarianismo ético, deu origem ao "estilo de vida pitagoreano" que conquistou vários seguidores entre os filósofos e escritores gregos clássicos que influenciaram a alimentação na Europa até o século XIX. Até esse período, quando o termo "vegetariano" foi cunhado, os que adotavam uma dieta sem carne eram chamados de "pitagóricos".

Os gregos antigos advogavam que o cuidado com o bem-estar animal seria capaz de educar humanos sobre humanitarismo. Também acreditavam que o consumo de carne poderia ser perigoso para a saúde e influenciava a mente. A ideia era de que os alimentos de origem vegetal eram capazes de "limpar a alma" e que o vegetarianismo levava o indivíduo a um estado de harmonia com os deuses.

Durante a era do Renascimento, Leonardo da Vinci (1452-1519) praticava o vegetarianismo e defendia o pensamento de que "chegará o dia em que condenaremos o consumo de animais, assim como hoje condenamos o consumo de humanos". Durante o Iluminismo, personalidades ilustres como Tyron, Rousseau, Voltaire, Wesley e outros praticaram o vegetarianismo.

É interessante observar que apesar de a carne ser considerada um símbolo cultural e de *status* social, somente a partir do século XX passou a ser mais acessível às pessoas pertencentes às camadas menos abastadas da sociedade. Nos séculos XVIII e XIX, famílias mais ricas de países da Europa raramente podiam comer carne mais de uma vez por semana. A verdade é que uma vasta população do antigo mundo subsistia com uma dieta à base de vegetais, embora não necessariamente por opção própria (Melina et al., 1998).

Na Inglaterra do século XIX, indivíduos que sentiam compaixão por todas as formas de vida influenciaram muita gente. Começaram a reunir-se para discutir e apoiar o vegetarianismo, de tal modo que a primeira sociedade vegetariana teve início na Inglaterra em 1847. A Sociedade Vegetariana Americana foi fundada em 1850 e a Sociedade Vegetariana Alemã iniciou em 1867, seguida pelo estabelecimento de sociedades em outros países.

O crescimento do vegetarianismo foi lento. Durante a primeira metade do século XX, os movimentos eram alimentados pelos ideais de reformadores da saúde e por aqueles que defendiam os princípios éticos de uma dieta vegetariana. A União Vegetariana Internacional iniciou em 1908, e a União Europeia Vegetariana foi estabelecida em 1985. No Brasil, a Sociedade Vegetariana Brasileira (SVB) foi criada somente em 2003.

Muitos representantes do movimento vegetariano marcaram a história do vegetarianismo com os seus inventos. Entre eles, Sylvester Graham (EUA, 1784-1851) inventou o pão integral denominado *Graham bread*, o médico John Harvey Kellogg (EUA, 1853-1943) inventou os flocos de milho e patenteou o processo para produção de creme de amendoim e o médico Maximilian Bircher-Benner (Suíça, 1867-1939) inventou o musli.

Outros vegetarianos ilustres foram o escritor irlandês George Bernard Shaw (1856-1950), que afirmou: "Animais são meus amigos e eu não como os meus amigos", o físico alemão Albert Einstein (1875-1955), que deixou as palavras: "Nada aumentará as chances de sobrevivência da vida na Terra quanto a evolução para a dieta vegetariana" e o médico alemão Albert Schweitzer (1875-1965), que dizia: "Devemos renunciar ao consumo de carne e falar contra isso".

Nas últimas décadas, a nutrição centrada em alimentos de origem vegetal tornou-se um tópico de investigação formal, de modo que os avanços científicos mudaram a compreensão sobre o papel das dietas vegetarianas na saúde humana e na doença. Tais mudanças foram descritas por Sabaté (2003) como quebra de paradigma. Entre os anos 60 até a década de 70 o vegetarianismo era considerado um padrão dietético com elevado risco de desenvolvimento de doenças decorrentes da deficiência de nutrientes, especialmente em situações de altas demandas metabólicas, como gravidez, lactação e crescimento. Nesse período, vegetarianos eram taxados como grupo fora dos padrões convencionais (considerados de "contracultura") ou ligados a seitas religiosas. Curiosamente, essa abordagem era baseada na observação da desnutrição prevalente em países pobres cujas dietas consistiam principalmente de alimentos de origem vegetal, mas não considerava as populações asiáticas com maior longevidade, consumindo dietas à base de vegetais. O viés cultural contra o vegetarianismo estava de acordo com a opinião corrente de que as dietas vegetarianas ocasionariam a desnutrição (Leitzmann, 2014).

Entre 1980 e 1990, estudos epidemiológicos e clínicos documentaram importantes e mensuráveis benefícios das dietas vegetarianas (Sabaté, 2001; Fraser, 2009). Populações vegetarianas vivendo em condições de oferta de alimentos desfrutam de boa saúde, com baixa taxa de obesidade, doença cardíaca coronariana, diabetes, muitos tipos de câncer e expectativa de vida aumentada (Fraser, 2003; Orlich et al, 2019). Entretanto, esse conhecimento não convenceu a maior parte da comunidade científica até o final do século XX, quando estudos adicionais mostraram efeitos protetores oriundos do consumo de alimentos de origem vegetal, como frutas, hortaliças, leguminosas, castanhas e cereais integrais sobre a saúde humana, possivelmente pela ação de compostos bioativos e/ou outros mecanismos (Liu, 2013; Ahnen et al., 2019; Alasalvar et al., 2020). Por outro lado, o consumo de carne vermelha e processada foi associado com mortalidade e risco aumentado de algumas doenças (Wang et al., 2016; Micha et al., 2010; Zhong et al., 2020). Finalmente, o amplo corpo de evidências científicas sobre adequação das dietas vegetarianas culminou no atual parecer da Associação de Nutrição e Dietética (AND) (Melina et al., 2016), hoje muito diferente do proferido em 1980, que levantava dúvidas acerca da adequação das dietas vegetarianas (ADA, 1980 e 2003):

> dietas vegetarianas bem planejadas são saudáveis, nutricionalmente adequadas para todas as fases do ciclo vital, podem prover benefícios na prevenção e tratamento de doenças crônicas e estão associadas com menor dano ambiental. (Melina et al., 2016)

DIETAS À BASE DE VEGETAIS: CRESCIMENTO E AGENTES MOTIVADORES

Praticadas desde longa data em culturas orientais (p.ex., na Índia e na China, por motivos religiosos), dietas à base de vegetais têm crescido em popularidade e estão atraindo a atenção de um número crescente de pessoas em culturas ocidentais (Meyer, 2021). Campanhas têm ajudado a promover uma dieta com menos carnes para a população, como o movimento "Segunda sem Carne", presente em vários países do mundo. Em resposta a esse movimento, opções voltadas ao público adepto às dietas baseadas em vegetais estão surgindo. Entre tais opções estão: *sites*, grupos de mídia social, revistas, livros, conferências, *workshops*, restaurantes especializados e alimentos, com um mercado em franco crescimento e perspectivas promissoras de faturamento para os próximos anos (Aschemann-Witzel et al., 2021).

São muitos os argumentos a favor de uma alimentação predominantemente de origem vegetal para seres humanos (Ruby, 2012), destacando-se 8 eles:

1. Promoção da saúde (pessoal e populacional), bem-estar, prevenção de doenças, adequação nutricional, longevidade e tratamento de enfermidades. É o argumento mais comum para as pessoas se tornarem vegetarianas, implicando também em uma expectativa de consequente redução de custos com tratamentos médicos. Também ligada à promoção da saúde está a preocupação de alguns sobre os efeitos deletérios da carne decorrentes de sua composição, efeitos do processamento, possível bioacumulação de pesticidas, antibióticos e outras substâncias indesejáveis, além dos riscos de surtos zoonóticos facilitados pela criação de animais para produção de alimentos para consumo humano.
2. Promoção da vida e proteção do bem-estar animal. Envolve uma visão dos animais com compaixão e não para o consumo humano, com atenção ao direito dos mesmos à vida e combatendo as formas de criação e abate.
3. Aversão ao consumo de animais e preferência pelo consumo de vegetais. O sentimento de compaixão para com os animais leva muitos à

aversão ao consumo de alimentos de origem animal, especialmente crianças e adolescentes.

4. Proteção ao meio ambiente, com ênfase na sustentabilidade do planeta e preservação dos recursos naturais, controle da água, do solo e dos efeitos climáticos. Envolve também a avaliação do impacto econômico causado pela produção e distribuição dos alimentos de origem animal, com a promoção de sistemas alimentares economicamente viáveis e sustentáveis.
5. Religião e princípios filosóficos. Várias religiões promovem o vegetarianismo e as pessoas tornam-se estudiosas dos princípios filosóficos que regem essa prática para promoção da saúde, estilo de vida e exercício da espiritualidade.
6. Justiça social, economia e combate à fome mundial. Argumentos estratégicos e econômicos ligados à distribuição eficiente de alimentos levam muitos a optarem por dietas à base de vegetais para contribuir de alguma forma para a redução da fome mundial e promover a justiça social.
7. Estética, imagem corporal, saciedade, controle e manutenção do peso corporal. Considerando o efeito sacietogênico das fibras, abundantes em alimentos de origem vegetal integrais e associado à baixa densidade calórica de grande parte dos alimentos de origem vegetal, muitos buscam tais dietas com a intenção de controlar ou manter o peso, tendo objetivos estéticos e/ou de saúde como prioridade. Nesse contexto, conforme se discute no Capítulo "Transtornos Alimentares e Vegetarianismo", algumas pessoas adotam uma dieta vegetariana "mascarando" por vezes o início de um transtorno alimentar.
8. Influência do contexto sociocultural e político. Familiares, personalidades formadoras de opinião (políticos, influenciadores de mídia etc.) e modismos podem também promover o desejo de seguir uma tendência alimentar, como as dietas à base de vegetais.

DIETA À BASE DE VEGETAIS: UMA ESCOLHA ALINHADA COM SISTEMAS ALIMENTARES SAUDÁVEIS E SUSTENTÁVEIS PARA PROVISÃO HUMANA

Do ponto de vista anatômico e fisiológico, seres humanos são essencialmente oportunistas, podendo sobreviver comendo o que está disponível. São capazes de adquirir, consumir e processar tanto alimentos de origem animal quanto de origem vegetal, sendo, portanto, considerados onívoros. No entanto, os humanos não são obrigados a consumir proteína animal. É uma questão de escolha (VRG, 2021).

De fato, uma alimentação à base de vegetais parece ser mais adequada para os seres humanos, tendo em vista sistemas alimentares saudáveis e sustentáveis (Willett et al., 2019). Por essa razão, estudiosos têm recomendado limitar o consumo de laticínios e de carne, além de enfatizar o consumo de alternativas à base de vegetais (Willett et al., 2021). Enfatiza-se atualmente que uma alimentação saudável, com adequada provisão calórica pode ser obtida a partir de uma variedade de alimentos de origem vegetal, baixas quantidades de alimentos de origem animal, óleos insaturados em lugar de gorduras saturadas e baixa quantidade de cereais refinados, alimentos ultraprocessados e açúcares adicionados (Willett et al., 2019).

Amplas discussões têm surgido em torno de soluções adequadas para garantir a qualidade, segurança alimentar e nutricional e a sustentabilidade dos sistemas alimentares para provisão humana. Propõe-se que tais sistemas sejam avaliados de forma equilibrada, considerando potenciais, oportunidades, fragilidades e ameaças (Galanakis, 2020). A recente situação de pandemia por COVID-19 trouxe de volta à agenda o tema do consumo de carne e as doenças zoonóticas. De acordo com Jacob et al. (2020), os sistemas alimentares voltados à produção de alimentos de origem animal teriam um papel intermediário ou amplificador na evolução de patógenos que se transmitem aos humanos.

Outro ponto importante é que as dietas à base de vegetais são economicamente viáveis. Dados publicados pelo Foro Econômico Mundial revelam que o alimento adicional que se produziria caso os EUA adotassem uma dieta vegana poderia alimentar 350 milhões de pessoas. Na verdade, manter uma alimentação de origem animal pode ser extremamente oneroso, com perdas na economia mundial de até 1,6 bilhão de dólares previstas para 2050 (Eswaran, 2018). Quando foi estimado o valor econômico dos benefícios ambientais e de saúde com mudanças de padrão alimentar, observou-se uma vantagem econômica vinculada a todos os indicadores de benefícios à medida que as mudanças convergiam para opções cada vez mais baseadas em alimentos de origem vegetal (Springmann et al., 2016).

Portanto, estudiosos estão recomendando a indivíduos e governos considerar que a redução do consumo de carne pode trazer benefícios à saúde dos seres humanos e do meio ambiente (Jacob et al., 2020). No periódico *Nature*, Springmann et al. (2018) recomendam a redução no consumo de carne em 90%, associada com outras medidas em vários níveis do sistema alimentar para que sejam alcançadas as metas climáticas compatíveis com um espaço seguro para a humanidade. Entre as justificativas para essa recomendação estão o menor uso de energias e recursos na produção de alimentos de origem vegetal e a consequente redução da poluição ambiental promovida por dietas à base de vegetais (Fresán et al., 2019; Intergovernmental Panel on Climate Change, 2019; Segovia-Siapco e Sabaté, 2019; Willett et al., 2019).

Independentemente do motivo pelo qual as pessoas resolvem adotar uma dieta à base de vegetais, priorizar o consumo desses alimentos deveria ser uma estratégia aplicada por toda a população, conforme têm destacado guias alimentares do Brasil e do mundo. As dietas saudáveis à base de vegetais podem ser personalizadas para atender às preferências individuais e culturais. Com a adoção em larga escala, podem mitigar simultaneamente as ameaças à saúde humana e ambiental (Hemler & Hu, 2019). Entretanto, mudanças drásticas na dieta, como a exclusão de todas as carnes e/ou laticínios, podem não ser realistas ou viáveis em algumas situações, já que algumas populações continuam enfrentando importante carga de desnutrição. O papel dos alimentos de origem animal nas dietas de diferentes populações deve ser considerado cuidadosamente em cada contexto e dentro das realidades locais e regionais (Willett et al., 2019).

Portanto, é importante estudar os efeitos de reduções moderadas em alimentos de origem animal com aumentos simultâneos em alimentos de origem vegetal. Estudos usando índices graduados sugerem que, mesmo com pequenas reduções nos alimentos de origem animal, as dietas à base de vegetais podem ter benefícios cardiovasculares (Hemler e Hu, 2019).

CARACTERÍSTICAS DAS DIETAS À BASE DE VEGETAIS

O profissional de saúde que aconselha uma alimentação saudável e sustentável deve entender que existe um amplo espectro de dietas à base de plantas que podem ser nutricionalmente adequadas e conferir benefícios à saúde, desde que sejam bem planejadas e incluam alimentos de alta qualidade.

O estudo das dietas à base de vegetais passa pela compreensão do significado original da palavra "dieta" (ou *diaita*, em grego), que não se refere apenas a alimentos ou escolhas alimentares, mas a um certo "caminho de viver" o que corresponde atualmente ao conceito moderno de "estilo de vida" (Davis et al., 2015; Philippi, 2015). Assim, a opção por um determinado padrão alimentar deve ser entendida como mais do que uma referência estrita às preferências que essas populações exibem em sua seleção alimentar diária, mas ao seu estilo de vida como um todo. Desse modo, cabe ao profissional de saúde investigar e compreender as motivações e práticas que levam o indivíduo a adotar um determinado padrão alimentar.

O termo "dieta à base de plantas/vegetais" (do inglês *plant-based diet*) ganhou popularidade nas últimas décadas, principalmente a partir das publicações de pesquisadores da Universidade de Harvard que destacam os efeitos protetores de um padrão alimentar saudável baseado em alimentos de origem vegetal (frutas, legumes, verduras, leguminosas, cereais integrais, castanhas, sementes, ervas e condimentos) com respeito ao risco de mortalidade por doenças crônicas não transmissiveis (DCNT) em contraposição aos efeitos deletérios de dietas insalubres à base de vegetais (Fung e Hu, 2003; Hu, 2003; Hemler e Hu, 2019). Entretanto, esse termo já era usado anteriormente, quando T. Colin Campbell, em seu livro *The China Study*, empregou o termo "dieta à base de vegetais e de alimentos integrais" (do inglês *whole food, plant-based diet*, com a sigla WFPB) para descrever um padrão dietético com consumo exclusivo de alimentos de origem vegetal (ou estritamente vegetariano) que limita ou exclui alimentos processados ricos em carboidratos refinados e gorduras adicionadas.

Neste livro, o termo "dieta à base de vegetais/plantas" englobará uma ampla variedade de padrões dietéticos que enfatizam o maior consumo de alimentos de origem vegetal em relação ao consumo mais baixo de alimentos de origem animal (Hemler e Hu, 2019). Desse modo, as dietas à base de vegetais incluirão as dietas vegetarianas que excluem o consumo de alguns ou todos os alimentos de origem animal (Satija e Hu, 2018).

A Figura 1 descreve o espectro dos cinco padrões dietéticos vegetarianos mais comuns, de acordo com a sua ênfase em alimentos de origem vegetal ou animal.

Na extremidade final do espectro destes padrões alimentares, as dietas veganas (ou estritamente vegetarianas) excluem o consumo de todos os produtos de origem animal, como carne vermelha e processada, peixes, frutos do mar, aves, insetos, gelatina, crustáceos, ovos, laticínios e mel, podendo apresentar restrições adicionais. Entre as dietas veganas mais restritivas estão a dieta WFPB, a dieta crudívora ou vitariana que exclui também alimentos processados ou cozidos a temperaturas superiores a 48 °C e a dieta frutariana, que exclui hortaliças (Rocha et al.,

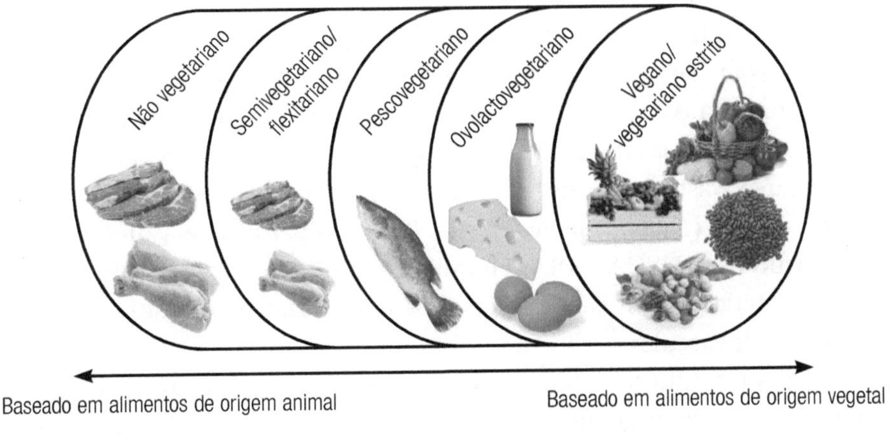

FIGURA 1 Espectro de padrões dietéticos incluindo todos ou apenas certos tipos de alimentos de origem animal. Da esquerda para a direita: incluindo todos os itens alimentares, com maior consumo de carne vermelha e aves (não vegeteriano); incluindo todos os itens alimentares, porém com consumo restrito de carne vermelha e/ou aves (semivegetariano); incluindo todos, exceto carne vermelha e aves (pescovegetariano ou pescetariano); incluindo todos, exceto carnes vermelhas, aves e peixe (ovolactovegetariano); incluindo apenas alimentos de origem vegetal (vegano ou vegetariano estrito). Adaptada de Medawar et al., 2019.

2019). Vale destacar que o termo "vegano", conforme empregado em estudos científicos, geralmente diz respeito ao padrão alimentar que exclui todos os alimentos de origem animal (carne vermelha, peixes, aves, ovos e laticínios), sem considerar as demais particularidades do estilo de vida vegano, como evitar o uso de couro, lã e seda, entre outros hábitos.

Os ovovegetarianos consomem ovos, mas não consomem laticínios e outros produtos de origem animal; os lactovegetarianos consomem laticínios, mas não consomem os demais alimentos de origem animal; e os ovolactovegetarianos consomem ovos e laticínios, excluindo outros alimentos de origem animal.

Os pescovegetarianos ou os pescetarianos consomem peixe, mas excluem aves e carne vermelha da sua dieta (Satija e Hu, 2018; Rocha et al., 2019). As dietas semivegetarianas ou flexitarianas consistem em uma forma de transição entre as dietas baseadas em carnes e as dietas vegetarianas, com redução intencional ou voluntária na quantidade de carne consumida. Assim, tais dietas são por vezes definidas em termos de exclusão de apenas carne vermelha (Li, 2014) e outras vezes definidas pelo consumo infrequente de aves e carne vermelha (Orlich et al., 2013).

Alguns autores defendem a ideia de que dietas à base de vegetais não precisam ser estritamente vegetarianas ou veganas, uma vez que para a maioria das pessoas, a eliminação completa de carne ou de produtos de origem animal não é realista ou tampouco necessária para a saúde cardiovascular (Hemler e Hu, 2019). A dieta planetária saudável, a dieta DASH (*Dietary Approaches to Stop Hypertension*) e a dieta vegetariana saudável (USDA, 2015; Hemler e Hu, 2019) são exemplos de padrões dietéticos *plant-based* associados com desfechos positivos para a saúde cardiovascular.

A dieta mediterrânea também é considerada como um padrão alimentar à base de vegetais, uma vez que as refeições enfatizam o uso de alimentos de origem vegetal, como hortaliças, frutas, ervas, oleaginosas, leguminosas e cereais integrais. Em contraste, laticínios, ovos e carne vermelha são consumidos ocasionalmente (Rocha et al., 2019). Para além da dieta, o termo "dieta mediterrânea" é atualmente usado para descrever os hábitos alimentares tradicionais de países vizinhos do Mar Mediterrâneo, principalmente a Grécia e o sul da Itália. Por isso, um autêntico padrão de dieta mediterrânea deve ser visto "como um todo", compreendendo todas as suas características e não apenas alimentos de forma isolada. Por isso, os principais alimentos que caracterizam essa dieta são: primeiro, o azeite de oliva, que desempenha um papel central no processo de cocção e, portanto, representa a principal fonte de gordura alimentar. O queijo é usado em porções limitadas e geralmente em saladas. As carnes, o leite e os ovos são consumidos com baixa frequência e em pequenas quantidades, e as carnes industrializadas e doces praticamente não fazem parte dessa dieta. A dieta mediterrânea representa, portanto, um padrão alimentar tradicional em que o consumo de gorduras saturadas e trans é praticamente mínimo (Lăcătusu et al., 2019).

Na Tabela 2 são descritos padrões de dietas à base de vegetais que podem ser considerados favoráveis à saúde cardiovascular, segundo Hemler e Hu (2019).

TABELA 2 Características dos padrões alimentares à base de vegetais associados com desfechos cardiovasculares positivos

Padrão alimentar/dietético	Características da dieta
Índice de dieta saudável à base de vegetais (hPDI) baseado em associações entre alimentos específicos e desfechos cardiometabólicos	Enfatiza alimentos vegetais de alta qualidade, incluindo cereais integrais, frutas, verduras, legumes, nozes, leguminosas, óleos vegetais, chá e café. Limita alimentos vegetais considerados de baixa qualidade, como sucos de frutas, cereais refinados, batatas, bebidas adoçadas com açúcar, doces e sobremesas. Contém baixas quantidades de todos os alimentos de origem animal.
Dieta da Saúde Planetária do tipo flexitariana, projetada pela EAT Lancet Commission para melhorar a saúde humana e planetária	Consumo abundante de verduras, legumes, frutas, cereais integrais, leguminosas, castanhas e óleos insaturados. Consumo moderado de animais marinhos, aves e laticínios (opcional). Limita carne vermelha, carne processada, açúcar adicionado, cereais refinados, vegetais amiláceos e alimentos altamente processados.

(continua)

TABELA 2 Características dos padrões alimentares à base de vegetais associados com desfechos cardiovasculares positivos *(continuação)*

Padrão alimentar/dietético	Características da dieta
Dieta norte-americana saudável baseada nas recomendações do *Guia Alimentar para a População Norte-americana (USDA Dietary Guidelines for Americans)*	Consumo abundante de frutas (especialmente com casca), verduras e legumes de todos os subgrupos (verde escuro, vermelho/laranja), leguminosas, vegetais amiláceos e outros. Consumo moderado de laticínios, principalmente com baixo teor de gordura ou sem gordura. Pelo menos metade dos cereais são integrais. Fontes de proteína incluem animais marinhos, carnes magras, aves, ovos, produtos de soja, castanhas e sementes. Limita gorduras saturadas, sódio e açúcares adicionados.
Abordagem dietética para controle da hipertensão (dieta DASH), eficaz na redução da pressão arterial nos ensaios DASH	Consumo abundante de frutas, verduras, legumes, leguminosas, cereais integrais, castanhas e sementes. Aumento de laticínios sem gordura/com baixo teor de gordura e redução de laticínios integrais. Aves e peixes no lugar de carnes vermelhas e processadas. Limita sódio e alimentos e bebidas adoçados com açúcar.
Dieta Vegetariana Saudável, adaptada de ensaios de intervenção dietética sobre dietas vegetarianas e fatores de risco cardiometabólicos	Maior consumo de soja (p. ex.: tofu e outros produtos de soja processados), leguminosas, castanhas, sementes e cereais integrais em comparação com o padrão alimentar estilo norte-americano. Não inclui carne, animais marinhos ou aves. Consumo moderado de laticínios e ovos. Pode ser adaptada para dieta vegana, substituindo produtos lácteos por bebidas vegetais alternativas ao leite.
Dieta Mediterrânea Saudável, baseada em estudos observacionais e ensaios clínicos demonstrando efeitos benéficos à saúde do padrão alimentar mediterrâneo	A principal fonte de gordura culinária é o azeite de oliva. Baixo conteúdo de carne vermelha, carne processada e doces. Consumo abundante de alimentos de origem vegetal (frutas frescas, verduras, legumes, castanhas, leguminosas e cereais integrais). Consumo moderado de peixe, frango e laticínios (principalmente iogurte e queijo). Vinho em moderação acompanha as refeições.

Adaptado pelas autoras com base em Hemler e Hu, 2019.

DIETAS À BASE DE VEGETAIS E SEUS EFEITOS SOBRE A SAÚDE: UM OLHAR EPIDEMIOLÓGICO

A saúde é o principal agente motivador para a adoção de um padrão alimentar à base de vegetais (Hopwood et al., 2020), não destituída de amplo respaldo científico. Estudos de coorte empregando escore de padrão alimentar provegetariano mostraram que tal padrão está associado com menor mortalidade total (Martínez-González et al., 2014) e menores riscos de síndrome metabólica (Pimenta et al., 2015), depressão (Sánchez-Villegas et al., 2015), obesidade (Gómez-Donoso et al., 2019) e câncer de mama (Romanos-Nanclares et al., 2020).

Estudos empregando índices de dieta à base de vegetais (global, saudável e não saudável) mostraram que o índice de dieta saudável à base de vegetais está associado com menor ganho de peso (Satija et al., 2019), menor incidência de doença cardiovascular (Heianza et al., 2020), menor risco de anormalidades cardiovasculares para indivíduos com risco genético de obesidade (Heianza et al., 2021), menor risco de câncer de mama (Romanos-Nanclares et al., 2021), derrame (Baden et al., 2021) e diabetes tipo 2 (Qian et al., 2019; Chen et al., 2021), menor risco de mortalidade cardiovascular e menor mortalidade total (Satija et al., 2017; Baden et al., 2019).

Populações praticando dietas vegetarianas apresentam menores riscos de diabetes, doença isquêmica do coração, câncer (Oussalah et al, 2020) e doenças renais crônicas (Kim et al., 2019). Foram descritos também efeitos positivos sobre a microbiota intestinal (Tomova et al., 2019), benefícios cardiometabólicos (Kahleova et al., 2017), prevenção e controle do ganho de peso corporal (Barnard et al., 2015), prevenção e reversão de aterosclerose e redução de fatores de risco cardiovascular (Kahleova et al., 2018b), controle glicêmico em diabetes tipo 2 (Yokoyama et al., 2014) e maior longevidade (Norman & Klaus, 2020). Há também evidências de efeitos protetores para pacientes asmáticos (Alwarith et al., 2020) e para doenças crônicas inflamatórias autoimunes, como artrite reumatoide (Alwarith et al., 2019), além de benefícios sobre o desempenho esportivo (Barnard et al., 2019). Alguns autores acreditam que as vantagens dessas dietas estejam associadas com menor uso prolongado de medicamentos, menor número de internações hospitalares e melhor qualidade de vida (Baden et al., 2020; Hargreaves et al., 2021).

As duas maiores coortes com populações vegetarianas são o estudo EPIC-Oxford, com 65.000 participantes do Reino Unido, o Estudo de Saúde Adventista (AHS-2), com 96.469 participantes dos EUA e Canadá e os seus estudos predecessores com população adventista da Califórnia, EUA. Vegetarianos adventistas apresentam vantagens em comparação com vegetarianos participantes do estudo EPIC-Oxford na incidência dos principais cânceres (coloretal, próstata e mama) e na mortalidade global, possivelmente explicadas pela melhor qualidade da dieta dos adventistas (com mais alimentos integrais, menos doces e alimentos refinados) (Orlich et al., 2019). Outros autores também observaram que adventistas podem representar um subgrupo de vegetarianos com redução adicional no risco de desfechos negativos de saúde (Oussalah et al, 2020). Pode-se especular que as motivações religiosas e de saúde dos adventistas os levam a um forte comprometimento com a dieta, resultando em escolhas de alimentos saudáveis (Orlich et al., 2014; Guimarães et al., 2018). De fato, adventistas comumente apresentam adesão ao seu padrão alimentar atual por vários anos, muitas vezes durante toda a vida (Martins et al., 2015; Martins et al., 2017), enquanto a estabilidade de dietas vegetarianas parece ser inferior entre participantes do estudo EPIC-Oxford (Key et al., 2009) e de outros estudos.

Embora esses grandes estudos de coorte sejam muito elucidativos, a maior parte dos vegetarianos vive na Ásia, sob a influência de religiões como budismo, hinduísmo e jainismo, que encorajam os seus adeptos a evitarem a carne. Até o momento, os resultados dos estudos de coortes asiáticas confirmaram associações benéficas dos padrões alimentares à base de vegetais, embora os efeitos deletérios do consumo de carne não sejam tão evidentes quanto nos estudos com populações ocidentais (Orlich et al., 2019; Lee et al., 2013).

Os efeitos do padrão alimentar estritamente baseado em vegetais (vegano ou WFPB) merecem destaque. Estudos clínicos e relatos de caso reportaram resultados positivos sobre o perfil lipídico, composição corporal, sensibilidade à insulina, aumento do metabolismo pós-prandial e redução de peso corporal (Greger, 2020) em indivíduos com excesso de peso portadores (Wright et al., 2017) ou não de outras comorbidades (Kahleova et al., 2018a; Kahleova et al., 2018c; Kahleova et al., 2019; Kahleova et al, 2020; Kahleova et al, 2021), no controle do diabetes tipo 2 (Barnard et al., 2018), síndrome metabólica (Marrone et al., 2021) e da doença renal crônica (Adair & Bowden, 2020; Campbell, 2017), na reversão da angina (Massera et al., 2015), no tratamento da enxaqueca (Bunner et al., 2014), na melhora dos sintomas de depressão, ansiedade e produtividade (Agarwal et al., 2015), no controle da artrite reumatoide (McDougall et al, 2002) e psoriática (Lewandowska et al., 2021), na remissão de doença de Chron (Sandefur et al., 2019), no manejo da *miastenia gravis* coexistente com síndrome miastênica de Lambert-Eaton (Kim et al, 2021), na prevenção e reversão do envelhecimento da pele (Solway et al., 2020), na redução da frequência e severidade dos fogachos e na melhora da qualidade de vida nos domínios vasomotor, psicossocial, físico e sexual em mulheres pós-menopausicas (Barnard et al., 2021).

Hipóteses sobre possíveis benefícios das dietas WFPB na progressão da doença de Parkinson (Shah & Duda, 2015) e na prevenção e tratamento de câncer (Campbell, 2017; Dinu et al., 2017) têm sido apontadas. Como consequência dos efeitos protetores desse padrão alimentar observados em estudos observacionais e clínicos, este padrão alimentar está gradualmente sendo reconhecido como uma alternativa às terapias estritamente medicamentosas (Storz, 2018).

DIETAS À BASE DE VEGETAIS E ESTILO DE VIDA

Quando dietas à base de vegetais fazem parte de um conjunto de hábitos saudáveis de estilo de vida, seus benefícios são ampliados (Ornish, 2009). Publicações clássicas de Dean Ornish demonstraram a reversão da doença arterial coronariana (com redução do diâmetro de estenose e melhora no perfil lipídico) no grupo tratado com mudanças no estilo de vida (incluindo dieta vegetariana com baixo teor de gordura, controle do estresse, exercício físico moderado e cessação do tabaco) durante um ano (Ornish et al., 1990) e após 5 anos entre os que aderiram ao tratamento (Ornish et al., 1998). Estudos posteriores apresentaram resultados promissores.

Dietas à base de vegetais juntamente com outras mudanças de estilo de vida foram associadas com aumento do comprimento do telômero (marcador de envelhecimento, doença e morbidade prematura) (Ornish et al., 2013) em indivíduos com baixo risco de câncer de próstata. Outros efeitos positivos foram observados em pacientes em estágios iniciais de câncer de próstata (Frattaroli et al., 2008a), em programas de reabilitação cardíaca (Freeman et al., 2019) e indivíduos em alto risco (Chainani-Wu et al., 2011) ou portadores doença arterial coronariana com (Pischke et al., 2006) ou sem *diabetes mellitus* (Koertge et al., 2003; Frattaroli et al., 2008b; Dod et al., 2010) e em risco de falência cardíaca (Pischke et al., 2007).

Os efeitos de curto e longo prazo das dietas à base de vegetais inseridas em programas de intervenção de medicina do estilo de vida para participantes vivendo em diversos ambientes (clínico, corporativo e comunidade) foram avaliados por outros autores. Os resultados evidenciaram melhora na composição da dieta e redução de fatores de risco para doenças crônicas em quatro semanas (Morton et al., 2014).

DIETAS À BASE DE VEGETAIS, IMPLICAÇÕES NUTRICIONAIS E ESTUDOS FEITOS NO BRASIL

Como qualquer outro padrão dietético, dietas à base de vegetais precisam ser bem planejadas de modo a garantir adequado aporte calórico e de nutrientes. Estudos mostram que dietas vegetarianas geralmente oferecem reduzido teor calórico, de gorduras saturadas e de colesterol, além de alto consumo de fibras e magnésio (Bowman, 2020). As dietas que não incluem peixes, ovos ou generosas quantidades de algas geralmente têm baixos níveis de ácido eicosapentaenoico (EPA) e ácido docosahexaenoico (DHA). O consumo de proteína pelos vegetarianos e veganos é menor comparado aos onívoros, não obstante uma dieta vegetariana planejada, com alimentos variados e que atinja o valor calórico diário forneça todos os aminoácidos essenciais. Os principais micronutrientes a serem avaliados nas dietas vegetarianas e veganas são: ferro, zinco, cálcio, vitamina D e vitamina B12. Esta última é encontrada exclusivamente em alimentos de origem animal, sendo necessária a sua suplementação em vegetarianos como um todo.

Estudos recentes com vegetarianos brasileiros mostraram resultados promissores. Avaliando uma amostra de 56 vegetarianos e 40 onívoros de ambos os sexos, Pimentel et al. (2019) observaram que vegetarianos apresentaram melhor estado nutricional com menor IMC e circunferência de cintura, além de níveis mais altos de HDL-c e maior uso de suplementos alimentares quando comparados com onívoros. No estudo de Antoniazzi et al., 2021, com amostra de 44 onívoros e 44 vegetarianos do sexo masculino, valores mais baixos de marcadores de risco cardiovascular (IMC e pressão arterial sistólica e diastólica) foram encontrados em vegetarianos comparados com onívoros. Não houve diferença no teor calórico das dietas dos dois grupos. Entretanto, vegetarianos consumiam mais carboidratos, fibra dietética e ácidos graxos poli-insaturados, com ingestão adequada de gordura saturada e colesterol a despeito da ingestão calórica e da idade. O consumo alimentar dos vegetarianos aproximou-se mais das recomendações dietéticas do Programa Nacional de Educação sobre Colesterol.

O estudo de Oliveira et al. (2021), realizado em uma amostra de mulheres, sendo 43 veganas (VEG), 38 ovolactovegetarianas (OLV) e 38 onívoras (OMNI), encontrou melhor composição corporal e qualidade da dieta entre as vegetarianas comparadas com as onívoras, com menores valores de IMC, circunferência do pescoço, índice de forma corporal e pressão arterial sistólica nos grupos VEG e OLV, além de maior consumo de carboidratos, açúcares, fibra dietética, micronutrientes, betacaroteno e carotenoides e consumo mais baixo de colesterol e gorduras total e saturada. O consumo de alimentos ultraprocessados foi mais baixo no grupo OLV do que no grupo das OMNI.

Em estudo com amostra de 1.115 VEG, 1.601 OLV, 232 pescovegetarianos (PV) e 371 semivegetarianos (SV) brasileiros, de ambos os sexos, a qualidade da dieta foi avaliada em termos de consumo semanal regular e ingestão diária adequada de frutas e verduras, baixo consumo de refrigerantes e consumo de alimentos específicos divididos em: *in natura* e processados. Quando comparados com OLV, PV e SV, uma maior proporção de indivíduos VEG apresentou resultados positivos de qualidade da dieta. Quando analisados em conjunto, todos os vegetarianos agrupados apresentaram melhores indicadores de qualidade da dieta comparados com a população brasileira e parecem alcançar as recomendações do *Guia Alimentar para a População Brasileira*, com maior consumo de alimentos *in natura* e menor consumo de alimentos processados em todos os tipos de dieta. Entretanto, ainda assim uma grande proporção de participantes vegetarianos não alcançou a recomendação da OMS para o consumo diário de frutas e verduras (Hargreaves et al., 2020). Vegetarianos brasileiros adventistas também apresentam maior consumo de hortaliças e frutas, alimentos integrais, oleaginosas, evitando refrigerantes, quando comparados com a população brasileira (Guimarães et al., 2017). Em conjunto, tais estudos indicam ser possível e vantajosa a prática de um padrão alimentar à base de vegetais no contexto social, econômico e cultural do Brasil.

TAKE HOME MESSAGES

1. Culturas primitivas e vasta população do mundo antigo subsistiram durante muito tempo com dietas à base de vegetais, sendo a carne considerada um símbolo cultural e de *status* social.
2. O vegetarianismo gerou evidências e passou a ser considerado nutricionalmente adequado, desde que bem planejado, com benefícios na prevenção e no tratamento de doenças crônicas.
3. A adoção de uma alimentação predominantemente de origem vegetal tem sido recomendada como solução para promover a segurança alimentar e nutricional e sistemas alimentares economicamente viáveis e sustentáveis para provisão humana.
4. O amplo espectro de dietas à base de vegetais do tipo *whole food plant-based* ou WFPB apresenta benefícios à saúde, com menor risco de enfermidades e como uma alternativa considerável às terapias estritamente medicamentosas. Os efeitos benéficos da dieta são ampliados pela prática de hábitos saudáveis de estilo de vida, tais como o controle do estresse e a prática regular de atividade física.
5. Vegetarianos brasileiros, segundo indicam estudos, parecem exibir melhor estado nutricional, composição corporal e perfil de indicadores de risco cardiovascular do que não vegetarianos.

REFERÊNCIAS

ABBASI, J. Medical students around the world poorly trained in nutrition. JAMA, v. 322, n. 19, p. 1852, 2019.

ADA – American Dietetic Association. Position of the American Dietetic Association and Dietitians of Canada: vegetarian diets. Journal of the Academy of Nutrition and Dietetics, v. 103, n. 6, p. 745-65, 2003.

ADA – American Dietetic Association. Position paper on the vegetarian approach to eating. J Am Diet Assoc, v. 77. p. 61-9, 1980.

ADAIR, K.E.; BOWDEN, R.G. Ameliorating chronic kidney disease using a whole food plant-based diet. Nutrients, v. 12, n. 4, p. 1007, 2020.

AGARWAL, U.; MISHRA, S.; XU, J.; et al. A multicenter randomized controlled trial of a nutrition intervention program in a multiethnic adult population in the corporate setting reduces depression and anxiety and improves quality of life: the GEICO study. Am J Health Promot, v. 29, n. 4, p. 245-54, 2015.

AGGARWAL, M.; SINGH OSPINA, N.; KAZORY, A.; et al. The mismatch of nutrition and lifestyle beliefs and actions among physicians: a wake-up call. Am J Lifestyle Med, v. 14, n. 3, p. 304-15, 2019.

AHNEN, R.T.; JONNALAGADDA, S.S.; SLAVIN, J.L. Role of plant protein in nutrition, wellness, and health. Nutr Rev, v. 77, n. 11, p. 735-47, 2019 Nov 1.

ALASALVAR, C.; SALVADÓ, J.S.; ROS, E. Bioactives and health benefits of nuts and dried fruits. Food Chem, v. 314, p. 126192, 2020 Jun 1.

ALWARITH, J.; KAHLEOVA, H.; CROSBY, L.; et al. The role of nutrition in asthma prevention and treatment. Nutr Rev, v. 78, n. 11, p. 928-38, 2020.

ALWARITH, J.; KAHLEOVA, H.; REMBERT, E.; et al. Nutrition interventions in rheumatoid arthritis: the potential use of plant-based diets. A review. Front Nutr, v. 6. p. 141, 2019.

ANTONIAZZI, L.; ACOSTA-NAVARRO, J.; OKI, A.M.; et al. Better adequacy of food intake according to dietary recommendations of National Cholesterol Education Program in vegetarian compared to omnivorous men. Int J Cardiovasc Sci, 2021. Disponível em: <https://ijcscardiol.org/article/better-adequacy-of-food-intake-according-to-dietary-recommendations-of-national-cholesterol-education-program-in-vegetarian-compared-to-omnivorous-men/>. Acesso em: 13/10/2021.

ASCHEMANN-WITZEL, J.; GANTRIIS, R.F.; FRAGA, P.; et al. Plant-based food and protein trend from a business perspective: markets, consumers, and the challenges and opportunities in the future. Crit Rev Food Sci Nutr, v. 61, n. 18, p. 3119-28, 2021.

BADEN, M.Y.; KINO, S.; LIU, X.; et al. Changes in plant-based diet quality and health-related quality of life in women. Br J Nutr, v. 124, n. 9, p. 960-70, 2020.

BADEN, M.Y.; LIU, G.; SATIJA, A.; et al. Changes in plant-based diet quality and total and cause-specific mortality. Circulation, v. 140, n. 12, p. 979-91, 2019.

BADEN, M.Y.; SHAN, Z.; WANG, F.; et al. Quality of plant-based diet and risk of total, ischemic, and hemorrhagic stroke. Neurology, v. 96, n. 15, p. e1940-e1953, 2021.

BARNARD, N.D.; GOLDMAN, D.M.; LOOMIS, J.F.; et al. Plant-based diets for cardiovascular safety and performance in endurance sports. Nutrients, v. 11, n. 1, p. 130, 2019.

BARNARD, N.D.; KAHLEOVA, H.; HOLTZ, D.N.; et al. The Women's Study for the Alleviation of Vasomotor Symptoms (WAVS): a randomized, controlled trial of a plant-based diet and whole soybeans for postmenopausal women. Menopause, 2021 Jul 12.

BARNARD, N.D.; LEVIN, S.M.; GLOEDE, L.; et al. Turning the waiting room into a classroom: weekly classes using a vegan or a portion-controlled eating plan improve diabetes control in a randomized translational study. J Acad Nutr Diet, v. 118, n. 6, p. 1072-9, 2018.

BARNARD, N.D.; LEVIN, S.M.; YOKOYAMA, Y. A systematic review and meta-analysis of changes in body weight in clinical trials of vegetarian diets. J Acad Nutr Diet, v. 115, n. 6, p. 954-69, 2015.

BETTINELLI, M.E.; BEZZE, E.; MORASCA, L.; et al. Knowledge of health professionals regarding vegetarian diets from pregnancy to adolescence: an observational study. Nutrients, v. 11, n. 5, p. 1149, 2019.

BOWMAN, S.A. A vegetarian-style dietary pattern is associated with lower energy, saturated fat, and sodium intakes; and higher whole grains, legumes, nuts, and soy intakes by adults: National Health and Nutrition Examination Surveys 2013-2016. Nutrients, v. 12, n. 9, p. 2668, 2020.

BUNNER, A.E.; AGARWAL, U.; GONZALES, J.F.; et al. Nutrition intervention for migraine: a randomized crossover trial. J Headache Pain, v. 15, n. 1, p. 69, 2014.

BRASIL. MINISTÉRIO DA SAÚDE. SECRETARIA DE VIGILÂNCIA EM SAÚDE. Vigitel Brasil, 2021: Vigilância de fatores de risco e proteção para doenças crônicas por inquérito telefônico. Brasília: Ministério da Saúde, 2021.

CAMPBELL, T.C. Cancer prevention and treatment by wholistic nutrition. J Nat Sci, v. 3, n. 10, p. e448, 2017.

CHAINANI-WU, N.; WEIDNER, G.; PURNELL, D.M.; et al. Changes in emerging cardiac biomarkers after an intensive lifestyle intervention. Am J Cardiol, v. 108, n. 4, p. 498-507, 2011.

CHEN, Z.; DROUIN-CHARTIER, J.P.; LI, Y.; et al. Changes in plant-based diet indices and subsequent risk of type 2 diabetes in women and men: three U.S. prospective cohorts. Diabetes Care, v. 44, n. 3, p. 663-71, 2021.

CROWLEY, J.; BALL, L.; HIDDINK, G.J. Nutrition in medical education: a systematic review. Lancet Planet Health, v. 3, n. 9, p. e379-e389, 2019.

DAVIS, C.; BRYAN, J.; HODGSON, J.; MURPHY, K. Definition of the mediterranean diet: a literature review. Nutrients, v. 7, p. 9139-53; 2015.

DINU, M.; ABBATE, R.; GENSINI, G.F.; et al. Vegetarian, vegan diets and multiple health outcomes: a systematic review with meta-analysis of observational studies. Crit Rev Food Sci Nutr, v. 57, n. 17, p. 3640-9, 2017.

DOD, H.S.; BHARDWAJ, R.; SAJJA, V.; et al. Effect of intensive lifestyle changes on endothelial function and on inflammatory markers of atherosclerosis. Am J Cardiol, v. 105, n. 3, p. 362-7, 2010.

ESWARAN, V. Vegetarianism is good for the economy too. 2018. World Economic Forum. Disponível em: <https://www.weforum.org/agenda/2018/12/vegetarianism--is-good-for-the-economy-too/>. Acesso em: 12/10/2021.

FAO; FIDA; OPS; WFP; UNICEF. Panorama de la seguridad alimentaria y nutrición en América Latina y el Caribe 2020. Santiago de Chile, 2020. Disponível em: <https://doi.org/10.4060/cb2242es>. Acesso em: 12/10/2021.

FRASER, G.E. Diet, life expectancy, and chronic disease: studies of Seventh-Day Adventists and other vegetarians. 1. ed. Oxford University Press, 2003.

FRASER, G.E. Vegetarian diets: what do we know of their effects on common chronic diseases? Am J Clin Nutr, v. 89 (Suppl), p. 1607S-12S, 2009.

FRATTAROLI, J.; WEIDNER, G.; DNISTRIAN, A.M.; et al. Clinical events in prostate cancer lifestyle trial: results from two years of follow-up. Urology, v. 72, n. 6, p. 1319-23, 2008a.

FRATTAROLI, J.; WEIDNER, G.; MERRITT-WORDEN, T.A.; et al. Angina pectoris and atherosclerotic risk factors in the multisite cardiac lifestyle intervention program. Am J Cardiol, v. 101, n. 7, p. 911-8, 2008b.

FREEMAN, A.M.; TAUB, P.R.; LO, H.C.; et al Intensive cardiac rehabilitation: an underutilized resource. Curr Cardiol Rep, v. 21, n. 4, p. 19, 2019.

FRESÁN, U.; MARTÍNEZ-GONZÁLEZ, M.A.; SABATÉ, J.; et al. Global sustainability (health, environment and monetary costs) of three dietary patterns: results from a Spanish cohort (the SUN project). BMJ Open, v. 9, n. 2, p. e021541, 2019.

FUNG, T.T.; HU, F.B. Plant-based diets: what should be on the plate? Am J Clin Nutr, v. 78, n. 3, p. 357-8, 2003.

GALANAKIS, C.M. The food systems in the era of the coronavirus (COVID-19) pandemic crisis. Foods, v. 9, n. 4, p. 523, 2020.

GBD 2017 Diet Collaborators. Health effects of dietary risks in 195 countries, 1990-2017: a systematic analysis for the Global Burden of Disease Study 2017. Lancet, v. 393, n. 10184, p. 1958-72, 2019 May 11.

GÓMEZ-DONOSO, C.; MARTÍNEZ-GONZÁLEZ, M.Á.; MARTÍNEZ, J.A.; et al. A provegetarian food pattern emphasizing preference for healthy plant-derived foods reduces the risk of overweight/obesity in the SUN cohort. Nutrients, v. 11, n. 7, p. 1553, 2019.

GRAMMATIKOPOULOU, M.G.; KATSOUDA, A.; LEKKA, K.; et al. Is continuing medical education sufficient? Assessing the clinical nutrition knowledge of medical doctors. Nutrition, v. 57. p. 69-73, 2019.

GREGER, M. A whole food plant-based diet is effective for weight loss: the evidence. Am J Lifestyle Med, v. 14, n. 5, p. 500-10, 2020.

GUIMARÃES, F.C.O.; BARRETO, E.M.; MATCO, G.C.; et al. Alimentos consumidos por adventistas expostos a diferentes padrões dietéticos vegetarianos. Rev Bras Pesq Saúde, v. 19, n. 2, p. 92-9, 2018.

HARGREAVES, S.M.; ARAÚJO, W.M.C.; NAKANO, E.Y.; et al. Brazilian vegetarians diet quality markers and comparison with the general population: a nationwide cross-sectional study. PLoS One, v. 15, n. 5, p. e0232954, 2020.

HARGREAVES, S.M.; NAKANO, E.Y.; HAN, H.; et al. Quality of life of brazilian vegetarians measured by the WHOQOL-BREF: influence of type of diet, motivation and sociodemographic data. Nutrients, v. 13, p. 2648, 2021.

HEIANZA, Y.; ZHOU, T.; SUN, D.; et al. Genetic susceptibility, plant-based dietary patterns, and risk of cardiovascular disease. Am J Clin Nutr, v. 112, n. 1, p. 220-8, 2020.

HEIANZA, Y.; ZHOU, T, SUN D, HU FB, QI L. Healthful plant-based dietary patterns, genetic risk of obesity, and cardiovascular risk in the UK biobank study. Clin Nutr, v. 40, n. 7, p. 4694-701, 2021.

HEMLER, E.C.; HU, F.B. Plant-based diets for cardiovascular disease prevention: all plant foods are not created equal. Curr Atheroscler Rep, v. 21, n. 5, p. 18, 2019.

HOPWOOD, C.J.; BLEIDORN, W.; SCHWABA, T.; et al. Health, environmental, and animal rights motives for vegetarian eating. PLoS One, v. 15, n. 4, p. e0230609, 2020.

HU, F.B. Plant-based foods and prevention of cardiovascular disease: an overview. Am J Clin Nutr, v. 78(3 Suppl), p. 544S-551S, 2003.

INTERGOVERNMENTAL PANEL ON CLIMATE CHANGE. IPCC special report on climate change, desertification, land degradation, sustainable land management, food security, and greenhouse gas fluxes in terrestrial ecosystems: summary for policy makers. 2019. Disponível em: https://www. ipcc.ch/report/srccl/.

JACOB, M.C.M.; FEITOSA, I.S.; ALBUQUERQUE, U.P. Animal-based food systems are unsafe: severe acute respiratory syndrome coronavirus 2 (SARS-CoV-2) fosters the debate on meat consumption. Public Health Nutr, v. 23, n. 17, p. 3250-5, 2020.

KAHLEOVA, H.; FLEEMAN, R.; HLOZKOVA, A.; et al. A plant-based diet in overweight individuals in a 16-week randomized clinical trial: metabolic benefits of plant protein. Nutr Diabetes, v. 8, n. 1, p. 58, 2018a.

KAHLEOVA, H.; HLOZKOVA, A.; FLEEMAN, R.; et al. Fat quantity and quality, as part of a low-fat, vegan diet, are associated with changes in body composition, insulin resistance, and insulin secretion. A 16-week randomized controlled trial. Nutrients, v. 11, n. 3, p. 615, 2019.

KAHLEOVA, H.; LEVIN, S.; BARNARD, N. Cardio-metabolic benefits of plant-based diets. Nutrients, v. 9, n. 8, p. 848, 2017.

KAHLEOVA, H.; LEVIN, S.; BARNARD, N.D. Vegetarian dietary patterns and cardiovascular disease. Prog Cardiovasc Dis, v. 61, n. 1, p. 54-61, 2018b.

KAHLEOVA, H.; PETERSEN, K.F.; SHULMAN, G.I.; et al. Effect of a low-fat vegan diet on body weight, insulin sensitivity, postprandial metabolism, and intramyocellular and hepatocellular lipid levels in overweight adults: a randomized clinical trial. JAMA New Open, v. 3, n. 11, p. e2025454, 2020.

KAHLEOVA, H.; REMBERT, E.; NOWAK, A.; et al. Effect of a diet intervention on cardiometabolic outcomes: does race matter? A randomized clinical trial. Clin Nutr ESPEN, v. 41. p. 126-8, 2021.

KAHLEOVA, H.; TURA, A.; HILL, M.; et al. A plant-based dietary intervention improves beta-cell function and insulin resistance in overweight adults: a 16-week randomized clinical trial. Nutrients, v. 10, n. 2, p. 189, 2018c.

KEY, T.J.; APPLEBY, P.N.; SPENCER, E.A.; et al. Mortality in british vegetarians: results from the European Prospective Investigation into Cancer and Nutrition (EPIC-Oxford). Am J Clin Nutr, v. 89, n. 5, p. 1613S-19S, 2009.

KIM, H.; CAULFIELD, L.E.; GARCIA-LARSEN, V.; et al. Plant-based diets and incident CKD and kidney function. Clin J Am Soc Nephrol, v. 14, n. 5, p. 682-91, 2019.

KIM, P.; ARNOLD, M.; GUNTI, J. Five-month trial of whole-food plant-based diet in a patient with coexisting myasthenia gravis and Lambert-Eaton myasthenic syndrome. Am J Lifestyle Med, v. 15, n. 3, p. 230-7, 2021.

KOERTGE, J.; WEIDNER, G.; ELLIOTT-ELLER, M.; et al. Improvement in medical risk factors and quality of life in women and men with coronary artery disease in the Multicenter Lifestyle Demonstration Project. Am J Cardiol, v. 91, n. 11, p. 1316-22, 2003.

LĂCĂTUȘU, C.M.; GRIGORESCU, E.D.; FLORIA, M.; et al. The mediterranean diet: from an environment-driven food culture to an emerging medical prescription. Int J Environ Res Public Health, v. 16, n. 6, p. 942, 2019.

LEE, J.E.; MCLERRAN, D.F.; ROLLAND, B.; et al. Meat intake and cause-specific mortality: a pooled analysis of Asian prospective cohort studies. Am J Clin Nutr, v. 98, n. 4, p. 1032-41, 2013.

LEITZMANN, C. Vegetarian nutrition: past, present, future. Am J Clin Nutr, v. 100, Suppl 1, p. 496S-502S, 2014.

LEWANDOWSKA, M.; DUNBAR, K.; KASSAM, S. Managing psoriatic arthritis with a whole food plant-based diet: a case study. Am J Lifestyle Med, v. 15, n. 4, p. 402-6, 2021.

LI, D. Effect of the vegetarian diet on non-communicable diseases. J Sci Food Agric, v. 94, n. 2, p. 169-73, 2014.

LIU, R.H. Health-promoting components of fruits and vegetables in the diet. Adv Nutr, v. 4, n. 3, p. 384S-92S, 2013.

MARRONE, G.; GUERRIERO, C.; PALAZZETTI, D.; et al. Vegan diet health benefits in metabolic syndrome. Nutrients, v. 13, n. 3, p. 817, 2021.

MARTÍNEZ-GONZÁLEZ, M.A.; SÁNCHEZ-TAINTA, A.; CORELLA, D.; et al., PREDIMED Group. A provegetarian food pattern and reduction in total mortality in the Prevención con Dieta Mediterránea (PREDIMED) study. Am J Clin Nutr, v. 100, Suppl 1, p. 320S-8S, 2014.

MARTINS, M.C.T.; JACELDO-SIEGL, K.; FAN, J.; et al. Short- and long-term reliability of adult recall of vegetarian dietary patterns in the Adventist Health Study-2 (AHS-2). J Nutr Sci, v. 4:. p. e11, 2015.

MARTINS, M.C.T.; JACELDO-SIEGL, K.; ORLICH, M.; et al. A new approach to assess lifetime dietary patterns finds lower consumption of animal foods with aging in a longitudinal analysis of a health-oriented adventist population. Nutrients, v. 9, n. 10, p. 1118, 2017.

MASSERA, D.; ZAMAN, T.; FARREN, G.E.; et al. A whole-food plant-based diet reversed angina without medications or procedures. Case Rep Cardiol, v. 2015. p. 978906, 2015.

MCDOUGALL, J.; BRUCE, B.; SPILLER, G.; et al. Effects of a very low-fat, vegan diet in subjects with rheumatoid arthritis. J Altern Complement Med, v. 8, n. 1, p. 71-5, 2002.

MEDAWAR, E.; HUHN, S.; VILLRINGER, A.; et al. The effects of plant-based diets on the body and the brain: a systematic review. Transl Psychiatry, v. 9, n. 1, p. 226, 2019.

MELINA, V.; CRAIG, W.; LEVIN, S. Position of the Academy of Nutrition and Dietetics: vegetarian diets. J Acad Nutr Diet, v. 116, n. 12, p. 1970-80, 2016.

MELINA, V.; DAVIS, B.; HARRISON, V. A dieta saudável dos vegetais: o guia completo para uma nova alimentação. Rio de Janeiro: Campus, 1998.

MEYER, M. This is how many vegans are in the world right now (2021 update). Disponível em: https://thevou.com/lifestyle/2019-the-world-of-vegan-but-how--many-vegans-are-in-the-world/.

MICHA, R.; WALLACE, S.K.; MOZAFFARIAN, D. Red and processed meat consumption and risk of incident coronary heart disease, stroke, and diabetes mellitus: a systematic review and meta-analysis. Circulation, v. 121, n. 21, p. 2271-83, 2010.

MORTON, D.; RANKIN, P.; KENT, L.; et al. The Complete Health Improvement Program (CHIP): History, evaluation, and outcomes. Am J Lifestyle Med, v. 10, n. 1, p. 64-73, 2014.

NORMAN, K.; KLAUS, S. Veganism, aging and longevity: new insight into old concepts. Curr Opin Clin Nutr Metab Care, v. 23, n. 2, p. 145-50, 2020.

OLIVEIRA, B.; ARANHA, L.N.; OLIVARES, P.S.G.; et al. Vegetarian diets and cardiovascular risk in women. Int J Cardiovasc Sci, v. 34, n. 4, p. 461-70, 2021.

ORLICH, M.J.; CHIU, T.H.T.; DHILLON, P.K.; et al. Vegetarian epidemiology: review and discussion of findings from geographically diverse cohorts. Adv Nutr, v. 10(Suppl_4), p. S284-S295, 2019.

ORLICH, M.J.; JACELDO-SIEGL, K.; SABATE, J.; et al. Patterns of food consumption among vegetarians and non-vegetarians. Br J Nutr, v. 112, n. 10, p. 1644-53, 2014.

ORLICH, M.J.; SINGH, P.N.; SABATÉ, J.; et al. Vegetarian dietary patterns and mortality in Adventist Health Study 2. JAMA Intern Med, v. 173, n. 13, p. 1230-8, 2013.

ORNISH, D.; BROWN, S.E.; SCHERWITZ, L.W.; et al. Can lifestyle changes reverse coronary heart disease? The Lifestyle Heart Trial. Lancet, v. 336, n. 8708, p. 129-33, 1990.

ORNISH, D.; LIN, J.; CHAN, J.M.; et al. Effect of comprehensive lifestyle changes on telomerase activity and telomere length in men with biopsy-proven low-risk prostate cancer: 5-year follow-up of a descriptive pilot study. Lancet Oncol, v. 14, n. 11, p. 1112-20, 2013.

ORNISH, D.; SCHERWITZ, L.W.; BILLINGS, J.H.; et al. Intensive lifestyle changes for reversal of coronary heart disease. JAMA, v. 280, n. 23, p. 2001-7, 1998.

ORNISH, D. Intensive lifestyle changes and health reform. Lancet Oncol, v. 10, n. 7, p. 638-9, 2009.

OUSSALAH, A.; LEVY, J.; BERTHEZÈNE, C.; et al. Health outcomes associated with vegetarian diets: an umbrella review of systematic reviews and meta-analyses [published online ahead of print, 2020 Mar 11]. Clin Nutr, v. S0261-5614, n. 20, p. 30101-1, 2020.

PHILIPPI, S.T.; AQUINO, R.C. Dietética – Princípios para o planejamento de uma alimentação saudável. Barueri: Manole, 2015.

PHILIPPI, S.T.; COLUCCI, A.C.A. (Org.). Nutrição e gastronomia. Barueri: Manole, 2018.

PIMENTA, A.M.; TOLEDO, E.; RODRIGUEZ-DIEZ, M.C.; et al. Dietary indexes, food patterns and incidence of metabolic syndrome in a Mediterranean cohort: The SUN project. Clin Nutr, v. 34, n. 3, p. 508-14, 2015.

PIMENTEL, C.V.M.B.; PHILIPPI, S.T.; SIMOMURA, V.L.; et al. Nutritional status, lifestyle and lipid profile in vegetarians. Int J Cardiov Sci, v. 32, n. 6, p. 623-43, 2019.

PISCHKE, C.R.; WEIDNER, G.; ELLIOTT-ELLER, M.; et al. Lifestyle changes and clinical profile in coronary heart disease patients with an ejection fraction of 40% in the Multicenter Lifestyle Demonstration Project. Eur J Heart Fail, v. 9, n. 9, p. 928-34, 2007.

PISCHKE, C.R.; WEIDNER, G.; ELLIOTT-ELLER, M.; et al. Comparison of coronary risk factors and quality of life in coronary artery disease patients with versus without diabetes mellitus. Am J Cardiol, v. 97, n. 9, p. 1267-73, 2006.

QIAN, F.; LIU, G.; HU, F.B.; et al. Association between plant-based dietary patterns and risk of type 2 diabetes: a systematic review and meta-analysis. JAMA Intern Med, v. 179, n. 10, p. 1335-44, 2019.

ROCHA, J.P.; LASTER, J.; PARAG, B.; et al. Multiple health benefits and minimal risks associated with vegetarian diets. Curr Nutr Rep, v. 8, n. 4, p. 374-81, 2019.

ROMANOS-NANCLARES, A.; TOLEDO, E.; SÁNCHEZ-BAYONA, R.; et al. Healthful and unhealthful provegetarian food patterns and the incidence of breast cancer: results from a Mediterranean cohort. Nutrition, v. 79-80. p. 110884, 2020.

ROMANOS-NANCLARES, A.; WILLETT, W.C.; ROSNER, B.A.; et al. Healthful and unhealthful plant-based diets and risk of breast cancer in U.S. women: results from the Nurses' Health Studies. Cancer Epidemiol Biomarkers Prev, v. 30, p. 1921-31, 2021.

RUBY, M.B. Vegetarianism. A blossoming field of study. Appetite, v. 58, n. 1, p. 141-50, 2012.

SABATÉ, J. The contribuition of vegetarian diets to health and disease: a paradigm shift? Am J Clin Nutr, v. 78, n. 3 (Suppl), p. 502S-7S, 2003.

SABATÉ, J. Vegetarian nutrition. Boca Raton: CRC Press, 2001.

SÁNCHEZ-VILLEGAS, A.; HENRÍQUEZ-SÁNCHEZ, P.; RUIZ-CANELA, M.; et al. A longitudinal analysis of diet quality scores and the risk of incident depression in the SUN Project. BMC Med, v. 13, p. 197, 2015.

SANDEFUR, K.; KAHLEOVA, H.; DESMOND, A.N.; et al. Crohn's disease remission with a plant-based diet: a case report. Nutrients, v. 11, n. 6, p. 1385, 2019.

SATIJA, A.; BHUPATHIRAJU, S.N.; SPIEGELMAN, D.; et al. Healthful and unhealthful plant-based diets and the risk of coronary heart disease in U.S. adults. J Am Coll Cardiol, v. 70, n. 4, p. 411-22, 2017.

SATIJA, A.; HU, F.B. Plant-based diets and cardiovascular health. Trends Cardiovasc Med, v. 28, n. 7, p. 437-41, 2018.

SATIJA, A.; MALIK, V.; RIMM, E.B.; et al. Changes in intake of plant-based diets and weight change: results from 3 prospective cohort studies. Am J Clin Nutr, v. 110, n. 3, p. 574-82, 2019.

SEGOVIA-SIAPCO, G.; SABATÉ, J. Health and sustainability outcomes of vegetarian dietary patterns: a revisit of the EPIC-Oxford and the Adventist Health Study-2 cohorts. Eur J Clin Nutr, v. 72, Suppl 1, p. 60-70, 2019.

SHAH, S.P.; DUDA, J.E. Dietary modifications in Parkinson's disease: a neuroprotective intervention? Med Hypotheses, v. 85, n. 6, p. 1002-5, 2015.

SOLWAY, J.; MCBRIDE, M.; HAQ, F.; et al. Diet and dermatology: the role of a whole-food, plant-based diet in preventing and reversing skin aging-a review. J Clin Aesthet Dermatol, v. 13, n. 5, p. 38-43, 2020.

SPRINGMANN, M.; CLARK, M.; MASON-D'CROZ, D.; et al. Options for keeping the food system within environmental limits. Nature, v. 562, n. 7728, p. 519-25, 2018.

SPRINGMANN, M.; GODFRAY, H.C.; RAYNER, M.; et al. Analysis and valuation of the health and climate change cobenefits of dietary change. Proc Natl Acad Sci U S A, v. 113, n. 15, p. 4146-51, 2016.

STORZ, M.A. Is there a lack of support for whole-food, plant-based diets in the medical community? Perm J, v. 23, p. 18-068, 2018.

TOMOVA, A.; BUKOVSKY, I.; REMBERT, E.; et al. The effects of vegetarian and vegan diets on gut microbiota. Front Nutr, v. 6, p. 47, 2019.

USDA – U.S. DEPARTMENT OF HEALTH AND HUMAN SERVICES AND U.S. DEPARTMENT OF AGRICULTURE. 2015-2020 dietary guidelines for americans. 8th Edition. December 2015. Disponível em: <https://health.gov/our-work/food-and-nutrition/2015-2020-dietary-guidelines/>. Acesso em: 12/10/2021.

VRG – THE VEGETARIAN RESOURCE GROUP. Humans are omnivores – The Vegetarian Resource Group. 2021. Disponível em: <https://www.vrg.org/nutshell/omni.htm>. Acesso em: 12/10/2021.

WANG, X.; LIN, X.; OUYANG, Y.Y.; et al. Red and processed meat consumption and mortality: dose-response meta-analysis of prospective cohort studies. Public Health Nutr, v. 19, n. 5, p. 893-905, 2016.

WILLETT, W.; ROCKSTRÖM, J.; LOKEN, B.; et al. Food in the Anthropocene: the EAT-Lancet Commission on healthy diets from sustainable food systems. Lancet, v. 393, n. 10170, p. 447-92, 2019.

WILLETT, W.C.; HU, F.B.; RIMM, E.B.; et al. Building better guidelines for healthy and sustainable diets. Am J Clin Nutr, v. 114, n. 2, p. 401-4, 2021.

WRIGHT, N.; WILSON, L.; SMITH, M.; et al. The BROAD study: a randomised controlled trial using a whole food plant-based diet in the community for obesity, ischaemic heart disease or diabetes. Nutr Diabetes, v. 7, n. 3, p. e256, 2017.

YOKOYAMA, Y.; BARNARD, N.D.; LEVIN, S.M.; et al. Vegetarian diets and glycemic control in diabetes: a systematic review and meta-analysis. Cardiovasc Diagn Ther, v. 4, n. 5, p. 373-82, 2014.

ZHONG, V.W.; VAN HORN, L.; GREENLAND, P.; et al. Associations of processed meat, unprocessed red meat, poultry, or fish intake with incident cardiovascular disease and all-cause mortality. JAMA Intern Med, v. 180, n. 4, p. 503-12, 2020.

PARTE 2

NUTRIÇÃO VEGETARIANA

2

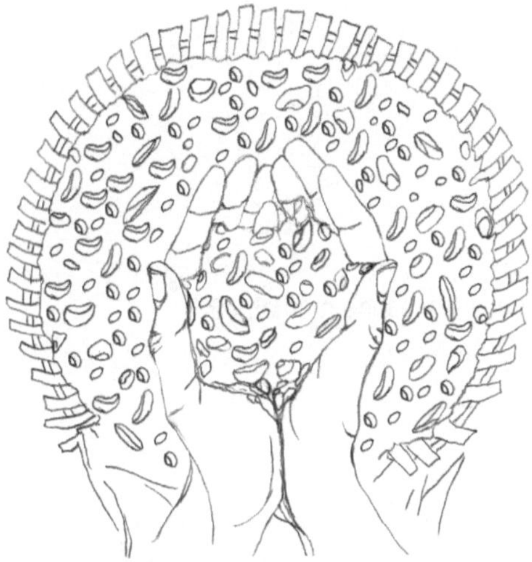

ALIMENTOS FUNCIONAIS E COMPOSTOS BIOATIVOS

Viviane Lazari Simomura
Maria Fernanda Elias
Carolina V. M. B. Pimentel
Arthur Hirschfeld Danila

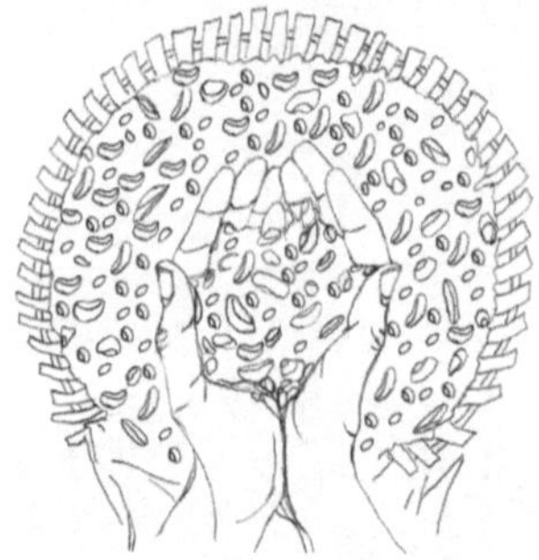

▶ SUMÁRIO

Os compostos bioativos podem ser entendidos como compostos essenciais e não essenciais, como o caso das vitaminas ou polifenóis, que são encontrados na natureza, fazem parte da cadeia alimentar e podem ter um efeito na saúde humana (Biesalski et al., 2009). São compreendidos em um contexto maior, dos chamados alimentos funcionais, que contêm um ou mais compostos com impacto positivo na saúde (Anvisa, 2002).

O termo "composto bioativo" foi originalmente definido no ano de 1979, por Stephan De Felice, e atualmente também são chamados de nutracêuticos, entendendo que as substâncias bioativas presentes como constituintes naturais nos alimentos proporcionam benefícios à saúde além do valor nutricional básico do produto (Biesalski et al., 2009).

Além disso, os compostos bioativos têm como local de ação alvos fisiológicos específicos, modulando a defesa antioxidante e de processos inflamatórios e mutagênicos. De forma didática, os compostos bioativos podem ser divididos em três categorias: a) de origem animal, como os ácidos graxos da família ômega-3 e os ácidos graxos conjugados; b) os de origem vegetal, como os carotenoides, fitoesteróis, os terpenos e os compostos fenólicos; e c) os microrganismos (Oliveira e Bastos, 2011).

Os compostos bioativos também são metabólitos secundários, substâncias produzidas em pequenas quantidades principalmente pelo sistema de defesa dos vegetais. Existem milhares de compostos bioativos, cada um deles tem uma estrutura diferente e é característico de um determinado grupo de alimentos, podendo ser subdivididos em grupos com milhares de compostos diferentes, cujos benefícios à saúde também são variados de acordo com a sua constituição (Horst e Lajolo, 2012).

Por outro lado, os nutracêuticos podem variar de nutrientes isolados, suplementos dietéticos, dietas que contemplem alimentos geneticamente modificados, produtos à base de ervas e até alimentos processados, como cereais, sopas e bebidas. A base para o crescente interesse em nutracêuticos é o conhecimento de estudos epidemiológicos, por exemplo, de que uma dieta específica ou um componente da dieta está associado a um menor risco de doença crônica, e esse conhecimento é transmitido através da mídia até o consumidor (Biesalski et al., 2009).

No entanto, a clássica referência para obter as fontes alimentares de compostos bioativos são os alimentos *in natura*. Uma grande variedade de frutas e vegetais fornece uma gama de nutrientes e diferentes compostos bioativos, incluindo os fitoquímicos (fenólicos, flavonoides e carotenoides), as vitaminas (vitamina C, folato e pró-vitamina A), os minerais (potássio, cálcio e magnésio) e as fibras. Mais e mais evidências sugerem que os benefícios para a saúde de frutas e vegetais são atribuídos às interações aditivas e sinérgicas dos fitoquímicos presentes em alimentos inteiros, visando múltiplas vias de transdução de sinal. Portanto, a orientação é de que os indivíduos priorizem a obtenção de nutrientes e compostos bioativos por meio do consumo de uma ampla variedade de alimentos integrais para uma nutrição ideal e bem-estar (Liu, 2013).

Estudos sistemáticos demonstram que a exposição a esses alimentos se inicia precocemente, e que a experiência com uma variedade de vegetais na infância pode promover o consumo posterior, já que os primeiros hábitos alimentares costumam chegar à idade adulta. Um estudo que examinou a experiência de crianças em idade pré-escolar com vegetais em três países europeus, a fim de avaliar diferenças culturais, efeitos da idade e práticas culinárias, identificou que o gosto das crianças do Reino Unido estava relacionado à frequência de ingestão materna e à frequência de oferta; além disso, sugere o aumento da variedade e frequência da oferta de vegetais entre crianças de 6 e 12 meses, quando elas são mais receptivas (Ahern et al., 2013).

A definição do que constitui uma dieta saudável está mudando continuamente para refletir a compreensão das funções que diferentes alimentos, nutrientes essenciais e outros componentes alimentares desempenham na saúde e na doença. Um grande e crescente corpo de evidências apoia a ingestão de certos tipos de nutrientes, grupos de alimentos específicos ou padrões alimentares abrangentes que influenciam positivamente a saúde. Maior consumo de alimentos que promovem a saúde e ingestão limitada de opções não saudáveis são intrínsecos aos hábitos alimentares de certas dietas regionais, como a dieta mediterrânea, ou foram construídos como parte da dietas-padrão projetadas para reduzir o risco de doenças, sempre com base na priorização de alimentos vegetais (Cena e Calder, 2020).

A variedade na alimentação se justifica também porque a maioria dos alimentos à base de plantas são conhecidos por conter mais de um pigmento colorido, que normalmente corresponde a um fitonutriente ou categoria de fitonutriente, por exemplo, laranja/betacaroteno, verde/clorofila e roxo/flavonoides. Uma vez que um padrão de alimentação saudável envolve uma variada ("diversidade de nutrientes") e densa concentração de nutrientes ("densidade nutricional"), é importante considerar que diferentes pigmentos/fitonutrientes estão contidos em alimentos de cores diferentes. Por isso, a máxima de priorizar uma alimentação colorida tem ganhado destaque nos últimos anos, como forma de consumir mais "densidade nutricional" (Minich, 2019). Na Tabela 1, pode-se observar os compostos bioativos encontrados nos grupos de alimentos classificados por cor.

Para Liu (2013), o grande potencial explicativo dos efeitos benéficos dos compostos bioativos diz respeito às relações sinérgicas entre as combinações de diferentes frutas, verduras e legumes, responsáveis pelo seu potencial antioxidante e anticâncer, sendo o benefício da dieta rica em frutas, verduras e legumes atribuída à complexa mistura de fitoquímicos presentes nos alimentos integrais e *in natura*. A vitamina C da maçã com casca representa somente 0,4% do total da atividade antioxidante. Assim, a maioria da atividade antioxidante vem de fitoquímicos e não da vitamina C, portanto, a natural combinação dos fitoquímicos das frutas, verduras e legumes é responsável pelo seu potencial antioxidante.

Em uma revisão bibliográfica que reuniu evidências de metanálises sobre alimentos vegetais antioxidantes e seus benefícios, os autores sustentam que a ingestão de 800 g ao dia de frutas e vegetais, 225 g ao dia de grãos inteiros e 15 a 20 g ao dia de nozes foi a dieta mais associada a riscos reduzidos de doença arterial coronariana, acidente vascular cerebral, doença cardiovascular geral, câncer e mortalidade por todas as causas. O consumo de grãos integrais e nozes também foi inversamente associado à mortalidade por doenças respiratórias, infecções e diabetes. Além disso, a vitamina C, os carotenoides e a vitamina E foram apontados como tendo as associações inversas mais fortes com as doenças analisadas. Nesse contexto, esses resultados apoiam fortemente as recomendações dietéticas para que a população geral aumente o consumo de alimentos vegetais de forma que componham grande parte da alimentação diária (Aune, 2019).

Além da escolha de uma alimentação variada, a forma de preparo dos vegetais precisa ser adequada para garantir sua biodisponibilidade. A maioria dos vegetais é comumente cozida antes de ser consumida. Em geral, os vegetais são preparados em casa com base na conveniência e preferência de sabor, em vez da retenção de nutrientes e compostos promotores da saúde. Sabe-se que o cozimento induz mudanças significativas na composição química, afetando a biodisponibilidade e o teor de compostos bioativos nos vegetais (Yuan et al., 2009; Lee et al., 2017). Na Tabela 2 pode-se observar os grupos de alimentos e exemplos de alimentos com suas respectivas preparações que preservam os compostos bioativos para obter os benefícios à saúde relacionados.

No que tange especificamente aos benefícios à saúde, os alimentos funcionais que contêm significativas quantidades de compostos bioativos podem fornecer desejáveis benefícios além da nutrição básica e prevenção de doenças crônicas não transmissíveis. Por isso, diferentes estudos já demonstraram que o consumo regular de frutas, verduras e legumes está associado à redução dos riscos de câncer, doença cardiovascular, infarto, Alzheimer, catarata e alguns declínios funcionais associados à idade (Previdelli et al., 2019; Barreto et al., 2019; Parikh et al., 2018; Magnoni et al., 2019).

TABELA 1 Cor das frutas e vegetais, compostos bioativos e efeitos fisiológicos na saúde

Cor	Frutas	Vegetais	Compostos bioativos	Efeitos fisiológicos na saúde
Vermelha	Maçã Cereja Cranberry Morango Nectarina Romã Framboesa Ameixa vermelha Melancia	Rabanete Beterraba Pimentão vermelho Repolho roxo Pimenta vermelha Cebola roxa Batata vermelha Tomate	Antocianinas Carotenoides Ácido elágico Elagitaninos Fisetina Flavones Licopeno Floretina Quercetina	I. Anti-inflamatório II. Atividade antioxidante geral III. Modulação imunológica
Laranja	Damasco Laranja Manga Nectarina Mamão Maracujá Pêssego Tangerina	Cenoura Pimentão amarelo Abóbora Batata-doce Cúrcuma Inhame	Alfacaroteno Betacaroteno Betacriptoxantina Bioflavonoides Carotenoides Curcuminoides	I. Antioxidante para tecidos solúveis em gordura II. Modulação endócrina III. Papel na ovulação e fertilidade

(continua)

TABELA 1 Cor das frutas e vegetais, compostos bioativos e efeitos fisiológicos na saúde (*continuação*)

Cor	Frutas	Vegetais	Compostos bioativos	Efeitos fisiológicos na saúde
Amarelo	Pera asiática Banana Limão Abacaxi Carambola	Milho Batata (yácon) Abóbora Pimentão amarelo Cebola amarela	Bioflavonoides Bromelaína Gingerol Luteína Nobiletina Fibras prebióticas Rutin Zeaxantina	I. Antioxidante II. Atividade enzimática III. Regulação da motilidade gástrica IV. Reduzir o impacto glicêmico V. Papel na promoção de uma microbiota intestinal saudável
Verde	Abacate Couve-de--bruxelas Chá verde Maçã verde Azeitona Pera	Alcachofra Aspargo Broto de bambu Broto de feijão Pimentão verde Melão amargo Brócolis Repolho Salsão Pepino Edamame Vagem Ervilha verde Verduras (folha de beterraba, acelga, couve, dente-de-leão, alface, mostarda, espinafre, nabo) Quiabo Alecrim e outras ervas Ervilha Agrião	Catequinas Ácido clorogênico Clorofila Epigalocatequina galata Flavonoides Folatos Glucosinolatos Isoflavonas Isotiocianatos L-teanina Nitratos Oleocanthal Oleuropeína Fitoesteróis Silymarin Sulforafano Taninos (teaflavins) Tirosol Vitexin	I. Antioxidante II. Integridade dos vasos sanguíneos III. Papel na circulação saudável e metilação

(*continua*)

TABELA 1 Cor das frutas e vegetais, compostos bioativos e efeitos fisiológicos na saúde (*continuação*)

Cor	Frutas	Vegetais	Compostos bioativos	Efeitos fisiológicos na saúde
Roxo	Amora silvestre Figo Mirtilo Ameixa Uva roxa Uva-passa Ameixa	Pimentão roxo Repolho roxo Couve-flor roxa Batata roxa Berinjela	Antocianidinas Flavonoides Ácidos fenólicos Proantocianidinas Pterostilbene Resveratrol Stilbenes	I. Antioxidante II. Suporte cognitivo III. Equilíbrio de humor saudável IV. Papel na saúde neuronal

Fonte: traduzida e adaptada de Minich, 2019.

TABELA 2 Alimentos, preparações, compostos bioativos e benefícios para a saúde

Cor	Alimento	Preparação	Perfil de nutrientes básicos (compostos bioativos)	Benefícios para a saúde
Vermelho	Tomate	Suco de tomate vermelho, em pó, cru, molho (preparado com e sem óleo)	Carotenoides (p. ex., licopeno), flavonoides, vitamina C	I. Redução em marcadores inflamatórios II. Redução na inflamação pós-prandial III. Melhoria nos marcadores lipídicos
	Morango	Seco, congelado	Polifenóis (flavonoides, ácidos fenólicos, taninos), vitamina C	I. Redução na inflamação pós-prandial II. Redução da dor causada por osteoartrite
	Beterraba	Suco, cru, cozida	Betalaínas	I. Redução nos marcadores inflamatórios

(continua)

TABELA 2 Alimentos, preparações, compostos bioativos e benefícios para a saúde (*continuação*)

Cor	Alimento	Preparação	Perfil de nutrientes básicos (compostos bioativos)	Benefícios para a saúde
Laranja	Inhame	Cozido	Fitoestrogênios	II. Aumento de estrogênio e metabólitos de estrogênio III. Atividade fitoestrogênica
	Cenoura	Não especificado	Alfa e betacaroteno	I. Diminuição da incidência de câncer de mama e de próstata II. Atividade fitoestrogênica III. Associação com estrogênio IV. Metabolismo
	Frutas laranjas	Não especificado	Bioflavonoides, betacaroteno, betacriptoxantina	I. Atraso na senescência ovariana II. Menor risco de endometriose
Amarelo	Gengibre	Extrato	Gingerols, shogaols	I. Diminuição da náusea II. Aumento do esvaziamento gástrico
	Cítricos (limões)	Suco cru	Hesperidina, nobiletina, rutina, vitamina C	I. Protetor contra úlcera gástrica II. Antidiabético III. Redução do impacto glicêmico
	Abacaxi	Suco	Bromelaína, serotonina	I. Atividade enzimática
	Banana	Fibra prebiótica	Serotonina	II. Aumento de bifidobactérias III. Redução do inchaço

(continua)

TABELA 2 Alimentos, preparações, compostos bioativos e benefícios para a saúde (*continuação*)

Cor	Alimento	Preparação	Perfil de nutrientes básicos (compostos bioativos)	Benefícios para a saúde
Verde	Espinafre	Folhas verdes cruas	Clorofila, folato, nitratos, filoquinona	I. Redução da pressão arterial II. Aumento do óxido nítrico III. Aumento do fluxo sanguíneo
	Vegetais crucíferos	Não especificado	Glucosinolatos, isotiocianatos, sulforafano	I. Ação antioxidante II. Redução da agregação plaquetária III. Redução da formação de trombo
Roxo	Uva	Suco	Ácidos fenólicos, estilbenos, antocianinas, proantocianinas	I. Melhoria na memória espacial e performance II. Melhoria no tempo de reação em atenção III. Aumento na concentração
	Blueberry	Bebida de mirtilo, liofilizado, cru	Flavonoides, procianidinas (forma monomérica e oligomérica), flavonóis (ou seja, kaempferol, quercetina, miricetina), ácidos fenólicos (principalmente hidroxicinâmico), derivados de estilbenos	I. Melhoria nas medidas de conhecimento II. Benefício ao humor III. Melhoria em neuroplasticidade

Fonte: traduzida e adaptada de Minich, 2019.

COMPOSTOS BIOATIVOS E SAÚDE MENTAL

Introdução

A alimentação é um componente fundamental para a vida humana. Alterações no estilo de vida, por diminuição na atividade física ou modificações na ingesta alimentar – seja pela diminuição das quantidades, prejuízo na qualidade dos nutrientes ou aumento de consumo calórico – podem levar a alterações corporais significativas, com impacto para além da saúde física, com especial atenção para precipitação ou agravamento de transtornos psiquiátricos (Marx et al., 2017).

Pesquisas que investigam os processos biológicos potenciais envolvidos na relação entre dieta e saúde mental têm implicado principalmente inflamação, estresse oxidativo e neuroplasticidade, com o microbioma intestinal como uma via mediadora chave para cada um desses processos (Berk et al., 2013; Moylan et al., 2014).

Padrões alimentares específicos e transtornos mentais

Os padrões dietéticos densos em nutrientes que incluem alimentos vegetais e fontes de proteína de alta qualidade estão inversamente associados à doença mental, independentemente do peso corporal. Há evidências de uma associação entre depressão e padrões alimentares, como dietas mediterrâneas tradicionais, dietas norueguesas e dietas japonesas (Sanchez-Villegas et al., 2013).

Os dados observacionais sugerem que a ingestão alimentar de peixe, magnésio, ferro e zinco pode estar inversamente associada à depressão; no entanto, uma associação com a ingestão de outros micronutrientes não foi definitivamente estabelecida (Sanchez-Villegas et al., 2013; Delgado-Lista et al., 2016; Li et al., 2017; Li et al., 2016; Forsyth et al., 2015; Wu et al., 2004; Rucklidge et al., 2013).

Numerosas intervenções nutracêuticas foram conduzidas em uma gama de populações de doentes mentais, incluindo depressão, bipolar e esquizofrenia, com vários níveis de eficácia. A suplementação incluiu ácidos graxos ω-3 (Fernandes et al., 2016; Appleton et al., 2016; Sublette et al., 2011), vitaminas (por exemplo, vitaminas B, E, C e D), minerais (por exemplo, zinco, magnésio), preparações à base de plantas (por exemplo, erva-de-São-João, passiflora, Kava) e aminoácidos (por exemplo, S-adenosilmetionina, N-acetilcisteína) (Murakami et al., 2010). Atualmente, faltam estudos que avaliem a eficácia clínica e a segurança desses nutracêuticos em populações com transtornos mentais clínicos. Estudos futuros são necessários para investigar essas intervenções usando desenhos de estudos de ensaio randomizados controlados com potência suficiente (Sparling et al., 2017).

Eixo microbiota-intestino-cérebro

O papel dos microrganismos que habitam o trato gastrointestinal – microbiota gastrointestinal – nas doenças crônicas é uma área de pesquisa em franca expansão. Evidências convincentes, predominantemente de estudos com animais, indicam que a microbiota gastrointestinal pode afetar comportamentos relacionados à saúde mental do hospedeiro (Bruce-Keller et al., 2018; O'Hara et al., 2006; Guarner et al., 2003; Maynard et al., 2012) por meio de múltiplas vias (Fung et al., 2017).

Os dados acumulados sugerem que a comunicação alterada entre a microbiota intestinal e os sistemas dos hospedeiros pode contribuir para o surgimento ou agravamento de doenças como obesidade, *diabetes mellitus* e doenças autoimunes, bem como transtornos neuropsiquiátricos, incluindo autismo, ansiedade e principais transtornos depressivos.

O desenvolvimento conceitual do eixo microbiota-intestino-cérebro facilitou o entendimento das redes complexas e bidirecionais entre a microbiota gastrointestinal e seu hospedeiro, destacando potenciais mecanismos através dos quais esse ambiente influencia a fisiologia do sistema nervoso central (Valles-Colomer et al., 2019).

As vias de comunicação entre a microbiota intestinal e o sistema nervoso central podem incluir sistemas autônomo, neuroendócrino, entérico e imunológico, com patologias resultando em interrupção do equilíbrio dos neurotransmissores, aumento da inflamação crônica ou atividade exacerbada do eixo hipotálamo-hipófise-adrenal.

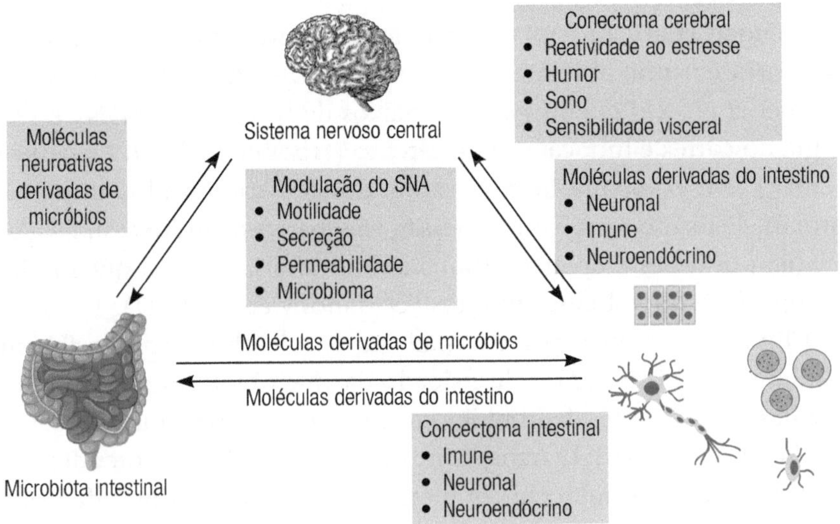

FIGURA 1 Modelo biológico de sistemas de interações microbiota-intestino-cérebro. Os micróbios presentes no intestino se comunicam com o intestino por meio de metabólitos microbianos, e as mudanças na função intestinal podem modular o comportamento microbiano do intestino. Por meio do sistema nervoso autônomo (SNA), o cérebro pode alterar a composição microbiana do intestino e funcionar indiretamente, modulando o ambiente microbiano do intestino. O cérebro também pode alterar a função dos micróbios intestinais diretamente, modulando os perfis de expressão gênica por meio do SNA. Os micróbios intestinais podem se comunicar com o cérebro indiretamente por meio de moléculas derivadas do intestino ou diretamente por meio de sinais gerados por micróbios. Alterações no ganho dessas interações bidirecionais em resposta a perturbações como estresse psicossocial ou direcionadas ao intestino (por exemplo, dieta, medicamentos, infecção) podem alterar o comportamento desse sistema, manifestando-se como distúrbios da relação microbiota-intestino-cérebro. Fonte: adaptada de NOORDSY, 2019, disponível em DANILA, A.H.; GUERRA, R.F.; TAVARES, H. Psiquiatria do estilo de vida. In: MIGUEL, E.C.; et al. (org.) Clínica psiquiátrica: Guia prático. 2ª edição. Barueri: Manole, 2021. p. 552-65.

Alterações na microbiota gastrointestinal e impacto na saúde mental

A microbiota gastrointestinal tem sido implicada em várias vias neurobiológicas relacionadas à doença mental, incluindo a modulação do BDNF (Sudo et al., 2004), neurotransmissão da serotonina (O'Mahony et al., 2015), função imunológica (Hooper et al.,2012) e a resposta ao estresse mediada pelo eixo hipotálamo-pituitária-adrenal (Sudo et al.,

2004; Dinan et al., 2012). Por exemplo, camundongos livres de germes deficientes em microbiota exibem uma resposta exagerada ao estresse (Hooper et al., 2012) e níveis mais baixos de receptor de BDNF e serotonina no córtex e hipocampo do cérebro (Hooper et al.,2012; Clarke et al.,2013), em comparação com camundongos colonizados intestinais normais. Pelo menos algumas dessas vias parecem bidirecionais, com ativação por estresse do eixo hipotálamo-pituitária-adrenal que modula a composição microbiana em ratos (O'Mahony et al., 2009).

Clinicamente, diferenças nos padrões de microbiota fecal, refletindo a diminuição da riqueza e diversidade da microbiota intestinal, foram relatadas em pacientes deprimidos em comparação com controles saudáveis (Kelly et al., 2016). O transplante de micróbios de pacientes deprimidos para roedores resulta em comportamentos relacionados à depressão (Zheng et al., 2016); a alteração da microbiota intestinal por meio de suplementação de probióticos ou produtos alimentares influencia o comportamento relacionado à depressão em animais (Bravo et al., 2011).

As alterações induzidas pela dieta na permeabilidade intestinal, como por meio de uma dieta rica em gordura (Amar et al., 2011), também podem afetar a saúde mental. A integridade da barreira epitelial intestinal por *tight junctions* regula o movimento de substratos do intestino para a corrente sanguínea e, quando comprometida, está associada à depressão (Dantzer et al., 2008; Maes et al., 2013). O aumento da permeabilidade pode permitir que os lipopolissacarídeos derivados de bactérias ativem células imunes dentro da parede intestinal, promovendo a produção de citocinas inflamatórias e ativação das vias de estresse nitro-oxidativo, resultando em inflamação sistêmica elevada (Maes et al., 2013).

Manipulação terapêutica de microbiota intestinal com probióticos

Estudos mostram que os efeitos da dieta no microbioma intestinal humano são rápidos (David et al.,2014; Turnbaugh et al.,2009; Wu et al., 2011) e são motivados pela qualidade e quantidade de gordura e carboidratos da dieta (Fava et al., 2013). Curiosamente, a diversidade da microbiota intestinal é aumentada nas populações rurais/indígenas que consomem dietas à base de plantas com alta fibra em comparação com populações urbanas industrializadas com dietas que consistem em alimentos altamente processados/com pouca fibra (Schnorr et al., 2015; Martinez et al., 2015; Clemente et al., 2015). Assim, a dieta ocidental típica pode reduzir permanentemente a capacidade do intestino de suportar a diversidade, uma preocupação séria, dada a associação de diversidade microbiana reduzida com doenças (Le Chatelier et al., 2013; Cotillard et al., 2013).

Uma tática potencial para contrabalançar os efeitos das dietas ocidentais é com o uso de psicobióticos. O termo psicobiótico foi originalmente cunhado para descrever probióticos (Dinan et al., 2013), mas foi estendido para incluir prebióticos (Sarkar et al., 2016) que compartilham o potencial de aliviar sintomas neuropsiquiátricos. Os probióticos são microrganismos vivos, geralmente do tipo Gram-positivos do gênero *Lactobacillus* e/ou *Bifidobacterium* (Tillisch et al., 2013; Messaoudi, 2011; Steenbergen, 2015) e são frequentemente prescritos para condições gastrointestinais, como constipação e síndrome do intestino irritável.

Curiosamente, a disbiose intestinal na síndrome do intestino irritável se correlaciona não apenas com os sintomas gastrointestinais, mas também com os volumes cerebrais regionais e os traumas iniciais da vida (Labus et al., 2017), e o *Bifidobacterium longum* reduz a depressão e aumenta a qualidade de vida em pacientes com síndrome do intestino irritável (Pinto-Sanchez et al., 2017).

Outros estudos randomizados confirmam os efeitos benéficos dos probióticos no humor (Spor et al., 2011); além disso, um estudo recente controlado por placebo mostrou que o *Lactobacillus casei* reduz as respostas fisiológicas ao estresse, enquanto aumenta a diversidade microbiana intestinal (Kato-Kataoka, 2016). É importante lembrar que, embora a designação "geralmente reconhecida como segura" tenha sido aplicada a muitos probióticos (Mattia et al., 2008), são necessários estudos sistemáticos para definir a prevalência e a gravidade dos eventos adversos, particularmente em populações vulneráveis (Doron et al., 2015).

Uso de probióticos em transtornos mentais

Embora o primeiro estudo a avaliar a eficácia terapêutica de probióticos nos transtornos mentais comuns – depressão e ansiedade – tenha sido realizado há mais de uma década (Marcos et al., 2004), aproximadamente metade de todos os estudos existentes foram publicados apenas nos últimos dois anos, refletindo o rápido e crescente interesse nessa área.

Uma revisão sistemática e metanálise (Liu et al., 2019) de efeitos aleatórios de 34 ensaios clínicos controlados avaliando os efeitos de probióticos na depressão e ansiedade encontrou efeitos de pequena amplitude, mas significativos, para depressão (diferença média padronizada (DMP) = $-0{,}24$, $p < 0{,}01$) e ansiedade (DMP = $-0{,}10$, $p = 0{,}03$). O tipo de amostra foi um moderador para probióticos e depressão, com um efeito maior observado para amostras clínicas (DMP = $-0{,}45$, $p < 0{,}001$) do que para as da comunidade. Esse tamanho de efeito aumentou para médio-grande em uma análise preliminar restrita a amostras de populações psiquiátricas (DMP = $-0{,}73$, $p < 0{,}001$).

Uma outra revisão sistemática e metanálise (Sanada et al., 2020) examinou 16 estudos, sendo 10 observacionais (701 participantes) e 6 intervencionistas (302 participantes), sobre microbiota intestinal em pacientes com transtorno depressivo maior. Os desfechos primários foram diferenças no perfil da microbiota nos estudos observacionais e alterações dos sintomas de depressão entre pré e pós-intervenção com probióticos nos ensaios intervencionistas. Nos estudos intervencionistas com probióticos, o grupo em uso de probióticos mostrou uma melhora significativa na sintomatologia depressiva em comparação com o grupo controle [DMP = $-1{,}62$, com intervalo de confiança (IC) de 95% = $-2{,}73$ a $-0{,}51$, $p < 0{,}01$)], com alta heterogeneidade ($I2 = 93{,}25\%$). Uma análise exploratória, excluindo um estudo com resultados mais discrepantes, mostrou efeitos significativos dos probióticos nos sintomas depressivos (DMP = $-0{,}60$, IC 95% = $-0{,}88$ a $-0{,}33$, $p < 0{,}001$), com baixa heterogeneidade ($I2 = 0{,}0\%$).

Conclusão

A possibilidade de tratamento coadjuvante de transtornos mentais com probióticos se demonstra interessante, uma vez que a microbiota intestinal pode ser manipulada direta e eficientemente, em oposição às terapias neurológicas tradicionais que devem expor todo o corpo aos altos níveis de psicotrópicos necessários para romper a barreira hematoencefálica.

Os estudos observacionais existentes observaram que várias cepas microbianas, especialmente as do gênero *Bifidobacterium, Lactobacillus, Coprococcus* e *Faecalibacterium,* mostraram-se diminuídas nos pacientes com transtorno depressivo maior em comparação aos controles não deprimidos, favorecendo a estratégia de consumo regular de probióticos com vistas à melhora da saúde mental e a qualidade de vida, por meio da maior diversidade e composição saudável da microbiana intestinal.

No entanto, são necessários estudos adicionais em investigações observacionais e intervencionistas, bem controlados, que consigam estabelecer relações de causa e efeito, considerando fatores de confusão, como dieta e farmacoterapia, em diversas populações, para definir a eficácia e abordar as principais limitações no campo, incluindo indagações sobre cepas benéficas, dosagem e administração, e duração do tratamento e benefícios (Wallace et al., 2017).

REFERÊNCIAS

ABSHIRINI, M.; MAHAKI, B.; BAGHERI, F.; SIASSI, F.; KOOHDANI, F.; SOTOUDEH, G. Higher intake of phytochemical-rich foods is inversely related to prediabetes: a case-control study. *International Journal of Preventive Medicine,* v. 9, n. 64, 2018.

AHERN, S.M.; CATON, S.J.; BOUHLAL, S.; HAUSNER, H.; OLSEN, A.; NICKLAUS, S.; et al. Eating a rainbow. Introducing vegetables in the first years of life in 3 European countries. *Appetite,* v. 71, p. 48-56, 2013.

AMAR, J.; CHABO, C.; WAGET, A.; et al. Intestinal mucosal adherence and translocation of commensal bacteria at the early onset of type 2 diabetes: molecular mechanisms and probiotic treatment. *EMBO Mol Med,* v. 3, p. 559-72, 2011.

ANVISA. *Resolução-RDC Anvisa n. 2, de 7 de janeiro de 2002.* Aprova o regulamento técnico de substâncias bioativas e probióticos isolados com alegação de propriedades funcional e ou de saúde, e dá outras providências. Brasília: Ministério da Saúde, Agência Nacional de Vigilância Sanitária, 2002.

APPLETON, K.M.; SALLIS, H.M.; PERRY, R.; et al. ω-3 Fatty acids for major depressive disorder in adults: an abridged Cochrane review. *BMJ Open,* v. 6, p. e010172, 2016.

AUNE, D. Plant foods, antioxidant biomarkers, and the risk of cardiovascular disease, cancer, and mortality: a review of the evidence. *Adv Nutr,* v. 1, n. 10 (Suppl_4), p. 404-21, 2019.

BARRETO, B.A.P.; MOURA, C.A.F. Imunidade. In: PIMENTEL, C.V.M.B.; ELIAS, M.F.; PHILIPPI, S.T. Alimentos funcionais e compostos bioativos. Barueri: Manole, 2019.

BERK, M.; WILLIAMS, L.J.; JACKA, F.N.; et al. So depression is an inflammatory disease, but where does the inflammation come from? *BMC Med*, v. 11, p. 200, 2013.

BIESALSKI, H.-K.; DRAGSTED, L.O.; ELMADFA, I.; GROSSKLAUS, R.; MÜLLER, M.; SCHRENK, D.; et al. Bioactive compounds: Definition and assessment of activity. *Nutrition*, v. 25, n. 11-12, p. 1202-5, 2009.

BRAVO, J.A.; FORSYTHE, P.; CHEW, M.V.; et al. Ingestion of Lactobacillus strain regulates emotional behavior and central GABA receptor expression in a mouse via the vagus nerve. *Proc Natl Acad Sci USA*, v. 108, p. 16050-5, 2011.

BRUCE-KELLER, A.J.; SALBAUM, J.M.; BERTHOUD, H.R. Harnessing gut microbes for mental health: getting from here to there. *Biol Psychiatry*, v. 83, n. 3, p. 214-23, 2018.

CENA, H.; CALDER, P.C. Defining a healthy diet: evidence for the role of contemporary dietary patterns in health and disease. *Nutrients*, v. 12, p. 334, 2020.

CLARKE, G.; GRENHAM, S.; SCULLY, P.; et al. The microbiome-gut-brain axis during early life regulates the hippocampal serotonergic system in a sex-dependent manner. Mol Psychiatry, v. 18, p. 666-73, 2013.

CLEMENTE, J.C.; PEHRSSON, E.C.; BLASER, M.J.; SANDHU, K.; GAO, Z.; WANG, B.; et al. The microbiome of uncontacted Amerindians. *Sci Adv*, v. 1, n. 3, 2015.

COTILLARD, A.; KENNEDY, S.P.; KONG, L.C.; PRIFTI, E.; PONS, N.; LE CHATELIER, E.; et al. Dietary intervention impact on gut microbial gene richness. *Nature*, v. 500, p. 585-8, 2013.

DANILA, A.H.; GUERRA, R.F.; TAVARES, H. Psiquiatria do estilo de vida. In: MIGUEL, E.C.; et al. (org.). *Clínica psiquiátrica: Guia prático*. 2ª edição. Barueri: Manole, 2021. p. 552-65.

DANTZER, R.; O'CONNOR, J.C.; FREUND, G.G.; et al. From inflammation to sickness and depression: when the immune system subjugates the brain. *Nat Rev Neurosci*, v. 9, p. 46-56, 2008.

DAVID, L.A.; MAURICE, C.F.; CARMODY, R.N.; GOOTENBERG, D.B.; BUTTON, J.E.; WOLFE, B.E.; et al. Diet rapidly and reproducibly alters the human gut microbiome. *Nature*, v. 505, p. 559-63, 2014.

DELGADO-LISTA, J.; PEREZ-MARTINEZ, P.; GARCIA-RIOS, A.; et al. CORonary diet intervention with olive oil and cardiovascular PREVention study (the CORDIOPREV study): rationale, methods, and baseline characteristics. *Am Heart J*, v. 177, p. 42-50, 2016.

DINAN, T.G.; CRYAN, J.F. Regulation of the stress response by the gut microbiota: implications for psychoneuroendocrinology. *Psychoneuroendocrinology*, v. 37, p. 1369-78, 2012.

DINAN, T.G.; STANTON, C.; CRYAN, J.F. Psychobiotics: A novel class of psychotropic. *Biol Psychiatry*, v. 74, p. 720-6, 2013.

DORON, S.; SNYDMAN, D.R. Risk and safety of probiotics. *Clin Infect Dis*, v. 60, Suppl 2, p. S129- S134, 2015.

FAVA, F.; GITAU, R.; GRIFFIN, B.A.; GIBSON, G.R.; TUOHY, K.M.; LOVEGROVE, J.A. The type and quantity of dietary fat and carbohydrate alter faecal microbiome and short-chain fatty acid excretion in a metabolic syndrome "at-risk" population. *Int J Obes (Lond)*, v. 37, p. 216-23, 2013.

FERNANDES, B.S.; STEINER, J.; BERNSTEIN, H.G.; et al. C-reactive protein is increased in schizophrenia but is not altered by antipsychotics: meta-analysis and implications. *Mol Psychiatry*, v. 21, p. 554-64, 2016.

FORSYTH, A.; DEANE, F.P.; WILLIAMS, P. A lifestyle intervention for primary care patients with depression and anxiety: a randomised controlled trial. *Psychiatry Res*, v. 230, p. 537-44, 2015.

FUNG, T.C.; OLSON, C.A.; HSIAO, E.Y. Interactions between the microbiota, immune and nervous systems in health and disease. *Nat Neurosci*, v. 20, p. 145-55, 2017.

GUARNER, F.; MALAGELADA, J.R. Gut flora in health and disease. *Lancet*, v. 360, p. 512-9, 2003.

HOOPER, L.V.; LITTMAN, D.R.; MACPHERSON, A.J. Interactions between the microbiota and the immune system. *Science (New York, NY)*, v. 336, p. 1268-73, 2012.

HORST, M.A.; LAJOLO, F.M. Biodisponibilidade de compostos bioativos de alimentos. In: COZZOLINO, S.M.F. (Org.). *Biodisponibilidade de nutrientes*. 4. ed. Barueri: Manole, 2012.

KATO-KATAOKA, A. Fermented milk containing Lactobacillus casei strain Shirota preserves the diversity of the gut microbiota and relieves abdominal dysfunction in healthy medical students exposed to academic stress. *Appl Environ Microbiol*, v. 82, p. 3649-58, 2016.

KELLY, J.R.; BORRE, Y.; O'BRIEN, C.; et al. Transferring the blues: depression-associated gut microbiota induces neurobehavioural changes in the rat. *J Psychiatr Res*, v. 82, p. 109-18, 2016.

LABUS, J.S.; HOLLISTER, E.B.; JACOBS, J.; KIRBACH, K.; OEZGUEN, N.; GUPTA, A.; et al. Differences in gut microbial composition correlate with regional brain volumes in irritable bowel syndrome. *Microbiome*, v. 5, p. 49, 2017.

LE CHATELIER, E.; NIELSEN, T.; QIN, J.; PRIFTI, E.; HILDEBRAND, F.; FALONY, G.; et al. Richness of human gut microbiome correlates with metabolic markers. *Nature*, v. 500, p. 541-6, 2013.

LEE, S.; CHOI, Y.; JEONG, H.S.; LEE, J.; SUNG; J. Effect of different cooking methods on the content of vitamins and true retention in selected vegetables. *Food Science and Biotechnology*, 2017.

LI, F.; LIU, X.; ZHANG, D. Fish consumption and risk of depression: a meta-analysis. *J Epidemiol Commun Health*, v. 70, p. 299-304, 2016.

LI, Z.; LI, B.; SONG, X.; et al. Dietary zinc and iron intake and risk of depression: a meta-analysis. *Psychiatry Res*, v. 251, p. 41-7, 2017 .

LIU, R.H. Dietary bioactive compounds and their health implications. *J Food Sci*, v. 78, p. 18-25, 2013.

LIU, R.T.; WALSH, R.F.L.; SHEEHAN, A.E. Prebiotics and probiotics for depression and anxiety: A systematic review and meta-analysis of controlled clinical trials. *Neurosci Biobehav Rev*, v. 102, p. 13-23, 2019.

MAES, M.; KUBERA, M.; LEUNIS, J.C.; et al. In depression, bacterial translocation may drive inflammatory responses, oxidative and nitrosative stress (O&NS), and autoimmune responses directed against O&NS-damaged neoepitopes. *Acta Psychiatr Scand*, v. 127, p. 344-54, 2013.

MAGNONI, D.; PIMENTEL, I.; KOVACS, C.; ALVES, R.; GAMA, K. Saúde cardiovascular. In: PIMENTEL, C.V.M.B.; ELIAS, M.F.; PHILIPPI, S.T. *Alimentos funcionais e compostos bioativos*. Barueri: Manole, 2019.

MARCOS, A.; WÄRNBERG, J.; NOVA, E.; GÓMEZ, S.; ALVAREZ, A.; ALVAREZ, R.; et al. The effect of milk fermented by yogurt cultures plus Lactobacillus casei DN-114001 on the immune response of subjects under academic examination stress. *Eur J Nutr*, v. 43, p. 381-9, 2004.

MARTINEZ, I.; STEGEN, J.C.; MALDONADO-GOMEZ, M.X.; EREN, A.M.; SIBA, P.M.; GREENHILL, A.R.; et al. The gut microbiota of rural papua new guineans: Composition, diversity patterns, and ecological processes. *Cell Rep*, v. 11, p. 527-38, 2015.

MARX, W.; MOSELEY, G.; BERK, M.; JACKA, F. Nutritional psychiatry: the present state of the evidence. *Proc Nutr Soc*, v. 76, n. 4, p. 427-36, 2017.

MATTIA, A.; MERKER, R. Regulation of probiotic substances as ingredients in foods: Premarket approval or "generally recognized as safe" notification. *Clin Infect Dis*, v. 46, Suppl 2, p. S115-S118, 2008.

MAYNARD, C.L.; ELSON, C.O.; HATTON, R.D.; WEAVER, C.T. Reciprocal interactions of the intestinal microbiota and immune system. *Nature*, v. 489, p. 231-41, 2012.

MESSAOUDI, M. Assessment of psychotropic-like properties of a probiotic formulation (Lactobacillus helveticus R0052 and Bifidobacterium longum R0175) in rats and human subjects. *Br J Nutr*, v. 105, p. 755-64, 2011.

MINICH, D.M. A Review of the science of colorful, plant-based food and practical strategies for "eating the rainbow". *Journal of Nutrition and Metabolism*, 2019.

MOYLAN, S.; BERK, M.; DEAN, O.M.; et al. Oxidative & nitrosative stress in depression: why so much stress? *Neurosci Biobehav Rev*, v. 45, p; 46-62, 2014.

MURAKAMI, K.; SASAKI, S. Dietary intake and depressive symptoms: a systematic review of observational studies. *Mol Nutr Food Res*, v. 54, p. 471-88, 2010.

O'MAHONY, S.M.; CLARKE, G.; BORRE, Y.E.; et al. Serotonin, tryptophan metabolism and the brain- gut-microbiome axis. *Behav Brain Res*, v. 277, p. 32-48, 2015.

O'MAHONY, S.M.; MARCHESI, J.R.; SCULLY, P.; et al. Early life stress alters behavior, immunity, and microbiota in rats: implications for irritable bowel syndrome and psychiatric illnesses. *Biol Psychiatry*, v. 65, p. 263-7, 2009.

O'HARA, A.M.; SHANAHAN, F. The gut flora as a forgotten organ. EMBO Rep, v. 7, p. 688-93, 2006.

OLIVEIRA, D.M.; BASTOS, D.H.M. Biodisponibilidade de ácidos fenólicos. *Quim Nova*, v. 34, n. 6, p. 1051-6, 2011.

PARIKH, M.; NETTICADAN, T.; PIERCE, G.N. Flaxseed: its bioactive components and their cardiovascular benefits. *American Journal of Physiology-Heart and Circulatory Physiology*, v. 314, n. 2, 2018.

PINTO-SANCHEZ, M.I.; HALL, G.B.; GHAJAR, K.; NARDELLI, A.; BOLINO, C.; LAU, J.T.; et al. Probiotic Bifidobacterium longum NCC3001 reduces depression scores and alters brain activity: A pilot study in patients with irritable bowel syndrome. *Gastroenterology*, v. 153, p. 448-59, 2017.

PREVIDELLI, A.N.; BASTOS, A.A.; SILVA, G.W.M. Cognição. In: PIMENTEL, C.V.M.B.; ELIAS, M.F.; PHILIPPI, S.T. *Alimentos funcionais e compostos bioativos*. Barueri: Manole, 2019.

RUCKLIDGE, J.J.; KAPLAN, B.J. Broad-spectrum micronutrient formulas for the treatment of psychiatric symptoms: a systematic review. *Expert Rev Neurother*, v. 13, p. 49-73, 2013.

SANADA, K.; et al. Gut microbiota and major depressive disorder: A systematic review and meta- analysis. *J Affect Disord*, v. 266, p. 1-13, 2020.

SANCHEZ-VILLEGAS, A.; MARTINEZ-GONZALEZ, M.A.; ESTRUCH, R.; et al. Mediterranean dietary pattern and depression: the PREDIMED randomized trial. *BMC Med*, v. 11, p. 208, 2013.

SARKAR, A.; LEHTO, S.M.; HARTY, S.; DINAN, T.G.; CRYAN, J.F.; BURNET, P.W. Psychobiotics and the manipulation of bacteria-gut-brain signals. *Trends Neurosci*, v. 39, p. 763-81, 2016.

SCHNORR, S.L. The diverse microbiome of the hunter-gatherer. *Nature*, v. 518, p. S14-S15, 2015.

SPARLING, T.M.; HENSCHKE, N.; NESBITT, R.C.; et al. The role of diet and nutritional supplementation in perinatal depression: a systematic review. *Matern Child Nutr*, v. 13, p. e12235, 2017.

SPOR, A.; KOREN, O.; LEY, R. Unravelling the effects of the environment and host genotype on the gut microbiome. *Nat Rev Microbiol*, v. 9, p. 279-90, 2011.

STEENBERGEN, L. A randomized controlled trial to test the effect of multispecies probiotics on cognitive reactivity to sad mood. *Brain Behav Immun*, v. 48, p. 258-64, 2015.

SUBLETTE, M.E.; ELLIS, S.P.; GEANT, A.L.; et al. Meta-analysis of the effects of eicosapentaenoic acid (EPA) in clinical trials in depression. *J Clin Psychiatry*, v. 72, p. 1577-84, 2011.

SUDO, N.; CHIDA, Y.; AIBA, Y.; et al. Postnatal microbial colonization programs the hypothalamic- pituitary-adrenal system for stress response in mice. *J Physiol*, v. 558, Pt 1, p. 263-75, 2004b.

TILLISCH, K.; LABUS, J.; KILPATRICK, L.; JIANG, Z.; STAINS, J.; EBRAT, B.; et al. Consumption of fermented milk product with probiotic modulates brain activity. *Gastroenterology*, v. 144, p. 1394-401, 2013.

TURNBAUGH, P.J.; RIDAURA, V.K.; FAITH, J.J.; REY, F.E.; KNIGHT, R.; GORDON, J.I. The effect of diet on the human gut microbiome: A meta- genomic analysis in humanized gnotobiotic mice. *Sci Transl Med*, v. 1, p. 6ra14, 2009.

VALLES-COLOMER, M.; et al. The neuroactive potential of the human gut microbiota in quality of life and depression. *Nat Microbiol*, v. 4, n. 4, p. 623-32, 2019.

WALLACE, C.J.K.; MILEV, R. The effects of probiotics on depressive symptoms in humans: A systematic review. *Ann Gen Psychiatry*, v. 16, p. 14, 2017.

WU, A.; YING, Z.; GOMEZ-PINILLA, F. Dietary omega-3 fatty acids normalize BDNF levels, reduce oxidative damage, and counteract learning disability after traumatic brain injury in rats. *J Neurotrauma*, v. 21, p. 1457-67, 2004.

WU, G.D.; CHEN, J.; HOFFMANN, C.; BITTINGER, K.; CHEN, Y.Y.; KEILBAUGH, S.A.; et al. Linking long-term dietary patterns with gut microbial enterotypes. *Science*, v. 334, p. 105-8, 2011.

YUAN, G.; SUN, B.; YUAN, J.; WANG, Q. Effects of different cooking methods on health-promoting compounds of broccoli. *Journal of Zhejiang University SCIENCE B*, v. 10, n. 8, p. 580-8, 2009.

ZHENG, P.; ZENG, B.; ZHOU, C.; et al. Gut microbiome remodeling induces depressive-like behaviors through a pathway mediated by the host's metabolism. *Mol Psychiatry*, v. 21, p. 786-96, 2016.

3

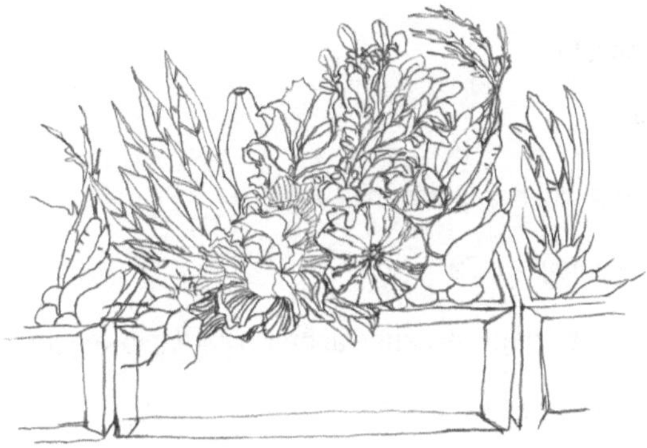

ENERGIA E MACRONUTRIENTES

Marcia C. T. Martins
Carolina V. M. B. Pimentel
Gabriela Parise Polo

SUMÁRIO

Sabe-se que há outros motivos que levam à adoção de uma dieta à base de plantas, como preocupações ambientais, religiosas, espirituais, familiares (pelo próprio convívio com alguém dentro de casa) e até mesmo por não aceitação de paladar (SVB, 2012).

Ainda que não desejem, em um primeiro momento, se tornarem vegetarianos, os pacientes em consultório estão cada dia mais optando pela diminuição do consumo de alimentos de origem animal. Inclusive, nessa última pesquisa feita pelo *The Good Food Institute*, 29% da população está reduzindo ou querendo reduzir esse consumo.

A maior parte dos pacientes em consultório opta por fazer a transição gradual ao vegetarianismo (ovovegetariano ou lactovegetariano ou ovolactovegetariano) ou ao vegetarianismo estrito (na prática aqui chamaremos de vegano). Poucos são aqueles que decidem de uma única vez retirar todos os alimentos de origem animal. Porém, independentemente do estágio de mudança que o paciente esteja, é imprescindível orientá-lo a como fazer corretamente a substituição desses alimentos.

É importante saber que, independentemente do tipo de dieta vegetariana que o indivíduo seja adepto, é fundamental atentar ao seu estado nutricional para evitar falsas crenças nutricionais. Por exemplo, acreditar que um indivíduo lactovegetariano esteja suprindo a demanda de cálcio ou proteína, por exemplo, por ainda consumir queijos na sua alimentação e o paciente vegano não. Da mesma forma, acreditar que um vegano não ingere proteínas suficientes comparando-o a um onívoro.

Saber o tipo de vegetarianismo que o paciente segue é fundamental para nortear o que pode e o que não pode estar dentro da prescrição nutricional. Assim, da mesma maneira que para um paciente onívoro, será necessário realizar uma detalhada anamnese para conhecer o hábito alimentar, bem como a cultura alimentar, a histórica clínica, os sinais e sintomas, as preferências e aversões, os medicamentos e suplementos, checar exames laboratoriais e até mesmo fazer um rastreamento metabólico para entender como está o funcionamento de todos os órgãos e tecidos. Assim, será possível detectar possíveis deficiências e excessos nutricionais que irão nortear a prescrição nutricional.

ADEQUAÇÃO NUTRICIONAL NAS DIETAS VEGETARIANAS

Uma alimentação adequada é aquela capaz de fornecer todos os nutrientes e compostos ativos, em quantidades necessárias, para garantir a manutenção da saúde e proporcionar vitalidade positiva. Diversos cientistas, estudiosos dessa temática, órgãos nacionais e internacionais já reconhecem e comprovam os inúmeros benefícios que a dieta vegetariana pode trazer ao indivíduo, em todas as fases da vida, quando bem planejada e orientada. Além disso, autores alegam que essas dietas são uma alternativa sustentável, beneficiando também o planeta e as próximas gerações (ADA, 2003, 2009; CRN, 2015; Melina et al., 2016; Loken, 2020; Willett et al., 2019).

Os profissionais de saúde que receberem em seu consultório o paciente que deseja reduzir o consumo de carnes e/ou outros alimentos de origem animal ou ainda se tornar vegetariano/vegano devem respeitar e apoiar a sua escolha, demonstrando assim respeito, empatia e acolhimento.

Como em qualquer outro modelo de dieta, a adequação nutricional dependerá das escolhas alimentares, da variedade e da frequência de ingestão de determinados alimentos e/ou suplementos. Além disso, deve-se levar em consideração a biodisponibilidade dos nutrientes (interação alimento-nutriente-fatores antinutricionais e nutriente-organismo).

Vale lembrar que em dietas ovolactovegetarianas, ovo e lactovegetarianas bem orientadas, é possível suprir todos os nutrientes via alimentos. Apenas em dietas veganas, por não consumirem nada de origem animal, a vitamina B12 precisará ser suplementada, sempre. A dose dessa suplementação deverá ser feita de acordo com o resultado dos exames laboratoriais.

Os nutrientes que exigem maior atenção durante a elaboração do cardápio para o ovolactovegetariano são ferro, zinco e ômega-3. Já na dieta vegana, B12 (como já mencionado) e cálcio. Ou seja, fica evidente que as proteínas não são um nutriente preocupante nas dietas vegetarianas (SVB, 2012; Hever, 2016; Gárcia-Maldonado et al., 2019; Karlsen et al., 2019).

No que se refere à qualidade nutricional da alimentação, cabe ao profissional orientar uma dieta vegetariana seguindo os preceitos de uma dieta integral à base de plantas (*whole food plant-based diet* – WFPBD). Isto é, fazendo dos vegetais os grandes protagonistas do prato, bem como cereais, sementes, castanhas, leguminosas e priorizando os alimentos na sua forma mais íntegra e minimamente processada. Ao mesmo tempo, diminuindo e/ou excluindo da dieta alimentos de origem animal, refinados e ultraprocessados com alto teor de sódio, gordura e açúcar.

Um artigo recente, que buscou analisar o perfil de hábitos alimentares dos vegetarianos brasileiros em comparação com onívoros, mostrou que os vegetarianos apresentaram melhores marcadores da qualidade da dieta. Verificou-se melhor aporte semanal de frutas e vegetais, alimentos *in natura* e baixo consumo de refrigerantes e processados (Hargreaves et al., 2020).

Outro estudo americano buscou analisar o perfil nutricional da ingestão alimentar das pessoas que aderiam à dieta WFPBD e compará-las com a recomendação do Guia Alimentar Americano e do MyPlate (ferramenta de educação nutricional para a população americana, semelhante ao programa "Meu prato saudável" aqui no Brasil). Os resultados não podiam ser diferentes: em comparação com o MyPlate, a WFPBD era composta por uma maior quantidade de vegetais (180%), vegetais verdes-escuros (238%), leguminosas (460%), frutas (100%), grãos integrais (132%) e menos grãos refinados (-74%). Eles ainda mostraram que as dietas sem suplementação de B12 e vitamina D não atingiram a recomendação desses micronutrientes, ressaltando a importância da correta adequação e suplementação. De maneira geral, a qualidade nutricional da dieta mostrou ser, mais uma vez, melhor no grupo que segue uma dieta à base de plantas (Karlsen et al., 2019).

Portanto, prescrever dietas vegetarianas exige do nutricionista o conhecimento prévio da composição nutricional dos alimentos de origem vegetal, tanto de macro como de micronutrientes, bem como de todos os possíveis fatores que podem influenciar na absorção desses nutrientes.

ENERGIA

Em relação à prescrição de calorias totais da dieta, ela deverá ser feita da mesma maneira daquela realizada para o paciente onívoro.

Grande parte dos estudos mostram que onívoros consomem mais energia do que vegetarianos e tendem a ter um índice de massa corporal (IMC) maior (Berkow, 2006; Barnard et al., 2015; Satija et al., 2019).

Por outro lado, também é possível um vegetariano aumentar a ingestão de calorias a ponto de ultrapassar a quantidade necessária ou ainda ultrapassar a quantidade ingerida por um onívoro. Portanto, a ingestão calórica e o risco para sobrepeso e obesidade, assim como para todas as outras desordens metabólicas, não dependem apenas do tipo de dieta adotada, e sim das escolhas alimentares e das quantidades ingeridas.

Além disso, é muito comum na prática clínica encontrar pacientes que relatam ter ganhado peso ao se tornarem vegetarianos. Isso acontece porque muitas vezes eles acabam fazendo a substituição equivocada das carnes, principalmente. Relata-se uma maior ingestão de carboidratos refinados, lácteos com maior teor de gordura, ovos, produtos alimentícios vegetarianos e veganos, assim como uma monotonia alimentar, o que acaba ocasionando um excesso calórico a longo prazo e, portanto, um ganho de peso e possíveis excessos e/ou deficiências nutricionais.

Assim, é de extrema importância que o paciente que busque diminuir o consumo de alimentos de origem animal seja acompanhado por um nutricionista para adequar os grupos alimentares que substituirão o grupo das carnes e/ou lácteos e/ou ovos nas refeições.

CARBOIDRATOS

A prescrição desse grupo alimentar para vegetarianos segue a recomendação proposta pelo Conselho de Alimentação e Nutrição do Instituto de Medicina (IOM, Institute of Medicine/Food and Nutrition Board). Para adultos, visando manutenção de saúde e prevenção de doenças, a distribuição será entre 45 e 65% do valor energético total (VET), sendo menos de 25% vindo de carboidratos simples (IOM, 2002).

Em geral, os vegetarianos tendem a consumir uma quantidade maior de carboidratos do que onívoros, porém não acima dessas recomendações. Observa-se que esses carboidratos são, em sua maioria, complexos e integrais, com maior teor de fibras, o que não geraria um impacto negativo no controle glicêmico, por exemplo (García-Maldonado et al., 2019).

Em estudos populacionais demonstrou-se que o consumo de carboidratos na dieta vegetariana padrão (seguindo as recomendações clássicas de macronutrientes) costuma variar entre 51% e 62,7% do VET. Nos mesmos estudos comparativos, os onívoros ingeriam 43,5% a 58% do VET (Barr et al., 2000; Haddad et al., 2003; Spencer et al., 2003; SVB, 2012).

Diversos estudos demonstraram que tão importante quanto a quantidade dos carboidratos ingeridos é assegurar a qualidade desse nutriente (Satija et al., 2017; Baden et al., 2019; Hemler et al., 2019). Um dos estudos mais importantes e citados sobre esse assunto foi o PURE, publicado em uma das maiores revistas da área da saúde em 2019. Trata-se de um estudo epidemiológico de coorte, que contou com a inclusão de 18 países dos cinco continentes e que teve seguimento de 10 anos com uma amostra de 135.335 pessoas (Dehghan et al., 2017; Yusuf et al., 2019).

Com relação aos desfechos, observou-se que uma maior ingestão de carboidratos estaria associada a uma maior taxa de mortalidade. Porém, é importante notar que o terceiro quintil corresponde à mediana (60,8%) de carboidratos e o quarto e o quinto quintis tiveram a média de consumo de carboidratos mais elevada: de 67,7% e 77,2%, respectivamente. Diferentemente das proteínas e das gorduras, os carboidratos não tiveram uma análise qualitativa mais detalhada em relação ao tipo de carboidrato ingerido.

Nesse estudo, vale ressaltar que a maioria da população consumia carboidratos de menor qualidade nutricional, como pães refinados e arroz branco, além de alimentos industrializados com maior quantidade de carboidratos simples. Então, provavelmente esse aumento de mortalidade seria proveniente da ingestão excessiva de carboidratos refinados.

Assim, ressalta-se a necessidade de orientar o paciente vegetariano não apenas sobre a quantidade de carboidrato, mas também quanto à qualidade desse carboidrato.

Sabe-se ainda que uma dieta com um perfil melhor de carboidratos (integrais) apresentará uma maior concentração de fibras, o que poderia contribuir com uma série de benefícios à saúde já comprovados em literatura, incluindo por metanálises e revisões sistemáticas (Chen et al., 2017; Ma et al., 2018; So et al., 2018; Soliman, 2019; Myhrstad et al., 2020).

FIBRAS

Dentro do contexto dos carboidratos estão as fibras, caracterizadas por serem polissacarídeos não amido e lignina, resistentes à hidrólise pelas enzimas digestivas humanas (Giuntini et al., 2019).

A alimentação vegetariana que tem como base os alimentos de origem vegetal naturalmente é rica em fibras e, muitas vezes, acaba oferecendo uma quantidade maior do que a recomendada para adultos. Segundo a recomendação da OMS, o consumo deve ser de 25 a 30 g, já pela American Dietetic Association de 2002 (ADA), entre 20 e 35 g e pelo IOM em torno de 25 g para mulheres e 38 g para homens ou 14 g a cada 1.000 kcal (Marlett et al., 2002; IOM, 2005; INCA, 2018).

Tanto os carboidratos como as fibras estão amplamente distribuídos no reino vegetal, estão presentes nos grupos alimentares dos cereais integrais, frutas, verduras, leguminosas, sementes e castanhas e dos legumes.

Os benefícios do consumo de alimentos ricos em fibras vão além da melhora da saúde intestinal. Isso porque esses alimentos normalmente não são apenas ricos em fibras, contendo também compostos bioativos como alguns antioxidantes como carotenoides, vitaminas (E e C) e polifenóis, entre outros nutrientes dentro dessa matriz alimentar. Essas fibras serão uma das responsáveis por facilitar a absorção desses compostos bioativos (Sara-Calixto, 2011; Palafox-Carlos, 2011; Velderrain-Rodríguez et al., 2016).

Esse é mais um motivo para incentivar o consumo de alimentos íntegros e *in natura* na alimentação vegetariana: os alimentos vegetais são fontes de uma complexidade de nutrientes que irão agir sinergicamente, a fim de proporcionar diversos benefícios à saúde (Cummings et al., 2002; Cani et al., 2009; Fuller et al., 2016; Zampela et al., 2020).

PROTEÍNAS EM DIETAS VEGETARIANAS

Introdução

Por décadas, o tema da adequação proteica em dietas vegetarianas tem sido alvo de controvérsia, debates e carregado de mitos. Tanto consumidores quanto profissionais de saúde questionam se os requerimentos de proteína são maiores para vegetarianos, se é possível atingir as recomendações de proteína e ainda se as proteínas de origem vegetal apresentam qualidade biológica satisfatória. Dúvidas sobre a complementaridade proteica e adequação das dietas vegetarianas para grupos como crianças, idosos e atletas ainda permanecem, mesmo entre nutricionistas e nutrólogos. Este cenário é possivelmente decorrente da ênfase exagerada nas proteínas da alimentação e do fato de que os alimentos de origem animal por muito tempo foram considerados como as principais fontes de proteínas para a alimentação humana, tanto em termos de quantidade como em qualidade.

Na década de 1890, o Departamento de Agricultura dos Estados Unidos (USDA) recomendava cerca de 110 g de proteína por dia para um homem trabalhador. Essa recomendação se manteve até que foi demonstrado que metade dessa quantidade era suficiente. A partir da metade do século XX as proteínas receberam prioridade novamente, quando a deficiência proteica foi considerada a maior causa de retardo no desenvolvimento e de mortalidade infantil no terceiro mundo (Scrimshaw, 1996). Porém, observou-se que tal deficiência era decorrente da baixa provisão de alimentos e aporte calórico. De fato, a deficiência de proteína é quase sempre o resultado de ingestão calórica inadequada (Carpenter, 1986).

Entre 1948 e 1974, as estimativas das necessidades proteicas decresceram cerca de 2/3, de > 3 g/kg de peso corporal até cerca de 1 g/kg de peso corporal. Houve também uma subestimação do valor das proteínas de origem vegetal e de sua habilidade de alcançar adequação proteica.

Embora o consumo de alimentos de origem animal permaneça ainda como um símbolo de prestígio e *status* ao redor do mundo, as discussões sobre adequação proteica na alimentação humana sofreram uma mudança de foco no meio científico, a partir da ênfase na prevenção de deficiências para a ingestão ótima, associada com a manutenção de um *status* de saúde.

Um ponto está claro: seres humanos são capazes de sobreviver consumindo uma ampla faixa de ingestão proteica, conforme pode ser observado pela margem aceitável de distribuição de macronutrientes estabelecida pelo Conselho de Alimentação e Nutrição do Instituto de Medicina (IOM, Institute of Medicine/Food and Nutrition Board). Para adultos, o intervalo aceitável de distribuição energética para proteínas (AMDR) visando atender às necessidades nutricionais e, ao mesmo tempo reduzir o risco de desenvolvimento de doenças crônicas não transmissíveis é de 10-35% do valor energético total (VET) (IOM, 2002).

Ingestão e adequação do consumo proteico de vegetarianos

Na maior parte dos estudos observou-se em adultos de países ocidentais um gradiente ligeiramente decrescente de ingestão proteica a partir de indivíduos adultos não vegetarianos até vegetarianos estritos, na sequência a seguir: não vegetarianos ou semivegetarianos > pescovegetarianos > ovolactovegetarianos > veganos (Mariotti e Gardner, 2019). Entretanto, a maior parte dos vegetarianos e veganos alcançam a necessidade média estimada (EAR) de 0,66 g/kg/dia, a ingestão dietética recomendada (RDA) de 0,83 g/kg/dia (56 g/dia para homens e 46 g/dia para mulheres) (IOM, 2002; WHO/FAO, 2007) e as recomendações de distribuição de proteínas segundo a participação energética na dieta, divulgadas pela OMS (10 a 15% do VET e no mínimo 0,75 g/kg/dia) (WHO/FAO, 2003) ou o AMDR de 10 a 35% do VET proposto pelo IOM (IOM, 2002).

Poucos estudos reportaram estimativas da adequação proteica em populações vegetarianas. Porém, a maior parte dos mesmos encontrou um consumo médio de proteína entre 14% e 16% do valor energético para ovolactovegetarianos (Sobieck et al., 2016; Wilson et al., 1999) e entre 10,8 e 14,1% para veganos (Alles et al., 2017; Sobieck et al., 2016; Rizzo et. al., 2013; Schimidt et al., 2016; Clarys et al., 2014; Kristensen et al., 2015; Wilson et al., 1999; Drapper et al., 1993). Tal consumo alcança ou supera o limite mínimo de 10% de ingestão aceitável (HHS, 2015). O consumo médio de proteínas de veganos variou de 47 g/dia (somente em mulheres, Drapper et al., 1993) a 82 g/dia (Alles et al., 2017; Sobieck et al., 2016; Rizzo et. al., 2013; Schimidt et al., 2016; Clarys et al., 2014; Kristensen et al., 2015; Wilson et al., 1999), sendo este superior ao RDA (46 g/dia para mulheres e 56 g/dia para homens) (IOM, 2002).

Os estudos que realizaram comparações de consumo proteico com valores de referência indicaram que somente uma pequena fração de veganos pode apresentar ingestão proteica insuficiente. O consumo médio de proteína estimado em uma amostra do estudo EPIC-Oxford (Sobieck et al., 2016; Schimidt et al., 2016) foi de 0,99 g/kg de peso corporal, superior à recomendação de RDA de 0,83.

Ovolactovegetarianos tendem a apresentar um consumo proteico superior ao de veganos, exceto entre os adventistas, participantes do AHS-2 (*Adventist Health Study-2*), sendo que ambos os grupos apresentaram mediana de consumo de proteína de 14,1% do valor energético, representando 70,6 e 70,7 g de proteína/dia, respectivamente (valores padronizados por 2.000 kcal/dia). É interessante notar que no 5º percentil (mais baixo) de consumo proteico a ingestão de 53 g/dia para ovolactovegetarianos e de 52 g/dia para veganos (10,1% do VET) evidencia que mesmo a ingestão proteica mais baixa foi superior ao valor de referência. Nessa população, o alto aporte proteico em veganos foi atribuído ao consumo de alimentos como leguminosas em uma dieta também rica em cereais integrais, castanhas e sementes (Rizzo et al., 2013).

Estudos revelam que a ingestão proteica em dietas vegetarianas é suficiente, exceto possivelmente em uma parcela de vegetarianos com insuficiente ingestão energética ou que por alguma razão evitem alimentos de origem vegetal ricos em proteínas, tais como leguminosas, castanhas e sementes (Mariotti e Gardner, 2019).

Qualidade das proteínas de origem animal e vegetal

Vários métodos têm sido propostos para avaliar a qualidade da proteína da dieta, p.ex.: o escore de aminoácidos (AAS), o escore de aminoácidos corrigido pela digestibilidade proteica (PDCAAS) e o escore de aminoácidos indispensáveis digeríveis (DIAAS). Este último utiliza a digestibilidade ileal dos aminoácidos individuais como medida de digestibilidade, ao invés da digestibilidade fecal da proteína total, o que resulta em menores valores para a maior parte das proteínas. O valor mínimo recomendado pela FAO para que uma proteína seja considerada de alto valor biológico é 0,75 (WHO, 2013). O valor máximo desses escores é 1,0.

A maior parte das proteínas de origem animal (incluindo carne, ovos e leite) apresenta um PDCAAS próximo ou igual a 1,0, porém os escores dos demais alimentos de origem vegetal são mais baixos.

O processamento pode afetar a qualidade proteica dos produtos da soja alterando levemente o perfil de aminoácidos e a digestibilidade, bem como a presença ou ausência de componentes como fibras e fitatos. Ainda assim, o PDCAAS é elevado, variando entre 0,9 e 1,0 dependendo do alimento de soja específico. Quando a qualidade da proteína da soja é avaliada pelo DIAAS, o valor é de aproximadamente 0,9.

Adequação de aminoácidos e proteínas em dietas vegetarianas

O principal papel das proteínas na dieta é fornecer nitrogênio e aminoácidos que garantam o crescimento normal e renovação das proteínas corporais com balanço nitrogenado equilibrado. Portanto, a qualidade proteica está principalmente relacionada com a biodisponibilidade de aminoácidos das proteínas da dieta, as quantidades dos aminoácidos, o perfil de aminoácidos, a utilização desses aminoácidos para fins anabólicos e seu impacto no conteúdo proteico corporal. Dessa forma, assume-se que as inúmeras funções das proteínas no corpo serão garantidas se os *pools* proteicos estão equilibrados pela ingestão proteica da dieta.

É comum, embora incorreta, a noção de que a ingestão de aminoácidos seja inadequada em dietas vegetarianas. A alegação de que certos alimentos de origem vegetal são "deficientes" em aminoácidos específicos é falsa. A afirmação mais correta seria a de que a distribuição do perfil de aminoácidos é menos ótima em alimentos de origem vegetal do que em alimentos de origem animal (Mariotti e Gardner, 2019).

Segundo Gardner et al. (2019), todos os alimentos de origem vegetal contêm os 20 aminoácidos, incluindo os 9 aminoácidos essenciais. Cereais, especialmente o trigo, possuem lisina em proporções inferiores às necessidades humanas. O mesmo ocorre com o teor de aminoácidos sulfurados (metionina e cisteína) em leguminosas (exceto a soja). Entretanto, a alimentação é composta de uma variedade de alimentos e não de alimentos isolados. Assim, o conjunto de fontes proteicas irá se somar para construir a característica nutricional final da dieta.

Observa-se que a quantidade e as proporções de aminoácidos consumidos por vegetarianos são tipicamente mais do que suficientes para alcançar e exceder as necessidades individuais diárias, desde que se consuma uma dieta variada e de alta qualidade alcançando também as necessidades energéticas diárias (Mariotti e Gardner, 2019). Assim, o uso dos termos "completas" ou "incompletas" referindo-se às proteínas de origem animal ou vegetal é atualmente considerado errôneo.

A "estrita combinação" proteica em cada refeição não é necessária, se o consumo energético estiver adequado e uma variedade de alimentos for incluída à dieta. Isso porque o corpo mantém um *pool* de aminoácidos essenciais que podem ser usados para complementar as proteínas da dieta (Melina et al., 2016; Marsh et al., 2013). A sugestão de prestar cuidadosa atenção à escolha de alimentos de origem vegetal com padrões complementares de aminoácidos é simplesmente cautela excessiva (Mariotti e Gardner, 2019).

O requerimento proteico é semelhante para indivíduos vegetarianos e não vegetarianos, desde que as dietas vegetarianas incluam uma mistura de proteínas de origem vegetal (cereais e leguminosas) ou proteína de soja (Marsh et al., 2013; Mariotti e Gardner, 2019). Se uma dieta vegetariana é planejada para atingir as recomendações de micronutrientes essenciais, como ferro, zinco, cálcio e vitamina B12, é provável que as necessidades proteicas sejam superadas (Marsh et al., 2013).

O conteúdo de lisina pode ser limitante quando falta variedade à dieta, como pode acontecer em alguns países em desenvolvimento ou com veganos com baixa ingestão energética, em um padrão alimentar limitante e monótono, com baixo consumo proteico, proveniente, por exemplo, apenas de cereais (Mariotti, 2017). Nesse caso, o requerimento proteico para alcançar as necessidades de aminoácidos pode aumentar (Marsh et al., 2013; Young e Pellet, 1994).

Outro aspecto a ser considerado é a digestibilidade proteica que pode afetar a disponibilidade de aminoácidos, geralmente considerada mais baixa em proteínas de origem vegetal. Esse é um assunto de debate. Alguns profissionais recomendam ingestão diária de proteínas em torno de 10% mais elevada para veganos, em função de uma menor digestibilidade de fontes de proteínas vegetais como cereais e leguminosas. Os ovolactovegetarianos não teriam essa necessidade devido à alta digestibilidade de laticínios e ovos. Segundo Mariotti e Gardner (2019), o corpo de evidências atuais não revela diferenças importantes entre a digestibilidade de proteínas animais e vegetais que possam resultar em risco de absorção insuficiente de aminoácidos para vegetarianos.

Fontes proteicas em dietas vegetarianas

A maior parte dos alimentos de origem vegetal contém algum teor de proteína, sendo que as melhores fontes são as leguminosas (todos os tipos de feijões, grão de bico, lentilha, ervilhas, soja), alimentos feitos com soja (p.ex., leite de soja, tofu, tempeh, iogurte de soja, proteína texturizada de soja etc.), castanhas/oleaginosas e sementes. Cereais também contêm proteína, mas em menor quantidade. Tais alimentos incluem trigo e arroz integral, quinoa, amaranto e milho, entre outros.

Análogos da carne industrializados também são fontes de proteínas de uso crescente entre vegetarianos, especialmente na população adventista (Orlich et al., 2014).

Leite e derivados também são fontes de proteínas para ovolactovegetarianos. Os que seguem uma dieta vegana se abstêm desse grupo, podendo substituí-lo por produtos à base de soja, desde que adequadamente fortificados (p.ex., com cálcio, vitamina D e vitamina B12) (Marsh et al., 2013).

Populações específicas

- **Idosos:** dietas vegetarianas requerem um planejamento mais cuidadoso para idosos com respeito ao aporte proteico. Idosos com baixo consumo de proteína animal podem apresentar uma ingestão marginal em relação ao seu requerimento. Isso pode ser relevante, considerando a necessidade de manutenção de massa muscular e força durante o envelhecimento. O requerimento de proteínas deverá ser um pouco maior, com dietas vegetarianas, para "compensar" a menor digestibilidade das fontes proteicas de origem vegetal ou um suprimento insuficiente de aminoácidos essenciais (p.ex., aminoácidos sulfurados e lisina) (Mariotti, 2017). Considera-se razoável uma margem de segurança de 5%-10%

de ingestão proteica adicional para dietas predominantemente ou exclusivamente baseadas em proteína de origem vegetal (Mariotti, 2017).

- **Crianças:** o requerimento de proteínas e aminoácidos para crianças é alto, porém a sua demanda de energia também é alta. Por esse motivo a ingestão energética é o principal fator limitante para adequação proteica. Crianças com consumo energético suficiente para cobrir os requerimentos para crescimento deverão automaticamente obter suficiente ingestão proteica a partir de dietas vegetarianas (Mariotti e Gardner, 2019).
- **Atletas:** Ciuris et al. (2019) estudaram a disponibilidade proteica em atletas de resistência vegetarianos e não vegetarianos usando o método do DIAAS. Embora o consumo energético tenha sido igual nos dois grupos o DIAAS foi 11% mais alto e a proteína disponível foi 43% mais alta entre os atletas não vegetarianos em relação aos vegetarianos. Isso se deu em parte como consequência de seu maior consumo de proteínas da dieta (102 *versus* 79 g/dia, respectivamente). Concluiu-se que os atletas vegetarianos de resistência avaliados nesse estudo deveriam consumir em média um acréscimo diário de 10 g de proteínas para alcançar o nível inferior de recomendação de proteína (1,2 g/kg/dia) e um acréscimo de 22 g de proteína para alcançar o nível superior de recomendação de proteína de 1,4 g/kg/dia. Tal acréscimo pode ser facilmente alcançado com um único snack rico em proteína ou aumentando ligeiramente a quantidade de proteína consumida em cada refeição do dia. Faltam ainda estudos dessa natureza com atletas de força.

Estratégias nutricionais para melhorar as propriedades anabólicas das fontes proteicas de origem vegetal

Têm sido propostas estratégias nutricionais para melhorar a composição de aminoácidos em dietas baseadas em vegetais para compensar o menor potencial anabólico das proteínas vegetais. Tais estratégias incluem: aumento da ingestão proteica, suplementação com aminoácidos limitantes, misturas de várias fontes de proteína vegetal, misturas de proteína vegetal com proteína animal e o uso de fontes vegetais mais balanceadas em composição de aminoácidos.

Proteína de origem animal e vegetal: aspectos metabólicos e de saúde

Estudos recentes mostram uma relação inversa entre o consumo de proteínas vegetais e o risco de mortalidade cardiovascular e por todas as causas. A substituição de alimentos ricos em proteína animal por fontes de proteína vegetal pode estar associada à longevidade (Naghshi et al., 2020). Mais especificamente, aminoácidos essenciais (especialmente os de cadeia ramificada, lisina e metionina) apresentaram relação positiva e alguns aminoácidos não essenciais tiveram associação negativa com o risco de mortalidade cardiovascular (Tharrey et al., 2019).

Os mecanismos pelos quais a proteína vegetal pode afetar a saúde humana ainda não estão totalmente esclarecidos. Diferentemente do observado para as proteínas de origem animal, as fontes proteicas de origem vegetal não elevam os níveis de fator de crescimento semelhante à insulina 1 (IGF-I), associado com o risco de doenças do envelhecimento (Cappola et al., 2003).

Fontes proteicas de origem vegetal oferecem vantagens nutricionais em relação às de origem animal, como: menor teor de gorduras (especialmente saturadas), ausência de colesterol, presença de fibra dietética e o efeito protetor da presença de compostos bioativos. Seu consumo também está associado com mudanças favoráveis na pressão sanguínea, nos níveis plasmáticos de colesterol, na circunferência abdominal, no peso e na composição corporal, o que pode ajudar a reduzir o risco de várias doenças crônicas, incluindo doença cardiovascular e diabetes tipo 2 (Elliott et al., 2006; Chalvon-Demersay et al., 2017).

O alto consumo de lisina e histidina aumenta a secreção de lipoproteínas aterogênicas contendo apo B (LDL, VLDL e quilomícrons) (Razquin et al., 2019). Uma vez que as proteínas vegetais contêm baixo teor desses aminoácidos, seu consumo poderia estar associado com a proteção contra doença cardiovascular.

As proteínas de origem vegetal também são ricas em aminoácidos essenciais, precursores de arginina e piruvato que, por sua vez, podem levar a uma regulação positiva de glucagon e regulação negativa da secreção de insulina. No fígado, o glucagon promove redução da lipogênese de novo, via que converte o carboidrato extra ingerido na dieta em tecido adiposo. O glucagon também aumenta o número de receptores de LDL e a produção de antagonista de IGF-1 (McCarty, 1999).

A fermentação microbiana de proteínas de origem vegetal no intestino pode ajudar a reduzir a produção de metabólitos potencialmente tóxicos e carcinogênicos, tais como amônia, aminas, fenóis, metabólitos do triptofano e sufitos (Windey et al., 2012). Proteínas de origem vegetal e seus peptídeos bioativos derivados apresentam propriedades antioxidantes, anti-inflamatórias, anti-hipertensivas e antimicrobianas (Nourmohammadi e Mahoonak, 2018).

Na prática, o principal grupo alimentar que irá fornecer uma boa quantidade de proteína serão as leguminosas (feijão, lentilha, grão-de-bico, ervilha, soja e seus derivados). Esses alimentos, além de fornecerem proteínas, também são fontes de ferro, zinco e fibras (que estão ausentes nas carnes, por exemplo). No Brasil, o feijão é a leguminosa mais utilizada, pois faz parte de nossa cultura e hábito alimentar.

A soja, bem como os seus subprodutos, não é um alimento obrigatório na dieta vegetariana; apesar de ter elevado teor proteico, seu uso é opcional para os pacientes que gostam ou têm o hábito de consumi-la.

Além disso, para pacientes que apresentam alta demanda energética e/ou desejam praticidade e/ou apreciam, os suplementos proteicos podem ser um aliado para atingir a recomendação proteica.

Outro grupo alimentar capaz de fornecer esse nutriente são as oleaginosas, que acabam contendo um pouco mais de proteína do que os cereais, porém são também fontes de gorduras.

Na dieta ovolactovegetariana, os ovos e lácteos entram também como fontes de proteína importantes, além de fornecerem cálcio (lácteos). A recomendação para os pacientes que consomem lácteos é optar pelas versões com menor teor de gordura e evitar o consumo excessivo, principalmente para pacientes em transição, pois isso pode potencializar sintomas antes amenizados pelo baixo consumo desses alimentos. Portanto, é importante ficar atento aos sinais de uma possível intolerância à lactose, como refluxo, azia, má digestão, distensão abdominal, aumento de flatulência e alteração da consistência das fezes (Fassio, 2018).

Hoje já existe uma série de produtos alimentícios à base de plantas ("hambúrguer", "nuggets", "bacalhau", "frango", "carne"), normalmente feitos com fontes vegetais mais proteicas (grão-de-bico, ervilha, soja ou proteína isolada dessas leguminosas). Eles são produzidos pela indústria com um dos objetivos de auxiliar na diminuição do consumo de carnes e alimentos de origem animal. Esses produtos não são uma obrigatoriedade dentro da alimentação vegetariana, porém, dentro do contexto de uma alimentação variada e equilibrada, podem ser um complemento (e não a base), inclusive para pacientes em transição que ainda têm dificuldade de se abster das carnes, por exemplo.

Um princípio fundamental da alimentação vegetariana é a variedade das fontes proteicas para garantir a complementação (p.ex.: cereais e leguminosas) e obter a quantidade necessária de aminoácidos essenciais.

Esse nutriente é facilmente alcançável dentro de uma dieta vegetariana variada quando o indivíduo atende às recomendações de energia do dia, como demonstrado no cardápio proposto ainda neste capítulo.

A Tabela 1 apresenta a quantidade proteica em 100 g de alimentos cozidos/prontos para o consumo.

TABELA 1 Quantidade proteica em 100 g de alimento cozido

Lentilha	7,3 g
Feijão carioca	4,8 g
Feijão branco	9,7 g
Grão-de-bico	7,5 g
Amendoim	25,4 g
Tofu	6,6 g
Semente de abóbora	18,6 g
Semente de girassol	22,8 g
Semente de gergelim	21,2 g
Castanha-de-caju	18,2 g
Quinoa	4,4 g
Arroz integral	2,4 g
Macarrão integral	4,9 g

(continua)

TABELA 1 Quantidade proteica em 100 g de alimento cozido (*continuação*)

Couve-manteiga	2,7 g
Brócolis	2,7 g
Espinafre	1,84 g
Cogumelo shimeji	4,09 g
Ovos, leite e derivados	
Ovo de galinha	10,4 g
Leite de vaca integral	2,93 g
Iogurte natural	3,97 g
Queijo minas frescal	15,9 g
Queijo coalho	23,7 g
Produtos de origem animal (para comparação)	
Filé mignon (grelhado)	31,3 g
Carne moída – acém (cozida)	26,7 g
Picanha – grelhada e sem gordura aparente	31,9 g
Filé de frango – peito (grelhado)	32,0 g
Coxa de frango (assada)	26,8 g
Salmão (sem pele)	26,1 g
Atum em óleo	26,2 g

GORDURAS E ÔMEGA-3

As dietas que não incluem peixes, ovos ou generosas quantidades de algas geralmente têm baixos níveis de ácido eicosapentaenoico (EPA) e ácido docosahexaenoico (DHA).

O ômega-3, para desenvolver suas funções, precisa ser transformado em ácido eicosapentaenoico (EPA) e docosahexaenoico (DHA). Essa conversão é baixa, sendo que 5% a 10% do ômega-3 é convertido em EPA e apenas 2% a 5% em DHA. Os indivíduos que consomem peixes e frutos do mar ingerem diretamente EPA e DHA, enquanto os vegetarianos consomem maior quantidade de ômega-3 e pouco ou nenhum

EPA e DHA12. O ômega-6 é transformado em ácido araquidônico (AA). Os vegetarianos usualmente ingerem maior quantidade de ômega-6 do que os onívoros. O balanço entre ômega-6 e ômega-3 deve manter a proporção 2-4:1, pois é utilizada a mesma enzima para a conversão de formas ativas (IOM, 2020; Melina, 2016).

Para a distribuição de lipídios da dieta em função da porcentagem do valor energético total (VET) há duas possibilidades, apresentadas na Tabela 2.

TABELA 2 Recomendações de lipídios

	IOM, 2002	OMS, 2003
Gorduras totais	20 a 35% do VET	15 a 30% do VET
Ácido graxo saturado	Não definido	< 10% do VET
Ácido graxo monoinsaturado	Não definido	Por diferença
Ácido graxo poli-insaturado	Não definido	6 a 10% do VET
Ácido graxo ômega-3 – linolênico	0,6 a 1,2% do VET	1 a 2% do VET
Ácido graxo ômega-6 – linoleico	5 a 10% do VET	5 a 8% do VET

VET: valor energético total.

A recomendação de ômega-3 para vegetarianos homens seria no mínimo 3,2 g por dia e para mulheres 2,2 g, principalmente pela baixa conversão do ômega-3 (forma inativa) em EPA e DHA (forma ativa que exercerá função no organismo) (IOM, 2006).

A alimentação vegetariana tende a ter o perfil de consumo de gorduras um pouco diferente do que onívoros (Hever, 2016). Em estudos populacionais, os vegetarianos ingerem em média entre 23% e 34% do VET em gordura. Segundo esses mesmos estudos, os onívoros ingerem gorduras entre 30,7% e 36% do VET (SVB, 2012).

Dentre os tipos de gorduras, o que necessita de uma maior atenção na prática é o ômega-3, pois os indivíduos vegetarianos não consomem as suas principais fontes, aquelas que já se encontram na forma ativa de ômega-3 (EPA e DHA): peixes de água fria e profundas e frutos do mar. Os ovos, assim como os lácteos, possuem quantidades muito baixas desse nutriente.

Portanto, os indivíduos veganos não ingerem nenhum tipo de forma ativa de ômega-3, exceto se consumirem algas (fontes diretas de DHA).

Na prática, para favorecer a conversão de ALA (forma indireta) presente em alimentos de origem vegetal em EPA e DHA (formas ativas) e garantir o aporte suficiente de ômega-3, recomenda-se:

- Evitar óleos concentrados ricos em ômega-6, inclusive restringindo alimentos processados e ultraprocessados.
- Priorizar óleos concentrados e alimentos fontes de ômega-3 como linhaça, chia, nozes, macadâmia e algumas algas (não obrigatório, mas se o indivíduo gostar, podem ser utilizadas).
- Incluir de 1 a 3 colheres de chá de óleo de linhaça por dia ou 1 a 2 colheres de sopa de linhaça triturada ou 1 colher de sopa de óleo de canola ou 30 a 60 g de nozes. Aqui é possível fazer uma mistura de azeite extravirgem com óleo de linhaça para ser utilizada no dia a dia (óleo de linhaça costuma ter odor e sabor bastante fortes).
- Suplementar quando necessário.

Na prática, é possível alcançar a recomendação tanto de gorduras totais como de ácidos graxos ômega-3 dentro de uma alimentação vegetariana e vegana. Porém, é necessário se atentar, mais uma vez, às escolhas alimentares, visto que para ter uma conversão otimizada é necessário diminuir a ingestão excessiva de fontes de ômega-6.

Vale ressaltar, ainda, que dietas à base de plantas fornecem uma quantidade muito menor de gordura saturada e colesterol, favorecendo a saúde cardiovascular e outras doenças crônicas não transmissíveis.

RECOMENDAÇÕES PRÁTICAS PARA ELABORAR O CARDÁPIO VEGETARIANO E VEGANO

- Antes de iniciar a prescrição, é necessário entender qual tipo de dieta vegetariana o paciente está seguindo para nortear as suas escolhas alimentares.
- Escolha uma variedade de alimentos para compor o plano alimentar, evite monotonia alimentar, principalmente de fontes proteicas, legumes, verduras e frutas.

- Inclua, sempre que possível, alimentos com maior teor de proteínas em todas as refeições.
- Faça da base da alimentação os alimentos de origem vegetal, densamente nutritivos, *in natura* e minimamente processados. Inclua os industrializados veganos (substitutos da carne) apenas quando necessário.
- Priorize dentro de cada grupo alimentar (cereais, leguminosas, sementes e castanhas, frutas, verduras, legumes) aqueles alimentos que concentrem uma maior quantidade de proteína, ômega-3, fibras, cálcio, ferro e zinco.
- Para melhor aproveitamento dos nutrientes e compostos ativos nas refeições, oriente o paciente sempre a aplicar técnicas dietéticas para diminuir os fatores antinutricionais e aumentar a biodisponibilidade desses nutrientes, como o remolho das leguminosas, a germinação e o cozimento, por exemplo das leguminosas ou ainda a inclusão de fontes de vitamina C e betacaroteno para potencializar a absorção do ferro não heme.
- Dê preferência para os óleos ricos em ômega-3 e, sempre que possível, inclua sementes e castanhas.
- Inclua ervas e especiarias para aumentar o poder antioxidante e anti-inflamatório das refeições.

É importante que o profissional nutricionista tenha pleno conhecimento sobre a composição dos alimentos, bem como sobre a biodisponibilidade dos nutrientes, principalmente ao prescrever uma dieta ao paciente vegetariano e vegano.

A base da nutrição do paciente será sempre o alimento, porém, em alguns casos específicos como alta demanda nutricional, deficiências nutricionais mais graves, aversões a determinados alimentos, intolerância gástrica e intestinal a grandes volumes e a alguns alimentos específicos, a prescrição de suplementos pode ser bem-vinda ou necessária.

A seguir estão algumas sugestões de cardápios vegetarianos e veganos com aproximadamente 1.500 kcal, com alimentos e preparações normalmente presentes nos hábitos alimentares dos brasileiros e dos pacientes em consultório. A ideia é mostrar como é possível fazer a adequação desses macronutrientes seguindo os princípios de variedade, de combinação entre os alimentos, de biodisponibilidade e de cultura alimentar.

PLANO ALIMENTAR VEGETARIANO

Café da manhã
Opção 1: Pão de forma 100% integral – 2 fatias Creme de ricota – 1 colher de sopa Guacamole – 1 colher de sobremesa Mamão papaia – ½ unidade pequena Semente de linhaça – 1 colher de sobremesa Café – 60 mL Bebida vegetal de vaca semidesnatado – 100 mL **Opção 2:** *Grãomelete* Farinha de grão-de-bico – 2 colheres de sopa Semente de linhaça – 1 colher de sobremesa Semente de girassol – 1 colher de sopa Cottage – 1 colher de sopa Café – 60 mL Leite de vaca semidesnatado – 100 mL **Opção 3:** *Smoothie* Leite de vaca semidesnatado – 200 mL Morango – 5 unidades médias Banana-nanica – 1 unidade média Semente de linhaça – 1 colher de sobremesa Semente de chia – 1 colher de sobremesa Aveia em flocos finos – 1 colher de sopa Amêndoa – 6 unidades
Lanche da manhã
Salada de frutas Melão – 1 fatia pequena Banana-nanica – ½ unidade Morango – 5 unidades Aveia em flocos finos – 1 colher de sobremesa Amêndoa – 4 unidades Noz – 2 unidades Mel de abelha – 1 colher de chá

(continua)

Almoço
Arroz integral – 4 colheres de sopa Feijão-preto cozido – 3 colheres de sopa Saladinha de grão-de-bico – 2 colheres de sopa Couve cozida – 2 colheres de sopa Semente de abóbora – 1 colher de sopa Óleo de linhaça – 1 colher de sobremesa *Salada* Alface roxa – 4 folhas Tomate – 2 fatias médias Pepino – 4 fatias pequenas Berinjela cozida – 1 colher de servir *Sobremesa* Goiaba vermelha – 1 unidade pequena
Lanche da tarde
Opção 1: *Tapioca recheada* Goma de tapioca – 2 colheres de sopa Semente de chia – 1 colher de sobremesa Ovo mexido – 1 unidade Patê de feijão-branco – 1 colher de sopa **Opção 2:** *Panqueca de banana* Ovo de galinha – 1 unidade Aveia em flocos finos – 1 colher de sopa Banana-nanica – 1 unidade média Pasta de amendoim – 1 colher de sobremesa rasa **Opção 3:** *Snack de grão-de-bico e maçã com pasta de amendoim e canela* Grão-de-bico – ½ xícara de chá Maçã fuji – ½ unidade Pasta de amendoim – 1 colher de sopa rasa OU tahine – 1 colher de sobremesa

(continua)

Jantar
Macarrão à lentilhesa Macarrão integral cozido – 2 colheres de servir Molho de lentilha – 4 colheres de sopa Brócolis cozido – 3 colheres de sopa Semente de girassol – 1 colher de sobremesa Queijo parmesão ralado – 1 colher de sobremesa _Sobremesa_ Laranja-pera – 1 unidade pequena

Cálculo da adequação do cardápio vegetariano

Café da manhã (vegetariano)							
Alimento	Porção (g/mL)	Valor energético (kcal)	Carboidratos (g)	Proteínas (g)	Gorduras (g)	Ômega-3 (g)	Fibras (g)
Pão 100% integral	50	116	17	6,9	2,1	–	3,7
Creme de ricota	20	41	0,4	2,2	3,3	–	0
Guacamole	25	37	1,8	0,4	3,4	–	1,2
Mamão papaia	135	57	13,8	0,7	0,3	–	1,4
Semente de linhaça	10	45	4,3	1,4	3,2	2	3,4
Leite de vaca semidesnatado	100	55	6,6	3,2	1,8	–	0
Café expresso	60	10	1,7	0,7	0,1	–	0
TOTAL		361	45,6	15,5	14,2	2	9,7

Lanche da manhã (vegetariano)							
Alimento	**Porção (g/mL)**	**Valor energético (Kcal)**	**Carboidratos (g)**	**Proteínas (g)**	**Gorduras (g)**	**Ômega-3 (g)**	**Fibras (g)**
Melão	70	17	4,0	0,4	0,1	–	0,9
Banana-nanica	35	30	7,1	0,4	0,1	–	0,6
Morango	35	11	2,3	0,3	0,1	–	0,6
Aveia em flocos finos	7	26	4,5	1,1	0,6	–	0,7
Amêndoa	4	25	0,9	0,8	2,0	–	0,5
Noz	10	65	1,8	1,4	5,9	0,9	0,7
Mel de abelha	3	10	2,4	0	0	–	0
TOTAL		184	23,0	4,4	8,8	0,9	1,3

Almoço (vegetariano)							
Alimento	**Porção (g/mL)**	**Valor energético (Kcal)**	**Carboidratos (g)**	**Proteínas (g)**	**Gorduras (g)**	**Ômega-3 (g)**	**Fibras (g)**
Arroz integral	80	86	18,8	2,0	0,7	–	1,7
Feijão-preto	50	31	7,1	2,3	0,3	–	4,3
Grão-de-bico	50	57	10,4	3,8	0,9	–	3,7
Couve cozida	20	5	0,8	0,5	0,1	–	0,6
Semente de abóbora	15	67	8,1	2,8	2,9	–	5,4
Óleo de linhaça	5	45	0	0	5,0	2,7	0
Goiaba vermelha	105	53	14,0	1,0	0,6	–	5,9
Alface roxa	20	2	0,5	0,2	0	–	0,4
Tomate	30	5	1,1	0,3	0,1	–	0,5
Pepino	12	1	0,3	0,1	0	–	0,1
Berinjela cozida	75	20	4,7	0,6	0,2	–	1,4
TOTAL		372	65,8	13,6	10,8	2,7	24

Lanche da tarde (vegetariano)							
Alimento	**Porção (g/mL)**	**Valor energético (Kcal)**	**Carboidratos (g)**	**Proteínas (g)**	**Gorduras (g)**	**Ômega-3 (g)**	**Fibras (g)**
Goma de tapioca	30	86	21,6	0,1	0	–	0,1
Semente de chia	8	35	3,4	1,3	2,5	1,4	2,8
Ovo de galinha	45	56	0,6	4,7	3,9	–	0
Patê de feijão-branco	17	22	4,3	1,7	0,1	–	1,1
TOTAL		199	29,9	7,8	6,5	1,4	4

Jantar (vegetariano)							
Alimento	Porção (g/mL)	Valor energético (Kcal)	Carboidratos (g)	Proteínas (g)	Gorduras (g)	Ômega-3 (g)	Fibras (g)
Macarrão integral cozido	100	123	26,4	4,9	0,6	–	3,5
Lentilha cozida	110	106	21,2	7,9	0,5	–	7,0
Brócolis cozido	45	12	2,0	1,2	0,2	–	1,5
Semente de girassol	10	57	1,9	2,3	5,0	–	0,6
Queijo parmesão ralado	4	18	0,1	1,7	1,2	–	0
Laranja-pera	90	33	7,8	0,8	0,2	–	1,2
TOTAL		335	58,9	18,2	6,4	–	13,8

Distribuição total – vegetariano					
Calorias	Carboidratos	Proteínas	Gorduras	Ômega-3	Fibras
1.494 Kcal	233,8 g	59,4 g	46,7 g	7 g	55,0 g
100%	56%	15,9%	28,1%		

Extra: cálculo das substituições das refeições do plano vegetariano

Café da manhã – opção 2 (vegetariano)							
Alimento	**Porção (g/mL)**	**Valor energético (Kcal)**	**Carboidratos (g)**	**Proteínas (g)**	**Gorduras (g)**	**Ômega-3 (g)**	**Fibras (g)**
Farinha de grão--de-bico	30	96	20,5	5,4	0,4	–	5,3
Semente de linhaça	10	45	4,3	1,4	3,2	2	3,4
Cottage	25	23	0,7	2,6	0,9	–	0
Semente de girassol	15	86	2,8	3,4	7,4	–	0,9
Kiwi	75	44	9,7	1,0	0,8	–	2,2
Café	60	17	2,8	1,1	0,1	–	0
Leite de vaca semidesnatado	100	55	6,6	3,2	1,8	–	0
TOTAL		366	47,7	18,1	14,6	2	11,8

Café da manhã – Opção 3 (Vegetariano)							
Alimento	**Porção (g/mL)**	**Valor energético (Kcal)**	**Carboidratos (g)**	**Proteínas (g)**	**Gorduras (g)**	**Ômega-3 (g)**	**Fibras (g)**
Leite de vaca semidesnatado	200	110	13,2	6,4	3,6	–	0
Morango	60	18	3,9	0,5	0,2	–	1,0
Banana-nanica	65	59	14,2	0,9	0,1	–	1,1
Semente de linhaça	10	45	4,3	1,4	3,2	2	3,4
Semente de chia	8	35	3,4	1,3	2,5	1,4	2,8
Aveia em flocos finos	15	57	9,7	2,3	1,3	–	1,4
Amêndoa	6	38	1,3	1,3	3,0	–	0,8
TOTAL		362	50	14,1	13,9	3,4	10,5

LANCHE DA TARDE – OPÇÃO 2 (VEGETARIANO)							
Alimento	**Porção (g/ mL)**	**Valor energético (Kcal)**	**Carboidratos (g)**	**Proteínas (g)**	**Gorduras (g)**	**Ômega-3 (g)**	**Fibras (g)**
Ovo de galinha	45	56	0,6	4,7	3,9	2,6	0
Aveia em flocos finos	15	57	9,7	2,3	1,3	–	1,4
Banana-nanica	65	59	14,2	0,9	0,1	–	1,1
Pasta de amendoim	8	47	1,7	1,9	4,0	–	0,5
TOTAL		219	26,2	9,8	9,3	2,6	3

LANCHE DA TARDE – OPÇÃO 3 (VEGETARIANO)							
Alimento	**Porção (g/ mL)**	**Valor energético (Kcal)**	**Carboidratos (g)**	**Proteínas (g)**	**Gorduras (g)**	**Ômega-3 (g)**	**Fibras (g)**
Grão-de-bico cozido	45	56	11,4	4,1	1,0	–	4,1
Maça fuji	15	57	10,6	0,2	0	–	0,9
Pasta de amendoim	16	94	3,5	3,8	8,0	–	1,1
TOTAL		198	25,5	8,1	9,0	–	6,1

PLANO ALIMENTAR VEGANO

Café da manhã
Opção 1: Pão de forma 100% integral – 2 fatias Patê de tofu – 2 colheres de sopa OU homus – 1 colher de sopa Guacamole – 1 colher de sobremesa Mamão papaia – ½ unidade pequena Semente de linhaça – 1 colher de sobremesa Café – 60 mL Bebida vegetal de castanha-de caju-sem açúcar – 150 mL **Opção 2:** *Grãomelete* Farinha de grão-de-bico – 2 colheres de sopa Semente de linhaça – 1 colher de sobremesa Semente de girassol – 1 colher de sopa Homus – 1 colher de sopa Café – 60 mL Bebida vegetal de castanha-de-caju sem açúcar – 150 mL
Café da manhã
Opção 3: *Smoothie* Bebida vegetal de castanha-de-caju sem açúcar – 250 mL Morango – 5 unidades médias Banana-nanica – 1 unidade média Semente de linhaça – 1 colher de sobremesa Semente de chia – 1 colher de sobremesa Aveia em flocos finos – 1 colher de sopa Amêndoa – 6 unidades

(continua)

Lanche da manhã
<u>Salada de frutas</u> Melão – 1 fatia pequena Banana-nanica – ½ unidade Morango – 5 unidades Aveia em flocos finos – 1 colher de sobremesa Amêndoa – 4 unidades Noz – 2 unidades Melado de cana – 1 colher de chá
Almoço
Arroz integral – 4 colheres de sopa Feijão-preto cozido – 3 colheres de sopa Saladinha de grão-de-bico – 2 colheres de sopa Couve cozida – 2 colheres de sopa Semente de abóbora – 1 colher de sopa Óleo de linhaça – 1 colher de sobremesa <u>Salada</u> Alface roxa – 4 folhas Tomate – 2 fatias médias Pepino – 4 fatias pequenas Berinjela cozida – 1 colher de servir <u>Sobremesa</u> Goiaba vermelha – 1 unidade pequena

(continua)

Lanche da tarde
Opção 1: *Tapioca recheada* Goma de tapioca – 2 colheres de sopa Semente de chia – 1 colher de sobremesa Homus – 1 colher de sopa Semente de abóbora – 1 colher de sobremesa **Opção 2:** *Panqueca de banana* Semente de chia – 1 colher de sopa Aveia em flocos finos – 1 colher de sopa Banana-nanica – 1 unidade média Pasta de amendoim – 1 colher de sobremesa rasa **Opção 3:** *Snack de grão-de-bico e maçã com pasta de amendoim e canela* Grão-de-bico – ½ xícara de chá Maçã fuji – ½ unidade Pasta de amendoim – 1 colher de sopa rasa OU tahine – 1 colher de sobremesa
Jantar
Macarrão à "lentilhesa" Macarrão integral cozido – 2 colheres de servir Molho de lentilha – 4 colheres de sopa Brócolis cozido – 3 colheres de sopa Semente de girassol – 1 colher de chá Castanha-do-brasil ralada – 1 unidade média *Sobremesa* Laranja-pera – 1 unidade pequena

Cálculo da adequação do cardápio vegano

Café da manhã (vegano)							
Alimento	Porção (g/mL)	Valor energético (Kcal)	Carboidratos (g)	Proteínas (g)	Gorduras (g)	Ômega-3 (g)	Fibras (g)
Pão 100% integral	50	116	17	6,9	2,1	–	3,7
Patê de tofu	60	41	1,3	3,9	2,4	–	0,4
Guacamole	25	37	1,8	0,4	3,4	–	1,2
Mamão papaia	135	57	13,8	0,7	0,3	–	1,4
Semente de linhaça	10	45	4,3	1,4	3,2	2	3,4
Bebida vegetal de castanha-de-caju	150	27	1,4	0,8	2,1	–	0
Café expresso	60	10	1,7	0,7	0,1	–	0
TOTAL		360	42,1	17,5	15,2	2	10,1

Almoço (vegano)							
Alimento	Porção (g/mL)	Valor energético (Kcal)	Carboidratos (g)	Proteínas (g)	Gorduras (g)	Ômega-3 (g)	Fibras (g)
Arroz integral	80	86	18,8	2,0	0,7	–	1,7
Feijão-preto	50	31	7,1	2,3	0,3	–	4,3
Grão-de-bico	50	57	10,4	3,8	0,9	–	3,7
Couve cozida	20	5	0,8	0,5	0,1	–	0,6
Semente de abóbora	15	67	8,1	2,8	2,9	–	5,4
Óleo de linhaça	5	45	0	0	5,0	2,7	0
Goiaba vermelha	105	53	14,0	1,0	0,6	–	5,9
Alface roxa	20	2	0,5	0,2	0	–	0,4
Tomate	30	5	1,1	0,3	0,1	–	0,5
Pepino	12	1	0,3	0,1	0	–	0,1
Berinjela cozida	75	20	4,7	0,6	0,2	–	1,4
TOTAL		372	65,8	13,6	10,8	2,7	24

Lanche da tarde (vegano)							
Alimento	Porção (g/mL)	Valor energético (Kcal)	Carboidratos (g)	Proteínas (g)	Gorduras (g)	Ômega-3 (g)	Fibras (g)
Goma de tapioca	30	86	21,6	0,1	0	–	0,1
Semente de chia	8	35	3,4	1,3	2,5	1,4	2,8
Homus	15	38	2,8	1,5	2,5	–	1,1
Semente de abóbora	10	45	5,4	1,9	1,9	–	3,6
TOTAL		248	44,0	4,9	6,9	1,4	7,6

Jantar (vegano)							
Alimento	Porção (g/mL)	Valor energético (Kcal)	Carboidratos (g)	Proteínas (g)	Gorduras (g)	Ômega-3 (g)	Fibras (g)
Macarrão integral cozido	100	123	26,4	4,9	0,6	–	3,5
Lentilha cozida	110	106	21,2	7,9	0,5	–	7,0
Brócolis cozido	45	12	2,0	1,2	0,2	–	1,5
Semente de girassol	8	43	1,4	1,7	3,7	–	0,5
Castanha-do-brasil	4	27	0,6	0,6	2,5	–	0,3
Laranja-pera	90	33	7,8	0,8	0,2	–	1,2
TOTAL		344	59,4	17,1	7,7	–	14

Distribuição total – vegano					
Calorias	Carboidratos	Proteínas	Gorduras	Ômega-3	Fibras
1.511 Kcal	235,4 g	57,2 g	49,4 g	7 g	59,6 g
100%	55,4%	15,1%	29,4%		

Extra: cálculo das substituições das refeições do plano vegetariano

Café da manhã – opção 2 (vegano)							
Alimento	Porção (g/mL)	Valor energético (Kcal)	Carboidratos (g)	Proteínas (g)	Gorduras (g)	Ômega-3 (g)	Fibras (g)
Farinha de grão -de-bico	30	96	20,5	5,4	0,4	–	5,3
Semente de linhaça	10	45	4,3	1,4	3,2	2	3,4
Homus	15	38	2,8	1,5	2,5	–	1,1
Semente de girassol	15	86	2,8	3,4	7,4	–	0,9
Café coado	60	17	2,8	1,1	0,1	–	0
Bebida vegetal de castanha-de-caju	250	45	2,3	1,3	3,5	–	0
TOTAL		371	45,2	15,1	17,9	2	12,9

Café da manhã – opção 3 (vegano)							
Alimento	Porção (g/mL)	Valor energético (Kcal)	Carboidratos (g)	Proteínas (g)	Gorduras (g)	Ômega-3 (g)	Fibras (g)
Bebida vegetal de castanha-de-caju	250	45	2,3	1,3	3,5	–	0
Morango	60	18	3,9	0,5	0,2	–	1,0
Banana-nanica	65	59	14,2	0,9	0,1	–	1,1
Semente de linhaça	10	45	4,3	1,4	3,2	2	3,4
Semente de chia	8	35	3,4	1,3	2,5	1,4	2,8
Aveia em flocos finos	15	57	9,7	2,3	1,3	–	1,4
Amêndoa	6	38	1,3	1,3	3,0	–	0,8
TOTAL		297	39,1	9,0	13,8	3,4	10,5

Lanche da tarde – opção 2 (vegano)							
Alimento	Porção (g/mL)	Valor energético (Kcal)	Carboidratos (g)	Proteínas (g)	Gorduras (g)	Ômega-3 (g)	Fibras (g)
Semente de chia	15	66	6,3	2,5	4,6	2,6	5,2
Aveia em flocos finos	15	57	9,7	2,3	1,3	–	1,4
Banana-nanica	65	59	14,2	0,9	0,1	–	1,1
Pasta de amendoim	8	47	1,7	1,9	4,0	–	0,5
TOTAL		219	26,2	9,8	9,3	2,6	8,2

Lanche da tarde – opção 3 (vegano)							
Alimento	Porção (g/mL)	Valor energético (Kcal)	Carboidratos (g)	Proteínas (g)	Gorduras (g)	Ômega-3 (g)	Fibras (g)
Grão-de-bico cozido	45	56	11,4	4,1	1,0	–	4,1
Maça fuji	15	57	10,6	0,2	0	–	0,9
Pasta de amendoim	16	94	3,5	3,8	8,0	–	1,1
TOTAL		198	25,5	8,1	9,0	–	6,1

REFERÊNCIAS

ALLES, B.; BAUDRY, J.; MEJEAN, C.; TOUVIER, M.; PENEAU, S.; HERCBERG, S.; et al. Comparison of sociodemographic and nutritional characteristics between self-reported vegetarians, vegans, and meateaters from the NutriNet-Sante Study. *Nutrients*, v. 9, 2017.

AMERICAN DIETETIC ASSOCIATION – ADA. Position of the American Dietetic Association and Dietitians of Canada: Vegetarian diets. *J Am Diet Assoc*, v. 103, n. 6, p. 748-65, 2003.

AMERICAN DIETETIC ASSOCIATION – ADA. Position of the American Dietetic Association: Vegetarian diets. *J Am Diet Assoc*, v. 109, n. 7, p. 1266-82, 2009.

BADEN, MY.; LIU, G.; SATIJA, A.; LI, Y.; SUN, Q.; FUNG, TT.; et al. Changes in plant-based diet quality and total and cause-specific mortality. *Circulation*, v. 140, n. 12, p. 979-91, 2019.

BARNARD, N.D.; LEVIN, S.M.; YOKOYAMA, Y. A systematic review and meta-analysis of changes in body weight in clinical trials of vegetarian diets. *J Am Diet Assoc*, v. 115, n. 6, p. 954-69, 2015.

BARR, S.I.; BROUGHTON, T.M. Relative weight, weight loss efforts and nutrient intakes among health-conscious vegetarian, past vegetarian and nonvegetarian women ages 18 to 50. *J Am Coll Nutr*, v. 19, n. 6, p. 781-8, 2000.

BERKOW, S.; BARNARD, N.D. Vegetarian diets and weight status. *Nutr Rev*, v. 64, n. 4, p. 175-88, 2006.

CANI, P.D.; LECOURT, E.; DEWULF, E.M.; SOHET, F.M.; PACHIKIAN, B.D.; NASLAIN, D.; et al. Gut microbiota fermentation of prebiotics increases satietogenic and incretin gut peptide production with consequences for appetite sensation and glucose response after a meal. *Am J Clin Nutr*, v. 90, n. 5, p. 1236-43, 2009.

CAPPOLA, A.R.; XUE, Q-L.; FERRUCCI, L.; GURALNIK, J.M.; VOLPATO, S.; FRIED, L.P. Insulin-like growth factor I and interleukin-6 contribute synergistically to disability and mortality in older women. *J Clin Endocrinol Metab*, v. 88, p. 2019-25, 2003.

CARPENTER, K.J. The history of enthusiasm for protein. *J Nutr*, v. 116, n. 7, p. 1364-70, 1986.

CHALVON-DEMERSAY, T.; AZZOUT-MARNICHE, D.; ARFSTEN, J.; et al. A systematic review of the effects of plant compared with animal protein sources on features of metabolic syndrome. *J Nutr*, v. 147, p. 281-92, 2017.

CHEN, J.P.; CHEN, G.C.; WANG, X.P.; QIN, L.; BAI, Y. Dietary fiber and metabolic syndrome: A meta-analysis and review of related mechanisms. *Nutrients*, v. 10, n. 1, p. 24, 2017.

CIURIS, C.; LYNCH, H.M.; WHARTON, C.; JOHNSTON, C.S. A comparison of dietary protein digestibility, based on DIAAS Scoring, in vegetarian and non-vegetarian athletes. *Nutrients*, v. *11*, p. 3016, 2019.

CLARYS, P.; DELIENS, T.; HUYBRECHTS, I.; DERIEMAEKER, P.; VANAELST, B.; DE KEYZER, W.; et al. Comparison of nutritional quality of the vegan, vegetarian, semi-vegetarian, pesco-vegetarian and omnivorous diet. *Nutrients*, v. 6, p. 1318-32, 2014.

CONSELHO REGIONAL DE NUTRIÇÃO – CRN. *Parecer técnico CRN-3 n. 11/2015 sobre vegetarianismo*. Colegiado 2014-2017, 2015.

CUMMINGS, J.H.; MACFARLANE, G.T. Gastrointestinal effects of prebiotics. *Br J Nutr*, v. 87, Suppl 2, p. S145-51, 2002.

DEHGHAN, M.; MENTE, A.; ZHANG, X.; SWAMINATHAN, S.; LI W.; et al. Prospective Urban Rural Epidemiology (PURE) Study Investigators. Associations of fats and carbohydrate intake with cardiovascular disease and mortality in 18 countries from five continents (PURE): a prospective cohort study. *Lancet*, v. 390, n. 10107, p. 2050-62, 2017.

DRAPER, A.; LEWIS, J.; MALHOTRA, N.; et al. The energy and nutriente intakes of different types of vegetarian: a case for supplements? *British Journal of Nutrition*, v. 69, p. 3-19, 1993.

ELLIOTT, P.; STAMLER, J.; DYER, A.R.; et al. Association between protein intake and blood pressure: the INTERMAP Study. *Arch Intern Med*, v. 166, p. 79-87, 2006.

FASSIO, F.; FACIONI, M.S.; GUAGNINI, F. Lactose maldigestion, malabsorption, and intolerance: a comprehensive review with a focus on current management and future perspectives. *Nutrients*, v. 10, n. 11, p. 1599, 2018.

FULLER, S.; BECK, E.; SALMAN, H.; TAPSELL, L. New horizons for the study of dietary fiber and health: a review. Plant Foods Hum Nutr, v. 71, n. 1, p. 1-12, 2016.

GARCÍA-MALDONADO, E.; GALLEGO-NARBÓN, A.; VAQUERO, M.P. ¿Son las dietas vegetarianas nutricionalmente adecuadas? Una revisión de la evidencia científica. *Nutr Hosp*, v. 36, n. 4, p. 950-61, 2019.

GARDNER, C.D.; HARTLE, J.C.; GARRETT, R.D.; OFFRINGA, L.C.; WASSERMAN, A.S. Maximizing the intersection of human health and the health of the environment with regard to the amount and type of protein produced and consumed in the United States. Nutr Rev, v. 77, p. 197-215, 2019.

GIUTINI, E.B.; MENEZES, E.W.; SARDÁ, F.A.H.; COELHO, K.S. Fibras alimentares. In: PIMENTEL, C.V.M.B.; ELIAS, M.F.; PHILIPPI, S.T. *Alimentos funcionais e compostos bioativos*. 1. ed. Barueri: Manole, 2019. p. 35-73.

HADDAD, E.H.; TANZMAN, J.S. What do vegetarians in the United States eat? *Am J Clin Nutr*, v. 78, n. 3, p. 626S-632S, 2003.

HARGREAVESI, S.M.; ARAÚJO, W.M.C.; NAKANO, E.Y.; et al. Brazilian vegetarians diet quality markers and comparison with the general population: A nationwide cross-sectional study. *PLoS One*, v. 15, n. 3, p. 1-21, 2020.

HEMLER, E.C.; HU, F.B. Plant-based diets for cardiovascular disease prevention: all plant foods are not created equal. *Curr Atheroscler Rep*, v. 21, n. 5, p. 18, 2019.

HEVER, J. Plant-based diets: a physician's guide. *Perm*, v. 20, n. 3, p. 15-82, 2016.

HHS – U.S. DEPARTMENT OF HEALTH AND HUMAN SERVICES AND U.S. DEPARTMENT OF AGRICULTURE. *2015-2020 Dietary Guidelines for Americans*. 8th Edition. December 2015. Disponível em: https://health.gov/our-work/food-and--nutrition/2015-2020-dietary-guidelines/. Acesso em: 26 de fevereiro de 2021.

INSTITUTE OF MEDICINE – IOM. *Dietary reference intakes for energy, carbohydrate, fiber, fat, fatty acids, cholesterol, protein, and amino acids*. National Academy Press, 2020.

INSTITUTE OF MEDICINE – IOM. *Dietary reference intakes: energy, carbohydrate, fiber, fat, fatty acids, cholesterol, protein, and amino acids*. Washington, D.C.: National Academies Press; 2005.

INSTITUTE OF MEDICINE – IOM. *Food and Nutrition Board*. Washington, D.C.: National Academy Press, 2002.

INSTITUTO BRASILEIRO DE OPINIÃO PÚBLICA E ESTATÍSTICA – IBOPE. *Pesquisa de opinião pública sobre vegetarianismo*. 2018.

INSTITUTO NACIONAL DE CÂNCER – INCA. Como aumentar o consumo de fibras na sua alimentação [internet], 2018. Disponível em: https://www.inca.gov.br/dicas/alimentacao-e-nutricao/como-aumentar-o-consumo-de-fibras-na-sua-alimentacao.

KARLSEN, M.C.; ROGERS, G.; MIKI, A.; et al. Theoretical food and nutrient composition of whole-food plant-based and vegan diets compared to current dietary recommendations. *Nutrients*, v. 11, n. 3, p. 625, 2019.

KRISTENSEN, N.B.; MADSEN, M.L.; HANSEN, T.H.; ALLIN, K.H.; HOPPE, C.; FAGT, S.; et al. Intake of macro- and micronutrients in Danish vegans. *Nutr J*, v. 14, p. 115, 2015.

LOKEN, B.; DECLERCK, F. *Diets for a better future*: rebooting and reimagining healthy and sustainable food systems in the G20. p. 1-39. 2020.

MA, Y.; HU, M.; ZHOU, L.; LING, S.; LI, Y.; KONG, B.; HUANG, P. Dietary fiber intake and risks of proximal and distal colon cancers: A meta-analysis. *Medicine (Baltimore)*, v. 97, n. 36, p. e11678, 2018.

MARIOTTI, F. Plant protein, animal protein, and protein quality. In: MARIOTTI, F. (Ed.). *Vegetarian and plant-based diets in health and disease prevention*. London: Academic Press, 2017.

MARIOTTI, F.; GARDNER, C.D. Dietary protein and amino acids in vegetarian diets – a review. *Nutrients*, v. 11, n. 11, p. 2661, 2019.

MARLETT, J.A.; MCBURNEY, M.I.; SLAVIN, J.L; AMERICAN DIETETIC ASSOCIATION. Position of the American Dietetic Association: health implications of dietary fiber. J *Am Diet Assoc*, v. 102, n. 7, p. 993-1000, 2002.

MARSH, K.A.; MUNN, E.A.; BAINES, S.K. Protein and vegetarian diets. *Med J Aust*, v. 199, n. S4, p. S7-S10, 2013.

MCCARTY, M.F. Vegan proteins may reduce risk of cancer, obesity, and cardiovascular disease by promoting increased glucagon activity. *Med Hypotheses*, v. 53, p. 459-85, 1999.

MELINA, V.; CRAIG, W.; LEVIN, S. Position of the Academy of Nutrition and Dietetics: vegetarian diets. *J Acad Nutr Diet*, v. 116, n. 12, p. 1970-80, 2016.

MYHRSTAD, M.C.W.; TUNSJØ, H.; CHARNOCK, C.; TELLE-HANSEN, V.H. Dietary fiber, gut microbiota, and metabolic regulation-current status in human randomized trials. *Nutrients*, v. 12, n. 3, p. 859, 2020.

NAGHSHI, S.; SADEGHI, O.; WILLETT, W.C.; ESMAILLZADEH, A. Dietary intake of total, animal, and plant proteins and risk of all cause, cardiovascular, and cancer mortality: systematic review and dose-response meta-analysis of prospective cohort studies. *BMJ*, v. 370, p. m2412, 2020.

NOURMOHAMMADI, E.; MAHOONAK, A.S. Health implications of bioactive peptides: a review. *Int J Vitam Nutr Res*, v. 88, p. 319-43, 2018.

ORLICH, M.J.; JACELDO-SIEGL, K.; SABATE, J.; FAN, J.; SINGH, P.N.; FRASER, G.E. Patterns of food consumption among vegetarians and non-vegetarians. *Br. J. Nutr*, v. 112, p. 1644-53, 2014.

PALAFOX-CARLOS, H.; AYALA-ZAVALA, J.F.; GONZÁLEZ-AGUILAR, G.A. The role of dietary fiber in the bioaccessibility and bioavailability of fruit and vegetable antioxidants. *J Food Sci*, v. 76, n. 1, p. R6-R15, 2011.

RAZQUIN, C.; RUIZ-CANELA, M.; CLISH, C.B.; et al. Lysine pathway metabolites and the risk of type 2 diabetes and cardiovascular disease in the PREDIMED study: results from two case-cohort studies. *Cardiovasc Diabetol*, v. 18, p. 151, 2019.

RIZZO, N.S.; JACELDO-SIEGL, K.; SABATE, J.; FRASER, G.E. Nutrient profiles of vegetarian and nonvegetarian dietary patterns. *J Acad Nutr Diet*, v. 113, p. 1610-9, 2013.

SATIJA, A.; BHUPATHIRAJU, S.N.; SPIEGELMAN, D.; CHIUVE, S.E.; MANSON, J.E.; et al. Healthful and unhealthful plant-based diets and the risk of coronary heart disease in U.S. adults. *J Am Coll Cardiol*, v. 70, n. 4, p. 411-22, 2017.

SATIJA, A.; MALIK, V.; RIMM, E.B.; SACKS, F.; WILLET, W.; et al. Changes in intake of plant-based diets and weight change: results from 3 prospective cohort studies. *Am J Clin Nutr*, v. 00, p.1-9, 2019.

SCHMIDT, J.A.; RINALDI, S.; SCALBERT, A.; FERRARI, P.; ACHAINTRE, D.; GUNTER, M.J.; et al. Plasma concentrations and intakes of amino acids in male meat-eaters, fish-eaters, vegetarians and vegans: a cross-sectional analysis in the EPIC-Oxford cohort. *Eur J Clin Nutr*, v. 70, p. 306-12, 2016.

SCRIMSHAW, N. Human protein requirements: a brief update. *Food and Nutrition Bulletin*, v. 17, p. 185-90, 1996.

SO, D.; WHELAN, K.; ROSSI, M.; MORRISON, M.; HOLTMANN, G.; KELLY, J.T.; et al. Dietary fiber intervention on gut microbiota composition in healthy adults: a systematic review and meta-analysis. *Am J Clin Nutr*, v. 107, n. 6, p. 965-83, 2018.

SOBIECKI, J.G.; APPLEBY, P.N.; BRADBURY, K.E.; KEY, T.J. High compliance with dietary recommendations in a cohort of meat eaters, fish eaters, vegetarians, and vegans: results from the European Prospective Investigation into Cancer and Nutrition-Oxford study. *Nutr Res*, v. 36, p. 464-77, 2016.

SOCIEDADE VEGETARIANA BRASILEIRA – SVB. *Guia alimentar de dietas vegetarianas para adultos*. São Paulo: Sociedade Vegetariana Brasileira, 2012.

SOLIMAN, G.A. Dietary fiber, atherosclerosis, and cardiovascular disease. *Nutrients*, v. 11, n. 5, p. 1155, 2019.

SPENCER, E.A., et al., Diet and body mass index in 38000 EPIC-Oxford meat-eaters, fish-eaters, vegetarians and vegans. *Int J Obes Relat Metab Disord*, v. 27, n. 6, p. 728-34, 2003.

THARREY, M.; MARIOTTI, F.; MASHCHAK, A.; BARBILLON, P.; DELATTRE, M.; HUNEAU, J.F.; et al. Patterns of amino acid intake are strongly associated with cardiovascular mortality, independently of the sources of protein. *Int J Epidemiol*, v. 49, n. 1, p. 312-21, 2020.

VELDERRAIN-RODRÍGUEZ, G.; QUIRÓS-SAUCEDA, A.; MERCADO-MERCADO, G.; AYALA-ZAVALA, J.F.; ASTIAZARÁN-GARCÍA, H.; et al. Effect of dietary fiber on the bioaccessibility of phenolic compounds of mango, papaya and pineapple fruits by an in vitro digestion model. Food Sci Tecn, v. 36, n. 2, p. 188-94, 2016.

WHO – WORLD HEALTH ORGANIZATION. *Dietary Protein Quality Evaluation in Human Nutrition*; Report of an FAO Expert Consultation. Rome: FAO, 2013.

WILLETT, W.; ROCKSTRÖM, J.; LOKEN, B.; et al. Food in the anthropocene: the EAT–Lancet Commission on healthy diets from sustainable food systems. *Lancet*, v. 393, p. 447-92, 2019.

WILSON, A.K.; BALL, M.J. Nutrient intake and iron status of Australian male vegetarians. *Eur J Clin Nutr*, v. 53, n. 3, p. 189-94, 1999.

WINDEY, K.; DE PRETER, V.; VERBEKE, K. Relevance of protein fermentation to gut health. *Mol Nutr Food Res*, v. 56, p. 184-96, 2012.

WORLD HEALTH ORGANIZATION/FOOD AND AGRICULTURE ORGANIZATION (WHO/FAO). *Diet, nutrition and the prevention of chronic diseases*. Report of the Joint WHO/FAO Expert. Technical Report Series, 916. Geneva, 2003.

WORLD HEALTH ORGANIZATION/FOOD AND AGRICULTURE ORGANIZATION (WHO/FAO). *Protein and aminoacids requirements in human nutrition*. Report of the Joint WHO/FAO Expert. Technical Report Series, 935. Geneva, 2007.

YOUNG, V.R.; PELLETT, P.L. Plant proteins in relation to human protein and amino acid nutrition. *Am J Clin Nutr*, v. 59, n. 5, p. 1203S-1212S, 1994.

YUSUF, S.; JOSEPH, P.; RANGARAJAN, S.; ISLAM, S.; MENTE, A.; et al., Modifiable risk factors, cardiovascular disease, and mortality in 155 722 individuals from 21 high-income, middle-income, and low-income countries (PURE): a prospective cohort study. *The Lancet*, v. 10226, n. 395, p. 795-808, 2019.

ZAMPELAS, A.; MAGRIPLIS, E. Dietary patterns and risk of cardiovascular diseases: a review of the evidence. *Proc Nutr Soc*, v. 79, n. 1, p. 68-75, 2020.

4

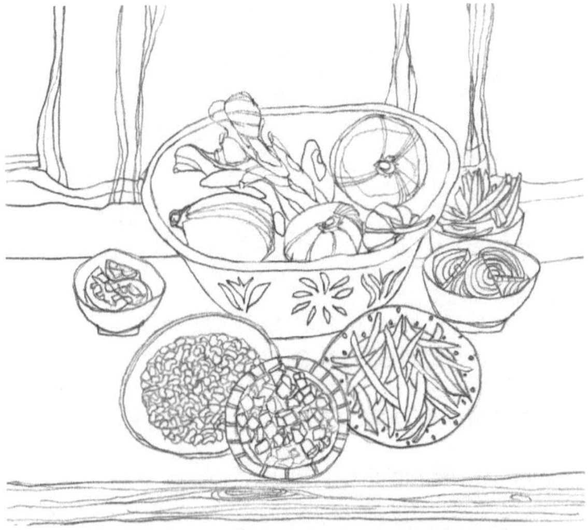

VITAMINA B12 E A DIETA VEGETARIANA

Marcia C. T. Martins
Winston J. Craig
Eric Slywitch

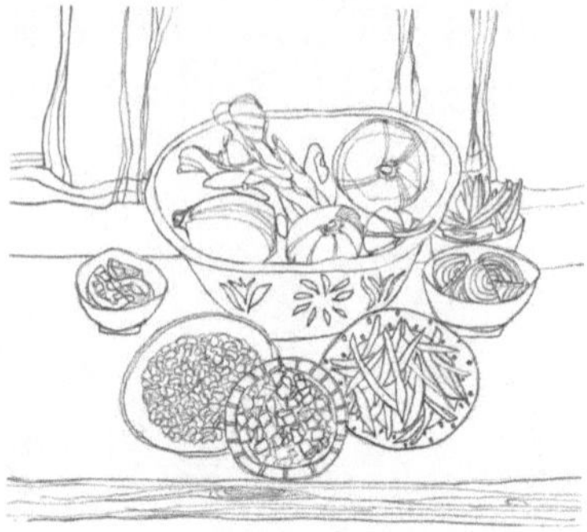

SUMÁRIO

INTRODUÇÃO

Minot e Murphy demonstraram, no início da década de 1920, ser possível curar a anemia perniciosa com uma dieta à base de fígado (Herrmann e Geisel, 2002). Smith e Folkers em 1947 isolaram, a partir do extrato hepático, o composto cianídrico, contendo um átomo de cobalto, como princípio ativo responsável pela regressão da anemia e o denominaram de vitamina B12 (Okuda, 1999). A estrutura química da vitamina B12 foi descoberta em 1964, por Hodgkin.

O termo "vitamina B12" compreende uma família de substâncias hidrossolúveis de estrutura química complexa, cujo nome genérico é cobalamina. A cobalamina pode apresentar diferentes ligantes, cada um conferindo à vitamina um nome distinto: cianocobalamina (CNCbl), hidroxicobalamina (HOCbl), metilcobalamina (MeCbl) e deoxiadenosilcobalamina (AdoCbl) ou cobamamida. CNCbl e HOCbl são formas sintéticas de cobalamina, enquanto MeCbl e AdoCbl apresentam atividade biológica em humanos. O organismo é capaz de converter as formas sintéticas de cobalamina (CNCbl e HOCbl) nas formas biologicamente ativas (MeCbl e AdoCbl).

A MeCbl e a AdoCbl atuam como cofatores em reações enzimáticas que desempenham um papel no metabolismo dos grupos de um carbono, na síntese de DNA, mielina e ácidos graxos e que são vitais para a divisão celular e crescimento. A forma predominante no soro é MeCbl, e no citosol, a AdoCbl (Watanabe, 2007).

A deficiência de vitamina B12 deve ser considerada um importante problema de saúde pública, atingindo principalmente indivíduos idosos e indivíduos que se alimentam exclusivamente de produtos de origem vegetal (Stabler e Allen, 2004).

METABOLISMO DA VITAMINA B12

Não existem dados que sugiram que a absorção dependa do estado nutricional em relação à vitamina B12 de uma pessoa. Cerca de 50% dessa vitamina proveniente da dieta é normalmente absorvida pelos receptores no íleo terminal (IOM, 1998). A absorção é mediada pelo fator intrínseco, uma glicoproteína produzida pelas células parietais do estômago. Os receptores ileais ficam saturados com 1,5 a 2 mcg de B12, limitando a absorção posterior (Watanabe, 2007). A absorção de vitamina B12 também ocorre em todas as mucosas do trato gastrointestinal (incluindo boca e mucosa nasal) por difusão passiva, independentemente do fator intrínseco, sendo inversamente proporcional ao tamanho da dose ingerida.

Visto que a biodisponibilidade da vitamina B12 dietética é de aproximadamente 50% em humanos saudáveis, a porção não absorvida pode modular a microbiota intestinal com impacto sobre a saúde (Degnan et al., 2014). Os transportadores da vitamina B12 (haptocorrinas) no trato digestório podem modular o crescimento bacteriano intestinal por tornarem a vitamina indisponível para as bactérias intestinais.

A biodisponibilidade das formas CNCbl e HOCbl é diferente. Observou-se que em doses de 1 µg, 5 µg e 25 µg, CNCbl, HOCbl, MeCbl e AdoCbl tinham taxas de absorção semelhantes. No entanto, outros estudos mostraram que em doses mais altas, a CNCbl é mais bem absorvida, possivelmente porque a absorção da MeCbl por meio do fator intrínseco é eficiente, enquanto a CNCbl é mais bem absorvida por difusão passiva (Adams et al., 1971).

No plasma, a vitamina B12 circula ligada às proteínas transportadoras haptocorrina (ou transcobalamina I) e transcobalamina (ou transcobalamina II) nas formas de holohaptocorrina e holotranscobalamina II, respectivamente. Uma terceira proteína transportadora, a transcobalamina III, é, provavelmente uma isoproteína da haptocorrina, menos carregada com cobalamina e de função ainda não conhecida. Aproximadamente 80 a 94% da vitamina B12 plasmática está na forma de holohaptocorrina, não reconhecida pelos receptores celulares e, portanto, indisponível para utilização pelas células. A holotranscobalamina II corresponde a cerca de 6 a 20% da vitamina B12 ligada, sendo responsável pela endocitose mediada pelo receptor de alta afinidade, o CD320 (IOM, 1998). Portanto, a holotranscobalamina II contém a fração biologicamente ativa da cobalamina, representando a única fração acessível às células.

A principal forma de armazenamento de vitamina B12 no fígado é a AdoCbl, sendo que os estoques corporais variam de 2 a 5 mg. À medida que esses estoques diminuem, os sinais clínicos de deficiência se manifestam. A deficiência pode levar anos para se desenvolver, pois o organismo conta com um eficiente sistema de retenção e a vitamina tem uma meia-vida biológica longa. Por exemplo, nos rins, a vitamina B12 perdida no filtrado glomerular é ligada a uma proteína denominada megalina, produzida nos túbulos renais, sendo reabsorvida, evitando assim perdas pela via urinária. Ademais, a maior parte da vitamina B12 secretada no intestino através da bile também é reabsorvida, conservando assim os estoques corporais. As perdas diárias chegam a apenas 0,1 a 0,2% do *pool* de vitamina B12 do corpo (IOM, 1998). No entanto, em alguns indivíduos, o estoque pleno de vitamina B12 pode ser depletado em 6 meses, principalmente quando há dificuldade na reciclagem do ciclo êntero-hepático, que pode lançar até 10 mcg de B12 diariamente ao intestino (Quadros, 2010).

Funções metabólicas

A vitamina B12 possui diversos efeitos celulares com grande impacto sobre a geração de glóbulos vermelhos e função neurológica. Ela atua como cofator de duas reações que envolvem as enzimas metionina sintase (MS) e a L-metilmalonil-CoA mutase (MMCM) (Figura 1).

A metionina sintase (MS) atua na conversão de homocisteína em metionina. Nessa reação, a vitamina B12 colabora com a conversão de 5-metil tetrahidrofolato (ou 5-MTHF, proveniente de ácido fólico ou vitamina B9) em tetrahidrofolato (THF), que por sua vez contribui com a síntese de DNA. A metionina é um aminoácido que, após ser convertido em S-adenosilmetionina (SAM), participa em diversos processos de metilação das células. Essas reações de metilação são necessárias para a síntese de várias moléculas, tais como fosfolipídeos, neurotransmissores e regulação da expressão gênica. A produção deficiente de SAM prejudica a síntese de carnitina, função neural, manutenção de mielina e a síntese de ácidos nucleicos.

Como cofator da enzima MMCM, a cobalamina, na forma de AdoCbl, atua na conversão de metilmalonil CoA (precursor do ácido metilmalônico, MMA) em succinil CoA, que é um intermediário do ciclo do ácido tricarboxílico (TCA). Através dessa reação a vitamina B12 colabora com o metabolismo de ácidos graxos de cadeia ímpar e de aminoácidos de cadeia ramificada, de onde provém o propionil-CoA que dá origem à metilmalonil-CoA (MMA-CoA). No caso da deficiência de vitamina B12, a atividade da enzima MMCM é prejudicada e ocorre acúmulo de MMA no organismo, levando a várias consequências deletérias, como por exemplo a neuropatia axonal, responsável por alguns dos sintomas associados com a deficiência de vitamina B12. Ademais, o corpo perde a sua capacidade de produzir o succinil-CoA, intermediário do TCA que é responsável pela produção de energia do organismo. Há também um prejuízo na gligoneogênese, que é a via metabólica responsável pela geração de glicose a partir de substâncias não glicídicas e colabora com a manutenção da normoglicemia durante o jejum. Além disso, o succinil-CoA é necessário para a produção de hemoglobina, substância carreadora de oxigênio nos glóbulos vermelhos.

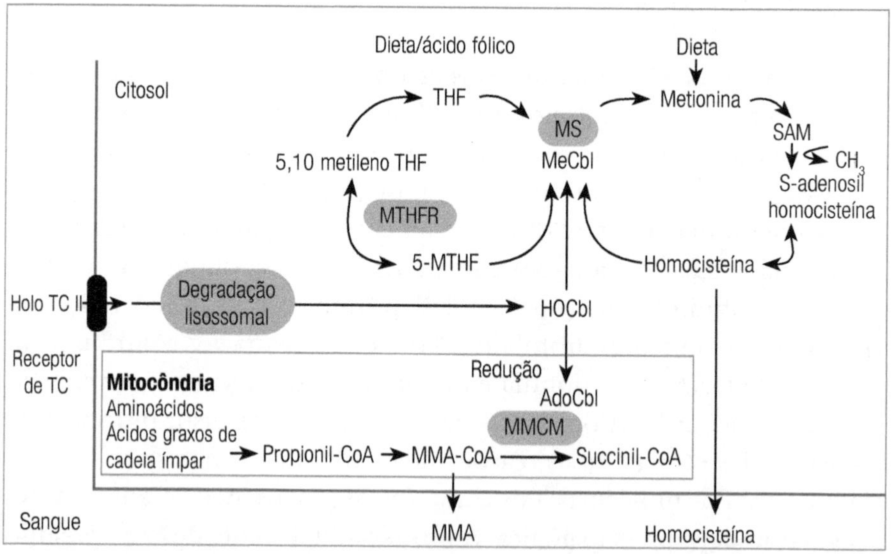

FIGURA 1 Metabolismo de vitamina B12, folato e homocisteína. THF: tetrahidrofolato; 5-MTHF: 5-metil tetrahidrofolato; MTHFR: metileno tetrahidrofolato redutase; MS: metionina sintase; SAM: S-adenosil metionina; Holo TC II: holotranscobalamina II; HOCbl: hidroxicobalamina; MeCbl: metilcobalamina; AdoCbl: adenosilcobalamina; MMA-CoA: metilmalonil-CoA; MMCM: L-metilmalonil-CoA mutase; MMA: ácido metilmalônico. Adaptada de: Sobczyńska-Malefora, et al., 2014 e Herrmann, 2017.

FATORES QUE AFETAM A ATIVIDADE BIOLÓGICA DA VITAMINA B12 EM ALIMENTOS

Presença de corrinoides inativos em alimentos

Nem todas as formas de vitamina B12 sintetizada por bactérias são metabolicamente ativas. Alguns corrinoides ou análogos de vitamina B12 apresentam estrutura similar, mas são destituídos de atividade biológica. Estes, também denominados pseudovitamina B12, são produzidos por algumas cianobactérias (p.ex., *Spirulina*) (Watanabe et al., 2013). Análogos de cobalamina podem elevar os níveis sanguíneos da vitamina e até mesmo bloquear o seu metabolismo normal (Dagnelie et al., 1991). Portanto, o consumo de cianobactérias como fonte de vitamina B12 não é seguro, podendo mascarar uma deficiência da vitamina.

Efeitos do processamento de alimentos

Degradação da vitamina B12 pode ocorrer durante o armazenamento dos alimentos, por exposição ao calor, por exposição à luz (inclusive luz fluorescente) e por fermentação (Watanabe et al., 2013; Watanabe e Bito, 2018), sendo que o tempo de exposição a esses agentes e a adição de outros ingredientes também interferem sobre as perdas da vitamina (Watanabe et al., 2013).

A absorção de vitamina B12 de ovos cozidos é < 10% (Doscherholmen et al., 1975), em comparação com a absorção de cerca de 50% para outros alimentos de origem animal (por exemplo, 42% de peixes e 61-66% de frango) (Scott, 1997). Perdas importantes de vitamina B12 e diminuição de sua atividade biológica podem ocorrer durante o cozimento e armazenamento de alimentos (Watanabe et al., 2013). Por exemplo, o conteúdo de vitamina B12 do arenque e do atum diminui aproximadamente 62% e 85% por métodos convencionais de cocção (p.ex.: grelhar, cocção em água, cocção em vapor, fritura, micro-ondas) (Watanabe et al., 2013; Watanabe e Bito, 2018). Entretanto, a retenção de vitamina B12 em salmão cozido a vácuo foi de 92% (Creed, 1995).

SUPLEMENTOS MULTIVITAMÍNICOS

Perdas consideráveis podem ocorrer em suplementos multivitamínicos e minerais contendo vitamina B12 pela adição de vitamina C na presença de sais de cobre e ferro, levando à degradação da vitamina com a formação de produtos bloqueadores do seu metabolismo. A degradação pode ser reduzida na presença de antioxidantes como carnosina ou anserina (Watanabe et al., 2013).

FONTES ALIMENTARES DE VITAMINA B12

Vitamina B12 é encontrada naturalmente em alimentos de origem animal, incluindo carnes (especialmente no fígado), peixes, frutos do mar (p.ex.: ostras, moluscos, crustáceos), ovos e laticínios (Tabela 1). Para o indivíduo ovolactovegetariano, laticínios e ovos são considerados fontes de vitamina B12. Entretanto, estudos mostram que a vitamina B12 do ovo apresenta baixa biodisponibilidade, não contribuindo de modo importante para elevar o nível sérico de vitamina B12 em humanos. Em contrapartida, o consumo de laticínios, especialmente o leite, foi associado com maiores níveis séricos de vitamina B12 (Brouwer-Brolsma et al., 2015). Para leite de vaca, o conteúdo de vitamina B12 é semelhante no leite desnatado, semidesnatado ou integral. Queijos duros e semiduros apresentam maiores teores de vitamina B12 do que queijos frescos. A fervura do leite reduz seu teor de B12 em 30-50%, e a pasteurização, em 5-10% (Watanabe, 2007).

TABELA 1 Conteúdo de vitamina B12 em alimentos selecionados

	µg/100 g (peso úmido)
Fígado de boi cru	52,8
Fígado de porco cru	25,2
Fígado de frango cru	44,4
Carne de boi crua	1,0-2,0

(continua)

TABELA 1 Conteúdo de vitamina B12 em alimentos selecionados *(continuação)*

	µg/100 g (peso úmido)
Carne de porco crua	0,5
Carne de frango crua	< 0,5
Arenque cru	12,2
Moluscos bivalves	≈60
Caracóis	≈20
Leite de ovelha	0,71
Leite de vaca	0,35
Leite de cabra	0,06
Queijos duros e semiduros*	2,8
Queijos frescos*	1,8
Ovo (cru ou cozido)	0,9 (predominantemente na gema)**
Alga nori, seca*	25,1-69,6***

*Conteúdo calculado em base seca.
**Baixa biodisponibilidade (≈10%).
***Fonte: Rizzo et al., 2016.
Adaptada de: Watanabe e Bito, 2018.

Vegetarianos estritos e veganos podem obter sua vitamina B12 através do uso regular de alimentos fortificados com vitamina B12. Alguns exemplos de alimentos comumente fortificados são: bebidas vegetais alternativas ao leite de vaca (Cirilo et al., 2020; Craig e Fresán, 2021), cereais matinais, iogurtes à base de vegetais (p.ex.: de coco ou de aveia), análogos vegetarianos de carne (com base em soja, glúten ou proteína de ervilha), levedura nutricional.

Embora alimentos fortificados possam contribuir com o aporte diário de vitamina B12, não são indicados para recuperar indivíduos com deficiência dessa vitamina. Para esses casos é recomendável a suplementação medicamentosa. Ademais, por motivos variados, os alimentos fortificados frequentemente não são consumidos de forma regular e em quantidade suficiente para garantir o aporte diário de vitamina B12.

Assim, a suplementação com a vitamina passa a ser a alternativa mais segura. Por esse motivo é importante orientar indivíduos vegetarianos a realizarem uma avaliação do consumo alimentar e do *status* de vitamina B12 com um profissional qualificado.

Vitamina B12 proveniente de bactérias simbióticas foi detectada em cogumelos e em algumas plantas comestíveis. Embora o cogumelo shitake seco raramente contenha corrinoides inativos de vitamina B12, outros cogumelos podem conter teores consideráveis desses compostos, além de níveis muito baixos e variáveis de vitamina B12. Ademais, a presença de vitamina B12 nesses alimentos depende de interação com a microbiota simbiótica (Watanabe e Bito, 2018). Por essas razões, esses produtos não devem ser considerados fontes seguras de vitamina B12.

Estratégias promissoras para incrementar o conteúdo de vitamina B12 em alimentos têm sido reportadas na literatura, como por exemplo a incorporação desta vitamina à solução de cultivo de hortaliças hidropônicas (Bito et al., 2013; Watanabe e Bito, 2018). Aparentemente, hortaliças cultivadas com fertilizantes orgânicos preparados com esterco animal contêm quantidades consideráveis de corrinoides inativos, além de vitamina B12 (Watanabe e Bito, 2018; Watanabe et al., 2013). Tais alimentos não devem ser considerados fontes seguras da vitamina.

Alimentos de soja fermentados (p.ex., tempeh e nato) e hortaliças fermentadas podem conter quantidades variáveis e geralmente baixas de vitamina B12 (Watanabe et al., 2013). Por essa razão, esses alimentos não devem ser recomendados como fontes seguras de vitamina B12.

Alimentos ou suplementos à base de algas oferecem algumas das poucas fontes naturais de vitamina B12 para vegetarianos (Del Mondo et al., 2020). Enquanto alguns supuseram que a vitamina B12 estava indisponível nesses produtos (Dagnelie et al., 1991), outros autores demonstraram que o consumo de *Porphyra* e de *Chlorella* por veganos preveniu a deficiência por vitamina B12 (Watanabe et al., 2014) e a suplementação diária com 9 g de *Chlorella pyrenoidosa* durante 60 dias reduziu os níveis séricos de MMA em veganos com suspeita de deficiência de vitamina B12 (Merchant et al., 2015).

A alga verde *Chlorella* é empregada em suplementos alimentares. Entretanto, o teor de vitamina B12 em suplementos secos é muito variável (entre < 0,1 a 500 μg/100 g, em peso seco), sendo mais alto na espécie *Chlorella pyrenoidosa*, quando cultivada em sistema aberto. Visto que produtos comerciais de *Chlorella* podem conter corrinoides inativos, recomenda-se que o teor de compostos ativos de vitamina B12 seja quantificado por métodos analíticos adequados (Bito et al., 2016; Bito et al., 2020) e especificado no rótulo.

Entre as algas comestíveis, *Enteromorpha* sp. e *Porphyra* sp. parecem ser as mais promissoras candidatas para ofertar vitamina B12, enquanto outras espécies podem conter apenas traços da vitamina (Watanabe et al., 2014). A alga vermelha *Porphyra*, conhecida como nori e amplamente utilizada na culinária japonesa na forma de folhas secas (p.ex., envolvendo sushi ou em sopa de missô), contém quantidades substanciais, porém variáveis de vitamina B12, dependendo da sua origem (Tabela 1) (Watanabe e Bito, 2018). Alguns autores indicam o seu uso como fonte de vitamina B12 para vegetarianos (Watanabe et al., 2014; Watanabe e Bito, 2018). Entretanto, devido à variabilidade da sua composição, seria recomendável que o teor de compostos ativos de vitamina B12 fosse destacado no rótulo do produto. Segundo tabelas de composição japonesas, a alga nori contém outros nutrientes de interesse para vegetarianos, como ferro (10,7 mg/100 g) e ácidos graxos ômega-3 (1,19 g/100 g) (Watanabe et al., 2014).

Entre as cianobactérias comestíveis, a *Spirulina platensis* produzida em sistema aberto tem sido apresentada como fonte promissora de compostos bioativos, proteína e vitaminas, incluindo altos teores de vitamina B12 em comprimidos disponíveis comercialmente (127-244 μg/100 g). Entretanto, esses suplementos continham a presença de dois compostos corrinoides, sendo 83% dosados como pseudovitamina B12 (adeninil cobamida). Portanto, as cianobactérias comestíveis não são apropriadas como fontes de vitamina B12 (Watanabe et al., 2014).

Conclui-se que alimentos de origem vegetal não fortificados, como alimentos fermentados de soja (como tempeh, nato), cogumelos e cianobactérias (incluindo *Spirulina*) não contêm quantidades significativas de vitamina B12 ativa para suprir as necessidades diárias. A alga nori talvez possa ser utilizada para contribuir com o aporte de vitamina B12 (e também ferro e ômega-3), mas recomendações seguras são dificultadas pela variabilidade do teor de vitamina nesse produto e pela falta de estudos avaliando, em humanos, seu efeito sobre os níveis de ácido metilmalônico. Tal variabilidade também se observa em suplementos à base de *Chlorella* (Watanabe et al., 2014).

INGESTÃO RECOMENDADA

De todas as vitaminas essenciais, a vitamina B12 apresenta o menor valor de referência de ingestão diária, sendo a necessidade média estimada (EAR) de 2,0 µg e a ingestão dietética recomendada (RDA) de 2,4 µg para adultos e idosos (IOM, 1998).

Diferente das recomendações infantis, baseadas em estudos clínicos, a recomendação para adultos foi feita considerando-se que é necessário 1 mcg por dia para manter a produção eritrocitária. Como a absorção da B12 dietética é de cerca de 50% da ingestão, a EAR considerada é de 2,0 µg, e a RDA, 2,4 µg/d. Esses valores não foram baseados em níveis ótimos de obtenção de B12, tendo em vista que as manifestações hematológicas são tardias (e as neurológicas, iniciais) na deficiência de B12. Alguns autores recomendam para vegetarianos 3 µg/dia de vitamina B12 obtida a partir de fontes confiáveis (alimentos fortificados) ou suplementação.

Os valores de referência de ingestão de vitamina B12 para as demais fases do ciclo vital são: 0 a 6 meses: 0,4 µg/dia (ingestão adequada, AI); 7 a 12 meses: 0,5 µg/dia (AI); 1 a 3 anos: 0,9 µg/dia (RDA); 4 a 8 anos: 1,2 µg/dia (RDA); 9 a 13 anos: 1,8 µg/dia (RDA); 14 a 18 anos: 2,4 µg/dia (RDA); gestantes adolescentes ou adultas: 2,6 µg/dia (RDA) e lactantes adolescentes.

GRUPOS DE RISCO PARA DEFICIÊNCIA DE VITAMINA B12

Vegetarianos e não vegetarianos

A deficiência somada aos níveis marginais de deficiência de vitamina B12 acomete 40% da população mundial onívora, não se limitando à população idosa (Allen et al., 2018). Um estudo de revisão apontou para a prevalência de 0%-86,5% de deficiência de vitamina B12 em populações vegetarianas, sendo as maiores prevalências nos indivíduos que não usam suplemento da vitamina (Pawlak et al., 2016).

Normalmente, a ingestão média de vitamina B12 de um vegano fica bem abaixo do DRI, enquanto a de ovolactovegetarianos pode ser marginal, dependendo do uso de laticínios (Craig, 2010; Herrmann et al., 2001; Gilsing et al., 2010).

A ingestão adequada de vitamina B12 é especialmente importante durante os períodos de crescimento, como ocorre na gravidez e na amamentação. Bebês nascidos de mães veganas que não suplementam a vitamina B12 e que quando não amamentados não fazem uso de fórmulas infantis (que sempre contêm B12) correm um risco mensurável de deficiência de vitamina B12.

Os sintomas de deficiência de vitamina B12 em bebês amamentados (com mães sem uso de suplemento de vitamina B12) e crianças pequenas alimentadas com uma dieta vegana sem uso de suplemento incluem atraso no desenvolvimento ou regressão, letargia, anemia e falta de crescimento (Doyle et al., 1989). Uma deficiência de vitamina B12 durante a infância pode se manifestar com problemas neurológicos que, dependendo da gravidade da deficiência e da sua duração, nem sempre podem ser completamente resolvidos. Um estudo recente relatou um bebê com deficiência de vitamina B12 que apresentou regressão psicomotora, hipotonia, anemia macrocítica e letargia. A criança foi amamentada exclusivamente desde o nascimento por uma mãe que era vegana e não tinha níveis adequados de vitamina B12. A tomografia computadorizada do cérebro revelou atrofia cerebral e atraso na mielinização. Felizmente, o problema foi descoberto precocemente e a vitamina B12 administrada corrigiu o problema (Bousselamti, 2018).

Muitos veganos nem sempre reconhecem os perigos associados à deficiência de vitamina B12. Eles podem evitar o uso de suplementos da vitamina e alimentos fortificados com ela. Em tais casos, sua ingestão diária de vitamina B12 pode ser insignificante. Estudos mostram que o uso de suplementos ou alimentos fortificados com vitamina B12 previne a deficiência desta vitamina (Rizzo et al., 2016). Onívoros que mudaram para uma dieta vegana estrita e consumiram apenas alimentos naturais experimentaram queda nos níveis séricos de vitamina B12 ao longo de um período de 5 anos, enquanto os onívoros que mudaram para uma dieta vegana contendo alimentos fortificados com a vitamina não experimentaram essas mudanças nos níveis dela no sangue (Madry, 2012). Em um estudo recente, o uso de suplementos de vitamina B12 protegeu os veganos contra a deficiência da vitamina, embora sua ingestão dietética fosse insignificante (Schupbach, 2017).

Idosos e idosos vegetarianos

Indivíduos com mais de 50 anos de idade devem garantir o aporte dessa vitamina pelo consumo regular de alimentos fortificados ou de suplementos em doses superiores a 500 µg e que não dependem da função gástrica para absorção da vitamina B12. À medida que a pessoa envelhece, o nível de pepsina e ácido clorídrico no estômago diminui. Com a perda da função gástrica normal, a vitamina B12 é removida de forma ineficaz das proteínas dos alimentos e a absorção é grandemente diminuída (Rizzo et al., 2016). Além disso, uma série de medicamentos usados por idosos podem prejudicar a absorção ou utilização da vitamina. Eles incluem o uso crônico de inibidores da bomba de prótons para a supressão da secreção de ácido gástrico, inibidores da ECA para tratar a hipertensão, metformina para o tratamento de diabetes e levodopa para a doença de Parkinson. Idosos vegetarianos merecem, portanto, atenção redobrada para garantir um adequado *status* de vitamina B12.

DEFICIÊNCIA DE VITAMINA B12

A deficiência de vitamina B12 pode ser decorrente de uma condição autoimune (presença de anticorpos anticélula parietal ou antifator intrínseco), má absorção (p.ex., em indivíduos submetidos a gastroplastia ou com doença celíaca) ou ingestão insuficiente na alimentação.

A deficiência de vitamina B12 pode afetar negativamente o organismo através de anemia, condição na qual o sangue apresenta um baixo número de glóbulos vermelhos. Sem vitamina B12 suficiente, os glóbulos vermelhos não se dividem normalmente, saem imaturos da medula óssea, na forma de blastos, e aumentam de volume. Por essa razão, a anemia (hemoglobina baixa) também é conhecida como anemia megaloblástica ou macrocítica. Cansaço, fraqueza, diminuição da energia, fadiga, palidez da pele, neutropenia, prejuízo neurológico (p.ex., perda de memória), problemas do trato digestório e fragilidade óssea podem ser decorrentes desse tipo de anemia. Ademais, a inibição da atividade da metionina sintase promove a elevação dos níveis de homocisteína, condição que aumenta o risco de desenvolvimento de doenças arteriais e venosas, com estreitamento e endurecimento dos vasos, trombose, inflamação vascular, além de perda óssea assintomática, doença de Alzheimer, colite ulcerativa e doença de Crohn.

A deficiência de vitamina B12 se manifesta com alterações hematológicas e neurológicas, sendo as manifestações neurológicas mais precoces do que as hematológicas. Os efeitos neurológicos geralmente incluem formigamento e dormência nas extremidades, instabilidade ao andar, desorientação, perda de memória e demência.

Os sintomas de deficiência de vitamina B12 podem ser mascarados por uma ingestão elevada de ácido fólico, de modo que a deficiência pode passar despercebida até que os sintomas neurológicos típicos se manifestem (Herrmann et al., 2001).

VERIFICAÇÃO DO ESTADO NUTRICIONAL RELATIVO À VITAMINA B12

O diagnóstico precoce da deficiência de vitamina B12 é de grande importância para evitar danos patológicos irreversíveis. A deficiência pode ocorrer antes da manifestação de qualquer sintoma aparente. É possível ter níveis séricos normais, mas baixas concentrações nos tecidos (Beck, 1991) com a manifestação de problemas neuropsiquiátricos e perda de memória. Por essa razão, todos os indivíduos com mais de 50 anos, especialmente os veganos, devem estar atentos para que seus níveis de B12 sejam verificados regularmente. Por esse motivo, independentemente da dieta (vegetariana ou não), é recomendável a realização de exames periódicos, a cada 6 meses ou, no máximo, 1 ano.

Os exames laboratoriais para avaliar o estado nutricional relativo à vitamina B12 normalmente incluem a medição dos níveis séricos de ácido metilmalônico (MMA) ou dos níveis séricos de vitamina B12 e homocisteína (IOM, 1998).

Uma deficiência subclínica de B12 resultará em níveis elevados de homocisteína e ácido metilmalônico (MMA) séricos. No entanto, uma vez que a deficiência de folato e piridoxina produz níveis elevados de homocisteína, esse indicador tem baixa especificidade para determinar o estado nutricional relativo à vitamina B12 (IOM, 1998). Um nível sérico elevado de MMA é um indicador confiável de deficiência de vitamina B12.

O nível sérico de vitamina B12 é um indicador fraco do estado nutricional relativo à vitamina B12, pois é um indicador insensível. Níveis séricos de vitamina B12 abaixo de 148 pmol/L (200 pg/mL) são considerados um indicador de deficiência pela maioria dos laboratórios, enquanto níveis entre 148 e 221 pmol/L (200-300 pg/mL) são sugestivos de deficiência limítrofe (Chatthanawaree, 2011). No entanto, um número expressivo de indivíduos idosos com evidência clínica inequívoca de deficiência de vitamina B12 mostrou níveis séricos de cobalamina dentro da faixa normal convencionalmente definida (Lindenbaum, 1994).

Como a dosagem de vitamina B12 sérica é a soma do que está ligado aos seus transportadores, os níveis séricos dosados correspondem às formas ativas e inativas somadas. Estudos sugerem que níveis de vitamina B12 acima de 360 pmol/L (490 pg/mL) são seguros para garantir que o estado nutricional de vitamina B12 esteja adequado, quando apenas a dosagem de vitamina B12 pode ser realizada como marcador de deficiência (Herrmann et al., 2002).

Segundo Herrmann (2017) o monitoramento ótimo do estado nutricional relativo à vitamina B12 inclui a determinação dos níveis séricos de holotranscobalamina, ácido metilmalônico e homocisteína. Adicionalmente, os níveis de folato e vitamina B6 deveriam ser controlados. O decréscimo da concentração de holotranscobalamina II sérica é um marcador precoce da deficiência de vitamina B12 e sinaliza que o organismo não tem vitamina B12 disponível nas células e reservas estão sendo depletadas como resultado de um balanço negativo de vitamina B12. Nesse estágio, os sintomas clínicos e hematológicos podem não estar presentes. Um nível baixo de holotranscobalamina II combinado com aumento do nível de ácido metilmalônico e homocisteína é indicativo de deficiência metabólica de vitamina B12.

Na prática clínica, a realização de todos esses controles pode ser complicado, dispendioso ou inviável. A dosagem de ácido metilmalônico é onerosa e requer equipamentos especiais. A dosagem de holotranscobalamina II por imunoensaio está disponível como teste automatizado. Entretanto, o custo é superior à dosagem de vitamina B12. Entretanto, Herrmann (2017) crê que, em função de seu custo-benefício, o teste de holotranscobalamina II deverá ser estabelecido no futuro como parâmetro laboratorial de escolha para a medida do estado nutricional relativo à vitamina B12.

SUPLEMENTAÇÃO DE VITAMINA B12

A estratégia de suplementação de vitamina B12 deve ser elaborada de acordo com a avaliação de dados clínicos, dietéticos e laboratoriais.

O uso de medicamentos inibidores da bomba de prótons como omeprazol, pantoprazol e qualquer remoção do estômago (por gastrectomia ou cirurgia bariátrica) irá diminuir ou remover parcialmente ou completamente o fator intrínseco e consequentemente atrapalhar a absorção de vitamina B12 administrada em doses inferiores a 10 µg, quando a absorção se dá através da ligação com o fator intrínseco. Essa dosagem deve ser preferencialmente administrada em conjunto com alguma refeição. Quando se quer otimizar a absorção de B12 em indivíduos com função gástrica normal, doses pequenas e fracionadas têm melhor efeito, devido à saturação dos transportadores ileais.

Em contrapartida, doses superiores a 500 µg tendem a ser absorvidas por difusão passiva, independentemente do fator intrínseco, podendo ser usadas por pacientes com alterações gástricas (hipocloridria, refluxo, gastrite) ou que fizeram cirurgia de remoção do estômago. Esses suplementos podem ser tomados em qualquer horário. A absorção da vitamina B12 nessas condições é maior em jejum do que com alimentos.

A vitamina B12 disponível para uso comercial é produzida por bactérias, sendo, portanto, um produto adequado para os vegetarianos. No entanto, algumas formas são comercializadas com cápsulas à base de colágeno ou excipientes de origem animal como lactose e gelatina, e não são aceitas pelos vegetarianos. Uma alternativa nesse caso seria a prescrição de fórmulas manipuladas ou a recomendação de marcas de suplementos isentos de produtos de origem animal.

Ao ingerir grandes doses de suplemento de B12, aproximadamente 1% da dose será absorvida por difusão (IOM, 1998). Portanto, se um paciente receber uma formulação oral com altas doses, essa absorção passiva será suficiente para suprir uma deficiência de vitamina B12. Consumir um suplemento de 500 a 1.000 µg de vitamina B12 (cianocobalamina) 3 a 4 vezes por semana ou um comprimido de 250 µg por dia pode fornecer B12 suficiente para as necessidades de adultos. Embora a MeCbl e a AdoCbl sejam formas metabólicas ativas de vitamina B12 no corpo, tomá-las em forma suplementar não parece ser mais eficaz do que usar o suplemento de cianocobalamina comumente disponível e mais estável (Obeid et al., 2015). Entretanto, portadores de certos polimorfismos genéticos não conseguem fazer a conversão das formas sintéticas nas formas ativas da vitamina B12. Neste caso, a suplementação deve ser feita diretamente com as formas ativas que são a MeCbl e a AdoCbl. Contudo, essas formas podem apresentar menor estabilidade, sendo necessário maiores cuidados no seu armazenamento.

A vitamina B12 pode ser manipulada para uso oral em várias formas, como comprimidos (mastigáveis ou não), cápsulas, pastilhas sublinguais, filmes orodispersíveis, soluções orais (gotas e xaropes) e sachês em pó. Cada uma delas pode ser prescrita de modo individualizado, conforme a necessidade, condição e aceitação do paciente.

No caso de deficiência de vitamina B12 desenvolvida por qualquer motivo, seja em vegetarianos ou onívoros, a formulação oral é capaz de repor o nível de B12 através de absorção passiva. Uma dose oral de cobalamina de 500 µg, 3-4 vezes por semana ou 1.000 µg de cobalamina

1-2 vezes por semana parece ser adequada neste cenário (Al Amin e Gupta, 2021). A suplementação com doses superiores a 500 µg de vitamina B12 em condições de baixos estoques de ferritina pode requerer também a suplementação de ferro devido ao estímulo à formação de glóbulos vermelhos com mobilização de ferro pela medula óssea. Essa condição deve ser avaliada pelo médico ou nutricionista.

É importante realizar o monitoramento da suplementação oral com vitamina B12. Algumas condições que afetam a absorção de nutrientes (p.ex.: retocolite ulcerativa, doença de Chron, síndrome do intestino irritável, disbiose, alergias alimentares não tratadas como doença celíaca, alergia à proteína do leite de vaca) podem comprometer a eficácia da sua reposição por via oral.

Além da via oral, a vitamina B12 na forma de OHCbl também pode ser administrada por via intramuscular, especialmente em casos de deficiência severa, com sintomas clínicos (Al Amin e Gupta, 2021). Nesse caso, deve ser prescrita pelo médico e pode, raramente, apresentar efeitos colaterais como hipersensibilidade, aumento de sudorese, aumento da frequência cardíaca, urticária, desconfortos abdominais, maior ocorrência de acne ou eczema e alteração transitória da coloração da urina. A indicação mandatória do início do tratamento com a via injetável é unicamente na emergência neurológica. Em todas as demais condições, a via oral (com 1.000-2.000 mcg/dia) é segura e eficaz na correção da deficiência.

Em uma revisão sistemática de estudos clínicos randomizados controlados foi comparada a efetividade dos tratamentos oral e intramuscular, usando como ponto de corte o nível sérico de 180 pmol/L (ou 240 pg/mL) como indicativo da deficiência da vitamina. Os autores concluíram que doses de 2 mg/dia e doses de 1 mg inicialmente diárias, em seguida semanais e posteriormente então mensais podem ser tão efetivas quanto a administração intramuscular de vitamina B12, obtendo respostas hematológicas e neurológicas de curto prazo (Butler et al., 2006).

TAKE HOME MESSAGES

1. A vitamina B12 é um nutriente essencial, necessário para a síntese de DNA e divisão celular, maturação de hemácias e a síntese de mielina. Não é sintetizada pelo organismo humano e está naturalmente presente em alimentos de origem animal. A atividade biológica da vitamina B12 é afetada pela presença de corrinoides inativos em alimentos (p.ex.: cianobactéricas como a Spirulina) ou pelo processamento de alimentos (durante o armazenamento, por exposição ao calor, por exposição à luz e por fermentação).
2. Sua deficiência é muito frequente em idosos, vegetarianos e indivíduos que apresentam problemas de absorção gastrintestinal. A deficiência de vitamina B12 causa transtornos neurológicos e psiquiátricos (disfunção cognitiva, depressão, demência ou doença de Alzheimer), hematológicos, cardiovasculares e distúrbios no metabolismo ósseo resultando em reduzida densidade mineral óssea e maior risco de fraturas.
3. O estilo de vida vegetariano, especialmente vegano, aumenta o risco do desenvolvimento de deficiência de vitamina B12. Estudos em populações com diferentes tipos de dietas vegetarianas revelaram uma alta prevalência de deficiência por vitamina B12, superior a 60% em veganos e superior a 40% em lacto/ovolactovegetarianos. O grau de restrição de alimentos de origem animal e a duração da adesão a esse estilo de vida são importantes determinantes do estado nutricional relativo à vitamina B12 em vegetarianos.
4. Vegetarianos, especialmente veganos, devem estar atentos para a necessidade de uso de suplementos de vitamina B12 para garantir o consumo suficiente. Alimentos fortificados com vitamina B12 também podem ser consumidos regularmente, mas não são indicados para recuperar indivíduos com deficiência. Além disso, deve ser feito monitoramento regular do estado nutricional relativo à vitamina B12 para garantir a detecção precoce da deficiência desta vitamina, usando preferencialmente os exames de holotranscobalamina II e ácido metilmalônico como marcadores precoces da deficiência de vitamina B12.

REFERÊNCIAS

ADAMS, JF.; ROSS, SK.; MERVYN, L.; BODDY, K.; KING, P. Absorption of cyanocobalamin, coenzyme B 12, methylcobalamin, and hydroxocobalamin at different dose levels. Scand J Gastroenterol, v. 6, n. 3, p. 249-52, 1971.

AL AMIN, ASM.; GUPTA, V. Vitamin B12 (cobalamin). 2021 Feb 6. In: StatPearls [Internet]. Treasure Island (FL): StatPearls Publishing, 2021 Jan.

ALLEN, L.H.; et al., Biomarkers of Nutrition for Development (BOND): Vitamin B-12 review. J Nutr, v. 148, suppl_4, p. 1995S-2027S, 2018.

BECK, W. Neuropsychiatric consequences of cobalamin deficiency. Adv Intern Med, v. 36, p. 33-56, 1991.

BITO, T.; BITO, M.; ASAI, Y.; TAKENAKA, S.; YABUTA, Y.; TAGO, K.; et al. Characterization and quantitation of vitamin B12 compounds in various Chlorella supplements. J Agric Food Chem, v. 64, p. 8516-24, 2016.

BITO, T.; OKUMURA, E.; FUJISHIMA, M.; WATANABE, F. Potential of Chlorella as a dietary supplement to promote human health. Nutrients, v. 12, n. 9, p. 2524, 2020.

BITO, T.; OHISHI, N.; HATANAKA, Y.; TAKENAKA, S.; NISHIHARA, E.; YABUTA, Y.; et al. Production and characterization of cyanocobalamin-enriched lettuce (Lactuca sativa L.) grown using hydroponics. J Agric Food Chem, v. 61, p. 3852-8, 2013.

BOUSSELAMTI, A.; EL HASBAOUI, B.; ECHAHDI, H.; KROUILE, Y. Psychomotor regression due to vitamin B12 deficiency. Pan Afr Med J, v. 30, p. 152, 2018.

BROUWER-BROLSMA, EM.; DHONUKSHE-RUTTEN, RAM.; VAN WIJNGAARDEN, JP.; VAN DER ZWALUW, NL.; VAN DER VELDE, N.; DE GROOT, LCPGM. Dietary sources of vitamin B12 and their association with vitamin B12 status markers in healthy older adults in the B-PROOF study. Nutrients, v. 7, p. 7781-97, 2015.

BUTLER, CC.; VIDAL-ALABALL, J.; CANNINGS-JOHN, R.; MCCADDON, A.; HOOD, K.; PAPAIOANNOU, A.; et al. Oral vitamin B12 versus intramuscular vitamin B12 for vitamin B12 deficiency: a systematic review of randomized controlled trials. Fam Pract, v. 23, n. 3, p. 279-85, 2006.

CHATTHANAWAREE, W. Biomarkers of cobalamin (vitamin B12) deficiency and its application. J Nutr Hlth Aging, v. 15, p. 227-31, 2011.

CIRILO, GMD.; OLIVIERI, CMR.; MARTINS, MCT. Bebidas vegetais alternativas ao leite: comparação nutricional com leite de vaca. Life Style Journal, v. 7, n. 1, p. 15-25, 2020.

CRAIG, WJ.; FRESÁN, U. International analysis of the nutritional content and a review of health benefits of non-dairy plant-based beverages. Nutrients, v. 13, n. 3, p. 842, 2021.

CRAIG, WJ. Nutrition concerns and health effects of vegetarian diets. Nutr Clin Prac, v. 25, p. 613-20, 2010.

CREED, PG. The sensory and nutritional quality of 'sous vide' foods. Food Control, v. 6, p. 45-52, 1995.

DAGNELIE, PC.; VAN STAVEREN, WA.; VAN DEN BERG, H. Vitamin B-12 from algae appears not to be bioavailable. Am J Clin Nutr, v. 53, n. 3, p. 695-7, 1991.

DEGNAN, PH.; TAGA, ME.; GOODMAN, AL. Vitamin B12 as a modulator of gut microbial ecology. Cell Metab, v. 20, p. 769-78, 2014.

DEL MONDO, A.; SMERILLI, AS.; SANÉ, E.; SANSONE, C.; BRUNET, C. Challenging microalgal vitamins for human health. Microb Cell Fact, v. 19, p. 201, 2020.

DOSCHERHOLMEN, A.; MCMAHON, J.; RIPLEY, D. Vitamin B12 absorption from eggs. Proc Soc Exp Biol Med, v. 149, p. 987-90, 1975.

DOYLE, JJ.; LANGERIN, AM.; ZIPURSKY, A. Nutritional vitamin B12 deficiency in infancy: three case reports and a review of the literature. Pediatr Hematol Oncol, v. 6, n. 2, p. 161-72, 1989.

GILSING, AM.; CROWE, FL.; LLOYD-WRIGHT, Z.; SANDERS, TA.; APPLEBY, PN.; ALLEN, NE.; et al. Serum concentrations of vitamin B12 and folate in British male omnivores, vegetarians and vegans: results from a cross-sectional analysis of the EPIC-Oxford cohort study. Eur J Clin Nutr, v. 64, n. 9, p. 933-9, 2010.

HERRMANN, W.; SCHORR, H.; PURSCHWITZ, K.; RASSOUL, F.; RICHTER, V. Total homocysteine, vitamin B12, and total antioxidant status in vegetarians. Clin Chem, v. 47, p. 1094-101, 2001.

HERRMANN, W. Vitamin B12 deficiency in vegetarians. In: Mariotti F. Vegetarian and plant-based diets in health and disease prevention. London: Elsevier Academic Press, 2017.

HERRMANN, W.; GEISEL, J. Vegetarian lifestyle and monitoring of vitamin B-12 status. Clin Chim Acta, v. 326, n. 1-2, p. 47- 59, 2002.

INSTITUTE OF MEDICINE (IOM). Dietary Reference Intakes for thiamine, riboflavin, niacin, vitamin B6, folate, vitamin B12, pahtothenic acid, biotin, and choline. Washington, D.C.: National Academy Press, 1998.

LINDENBAUM, J.; ROSENBERG, IH.; WILSON, PWF.; STABLER, SB.; ALLEN, RH. Prevalence of cobalamin deficiency in the Framingham elderly population. Am J Clin Nutr, v. 60, p. 2-11, 1994.

MADRY, E.; LISOWSKA, A.; GREBOWIEC, P.; WALKOWIAK, J. The impact of vegan diet on B-12 status in healthy omnivores: five-year prospective study. Acta Sci Pol Technol Aliment, v. 11, n. 2, p. 209-12, 2012.

MERCHANT, RE.; PHILLIPS, TW.; UDANI, J. Nutritional supplementation with Chlorella pyrenoidosa lowers serum methylmalonic acid in vegans and vegetarians with a suspected vitamin B_{12} deficiency. J Med Food. v. 18, n. 12, p. 1357-62, 2015.

OBEID, R.; FEDOSOV, SN.; NEXO, E. Cobalamin coenzyme forms are not likely to be superior to cyano- and hydroxyl-cobalamin in prevention or treatment of cobalamin deficiency. Mol Nutr Food Res, v. 59, n. 7, p. 1364-72, 2015.

OKUDA, K. Discovery of vitamin B12 in the liver and its absorption factor in the stomach: a historical review. J Gastroenterol Hepatol, v. 14, n. 4, p. 301-8, 1999.

PAWLAK, R., LESTER, S.E.; BABATUNDE T. The prevalence of cobalamin deficiency among vegetarians assessed by serum vitamin B12: a review of literature. Eur J Clin Nutr, v. 70, n. 7, p. 866, 2016.

QUADROS, E.V. Advances in the understanding of cobalamin assimilation and metabolism. Br J Haematol, v. 148, n. 2, p. 195-204, 2010.

RIZZO, G.; LAGANA, AS.; RAPISARDA, AMC.; LA FERRERA, GMG.; BUSCEMA, M.; ROSSETTI, P.; et al. Vitamin B12 among vegetarians: status, assessment and supplementation. Nutrients, v. 8, n. 12, pii:E767, 2016.

SCHUPBACH, R.; WEGMULLER, R.; BERGUERAND, C.; BUI, M.; HERTER-AEBERLI, I. Micronutrient status and intake in omnivores, vegetarians and vegans in Switzerland. Eur J Nutr, v. 56, n. 1, p. 283-93, 2017.

SCOTT, JM. Bioavailability of vitamin B12. Eur J Clin Nutr, v. 51, Suppl 1, p. S49-S53, 1997.

SOBCZYŃSKA-MALEFORA, A.; HARRINGTON, DJ.; VOONG, K.; SHEARER, MJ. Plasma and red cell reference intervals of 5-methyltetrahydrofolate of healthy adults in whom biochemical functional deficiencies of folate and vitamin B 12 had been excluded. Adv Hematol, v. 2014, p. 465623, 2014.

STABLER, SP.; ALLEN, RH. Vitamin B12 deficiency as a worldwide problem. Annu Rev Nutr, v. 24, p. 299-326, 2004.

WATANABE, F.; BITO, T. Vitamin B12 sources and microbial interaction. Exp Biol Med (Maywood), v. 243, n. 2, p. 148-58, 2018.

WATANABE, F.; YABUTA, Y.; BITO, T.; TENG, F. Vitamin B12-containing plant food sources for vegetarians. Nutrients, v. 6, p. 1861-73, 2014.

WATANABE, F.; YABUTA, Y.; TANIOKA, Y.; BITO, T. Biologically active vitamin B12 compounds in foods for preventing deficiency among vegetarians and elderly subjects. J Agric Food Chem, v. 61, p. 6769–75, 2013.

WATANABE, F. Vitamin B12 sources and bioavailability. Exp Biol Med. v. 232, n. 10, p. 1266-74, 2007.

5

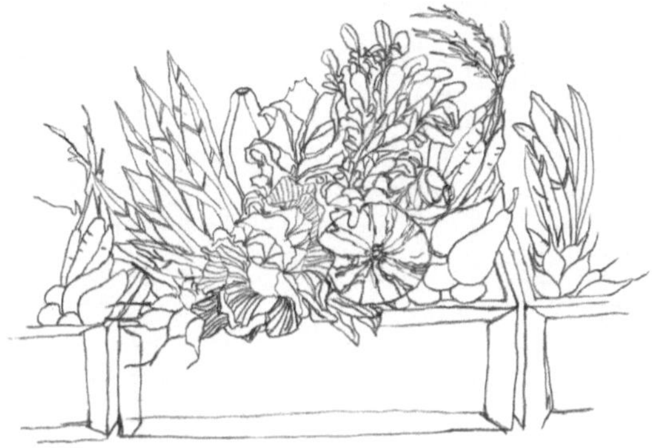

MINERAIS E VITAMINAS LIPOSSOLÚVEIS NA DIETA VEGETARIANA

Graziela Biude Silva Duarte
Isabela Saraiva de Almeida
Silvia Maria F. Cozzolino

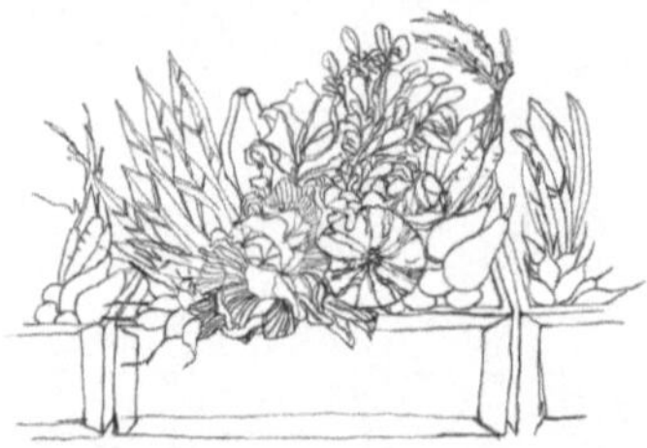

SUMÁRIO

INTRODUÇÃO

Minerais e vitaminas são essenciais para a saúde humana, com funções metabólicas importantes no organismo. O estado nutricional relativo a estes micronutrientes deve ser monitorado, pois a deficiência ou o excesso de ingestão podem resultar em um impacto negativo para a saúde do individuo. Este capítulo aborda a importância biológica, a biodisponibilidade e as recomendações de ingestão de ferro, cálcio, zinco, vitamina A e vitamina D no contexto das dietas vegetarianas.

MINERAIS

Cálcio

O cálcio é o mineral mais abundante no corpo humano e cerca de 99% encontra-se nos ossos e nos dentes. Nesse sentido, o cálcio exerce papel essencial na manutenção da saúde óssea, mas também atua nas funções vascular e muscular, na secreção hormonal e transmissão nervosa (Del Valle, Yaktine, Taylor e Ross, 2011; Duarte, Reis, Cozzolino, 2017).

A absorção desse micronutriente ocorre por transporte ativo e difusão passiva através da mucosa intestinal e é dependente da ação da forma ativa da vitamina D (1,25-di-hidroxivitamina D) e seu receptor intestinal, o VDR. Quando a ingestão de cálcio é baixa ou moderada, o mecanismo de absorção é principalmente por transporte ativo. Já no caso de alta ingestão, o processo de difusão passiva torna-se significativo. A quantidade de cálcio absorvida é inversamente proporcional à ingestão do mineral. No entanto, quando a ingestão é reduzida, a deficiência dietética promove um aumento na eficiência da absorção intestinal, porém não é suficiente para compensar a perda. É importante ainda considerar que a absorção de cálcio varia de acordo com a idade e o estado fisiológico, sendo maior na infância (~60%) e, posteriormente, é reduzida de forma gradual com o envelhecimento (Martini, 2017).

O leite e seus derivados são as principais fontes alimentares e biodisponíveis de cálcio e que contribuem de forma significativa para a ingestão total desse mineral na dieta. Em dietas vegetarianas, os vegetais verdes são as principais fontes de cálcio da dieta e apesar de apresentarem boas concentrações do mineral, faz-se necessário o consumo de porções maiores para atingir as necessidades diárias de ingestão. Além disso, a biodisponibilidade de cálcio neste contexto é afetada pela presença de compostos inibidores de absorção como o ácido oxálico, fitato e fibras. Espinafre, acelga e folhas de beterraba são alimentos com alto teor de ácido oxálico. No entanto, vegetais como brócolis e couve apresentam baixos teores de ácido oxálico e o cálcio presente nesses vegetais é mais bem absorvido (~52% a 55%) e são considerados boas alternativas. O cálcio presente na soja, mesmo com níveis altos de fitato e oxalato, apresenta boa eficiência de absorção. A eliminação parcial do ácido oxálico pode ser obtida por meio da fervura de alguns vegetais e posterior descarte da água de cocção (Mangels, 2014; Messina e Messina, 2010).

Dados de uma revisão sistemática e metanálise sugerem que dietas vegetarianas e veganas estão associadas a uma menor densidade mineral óssea (DMO) comparadas com dietas onívoras. Além disso, dietas veganas foram associadas a maior risco de fraturas comparadas com dieta onívora (Iguacel, et al., 2019).

Para garantir a manutenção da saúde óssea, recomenda-se que vegetarianos e veganos atendam às recomendações diárias de ingestão (RDA), por meio do consumo de vegetais com baixas quantidades de fatores antinutricionais. A RDA para homens e mulheres na idade adulta é de 1.000 mg/dia. Em situações nas quais a absorção intestinal encontra-se reduzida e a taxa de reabsorção óssea aumentada, como em indivíduos idosos, a recomendação de ingestão de cálcio é maior. No caso de impossibilidade de alcançar as necessidades diárias de ingestão desse mineral por meio da dieta, a suplementação é recomendada. O carbonato de cálcio apresenta boa biodisponibilidade (~40% da dose ingerida) e é mais bem absorvido em ambiente gástrico ácido. Outras formas suplementares, como o citrato de cálcio e o cálcio aminoácido quelato, também apresentam boa taxa de absorção. É importante ressaltar que a dose recomendada será a diferença entre o consumo diário médio e a quantidade necessária recomendada e essa soma não deve ultrapassar 1.400 mg/dia, a fim de evitar possíveis efeitos adversos (Del Valle, Yaktine, Taylor e Ross, 2011; Martini, 2017).

Ferro

O ferro é um elemento traço essencial para o ser humano e necessário para a produção de energia, transporte e utilização do oxigênio, proliferação celular e destruição de patógenos (Lynch et al., 2018).

O ferro pode ser encontrado nos alimentos nas formas heme e não heme. A forma não heme está presente tanto em alimentos de origem animal como vegetal, enquanto a forma heme é encontrada apenas nos produtos de origem animal na forma de hemoglobina e mioglobina das carnes e em menor quantidade em ovos e laticínios (Anderson e Frazer, 2017; Lynch, et al., 2018). O ferro heme constitui apenas 10 a 15% do ferro dietético total, sendo a forma não heme a maior fonte de ferro (IOM, 2001; Lynch et al., 2018).

Cada forma de ferro possui mecanismos de absorção específicos. O ferro não heme existe em duas valências nos alimentos, o ferro ferroso (Fe^{2+}) e o ferro férrico (Fe^{3+}), sendo este último o mais presente. O transporte do ferro não heme para dentro dos enterócitos do lúmen intestinal é realizado pelo transportador de metal divalente 1 (DMT1), que transporta apenas a forma ferrosa. Assim, o ferro férrico deve ser reduzido a ferro ferroso pela redutase citocromo b duodenal (Dcytb), presente na borda em escova, ou por outro agente redutor, como o ácido ascórbico. O ferro heme é transportado para dentro dos enterócitos pela proteína transportadora do heme 1 (HCP1). No interior dos enterócitos, o ferro heme é liberado do anel de protoporfirina pela heme oxigenase e se junta ao *pool* de ferro não heme absorvido. O ferro pode ser transportado para outros locais do corpo pela ferroportina ou pode ser estocado no enterócito ligado à ferritina (Blanco-Rojo e Vaquero, 2019).

A proporção de ferro absorvida depende do estado nutricional do indivíduo relativo a esse mineral e da presença de inibidores ou potencializadores da absorção do ferro nas refeições. O ferro heme encontra-se dentro do anel de protoporfirina, sofrendo menos interferência de fatores dietéticos em sua absorção, a qual é estimada entre 15 e 35% (IOM, 2001; Lynch et al., 2018). A absorção do ferro não heme varia entre 2 e 20% e sofre mais influência de outros componentes da refeição. Em geral, os inibidores da absorção do ferro ligam-se ao mineral e impedem sua absorção. Já os potencializadores evitam a ligação do ferro com inibidores de sua absorção, reduzem o ferro férrico a ferro ferroso (Lynch et al., 2018).

O ácido fítico, principalmente o hexafosfato de inositol e pentafosfato de inositol, é o principal inibidor da absorção do ferro não heme. Fitato é o sal de magnésio, cálcio ou potássio do ácido fítico. Ele liga-se ao ferro formando complexos insolúveis que não são absorvidos no intestino. É encontrado em grandes quantidades em cereais integrais, leguminosas e sementes oleaginosas. Em proporções molares de ácido fítico:ferro > 6, a absorção de ferro é muito inibida em refeições contendo pequenas quantidades de componentes potencializadores. Já em farinhas de cereais ou soja sem potencializadores, a absorção de ferro já é inibida por uma razão molar > 1 (Lynch et al., 2018; Blanco-Rojo e Vaquero, 2019).

O ácido ascórbico é capaz de reverter o efeito inibitório do fitato em uma razão molar de ácido ascórbico:ferro de 2:1 ou 4:1. A presença de ácido etilenodiamino tetra-acético (EDTA) em cereais fortificados como a farinha de trigo também supera a inibição do fitato (Lynch et al., 2018).

Algumas práticas caseiras são capazes de reduzir o conteúdo de fitato dos alimentos. A trituração de cereais não refinados pode reduzir significativamente o fitato quando esse está localizado no gérmen ou na camada externa do cereal (milho, painço e sorgo). O processo de germinação aumenta o conteúdo da enzima fitase presente nas plantas, a qual é capaz de hidrolisar o hexafosfato de inositol. Após 72 horas de germinação, há aumento substancial na atividade da fitase em lentilha, feijão mungo e ervilha, bem como milho, painço e sorgo. Cereais como cevada, centeio, triticale e trigo, e pseudocereais como trigo sarraceno e amaranto têm um conteúdo de fitase mais alto do que milho, sorgo, leguminosas e sementes oleaginosas (Gibson e Raboy e King, 2018).

A técnica de fermentação produz ácidos orgânicos (láctico e acético) que reduzem o pH e favorecem a ativação tanto de fitases intrínsecas do cereal como fitases microbianas. Ambas as fitases microbianas hidrolisam o hexafosfato de inositol para formas menores de fosfato de inositol. Produtos alimentícios asiáticos como tempeh, missô e molho de soja são preparados com grãos de soja fermentados por fitases microbianas de fungos, especificamente *Rhizopus oligosporus* e *Aspergillus oryzae* (Gibson e Raboy e King, 2018).

O remolho, que consiste na imersão de cereais e leguminosas e o descarte da água de imersão, também pode reduzir o fitato por meio da difusão passiva de fitato de sódio, potássio e magnésio solúvel em água e pela hidrólise por meio da ativação de fitases vegetais intrínsecas. A extensão da hidrólise depende das espécies de plantas e das condições e duração da imersão. A atividade da maioria das fitases das plantas é supostamente ótima entre 40 °C e 65 °C e em um pH entre 5,0 e 6,0. A redução de fitato é maior quando o cereal e a leguminosa são imersos em água na forma de farinhas ou grãos finamente moídos. O aquecimento da água de imersão aparentemente ativa as fitases durante a fase inicial do cozimento. Reduções de fitato de 16% a 24% foram relatadas, mesmo quando feijões na forma intacta (*Phaseolus vulgaris*) foram aquecidos até 65 °C na água de imersão. No entanto, uma vez que a temperatura é elevada ao ponto de ebulição para completar o processo de cozimento, as fitases são inativadas. O fitato é relativamente estável ao calor, logo, o cozimento doméstico não é capaz de reduzir seu conteúdo no alimento (Gibson e Raboy e King, 2018).

Os polifenóis presentes em plantas inibem a absorção do ferro de uma forma dose-dependente, embora a força da ligação com o ferro dependa da estrutura do composto fenólico. Os polifenóis de chá contendo galato parecem ser os mais inibitórios. Bons exemplos de inibidor de ferro são o chá preto e o sorgo e, em menor grau, o chá verde, café, chocolate, vinho, ervas, especiarias e sementes. O ácido ascórbico e o EDTA superam o efeito inibitório do polifenol na absorção do ferro (Lynch et al; Blanco-Rojo e Vaquero, 2019).

O cálcio é considerado um fraco inibidor da absorção do ferro, no entanto, o elevado consumo do mineral ou de produtos lácteos está associado a um pior estado nutricional do indivíduo em relação ao ferro. Seu efeito na inibição da absorção é pouco ou nenhum em refeições complexas contendo potencializadores da absorção de ferro, como o ácido ascórbico (Lynch et al; Blanco-Rojo e Vaquero, 2019).

Peptídeos de proteínas mal digeridas podem afetar a absorção do ferro. A soja pode ter efeito inibitório devido a peptídeos formados da digestão da proteína conglicinina. Já a caseína proveniente do leite de vaca forma um complexo não absorvível com o ferro (IOM, 2001; Lynch et al., 2018).

Dentre os potencializadores da absorção do ferro, o ácido ascórbico (vitamina C) presente em frutas cítricas é o mais conhecido e potente. Ele é um cofator da enzima Dcytb, auxiliando na redução do ferro férrico a ferro ferroso. Além disso, no baixo pH do estômago, o ácido ascórbico forma um quelado com o ferro que se mantém no intestino e previne a interação do mineral com outros ligantes, como os fitatos. Seu efeito é dependente da dose e pode superar grande parte ou toda a inibição relacionada a outros componentes dos alimentos. Uma razão molar de ácido ascórbico/ferro de 2:1 e de 4:1 é sugerida para alimentos com baixo e elevado conteúdo de fitatos, respectivamente. Deve-se atentar para o fato da cocção e do armazenamento oxidar o ácido ascórbico e reduzir sua concentração (Lynch et al., 2018; Blanco-Rojo e Vaquero, 2019).

As principais fontes vegetais de ferro são os feijões, sementes, partes verdes escuras de vegetais folhosos, cereais fortificados e oleaginosas (Tabela 1).

TABELA 1 Principais fontes vegetais de ferro

Alimento	mg de Fe por 100 g de alimento
Farinha de arroz, crua	16,01
Farelo de trigo	10,77
Tahini (pasta de gergelim)	8,95
Chia, semente, seca	7,72
Amaranto, grão, cru	7,61
Farinha de rosca	7,08
Semente de girassol, torrada, s/ óleo	6,81
Castanha de caju, crua, s/ sal	6,68
Coentro, folha, cru	5,80

(continua)

TABELA 1 Principais fontes vegetais de ferro (*continuação*)

Alimento	mg de Fe por 100 g de alimento
Castanha de caju, torrada, c/ sal	5,76
Gergelim, semente, crua	5,45
Soja, grão, cozido, drenado	4,70
Linhaça, semente	4,70
Aveia, flocos finos	4,62
Quinoa, grão, crua	4,57
Aveia, farinha, crua	4,41
Avelã, crua, s/ sal	4,38
Salsa, crua	4,20
Pistache, cru, s/ sal	3,92
Amêndoa, crua, s/ sal	3,71
Semente de abóbora, inteira, torrada, s/ óleo	3,31
Ervilha, grão, fresca, cozida, drenada	3,05
Castanha-do-brasil, crua	2,98
Broto de alfafa, *in natura*	2,83
Alface, roxa, crua	2,48
Grão-de-bico, cozido, drenado	2,43
Taioba, folha, crua	2,43
Amaranto, grão, cozido	2,10
Noz, crua	2,04
Agrião, cru	2,00
Feijão, jalo, cozido (50% grão, 50% caldo)	1,92
Ervilha, grão, fresca, crua	1,76
Lentilha, cozida, drenada	1,75
Cogumelo, shimeji, cozido	1,54

(*continua*)

TABELA 1 Principais fontes vegetais de ferro (*continuação*)

Alimento	mg de Fe por 100 g de alimento
Quinoa, grão, cozida	1,49
Feijão, preto, cozido (50% grão, 50% caldo)	1,47
Feijão, carioca, cozido (50% grão, 50% caldo)	1,39
Macarrão, trigo, sem ovos, cozido	1,10
Rúcula, crua	1,02

Fonte: Tabela Brasileira de Composição de Alimentos (TBCA), 2020.

A RDA de ferro para adultos de 19 a 50 anos varia de 8 mg para homens e 18 mg para mulheres. Devido à biodisponibilidade do ferro ser maior em carnes do que em alimentos derivados de plantas, estima-se que a necessidade diária do mineral seja 1,8 vez maior para vegetarianos do que para pessoas que ingerem carnes (IOM, 2001). Uma metanálise que avaliou o impacto de dietas vegetarianas no estado nutricional de adultos observou concentrações de ferritina menores em vegetarianos e pessoas com baixo consumo de carne, comparadas com não vegetarianos (Haider et al., 2018).

Suplementos de ferro como sulfato ferroso, gluconato ferroso e fumarato ferroso repõem efetivamente a reserva de ferro esgotada, mas, em altas doses, podem levar a efeitos colaterais gastrointestinais significativos, como náusea, vômito e diarreia (Anderson e Frazer, 2017; IOM, 2001). Além disso, a elevada ingestão de ferro por avia alimentar ou suplementar pode afetar a composição da microbiota intestinal, uma vez que o ferro não absorvido pode estimular o crescimento e a virulência de bactérias patógenas (Blanco-Rojo e Vaquero, 2019).

Zinco

O zinco é um mineral essencial para o corpo humano e exerce diversas funções ao participar como catalisador de mais de 300 metaloenzimas, de ≈2.500 fatores de transcrição e de 8% do genoma humano. Sua deficiência está relacionada a um comprometimento da função reprodutiva e do crescimento e desenvolvimento do organismo e a uma debilidade da função imune inata e adquirida (King et al., 2015).

A homeostase corporal do zinco é regulada por sua absorção intestinal e excreção. Como não há um compartimento corporal específico de reserva de zinco, o mineral deve ser constantemente reposto pela ingestão alimentar para compensar as perdas corporais (fezes, urina, menstruação, suor, sêmen, cabelo, unhas) (IZiNCG et al., 2004; Maares e Haase, 2020).

O zinco está amplamente distribuído nos alimentos, associado a outras moléculas. Durante a digestão, a presença de enzimas pancreáticas libera íons livres (Zn^{2+}), permitindo sua ligação a outros componentes no lúmen intestinal que influenciam a concentração real de zinco disponível e absorvível (IZiNCG et al., 2004; King et al., 2015). Grande parte do zinco é absorvida no duodeno e a absorção ocorre por dois mecanismos diferentes: um processo saturável, mediado por carreador, e um processo passivo (King et al., 2015). A proteína transportadora ZIP-4 é o principal transportador de zinco do lúmen para o enterócito. Na presença de elevadas concentrações de zinco, a absorção torna-se não saturável por difusão passiva. No enterócito, o zinco pode permanecer livre no citoplasma, ligado a proteínas, como a metalotioneína, e armazenado em vesículas (Maares e Haase, 2020). O transportador ZnT1 facilita o transporte do zinco do enterócito para a circulação (King et al., 2015).

A biodisponibilidade do zinco pode ser afetada pela presença de ácido fítico, teor de proteína da dieta, presença de cálcio e quantidade de zinco na refeição. A absorção percentual diminui com o aumento da ingestão de zinco, embora a quantidade absoluta de zinco absorvida aumente (IZiNCG et al., 2004; Maares e Haase, 2020).

O ácido fítico é o principal fator dietético que influencia a absorção do zinco. Ele liga-se ao zinco no lúmen intestinal e forma um complexo insolúvel que não pode ser digerido nem absorvido (King et al., 2015). Seu efeito inibitório na absorção do Zn parece ser dependente da dose e a razão molar fitato:zinco da dieta é usada para estimar a proporção de Zn absorvível. Mudanças significativas na absorção de Zn são observadas a partir de uma razão molar de 5 (Maares e Haase, 2020).

Em geral, sementes, nozes, leguminosas e grãos de cereais não refinados têm as maiores proporções molares de fitato:zinco, que variam de 22-88, enquanto frutas e cereais refinados têm relações molares de fitato:zinco na faixa de 0-31 e de 6,47, respectivamente (IZiNCG et al., 2004; Maares e Haase, 2020). Processos caseiros para reduzir o conteúdo de acido fítico dos alimentos podem aumentar a absorção do zinco (Gibson, Raboy e King, 2018).

Devido ao impacto do ácido fítico na absorção de zinco, o Grupo Consultivo Internacional de Nutrição de Zinco (IZiNCG) categorizou as dietas de indivíduos adultos de acordo com as proporções molares fitato:zinco. Dois tipos de dieta foram definidos, cada um com estimativas diferentes para a absorção de zinco. Dietas mistas e dietas vegetarianas refinadas (dietas à base de arroz branco e farinha branca, por exemplo) apresentaram proporções molares de 4 a 18, com absorção de zinco de 26% para homens e 34% para mulheres. Já dietas à base de cereais não refinados (com > 50% da ingestão de energia de grãos de cereais não refinados ou leguminosas e ingestão insignificante de proteína animal) apresentaram uma proporção > 18 e absorção de zinco de 18% para homens e 25% para mulheres (IZiNCG et al., 2004).

O cálcio desempenha um efeito inibitório na absorção do zinco ao formar um complexo insolúvel de cálcio-zinco-fitato no intestino, agravando a inibição causada pelo ácido fítico (IZiNCG et al., 2004; Maares e Haase, 2020). Há evidências de que elevadas quantidades de cálcio podem afetar negativamente a biodisponibilidade de zinco em dietas ricas em fitato e pobres em zinco prontamente disponível, o que tornaria a relação cálcio:fitato:zinco relevante para dietas ovolactovegetarianas e dietas veganas que são fortificadas com cálcio (Foster e Samman, 2015).

A quantidade de proteína correlaciona-se positivamente com a absorção de zinco. A absorção é maior na presença de proteínas de origem animal do que de fontes vegetais, com exceção da presença de caseína que tem efeito inibitório (IZiNCG et al., 2004). Os peptídeos e aminoácidos provenientes da digestão das proteínas formam complexos com o zinco que aumentam a solubilidade do Zn^{2+} e sua absorção por transportadores de aminoácidos (Maares e Haase, 2020).

O ferro tem efeito negativo na absorção do zinco, sendo maior quando o ferro é suplementado em grandes quantidades do que quando ingerido em uma refeição (Maares e Haase, 2020). Consequentemente, a concentração de zinco sérico pode estar reduzida em gestantes com suplementação pré-natal ≥ 60 mg de ferro elementar/dia. O mecanismo de interação entre os dois minerais ainda não está bem elucidado, mas acredita-se que ambos compitam pelo mesmo transportador DMT1 ou outra via comum localizada na membrana apical do enterócito (King et al., 2015).

O cobre, mesmo em grandes quantidades, não tem impacto na absorção de zinco. Já doses elevadas de zinco (≥ 50 mg/dia) podem interferir na absorção do cobre (King et al., 2015; Maares e Haase, 2020).

Uma extensa variedade de alimentos contém zinco, com as maiores concentrações presentes em alimentos de origem animal. Nozes, sementes, leguminosas e cereais integrais são as principais fontes vegetais do mineral (Tabela 2).

TABELA 2 Principais fontes vegetais de zinco

Alimento	mg de Zn por 100 g de alimento
Semente de abóbora, inteira, torrada, s/ óleo	10,30
Trigo, farelo	7,41
Caruru, folha, crua	6,03
Castanha-de-caju, crua, s/ sal	5,78
Semente de girassol, torrada, s/ óleo, s/ sal	5,30
Gergelim, semente, crua	5,24
Arroz, farinha, crua	5,17
Castanha-de-caju, torrada, c/ sal	5,06
Macadâmia, crua, s/ sal	5,00
Chia, semente, seca	4,58
Linhaça, semente	4,39

(continua)

TABELA 2 Principais fontes vegetais de zinco (*continuação*)

Alimento	mg de Zn por 100 g de alimento
Páprica, em pó	4,33
Castanha-do-Brasil, crua	4,28
Soja, proteína, texturizada	4,00
Amêndoa, crua, s/ sal	3,12
Grão-de-bico, farinha, desengordurado	2,82
Aveia, flocos finos	2,74
Feijão, branco, cozido, s/ óleo, s/ sal	2,66
Aveia, farinha, crua	2,61
Avelã, crua, s/ sal	2,50
Trigo, farinha, integral, crua	2,46
Pistache, cru, s/ sal	2,20
Missô, pasta de soja	2,16
Noz, crua	2,06
Grão de bico, cozido, drenado	2,05
Milho, pipoca, s/ sal, preparado com óleo	2,05
Ervilha, grão, fresca, cozida, drenada	1,98
Feijão, preto, cozido (50% grão, 50% caldo)	1,85
Salsa, crua	1,74
Coco, polpa, *in natura*	1,59
Cogumelo, shimeji, cozido	1,38
Coentro, folha, cru	1,38
Arroz selvagem, cozido, s/ óleo, s/ sal	1,34
Lentilha, cozida, drenada	1,33
Soja, grão, cozido, drenado	1,31
Grão-de-bico, em conserva, drenado	1,13

(*continua*)

TABELA 2 Principais fontes vegetais de zinco (*continuação*)

Alimento	mg de Zn por 100 g de alimento
Quinoa, grão, cozida	1,09
Feijão, jalo, cozido (50% grão, 50% caldo)	1,01
Soja, tofu	0,89
Amaranto, grão, cozido	0,86
Feijão, carioca, cozido (50% grão, 50% caldo)	0,75

Fonte: Tabela Brasileira de Composição de Alimentos (TBCA), 2020.

A RDA de zinco para indivíduos maiores de 19 anos é de 11 mg para homens e 8 mg para mulheres. O Instituto de Medicina (IOM) orienta que para vegetarianos, particularmente vegetarianos estritos com dieta com razões molares de fitato:zinco maiores que 15, a necessidade dietética de zinco pode ser até 50% maior do que para indivíduos que consomem uma dieta onívora contendo baixas quantidades de fitato (IOM, 2001).

Uma metanálise que avaliou o efeito de dietas vegetarianas no estado nutricional de indivíduos com relação ao zinco encontrou ingestão dietética e concentrações séricas de zinco menores em vegetarianos (veganos, lactovegetarianos, ovovegetarianos, ovolactovegetarianos, vegetariano indefinido, indivíduos que reduzem o consumo de carne) comparados com não vegetarianos. A maior diferença na ingestão de zinco ou zinco sérico foi observada entre veganos e não vegetarianos (Foster et al., 2013).

Apesar da menor biodisponibilidade do zinco em dietas vegetarianas, não parece haver quaisquer consequências adversas para a saúde de indivíduos vegetarianos que sejam atribuíveis a um baixo estado nutricional de zinco, sugerindo-se que haja um aumento na eficiência da utilização do zinco naqueles que seguem dietas vegetarianas de longo prazo (Foster e Samman, 2015).

Na maioria dos casos, a suplementação de zinco, além da ingestão dietética, fornece uma opção conveniente para compensar a ingestão inadequada, má absorção ou aumento da perda de zinco devido a doenças intestinais (Maares e Haase, 2020). Em geral, compostos solúveis em água como acetato de zinco, gluconato de zinco e sulfato de zinco são absorvidos com maior eficiência do que compostos com solubilidade limitada em pH neutro do intestino delgado, como o óxido de zinco (IZiNCG et al., 2004).

Vitamina D

No organismo humano, a vitamina D ou calciferol pode ser produzida por meio de uma reação fotossintética com a exposição da pele à luz solar (raios ultravioletas B) ou ser adquirida por meio da alimentação, em menores proporções. A vitamina D é encontrada em duas formas: como ergocalciferol (vitamina D_2), produzida pelas plantas, e como colecalciferol (vitamina D_3), produzida no tecido animal pela ação da luz ultravioleta no 7-dehidrocolesterol na pele. Estima-se que 80% a 90% da vitamina D corpórea seja adquirida pela síntese cutânea, e o restante pela ingestão de alimentos fonte. Sua importância biológica está relacionada à manutenção das concentrações sanguíneas de cálcio e fósforo, os quais são importantes para a mineralização normal do osso e outras funções como contração muscular, condução neural e função celular (Del Valle, Yaktine, Taylor e Ross, 2011; Duarte, Reis e Cozzolino, 2017).

De início, a vitamina D é acumulada no fígado na forma de 25(OH)D e depois segue para a circulação sanguínea. No entanto, é somente nos rins que a 25(OH)D é convertida para sua forma biologicamente ativa, o calcitriol (1,25-dihidroxivitamina D), que é regulado principalmente por meio da ação do paratormônio em reposta às concentrações séricas de cálcio e fósforo. Cerca de 80% da vitamina D é absorvida no intestino delgado e excretada principalmente na bile. O ergocalciferol (vitamina D2) e o colecalciferol (vitamina D_3) apresentam eficiência de absorção semelhante ao colecalciferol (Borel, Caillaud e Cano, 2015; Del Valle, Yaktine, Taylor e Ross, 2011).

Entre as principais fontes alimentares de vitamina D estão os óleos de fígado de peixes, derivados do leite (manteiga e queijos gordurosos), ovos e margarinas enriquecidas. Além disso, deve-se considerar a possibilidade da fortificação de vitamina D nos alimentos, que pode ser feita por meio da adição de colecalciferol à ração dos animais ou ainda pela adição direta de vitamina D no processamento industrial de leites, iogurtes e bebidas lácteas (Duarte, Reis, Cozzolino, 2017). No caso dos vegetarianos e veganos, a baixa ingestão de vitamina D é observada em virtude da ausência deste micronutriente em alimentos de origem vegetal. A exposição solar é a principal forma de obtenção de vitamina D para esses grupos. No entanto, alimentos como sucos de frutas e cereais matinais fortificados com essa vitamina podem contribuir, porém de forma não significativa, para a ingestão de vitamina D. Além destes, cogumelos desidratados ao sol também podem apresentar quantidades significativas de vitamina D, dependendo do tipo do cogumelo e do tempo da exposição ao sol (até 25 µg/g) (Borel, Caillaud e Cano, 2015; Melina, Craig e Levin, 2016).

A RDA de vitamina D para homens e mulheres até 70 anos é de 600 UI e 800 UI para indivíduos acima de 70 anos. Nos casos em que a ingestão de alimentos fortificados e a exposição ao sol não sejam suficientes, recomenda-se a utilização de suplementos de vitamina D. Evidências indicam que o colecalciferol (vitamina D_3) é mais efetivo em aumentar as concentrações séricas de 25(OH)D. A efetividade da suplementação com ergocalciferol (vitamina D_2) parece ser semelhante ao colecalciferol, porém no caso de altas doses pode ser menos efetiva; e o uso deve ser diário. De acordo com a Posição da Academia de Nutrição e Dietética em relação às dietas vegetarianas, sugere-se que a ingestão diária recomendada de vitamina D para este grupo seja entre 1.000 e 2.000 UI, ou maior em alguns casos (Del Valle, Yaktine, Taylor e Ross, 2011; Melina, Craig e Levin, 2016).

Vitamina A

A vitamina A é considerada essencial e esse termo refere-se a todos os compostos que exibem a atividade biológica do retinol. Essa vitamina apresenta três formas ativas (retinal, retinol e ácido retinóico) e uma forma de armazenamento (retinil éster). Sua importância biológica está relacionada principalmente com a visão. No entanto, a vitamina A também contribui para outras funções no organismo como no desenvolvimento fetal, no sistema imunológico e na regulação da proliferação e diferenciação celular, entre outros (Conaway, Henning e Lerner, 2013).

A vitamina A pré-formada (retinol) é absorvida e se liga aos quilomícrons para posteriormente ser transportada até o fígado pela circulação entero-hepática, onde será armazenada ou conjugada à proteína ligante de retinol (RBP). Em seguida, o complexo RBP+retinol segue para a circulação sistêmica para ser levado para os tecidos. No caso dos carotenoides, que apresentam atividade provitamina A, a absorção ocorre por difusão simples ou por meio de receptores do tipo *scavenger*, porém com uma eficiência menor, pois dependem da ingestão concomitante de lipídeos para seu transporte adequado (Conaway, Henning e Lerner, 2013).

Em termos de biodisponibilidade, sabe-se que o retinol possui uma alta biodisponibilidade (entre 70% e 90%) por ser ligado a lipídios, conseguindo atravessar com facilidade as membranas celulares, enquanto os carotenoides provitamina A possuem baixa biodisponibilidade (cerca de 9% a 22%). As fontes alimentares de retinol são quase exclusivamente de produtos de origem animal como óleo de peixe, fígado, gema de ovo, leite humano, leite integral e produtos lácteos. Já os carotenoides (β-caroteno, α-caroteno, γ-caroteno e β-criptoxantina) estão presentes em vegetais de folhas verde-escuras como espinafre e couve-manteiga, vegetais alaranjados – abobora e cenoura –, e frutas não cítricas amarelo-alaranjadas como mamão e manga (Duarte, Reis e Cozzolino, 2017; IOM, 2006). No caso do β-caroteno, alguns fatores dietéticos (fibras, lipídeos e proteínas) e métodos utilizados no processamento de alimentos podem influenciar a biodisponibilidade. Nas folhas dos vegetais verde-escuros, a matrix do alimento é um fator determinante para a biodisponibilidade, visto que os carotenoides nestes alimentos estão presentes nos cloroplastos como complexos com proteínas dentro das estruturas celulares. Já nas frutas, os carotenoides estão presentes nos cloroplastos na forma de gotículas de óleo e são mais facilmente extraídos durante a digestão. Ao submeter os vegetais a tratamentos térmicos, observou-se que no cozimento por pressão a bioacessibilidade do β-caroteno aumentou cerca de 21 a 84%, e quando submetidos à fritura em uma pequena quantidade de óleo, variou de 67 a 191%. A fervura em panela aberta também foi capaz de aumentar a bioacessibilidade de vegetais (23 a 36%). É importante destacar que os resultados da influência dos processamentos térmicos foram mais evidentes em folhas de vegetais verde-escuros comparados com cenoura e abóbora, por exemplo (IOM, 2006; Platel e Srinivasan, 2016).

De acordo com o IOM, a recomendação de ingestão de vitamina A, expressa em equivalentes de atividade de retinol (REA), é de 700 µg/dia para mulheres e 900 µg/dia para homens, ambos com idade acima dos 14 anos. Ao considerar que são necessários 12 µg de β-caroteno da dieta para fornecer 1 REA, o consumo aumentado de frutas e vegetais (como as folhas verde-escuras) fontes de vitamina A é necessário para que vegetarianos consigam atingir as necessidades diárias. Nos casos em que a alimentação é restrita e não suficiente, a suplementação de vitamina A pode ser necessária (IOM, 2006).

TAKE HOME MESSAGES

1. É importante considerar a biodisponibilidade dos nutrientes a fim de evitar interações indesejadas e que possam comprometer o processo de absorção.
2. As diferentes técnicas culinárias e métodos de processamento utilizados para os alimentos de origem vegetal podem contribuir para a redução de fatores antinutricionais presentes nesses alimentos.
3. Devido à presença de muitos fatores inibitórios da absorção de algumas vitaminas e minerais, a ingestão diária recomendada pode ser maior para pessoas com dietas muito restritas em alimentos de origem animal.
4. Deve-se atentar aos limites máximos recomendados de ingestão, principalmente quando a suplementação de um nutriente for considerada, para evitar a ocorrência de efeitos adversos.
5. Indivíduos que adotam dietas restritas em alimentos de origem animal são capazes de alcançar as recomendações diárias de ingestão de micronutrientes com uma dieta bastante variada em todos os grupos alimentares, incluindo também nozes, castanhas e sementes.

REFERÊNCIAS

ANDERSON, G.J.; FRAZER, D.M. Current understanding of iron homeostasis. *The American Journal of Clinical Nutrition*, v. 106, Suppl 6, p. 1559S-1566S, 2017.

BLANCO-ROJO, R.; VAQUERO, M.P. Iron bioavailability from food fortification to precision nutrition. A review. *Innovative Food Science and Emerging Technologies*, v. 51, p. 126-38, 2019.

BOREL, P.; CAILLAUD, D.; CANO, N.J. Vitamin D bioavailability: state of the art. *Critical Reviews in Food Science and Nutrition*, v. 55, n. 9, p. 1193-205, 2015.

CONAWAY, H.H.; HENNING, P.; LERNER, U.H. Vitamin A metabolism, action, and role in skeletal homeostasis. *Endocrine Reviews*, v. 34, n. 6, p. 766-97, 2013.

DEL VALLE, H.B.; YAKTINE, A.L.; TAYLOR, C.L.; ROSS, A.C. *Dietary reference intakes for calcium and vitamin D*. National Academies Press, 2011.

DUARTE, G.B.S.; REIS, B.Z.; COZZOLINO, S.M.F. Recomendações de minerais e vitaminas. In: PHILIPPI, S.T.; AQUINO, R.C. *Recomendações nutricionais*: nos estágios da vida e nas doenças crónicas não transmissíveis. 1 ed. Barueri: Manole, 2017.

FOSTER, M.; SAMMAN, S. Vegetarian diets across the lifecycle: impact on zinc intake and status. *Advances in Food and Nutrition Research*, v. 74, p. 93-131, 2015.

FOSTER, M.; et al. Effect of vegetarian diets on zinc status: a systematic review and meta-analysis of studies in humans. Journal of the Science of Food and Agriculture, v. 93, n. 15, p. 2362-71, 2013.

GIBSON, R.S.; RABOY, V.; KING, J.C. Implications of phytate in plant-based foods for iron and zinc bioavailability, setting dietary requirements, and formulating programs and policies. *Nutrition Reviews*, v. 76, n. 11, p. 793-804, 2018.

HAIDER, L.M.; et al. The effect of vegetarian diets on iron status in adults: A systematic review and meta-analysis. *Critical Reviews in Food Science and Nutrition*, v. 58, n. 8, p. 1359-74, 2018.

IGUACEL, I.; MIGUEL-BERGES, M.L.; GÓMEZ-BRUTON, A.; MORENO, L.A.; et al. Veganism, vegetarianism, bone mineral density, and fracture risk: a systematic review and meta-analysis. *Nutrition Reviews*, v. 77, n. 1, p. 1-18, 2019.

INSTITUTE OF MEDICINE (IOM). *Dietary reference intakes*: the essential guide to nutrient requirements. Washington, DC: National Academies Press. Institute of Medicine (IOM), 2006.

INSTITUTE OF MEDICINE (IOM). Food and Nutrition Board. *Dietary reference intakes for vitamin A, vitamin K, arsenic, boron, chromium, copper, iodine, iron, manganese, molybdenum, nickel, silicon, vanadium, and zinc*. Washington, DC: National Academy Press, 2001.

INTERNATIONAL ZINC NUTRITION CONSULTATIVE GROUP (IZiNCG); et al. *International Zinc Nutrition Consultative Group (IZiNCG) technical document #1*. Assessment of the risk of zinc deficiency in populations and options for its control. Food and Nutrition Bulletin, v. 25 (1 Suppl 2), p. S99-S203, 2004.

KING, J.C.; et al. Biomarkers of nutrition for development (BOND) – Zinc review. *The Journal of Nutrition*, v. 146, n. 4, p. 858S-885S, 2015.

LYNCH, S.; et al. Biomarkers of Nutrition for Development (BOND) – Iron review. *The Journal of Nutrition*, v. 148, suppl_1, p. 1001S-1067S, 2018.

MAARES, M.; HAASE, H. A guide to human zinc absorption: General overview and recent advances of in vitro intestinal models. *Nutrients*, v. 12, n. 3:762, p. 1-43, 2020.

MANGELS, A.R. Bone nutrients for vegetarians. *The American Journal of Clinical Nutrition*, v. 100, n. suppl_1, p. 469S-475S, 2014.

MARTINI, L.A. *Cálcio e vitamina D*. 1. ed. Barueri: Manole, 2017.

MELINA, V.; CRAIG, W.; LEVIN, S. Position of the academy of nutrition and dietetics: vegetarian diets. *Journal of the Academy of Nutrition and Dietetics*, 116, n. 12, p. 1970-80, 2016.

MESSINA, M.; MESSINA, V. The role of soy in vegetarian diets. *Nutrients*, v. 2, p. 855-88, 2010.

PLATEL, K.; SRINIVASAN, K. Bioavailability of micronutrients from plant foods: an update. *Critical Reviews in Food Science and Nutrition*, v. 56, n. 10, p. 1608-19, 2016.

TABELA BRASILEIRA DE COMPOSIÇÃO DE ALIMENTOS (TBCA). Universidade de São Paulo (USP). Food Research Center (FoRC). Versão 7.1. São Paulo, 2020.

6

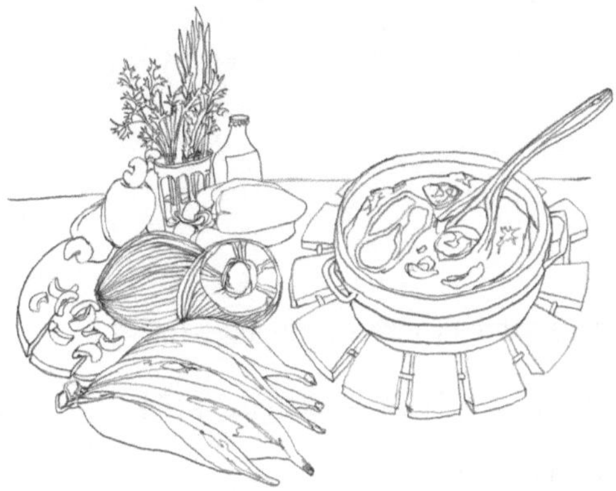

GUIAS ALIMENTARES E POSIÇÕES OFICIAIS SOBRE DIETAS VEGETARIANAS

Greisse Viero da Silva Leal
Marcia C. T. Martins
Sonia Tucunduva Philippi
Priscila Koritar
Luma Stella Teichmann Bazzan

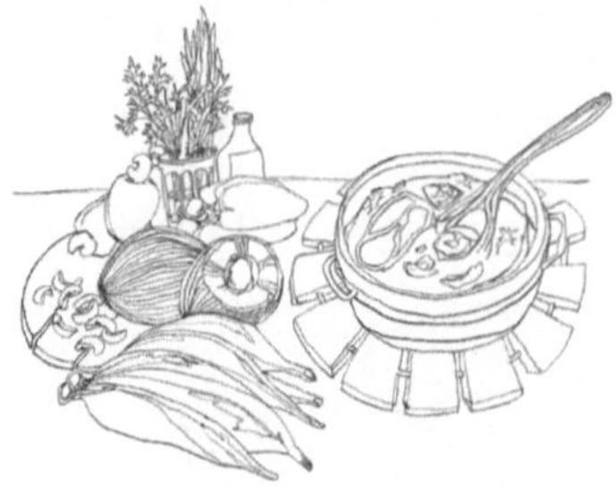

▶ SUMÁRIO

INTRODUÇÃO

De acordo com Pennington (1981), "Um guia alimentar é um instrumento que converte o conhecimento científico profissional sobre composição dos alimentos e requerimentos de nutrientes para a saúde em um plano prático para seleção dos alimentos por parte dos indivíduos que não possuem formação em nutrição". Para garantir a sua efetividade é preciso que o guia seja simples, claro, flexível e respeite a disponibilidade de alimentos do local, bem como os hábitos de cada população (Philippi et al., 1999), tornando o desenvolvimento de guias alimentares um grande desafio. Apesar de tais instrumentos proverem uma orientação geral para aumentar a chance de que os indivíduos façam boas escolhas alimentares, sabe-se que não são garantia de que as façam, visto que as escolhas alimentares são determinadas por múltiplos fatores (Jomori et al., 2008; Estima et al., 2009).

Vários guias alimentares foram desenvolvidos para vegetarianos nas últimas décadas. Na maior parte das vezes, foram adaptados dos guias elaborados para a população saudável em geral, por exemplo, usando como base para representação gráfica a Pirâmide ou o Prato propostos pelo Departamento de Agricultura dos Estados Unidos (USDA). No entanto, essa adaptação deve ser cuidadosa, levando em conta que as dietas vegetarianas se caracterizam por omitirem parcial ou totalmente alimentos de origem animal, de modo que grupos de alimentos de origem vegetal passam a assumir o papel de fontes de nutrientes outrora fornecidos pelos alimentos de origem animal. Desse modo, é necessário realizar ajustes, como no número de porções recomendadas para certos grupos alimentares (p.ex., leguminosas, importante fonte de proteínas e de outros nutrientes em dietas vegetarianas).

Vale considerar que uma alimentação adequada e de qualidade, de acordo com os recursos alimentares disponíveis, deve buscar sempre técnicas de preparo que preservem ao máximo o valor nutritivo dos alimentos vegetais, evitando perdas de minerais, vitaminas e compostos bioativos. Para as escolhas alimentares deve-se incentivar uma seleção adequada dos alimentos, de acordo com a sazonalidade, com os hábitos alimentares, com otimização e menor perda do valor nutritivo e respeitando a sustentabilidade do meio ambiente (Philippi et al., 2015). Outro movimento que tem sido observado na literatura científica é a mudança de paradigma no conhecimento sobre os efeitos das dietas vegetarianas sobre a saúde (Martins, 2011). O fato de que populações vegetarianas, vivendo em condições de oferta adequada de alimentos e nutrientes, desfrutam de boa saúde e longevidade, com baixa taxa de várias doenças e agravos não transmissíveis (DANT) e seus fatores de risco, culminou no posicionamento favorável de cientistas, peritos em Nutrição, guias alimentares e entidades profissionais com respeito às dietas vegetarianas e *plant-based* (Melina et al., 2016; United States, 2015).

Desde 1992 e durante quase 20 anos o USDA utilizou a pirâmide como representação gráfica para o guia alimentar norte-americano (inicialmente *Food Guide Pyramid* ou *Eating Right Pyramid*, atualizado em 2005 para a versão *MyPyramid* até 2011), quando foi substituída pela representação gráfica de um prato (*MyPlate*). Entretanto, cientistas respeitados têm feito fortes críticas ao processo de construção dos guias alimentares por receberem forte influência de esforços de lobistas oriundos de uma variedade de indústrias de alimentos. Por esse motivo, peritos em Nutrição da Escola de Saúde Pública da Universidade de Harvard propuseram versões alternativas tanto da Pirâmide quanto do Prato (*The Healthy Eating Pyramid* e *The Healthy Eating Plate* ou A Pirâmide Alimentar Saudável e O Prato Alimentar Saudável, respectivamente) ditos independentes da influência de interesses comerciais e baseados nas melhores evidências científicas sobre as relações entre alimentação e saúde. É interessante observar que, em ambas as versões alternativas das representações gráficas da Pirâmide e do Prato, as recomendações estão dirigidas a mudanças para um padrão alimentar *plant-based* ou com ênfase no consumo de alimentos de origem vegetal e menos processados. A Pirâmide Alimentar Saudável enfatiza o consumo de frutas, verduras, legumes e óleos vegetais saudáveis. Destaca também a preferência por cereais integrais em lugar dos refinados, além de recomendar uma redução no consumo de carne vermelha e manteiga (Willet, 2005).

O Prato Alimentar Saudável reforça a recomendação para preferir cereais integrais e limitar o consumo de carne e também de queijo, além de evitar o consumo de carnes processadas. Nesse guia, o grupo de laticínios é menos enfatizado. A representação gráfica do copo de leite é substituída por um copo de água, limitando o consumo de leite/laticínios para 1-2 porções/dia e preferindo as versões com baixo ou nenhum conteúdo de gordura. Sucos também são limitados a 1 copo pequeno/dia, evitando bebidas açucaradas, enquanto frutas, verduras e legumes devem ocupar metade do prato (Harvard University, 2011). Da mesma maneira que a Pirâmide Alimentar Saudável, o Prato Alimentar Saudável também destaca o uso de óleos vegetais saudáveis, limitando o consumo de manteiga.

Este cenário foi reproduzido após a publicação do guia alimentar para norte-americanos no período de 2020-2025 (USDA, 2020), em dezembro de 2020. Em fevereiro de 2021, peritos em Epidemiologia nutricional e Medicina da Universidade de Harvard publicaram um artigo descrevendo preocupações sobre deficiências encontradas nas recomendações contidas nesse guia alimentar, com a esperança de que possam ser melhoradas (Willett et al., 2021). Embora o guia reconheça o padrão alimentar vegetariano saudável, a ingestão recomendada de alimentos específicos durante o ciclo vital exclui esse padrão, visto que as recomendações estão de acordo com o padrão alimentar no estilo norte-americano, baseado em alimentos de origem animal. Fundamentados por evidências de estudos científicos, os autores criticam a recomendação de dobrar a ingestão de leite e derivados em relação ao consumo médio atual norte-americano. Defendem também a troca das recomendações em direção à redução do consumo de fontes proteicas de origem animal e elevação do consumo de fontes proteicas de origem vegetal saudáveis em relação ao recomendado pelo guia alimentar e ao consumo atual norte-americano (Willett et al., 2021).

Considerando as implicações das escolhas alimentares sobre mudanças climáticas e outras consequências ambientais, Willett et al. (2021) recomendam limitar leite e derivados e carne vermelha para quantidades modestas, consistentes com os alvos propostos pela Comissão EAT-Lancet, ou seja, incluir cerca de 2 porções diárias de alimentos de origem animal, sendo uma do grupo do leite e derivados e a outra uma combinação de peixe, frango, ovos ou carne vermelha (Willett et al., 2019). Recomendam ainda enfatizar alternativas baseadas em vegetais para o leite e derivados e para a carne vermelha (Willett et al., 2021).

Outros guias alimentares também têm evoluído no sentido de apoiar padrões alimentares baseados em alimentos de origem vegetal. O Guia Alimentar para a População Brasileira destaca que os alimentos submetidos a um menor grau de processamento, em grande variedade e predominantemente de origem vegetal devem constituir a base para uma alimentação nutricionalmente balanceada, sensorial e culturalmente apropriada e promotora de um sistema alimentar ambientalmente e socialmente sustentável (Brasil, 2014).

Mais recentemente, o Guia Alimentar para Norte-americanos 2015-2020 descreveu e recomendou o padrão alimentar vegetariano saudável como uma opção alternativa para consumir uma alimentação saudável. Para tanto, apoia-se em fortes evidências obtidas principalmente de estudos prospectivos de coorte e ensaios clínicos randomizados que mostram que padrões alimentares que incluem baixa ingestão de carne vermelha e carnes processadas estão associados com menor risco de doença cardiovascular em adultos. O guia cita também evidências indicando que esse padrão alimentar está associado com menor risco de obesidade, diabetes tipo 2 e alguns tipos de câncer em adultos (United States, 2015).

A recomendação de um padrão alimentar vegetariano "saudável" tem ganhado um sentido especial, considerando-se as recentes publicações de pesquisadores de Harvard e Johns Hopkins que caracterizaram as dietas saudáveis baseadas em alimentos de origem vegetal (com alto consumo de alimentos de origem vegetal saudáveis e baixo consumo de alimentos de origem animal) e as dietas não saudáveis baseadas em alimentos de origem vegetal (com alto consumo de alimentos de origem vegetal menos saudáveis, baixo consumo de alimentos de origem vegetal saudáveis e baixo consumo de alimentos de origem animal) e seus efeitos sobre o risco de doenças crônicas e mortalidade por todas as causas (Satija et al., 2016; Satija et al., 2017; Kim et al., 2018; Satija e Hu, 2018; Hemler e Hu, 2019; Baden et al., 2019; Chen et al., 2021). Os estudos mostraram que dietas saudáveis baseadas em vegetais estão associadas com menor risco de doença cardiovascular (Satija et al., 2017; Satija e

Hu, 2018; Hemler e Hu, 2019), diabetes tipo 2 (Satija et al., 2016; Chen et al., 2021) e com menor mortalidade por todas as causas em norte-americanos (Kim et al., 2018; Baden et al., 2019).

POSIÇÕES OFICIAIS SOBRE DIETAS VEGETARIANAS

Desde a década de 90, a American Dietetic Association (ADA) tem publicado posições sobre dietas vegetarianas, que por meio da análise de estudos por especialistas trazem evidências e recomendações para uma alimentação adequada e saudável com base em alimentos de origem vegetal. Foram cinco atualizações das recomendações realizadas até o ano de 2016, quando a ADA já era chamada de Academy of Nutrition and Dietetics (AND). Outras entidades italiana, alemã e espanhola também publicaram recomendações oficiais sobre dietas vegetarianas em seus países. A seguir, serão apresentadas as principais posições oficiais de entidades da área de nutrição sobre dietas vegetarianas publicadas ao longo do tempo, cujas recomendações estão sintetizadas na Tabela 1.

As posições da ADA/AND são favoráveis à adequação das dietas vegetarianas (veganas, lactovegetarianas e ovolactovegetarianas) bem planejadas para todas as fases do ciclo vital, incluindo gravidez e lactação, sendo capazes de satisfazer as necessidades nutricionais de bebês, crianças e adolescentes e promover crescimento normal. Apresentam ainda vantagens destas dietas bem planejadas e praticadas durante a infância e adolescência no estabelecimento de hábitos alimentares saudáveis e duradouros, com baixa ingestão de colesterol, gordura saturada, gordura total e maior consumo de frutas, legumes, verduras fitoquímicos, antioxidantes e fibras, em comparação com dietas não vegetarianas (Havala e Dwyer, 1993; Messina et al., 1997; Craig et al., 2009; ADA, 2003; Melina et al., 2016). Logicamente, o risco de deficiências é maior nas dietas mais restritivas e em períodos de maior demanda (p.ex., na infância). Ademais, uma dieta vegetariana mal planejada, como qualquer outro tipo de alimentação desequilibrada, pode ter consequências negativas sobre a saúde e o crescimento (Ferreiro, López e Villares, 2019).

A posição da Sociedade Italiana de Nutrição Humana (Agnoli et al., 2017) e as recomendações do Comitê de Nutrição e Lactação Materna da

Associação Espanhola de Pediatria (Ferreiro, López e Villares, 2019) não diferem muito da última posição da AND (AND, 2016). Já a posição da Sociedade Alemã de Nutrição (DGE) sobre dietas veganas afirma ser difícil ou impossível nesse padrão alimentar atingir o suprimento adequado de alguns nutrientes, dos quais a vitamina B12 é o mais crítico. Por essa razão, a DGE não recomenda dieta vegana para mulheres gestantes, em fase de lactação, crianças ou adolescentes (Richter et al., 2016). A posição do Comitê de Nutrição da Sociedade Alemã de Medicina Infantil e Adolescente (DGKJ) é favorável a uma dieta onívora balanceada, com amplo consumo de alimentos de origem vegetal e moderado consumo de carne, peixe e laticínios para crianças (Rudloff et al., 2019). O DGKJ apoia o consumo de uma dieta ovolactovegetariana balanceada como parte de um estilo de vida saudável durante a infância e adolescência, podendo alcançar os requerimentos nutricionais, de crescimento e desenvolvimento normais e adequados para a idade. A posição deste comitê corrobora a posição da DGE sobre dietas veganas na infância, adolescência, para mulheres gestantes e em fase de lactação.

GUIAS ALIMENTARES PARA DIETAS VEGETARIANAS

A seguir, são apresentados os principais guias alimentares para dieta vegetariana publicados ao longo do tempo, cujas recomendações estão sintetizadas na Tabela 2.

Primeiros guias alimentares para vegetarianos adultos

Em 1988, a autora Patricia Mutch buscou revisar e avaliar os guias alimentares disponíveis para vegetarianos, especialmente veganos, usando os critérios de adequação de macro e micronutrientes pela ingestão dietética recomendada (*Recommended Dietary Allowance* – RDA). A autora selecionou guias alimentares vegetarianos para adultos publicados no final da década de 70 e início da década de 80: Basic Four, Chaij (1980) e Fanelli (1982), que foram considerados adequados nutricionalmente para mulheres veganas segundo os nutrientes avaliados (proteína, ferro, cálcio, vitamina C, niacina e riboflavina), exceto para valor calórico.

Além disso, entre os guias alimentares para gestantes veganas avaliados, o de Fanelli (1982), de Farthing (1982) e da Associação Dietética Adventista do Sétimo Dia (Heath, 1983) atenderam as recomendações em energia, proteína, cálcio e ferro. Todos os guias contribuíram com grandes quantidades de vitamina C, riboflavina e niacina. Em relação às recomendações para homens adultos, nenhum guia era adequado para energia, somente um atingiu a RDA para proteína e houve uma proximidade em atender às necessidades de cálcio e riboflavina, além de que o ferro era fornecido em quantidades superiores à recomendada.

TABELA 1 Recomendações sobre dietas vegetarianas e padrões dietéticos *plant-based* nas posições oficiais de entidades da área de Nutrição

Autor e ano	Objetivo	Recomendações
Havala e Dwyer, 1993	Posição da Associação Americana de Dietética sobre dietas vegetarianas	• Inclua uma variedade de alimentos (cereais, vegetais, legumes, frutas, e opcional a ingestão de laticínios e ovos) e garanta que a ingestão calórica seja adequada para atender às necessidades energéticas • Mantenha a baixa ingestão de alimentos com baixo teor nutricional, como doces, alimentos gordurosos e bebidas alcoólicas • Escolha produtos de grãos inteiros ou não refinados, ou use produtos fortificados e/ou enriquecidos • Consuma uma variedade de frutas e legumes e verduras, incluindo uma boa fonte de vitamina C • Se o leite ou produtos lácteos forem consumidos, use variedades com baixo teor de gordura ou desnatados • Limite a ingestão de 3 a 4 gemas de ovos por semana • Os veganos devem consumir uma fonte confiável de vitamina B12 (p. ex. cereais matinais fortificados, bebidas de soja fortificadas ou suplemento) • Suplemento de vitamina D pode ser indicado se a exposição à luz solar for limitada • Bebês vegetarianos e não vegetarianos que são exclusivamente amamentados, após 4 a 6 meses de idade devem receber suplementos de ferro e vitamina D (se a exposição ao sol for limitada)

(continua)

TABELA 1 Recomendações sobre dietas vegetarianas e padrões dietéticos *plant-based* nas posições oficiais de entidades da área de Nutrição *(continuação)*

Autor e ano	Objetivo	Recomendações
Messina e Burke, 1997	Posição da Associação Americana de Dietética sobre dietas vegetarianas	• Escolha uma variedade de alimentos, incluindo cereais integrais, legumes e verduras, frutas, oleaginosas, sementes e, se desejar, laticínios e ovos • Escolha com frequência alimentos inteiros não refinados e consuma menos alimentos altamente adoçados, gordurosos e refinados • Escolha uma variedade de frutas e verduras e legumes • Se forem usados alimentos de origem animal, como laticínios e ovos, escolha versões com baixo teor de gordura. Queijos, outros laticínios e ovos com alto teor de gordura devem ser limitados devido ao teor de gordura saturada e porque seu uso frequente substitui alimentos vegetais em algumas dietas vegetarianas • Os veganos devem incluir uma fonte regular de vitamina B12 em suas dietas, junto com uma fonte de vitamina D, se a exposição ao sol for limitada • Bebês amamentados exclusivamente ao seio devem receber suplementos de ferro após 4 a 6 meses de idade e, se a exposição ao sol for limitada, uma fonte de vitamina D • Bebês veganos amamentados devem receber suplementos de vitamina B12 se a dieta da mãe não for fortificada • Não restrinja a gordura na dieta de crianças menores de 2 anos. Para crianças mais velhas, inclua alguns alimentos ricos em gorduras insaturadas (p. ex. oleaginosas, sementes, manteiga de oleaginosas e sementes, abacate e óleos vegetais) para ajudar a atender as necessidades de nutrientes e energia

(continua)

TABELA 1 Recomendações sobre dietas vegetarianas e padrões dietéticos *plant-based* nas posições oficiais de entidades da área de Nutrição *(continuação)*

Autor e ano	Objetivo	Recomendações
ADA, 2003	Posição da Associação Americana de Dietética sobre dietas vegetarianas	• Dietas vegetarianas bem planejadas são saudáveis, nutricionalmente adequadas e provêm benefícios de saúde na prevenção e tratamento de certas doenças • Escolha uma variedade de alimentos incluindo cereais integrais, legumes, verduras, frutas, leguminosas, oleaginosas, sementes e, se desejado, laticínios e ovos • Escolha alimentos integrais não refinados para reduzir o consumo de alimentos altamente açucarados, gordurosos e muito refinados • Escolha uma variedade de frutas, verduras e legumes • Se alimentos de origem animal, como ovos e laticínios, são usados, escolha produtos com menor teor de gordura e use esses alimentos (ovos e laticínios) em moderação • Use uma fonte regular de vitamina B12 e de vitamina D, caso a exposição à luz solar seja limitada
Craig, Mangels e ADA, 2009	Posição da Associação Americana de Dietética (antiga ADA, atual AND) sobre dietas vegetarianas	• Dietas vegetarianas, incluindo veganas (vegetariana estrita) são saudáveis, nutricionalmente adequadas e podem promover benefícios de saúde na prevenção e tratamento de certas doenças. Dietas vegetarianas bem planejadas são apropriadas para indivíduos durante todas as fases do ciclo vital, incluindo gravidez, lactação, infância, adolescência e para atletas • Escolha uma variedade de alimentos incluindo cereais integrais, legumes, verduras, frutas, leguminosas, oleaginosas, sementes e, se desejado, laticínios e ovos • Minimize o consumo de alimentos que sejam altamente adoçados, ricos em sódio e ricos em gorduras, especialmente gorduras saturadas e ácidos graxos trans • Escolha uma variedade de frutas, legumes e verduras • Caso alimentos de origem animal como ovos e laticínios sejam consumidos, escolha produtos com baixo teor de gordura e use ovos e laticínios em moderação • Use uma fonte regular de vitamina B12 e vitamina D, caso a exposição à luz solar seja limitada

(continua)

TABELA 1 Recomendações sobre dietas vegetarianas e padrões dietéticos *plant-based* nas posições oficiais de entidades da área de Nutrição *(continuação)*

Autor e ano	Objetivo	Recomendações
Melina, Craig e Levin, 2016	Posição da Academia de Nutrição e Dietética sobre dietas vegetarianas	• Dietas vegetarianas bem planejadas, incluindo veganas, são saudáveis, nutricionalmente adequadas e podem prover benefícios de saúde na prevenção e tratamento de certas doenças. Essas dietas são apropriadas para todas as fases do ciclo vital, incluindo gravidez, lactação, infância, adolescência, para idosos e atletas. Dietas à base de vegetais são mais ambientalmente sustentáveis do que dietas ricas em produtos de origem animal porque utilizam menos recursos naturais e estão associadas com menos dano ambiental
Richter et al., 2016	Posição da Sociedade Alemã de Nutrição (DGE) sobre dietas veganas	• Com uma puramente dieta baseada em vegetais é difícil ou impossível atingir o suprimento adequado de alguns nutrientes, sendo a vitamina B12 o mais crítico. Outros nutrientes potencialmente críticos em uma dieta vegana incluem: aminoácidos essenciais, ácidos graxos ômega-3 de cadeia longa, outras vitaminas (riboflavina, vitamina D) e minerais (cálcio, ferro, iodo, zinco e selênio). A DGE não recomenda dieta vegana para mulheres gestantes, em fase de lactação, crianças ou adolescentes. Pessoas que desejam seguir uma dieta vegana deveriam permanentemente tomar um suplemento de vitamina B12, prestar atenção para a ingestão adequada de nutrientes críticos e possivelmente usar alimentos fortificados ou suplementos alimentares. Elas devem receber orientação nutricional e o aporte de nutrientes críticos deve ser regularmente verificado por um médico

(continua)

TABELA 1 Recomendações sobre dietas vegetarianas e padrões dietéticos *plant-based* nas posições oficiais de entidades da área de Nutrição *(continuação)*

Autor e ano	Objetivo	Recomendações
Agnoli et al., 2017	Posição da Sociedade Italiana de Nutrição Humana	• Dietas vegetarianas bem planejadas que incluem ampla variedade de alimentos de origem vegetal e uma fonte confiável de vitamina B12 provêm ingestão adequada de nutrientes. Para italianos, uma dieta vegetariana nutricionalmente adequada e saudável pode ser obtida pela escolha de uma grande variedade de alimentos de origem vegetal tradicionalmente consumidos na Itália (cereais, leguminosas, legumes, verduras, frutas, sementes, oleaginosas, azeite de oliva). Agências governamentais e organizações de saúde e de nutrição devem prover mais recursos educacionais para ajudar italianos a consumir dietas vegetarianas nutricionalmente adequadas
Rudloff et al., 2019	Posição da Comissão de Nutrição da Sociedade Alemã de Medicina Infantil e Adolescente sobre dietas vegetarianas para esse público	• Recomenda-se uma dieta onívora balanceada com amplo consumo de alimentos vegetais e consumo moderado de carne, peixe e produtos lácteos para atender às necessidades nutricionais de forma mais fácil e satisfatória • Quanto maior a restrição alimentar, maior o risco de deficiências nutricionais • Crianças e adolescentes podem realizar uma dieta ovolactovegetariana, pois atende às necessidades nutricionais, o crescimento normal e o desenvolvimento adequado à idade. Mas precisa de uma atenção especial para ingestão de ferro, a fim de compensar a menor biodisponibilidade dele • Uma dieta vegana por um longo período leva à deficiência de vitamina B12 (se a dieta não for adequadamente suplementada). É necessário prestar atenção à ingestão de ferro, zinco, iodo, ômega-3, cálcio, proteínas e calorias, a fim de prevenir complicações clínicas graves, como déficit de crescimento, anemia ou danos neurológicos. • A vitamina B12 também é essencial durante a gravidez e a amamentação. Em quantidades insuficientes pode resultar em sintomas graves de deficiência em bebês e crianças pequenas. Mulheres grávidas e lactantes com dietas veganas devem ingerir vitamina B12 por meio de suplementos orais

(continua)

TABELA 1 Recomendações sobre dietas vegetarianas e padrões dietéticos *plant-based* nas posições oficiais de entidades da área de Nutrição *(continuação)*

Autor e ano	Objetivo	Recomendações
Ferreiro, López e Villares, 2019	Recomendações do Comitê de Nutrição e Amamentação Materna da Associação Espanhola de Pediatria sobre dietas vegetarianas	• Gestantes e lactantes: ingestão suficiente de vitamina B12 e ácidos graxos ômega-3, geralmente com o auxílio de suplementos • Bebês a partir de 6 meses: introdução de leguminosas como substitutos da carne, alimentos enriquecidos com cálcio (p. ex., iogurte de soja), alimentos ricos em vitamina C nas principais refeições e consumo regular de verduras e legumes fontes de vitamina A • Crianças a partir de 2 anos: mesma alimentação do restante da família • Adolescência: necessidade de maior atenção para proteínas, ferro, zinco e cálcio. Para otimizar a absorção do ferro, deve-se estimular a ingestão de alimentos ricos em vitamina C nas refeições principais e evitar o consumo de café e chá nas refeições

Pirâmide Alimentar Vegetariana

Em 1999, pesquisadores da Universidade de Loma Linda propuseram um guia para alimentação de ovolactovegetarianos e veganos. Os autores descreveram as razões para apresentar a dieta vegetariana como modelo para uma alimentação saudável, como a possibilidade de promover o crescimento e o desenvolvimento adequados, bem como o atendimento às necessidades nutricionais em todas as fases da vida. Na época, após envio de um questionário a experts em Nutrição vegetariana, definiu-se como representação gráfica a pirâmide dos alimentos em função da familiaridade pela população. Assim, os grupos alimentares foram identificados e divididos em camadas de acordo com a sua contribuição para a dieta: os cinco principais grupos alimentares baseados em vegetais (grãos integrais; legumes; verduras; frutas; sementes e castanhas) na base da pirâmide e quatro grupos opcionais (óleos vegetais; leite e derivados; ovos e doces) no topo, com número de porções conforme a Figura 1. Também ficou decidido que deveria aparecer na repre-

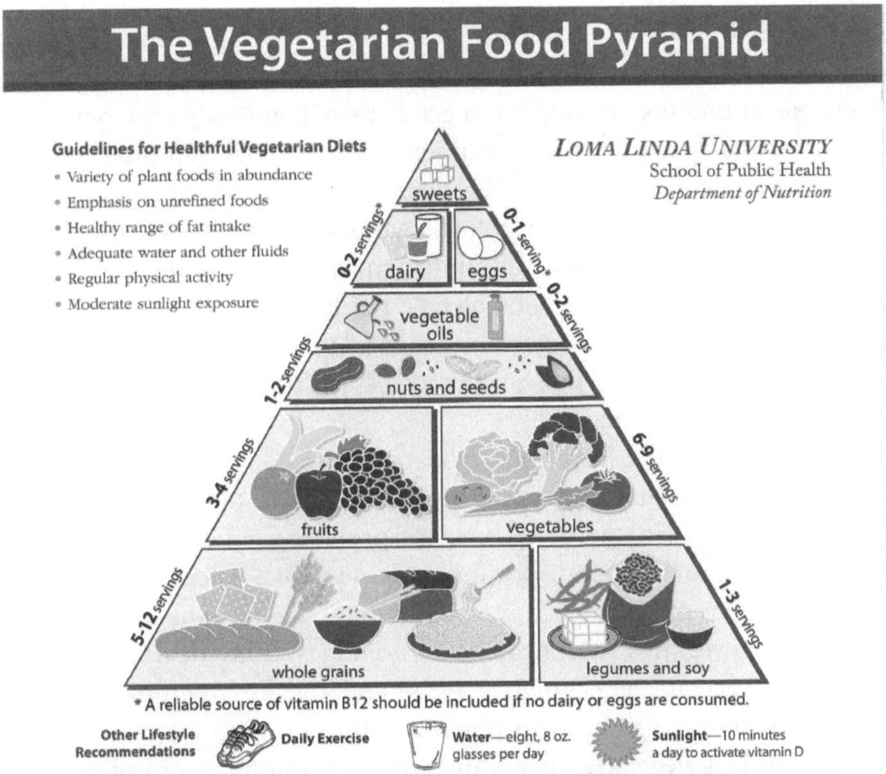
The Vegetarian Food Pyramid
Guidelines for Healthful Vegetarian Diets
• Variety of plant foods in abundance
• Emphasis on unrefined foods
• Healthy range of fat intake
• Adequate water and other fluids
• Regular physical activity
• Moderate sunlight exposure
LOMA LINDA UNIVERSITY
School of Public Health
Department of Nutrition
sweets
0-2 servings*
dairy
eggs
0-1 serving*
vegetable oils
0-2 servings
nuts and seeds
1-2 servings
fruits
3-4 servings
vegetables
6-9 servings
whole grains
5-12 servings
legumes and soy
1-3 servings
* A reliable source of vitamin B12 should be included if no dairy or eggs are consumed.
Other Lifestyle Recommendations
Daily Exercise
Water—eight, 8 oz. glasses per day
Sunlight—10 minutes a day to activate vitamin D

Calories/day ▶	1600kcal/day	2000kcal/day	2500kcal/day	1600kcal/day	2000kcal/day	2500kcal/day
Food Groups	vegan servings/day			lacto-ovo servings/day		
Whole Grains	5	7	12	5	6	9
Legumes and Soy	3	3	3	3	3	3
Vegetables	6	8	9	6	8	9
Fruits	3	4	4	3	4	4
Nuts and Seeds	2	2	2	1	1	2
Vegetable Oils	1	2	2	1	2	2
Dairy Products	0	0	0	2	2	2
Eggs	0	0	0	1/2 egg	1/2 egg	1/2 egg
Sweets	Optional					

LOMA LINDA UNIVERSITY • SCHOOL OF PUBLIC HEALTH • DEPARTMENT OF NUTRITION
©2008 www.llu.edu/llu/sph/nutrition

FIGURA 1 Pirâmide alimentar vegetariana da Universidade de Loma Linda, CA, EUA.

sentação gráfica a necessidade de suplementação de vitamina B12 para indivíduos veganos. Outras recomendações para um estilo de vida saudável foram adicionadas, como atividade física, exposição moderada ao sol e ingestão de água. Os autores destacaram, como principais características de uma dieta vegetariana saudável, um consumo variado e abundante de alimentos de origem vegetal, bem como a preferência por produtos não refinados e minimamente processados. Ressaltam ainda que, para aqueles que não são veganos, o consumo de leite e derivados com baixo teor de gordura e de ovos garante um aporte adequado de nutrientes sem a necessidade de suplementação de vitamina D, cálcio e vitamina B12. Com relação aos óleos e gorduras, os autores defendem que o consumo total e de gorduras saturadas tende a ser menor, com boas fontes de gorduras poli-insaturadas e ácidos graxos essenciais, como sementes e castanhas.

Em 2002, Venti e Johnston realizaram uma adaptação da Pirâmide Alimentar Vegetariana proposta por Haddad et al. (1999). As autoras consideraram o risco de deficiência de proteínas, vitaminas B12 e D, assim como a menor biodisponibilidade de zinco, cálcio e ferro, para propor algumas modificações. A recomendação de proteína foi acrescida em 20% para veganos em função da menor digestibilidade das proteínas de origem vegetal. Para atingir a recomendação de vitamina B12, foi recomendado o consumo de 3 porções diárias do grupo de leite e derivados para lactovegetarianos e alimentos fortificados. Para veganos foi recomendado o consumo de alimentos fortificados e suplementação dessa vitamina. Para atingir a recomendação de vitamina D recomendou-se no mínimo duas porções do grupo do leite, e para idosos lactovegetarianos e veganos indicou-se o consumo de alimentos fortificados. Quanto ao consumo de cálcio, em lactovegetarianos é semelhante ao de onívoros, sendo menor nos veganos. Dessa forma, os vegetarianos foram encorajados a consumir 20% a mais de cálcio que o recomendado para onívoros (1.200 a 1.500 mg de cálcio, dependendo da idade).

Em 2018, Le e colaboradores da Universidade de Loma Linda desenvolveram o Índice de Estilo de Vida Vegetariano baseado na Pirâmide Alimentar Vegetariana (Haddad et al., 1999) e avaliaram a adesão desse guia em uma população de adventistas de baixo risco (ou seja, baixa prevalência de fumantes e consumidores de álcool). O objetivo do índice foi de compilar várias informações em uma única pontuação métrica, caracterizando os indivíduos de acordo com o grau em que sua dieta e estilo de vida são considerados "saudáveis". O Índice de Estilo de Vida Vegetariano consistiu em 11 componentes relacionados à dieta e 3 nos comportamentos de estilo de vida: nove componentes foram avaliados quanto à adequação de grãos inteiros; legumes, soja e substitutos da carne; vegetais; frutas; oleaginosas e sementes; fontes confiáveis de vitamina B12; exercício diário; ingestão de água; e exposição solar. Cinco componentes foram avaliados quanto à moderação da ingestão de doces; óleos vegetais; laticínios; ovos; e ingestão de alimentos cárneos (carne vermelha, aves e peixes). Como resultado, verificou-se que vegetarianos – especialmente os veganos – tiveram pontuações mais altas no Índice de Estilo de Vida Vegetariano, e os não vegetarianos, pontuações mais baixas. Além disso, os veganos foram o público que apresentou maior adesão ao Guia Alimentar Vegetariano da Universidade de Loma Linda.

Em 2019, Gili et al. adaptaram o índice de estilo de vida vegetariano para investigar a adesão aos hábitos de estilo de vida veganos entre argentinos vegetarianos e não vegetarianos. Os pesquisadores encontraram em uma população predominantemente feminina, jovem e vegetariana (principalmente ovolactovegetariana) uma maior adesão aos hábitos de vida saudáveis veganos em indivíduos maiores de 64 anos, não fumantes, que não fazem uso de bebida alcoólica, com estado nutricional adequado e entre os veganos.

Guia Alimentar Vegetariano

Em 2003 foi publicado o Guia Alimentar Vegetariano (Messina et al., 2003), que reuniu as principais recomendações para uma dieta vegetariana saudável, seja ela vegana ou ovolactovegetariana, para todas as fases da vida e estados fisiológicos. Sobre o consumo de grãos, recomendou-se optar pelos integrais como pães, cereais e massas, que contribuem com aproximadamente 80 calorias por porção, como fonte de energia, proteínas, vitamina B e minerais como o ferro, sendo recomendadas de 6 a 11 porções por dia. Os vegetais fornecem vitaminas, minerais, fibras e fitoquímicos em uma porção de aproximadamente 25 calorias, sendo recomendadas 3 ou mais porções por dia. Vegetais folhosos e sucos fortificados fornecem cálcio, os verde-escuros fornecem vitamina K, ácido fólico e outras vitaminas e os vegetais ricos em vitamina C aumentam a absorção do ferro, sendo importante comer uma ampla variedade desses alimentos para alcançar todos os seus benefícios nutricionais. A porção de frutas tem 60 calorias e pode ser fonte de cálcio (sucos fortificados e figo), ácido fólico (laranja) e vitamina C (frutas cítricas, kiwi, mamão, morango, melão, goiaba e manga, por exemplo), devendo ser consumidas duas porções ou mais por dia. O leite e seus derivados são as principais fontes de cálcio, mas outros alimentos têm sido reconhecidos como fontes importantes desse mineral, como feijões e tofu, além do leite de soja fortificado. Cada porção desse grupo fornece 150 mg de cálcio, sendo que corresponde a meia xícara de leite de vaca ou leite de soja fortificado. A recomendação desse grupo é de seis a oito porções por dia. O grupo de feijões é uma ótima fonte proteica na dieta vegetariana, sendo recomendadas 2 a 3 porções por dia, incluindo sementes e castanhas. As leguminosas são fontes de ferro (cuja absorção é maior acompanhado de vitamina C), zinco, vitaminas do complexo B e fibras solúveis e insolúveis, além de poder conter cálcio. São recomendadas uma a duas porções por dia de alimentos-fonte de ômega-3, como óleos de linhaça, cânhamo ou canola, nozes e amêndoas. Além disso, recomenda-se o consumo de alimentos fortificados ou suplementação de vitamina B12 e D, além de exposição solar. Zinco e ferro também apresentam menor biodisponibilidade na dieta vegetariana, tendo sua recomendação quase dobrada para o vegetariano. Nesse sentido, as porções dos grupos alimentares da Pirâmide Alimentar Vegetariana foram ajustadas para tais necessidades (Tabela 2). O grupo dos vegetais foi acrescido do subgrupo de vegetais folhosos verdes (fontes de cálcio) e o grupo das frutas foi acrescido de frutas secas (fonte de ferro). Um subgrupo de nozes e sementes também foi criado considerando sua fonte proteica, de ferro, zinco e ácidos graxos essenciais. O grupo de óleos foi incluído para estimular o consumo de ácidos graxos monoinsaturados e ácidos graxos essenciais.

Guia Alimentar para Norte-americanos

Jacobs Jr et al. (2009) realizaram um histórico dos guias alimentares norte-americanos que tiveram um aumento em seu nível de evidência ao longo dos anos, passando a ser elaborados por um comitê especializado a partir de 2005, cujo desafio foi recomendar um padrão alimentar que atendesse às necessidades nutricionais de acordo com as *Dietary Reference Intakes* (DRIS) para cada grupo etário para promoção da saúde e prevenção de doenças. O Guia Alimentar para Norte-americanos de 2005 apoiou o consumo de alimentos de origem vegetal e foi favorável para vegetarianos em função das amplas evidências encontradas para a recomendação de uma dieta baseada em vegetais. Os autores sugerem ainda que mais pesquisas são necessárias sobre a sinergia dos alimentos para inclusão nos guias alimentares, além de ensaios clínicos randomizados sobre o impacto da dieta vegetariana no estado nutricional e prevenção de doenças, além do impacto socioeconômico e ambiental.

Guia Alimentar Vegetariano para Japoneses

No Japão, Nakamoto e colaboradores (2009) perceberam a necessidade de um Guia Alimentar Vegetariano para Japoneses, tendo em vista que o guia alimentar do país não incluía informações opcionais para dieta vegetariana. Desta maneira, foi desenvolvido pelos autores o Guia Alimentar Vegetariano para Japoneses adultos que se consideram ovolactovegetarianos. Esse guia foi proposto com base na pirâmide alimentar do Guia Vegetariano dos Estados Unidos e no Guia Alimentar para Japoneses. O guia criado oferece nutrientes em quantidades adequadas para homens e mulheres, pois atinge as recomendações (RDA) para japoneses adultos em relação a calorias (2.000 kcal), proteínas, gordura, carboidrato, vitaminas A, B1, B2, C, cálcio, ferro, potássio e sódio. Esse guia foi dividido em 6 grupos alimentares com as respectivas porções para atingir o valor nutricional planejado. Os autores optaram por apresentar as recomendações no formato de Pirâmide para auxiliar os consumidores a recordarem os grupos alimentares e o número e tamanho de porções recomendadas.

Guia Alimentar Vegetariano para Italianos

No ano de 2010, a pesquisadora italiana Luciana Baroni propôs o VegPyramid, um Guia Alimentar Vegetariano para Italianos, tendo em vista que as diretrizes dietéticas desse país não apresentavam seções sobre dietas vegetarianas. A proposta de Pirâmide levou em consideração as recomendações das Diretrizes Alimentares para Vegetarianos, População Geral e Alimentação Saudável propostas nos EUA e se enquadra na estrutura de uma dieta mediterrânea. A VegPyramid classifica os alimentos em 6 grupos, em que é indicada a quantidade de diferentes alimentos a serem consumidos diariamente para obter uma dieta italiana vegetariana bem planejada, tanto para ovolactovegetarianos como veganos.

Diretrizes para o planejamento alimentar de dieta ovolactovegetariana

Em 2011, os nutricionistas argentinos Kizlansky & Durotovich propuseram estabelecer diretrizes para um plano alimentar ovolactovegetariano para adultos saudáveis, a fim de determinar porções adequadas por grupos de alimentos. Neste estudo, os autores consideraram como nutriente crítico o ferro, considerando que a dieta ovolactovegetariana não fornece ferro heme e seguiram as recomendações da Associação Dietética Americana: para vegetarianos, um consumo de 1,8 vez maior que recomendações para não vegetarianos. Também se basearam nas recomendações energéticas e de porções com base no Código Alimentario Argentino e no Guia Alimentar para População Argentina: 2.000 a 2.200 kcal para mulheres e 2.900 kcal para homens. Para a qualidade das proteínas, considerou-se o escore de aminoácidos corrigido pela digestibilidade proteica (PDCAAS), procedimento proposto pela FAO-WHO, desde 1991. Os demais nutrientes seguiram as recomendações do Instituto de Medicina (2000, 2001 e 2002). O guia apresenta seis grupos de alimentos: legumes, cereais e derivados; frutas e hortaliças; laticínios e ovos; frutas secas e desidratadas; óleos e sementes; e açúcar e doces. Além disso, o artigo traz orientações complementares, resumidas conforme segue:

1. Recomendações para uma dieta saudável: incluir diariamente alimentos de todos os grupos nas porções indicadas. Leguminosas ou derivados (lentilha, feijão, grão-de-bico, ervilha seca e suas farinhas) são digeridos melhor após remolho seguido de cozimento. Dar preferência para os cereais integrais. Incluir uma grande variedade de vegetais de todas as

cores, de preferência crus. Sobre as frutas frescas, escolha, dentro das porções sugeridas, duas frutas cítricas ao dia para sobremesa após o almoço e o jantar. Incluir diariamente frutas secas (ameixas, passas, damascos, pêssegos) e oleaginosas (nozes, amêndoas, pinhões, castanhas-de-caju) como aperitivo. Fazer preparações caseiras, tanto quanto possível: de preferência, incluindo sementes, frutos secos e óleos vegetais. Garantir o consumo diário de leite desnatado e a quantidade indicada semanalmente de ovos. Reduzir o consumo de preparações ricas em sal, açúcar e gorduras de origem animal ou de frituras e álcool.

2. Para favorecer a absorção de ferro de origem vegetal: consumir frutas frescas sem passar por nenhum processo de cocção e respeitando as porções cítricas indicadas incluídas, se possível, em suas refeições principais. Utilizar pimenta e tomate fresco sem cozinhar (em saladas e molho). Cozinhar os legumes com pouca água, se possível com a casca. Consumir sucos de frutas imediatamente após o preparo ou mantê-los em um recipiente fechado e na geladeira por poucos dias. Temperar as saladas com suco de limão espremido para substituir o vinagre, e utilizar salsa fresca como condimento. Evitar tomar infusões (café, mate ou chá) perto do almoço ou jantar.
3. Para garantir um consumo adequado de proteínas: consumir diariamente e em quantidade suficiente (conforme as porções indicadas) produtos lácteos e derivados, ovos, legumes combinados com cereais, verduras ou molhos à base de laticínios.

Vegetarian Plate

Fladell, em 2013, abordou em sua dissertação de mestrado uma busca na literatura sobre a biodisponibilidade de nutrientes essenciais em dietas vegetarianas, utilizou essas informações para atualizar as recomendações feitas na Pirâmide Alimentar Modificada para Ovolactovegetarianos e Veganos (2002), e além disso adaptou esse guia alimentar revisado ao novo formato *"MyPlate"* (MeuPrato) do USDA (Departamento de Agricultura dos Estados Unidos), denominando *"Vegetarian Plate"* (Prato Vegetariano). A figura do Prato Vegetariano apresenta um grande prato dividido em seções de cores diferentes para representar cada um dos grupos alimentares e com o número de porções recomendadas. Ao lado, há um prato pequeno que representa as recomendações para alimentos suplementares (p.ex.: 4 porções por semana de uvas-passas e damascos secos para suprir as necessidades de zinco e 1 porção por semana de laranja para suprir as necessidades de cálcio). Além disso, as recomendações de líquidos são indicadas através de um copo de água e, em conjunto, é utilizada uma figura masculina e uma feminina praticando exercícios para indicar as recomendações de atividade física.

Guia Alimentar Americano (2015)

A atualização do Guia Alimentar para Norte-americanos para os anos de 2015 a 2020 apresenta a dieta vegetariana como um exemplo dentre as várias formas de consumir um padrão alimentar saudável. As recomendações deste guia para o padrão alimentar vegetariano saudável estão divididas por grupos de alimentos e porções. Os motivos apresentados como justificativa para tal orientação incluem o menor risco de doenças crônicas associado com o baixo consumo de carne vermelha e processada. Ademais, em comparação com as recomendações alimentares no estilo norte-americano, o padrão de alimentação vegetariana saudável inclui mais leguminosas, produtos de soja, oleaginosas e sementes e grãos inteiros. Apesar de não conter carnes, aves ou frutos do mar, esse padrão é semelhante no cumprimento de nutrientes ao padrão alimentar de estilo norte-americano, entretanto, é um pouco mais alto em cálcio e fibras e mais baixo em vitamina D.

Guia Alimentar para Dietas Vegetarianas – Espanha

Na Espanha, Menal-Puey e Marques-Lopes (2017) elaboraram um Guia Alimentar para Dietas Vegetarianas que reflete práticas alimentares espanholas, incluindo opções de alimentos que fornecem energia e nutrientes suficientes para vários tipos de dietas vegetarianas. Os grupos de alimentos foram baseados no Guia Alimentar Espanhol, com alimentos vegetarianos comuns, e suas respectivas porções e recomendações. O guia foi desenvolvido pensando nos dois grupos mais comuns de vegetarianos espanhóis: ovolactovegetariano e vegano. Os autores destacaram a importância do consumo de alimentos fortificados para alcançar níveis adequados de cálcio, vitamina B12 e vitamina D.

VegPlate

A pesquisadora Baroni, depois de desenvolver em 2010 o VegPyramid para a população italiana, volta em 2019 com colaboradores para apresentar o VegPlate: um novo Guia Alimentar Vegetariano com base na tradição mediterrânea e de acordo com as novas DRIs italianas. Este guia também oferece adaptações específicas para gestantes e lactantes. Ele é baseado em seis grupos de alimentos: cereais e derivados (pão, macarrão e leite de arroz) e batata; alimentos ricos em proteínas – feijão, grão-de-bico, lentilha, fava, ervilha, soja e seus derivados (tofu, tempê = fermentado de soja e leite de soja); verduras e legumes; frutas; oleaginosas e sementes (amêndoas, sementes de linhaça, avelãs, amendoins, pinhões, pistache, sementes de abóbora, sementes de gergelim, sementes de girassol e nozes); gorduras e óleos de oliva e linhaça. Além disso, foram criados dois grupos transversais incluindo alimentos dos grupos anteriores: grupo de alimentos ricos em cálcio, e o grupo de alimentos ricos em ômega-3. O estudo apresenta uma tabela com as porções recomendadas para diferentes necessidades calóricas (1.200 a 3.200 kcal para adultos e 1.800 a 3.200 kcal para gestantes e lactantes).

VegPlate Junior

Os mesmos autores do VegPlate apresentaram, em 2019, o guia VegPlate Junior, para o público vegetariano infantil e adolescente, tendo em vista que muito provavelmente pais vegetarianos criariam os filhos seguindo o mesmo padrão alimentar. O guia atende aos critérios de uma dieta "bem planejada", sendo adequado para promover um crescimento saudável e regular. Ele apresenta os mesmos grupos alimentares que o VegPlate para adultos, e a quantidade de porções recomendadas foi calculada para atender as DRIs de italianos de 1 a 17 anos, para necessidades calóricas de 800 a 3.600 kcal: 1 a 3 anos: 800-1.500 kcal; 4 a 6 anos:

1.200-1.800 kcal; 7 a 10 anos: 1.500-2.500 kcal; 11 a 14 anos: 2.100-3.200 kcal; 15 a 17 anos: 2.400 kcal-3.600 kcal.

Dieta Vegetariana para Gestantes

A Faculdade Americana de Enfermeiras Obstétricas (2020) preparou um documento informando sobre alimentação vegetariana adequada para gestantes. Nesse documento são apresentadas as fontes alimentares de nutrientes importantes durante a gravidez (proteína, ferro, ácido fólico, iodo, vitamina B12, colina, cálcio, zinco, vitamina D e ácidos graxos ômega-3), além de sanar dúvidas como: "É possível se manter saudável sem comer carne?", "Quais nutrientes são difíceis de obter em uma dieta vegetariana?", "O que posso comer para receber proteínas/outros nutrientes que meu corpo precisa de forma suficiente e garantida?" e "Existem vitaminas ou suplementos que possam garantir a ingestão nutricional necessária?".

Pirâmide Alimentar Vegetariana para População Brasileira

No ano de 2021, os pesquisadores brasileiros Joice Pereira, Bárbara Santos e Daniel C. de Lima desenvolveram uma pirâmide alimentar vegetariana para adultos e idosos voltada para os hábitos alimentares dos brasileiros. A pirâmide teve como base a pirâmide alimentar brasileira desenvolvida por Philippi et al. (1999) e a pirâmide vegetariana da Universidade de Loma Linda.

Os grupos alimentares e as porções foram distribuídos em três valores calóricos distintos (1.600, 2.200 e 2.800 kcal/dia). A dieta de 1.600 kcal foi calculada para mulheres com atividade física sedentária e idosos. A dieta com 2.200 kcal foi calculada para mulheres com atividade física intensa e homens com atividade física sedentária. Por fim, a dieta de 2.800 kcal foi calculada para homens com atividade física intensa.

As recomendações ilustradas através da pirâmide foram divididas em quatro níveis com oito grupos alimentares, e quantificados através de porções. Abaixo da ilustração, há uma observação para consultar um nutricionista sobre a necessidade de adição de fontes de cálcio e vitamina B12.

Revisão sobre Guias Alimentares para Vegetarianos

Em um estudo espanhol de Constantino e Morante (2020), foram analisadas as principais recomendações das diretrizes dietéticas vegetarianas de diferentes países, encontradas na página da FAO (Organização das Nações Unidas para a Alimentação e a Agricultura) para servir como ponto de partida para elaboração de um novo Guia para Vegetarianos. Nas onze diretrizes de alimentação saudável para a população vegetariana de todo o mundo [Universidade de Loma Linda – *Vegetarian Food Pyramid*, Universidade de Arizona – *Vegetarian Food Pyramid*, Departamento de Serviços de Saúde da Califórnia – *Vegetarian Food Pyramid*, Nakamoto et al. – *Japanese Vegetarian Food Pyramid*, Universidade Justus Liebig – *Giessen Die Gießener vegetarische Lebensmittelpyramide*, Unión Vegetariana Española – *Pirámide de la alimentación vegetariana*, Oldways – *Vegetarian and Vegan Diet Pyramid*, ProVeg (Associação Vegana Alemã) – Vegane Ernährungspyramide, Vegetarian Resource Group – *My Vegan Plate*, Tornando-se Vegano – *The Vegan Plate* e a Association Végétarienne de France – *Pyramide alimentaire végétale*], sempre estavam presentes cinco grupos de alimentos: verduras e legumes, frutas, grãos, leguminosas, produtos da soja e oleaginosas. Apenas um guia apresentou mensagem sobre sustentabilidade, quatro guias destacaram a prática de atividade física, cinco guias ofereceram mensagens sobre alimentos opcionais (como alimentos ultraprocessados, ricos em açúcares, gorduras e/ou sódio, e bebidas alcoólicas), seis guias sobre suplementação de vitamina B12 e a maioria (7) ultrapassou o número de recomendações orientadas pela FAO (no máximo 10 mensagens).

Desta forma, os autores sugerem que para a elaboração de um novo Guia Alimentar é interessante considerar: uso de mensagens mais exatas sobre a frequência e quantidade de porções que devem ser consumidas, com textos curtos, ícones ou fotos; incluir as porções em gramas e medidas caseiras facilmente quantificáveis; mensagens com recomendações exatas sobre exposição ao sol, consumo de sal iodado (principalmente para a Espanha, devido à deficiência desse mineral na população), alimentos ricos em cálcio ou ômega-3, e a suplementação de vitamina B12.

TABELA 2 Recomendações sobre dieta vegetariana e padrões dietéticos *plant-based* nos guias alimentares

Autor e ano	Objetivo	Recomendações
Mutch,1988	Revisar e avaliar os guias alimentares disponíveis para vegetarianos, especialmente para os vegetarianos estritos/veganos, usando os critérios de adequação nutricional (RDA) e utilidade educacional	**Mulheres adultas veganas:** Guia *Basic Four*: • Leguminosas: 2 porções • Leite de soja fortificado ou análogo de carne: 2 porções • Frutas, legumes e verduras: 2 porções • Cereais e pães: 4 porções Guia de Chaij: • Nozes, sementes, leguminosas: 1 porção • Leite de soja fortificado ou substituto culinário análogo de carne: 2 poções • Legumes e verduras: 3 porções • Frutas: 4 porções • Cereais e pães: 5 porções Guia de Fanelli • Oleaginosas e sementes: 1 porção • Leguminosas, leite de soja fortificado ou substituto culinário análogo de carne: 2 porções • Legumes e verduras: 4 porções • Frutas: 1 a 4 porções • Cereais: 3 a 5 porções • Pães: 4 porções **Mulheres gestantes veganas:** Guia de Fanelli: com adição de 4 xícaras de bebida de soja fortificada Guia de Farthing: • Oleaginosas e sementes: 1 porção • Leguminosas: 3 porções • Leite de soja fortificado ou substituto culinário análogo de carne: 4 porções • Frutas, legumes e verduras: 5 porções • Cereais e pães: 6 porções

(continua)

TABELA 2 Recomendações sobre dieta vegetariana e padrões dietéticos *plant-based* nos guias alimentares *(continuação)*

Autor e ano	Objetivo	Recomendações
Mutch,1988	Revisar e avaliar os guias alimentares disponíveis para vegetarianos, especialmente para os vegetarianos estritos/veganos, usando os critérios de adequação nutricional (RDA) e utilidade educacional	Guia de Heath – Associação Dietética Adventista do Sétimo Dia: • Leguminosas: 4 porções • Leite de soja fortificado ou análogo de carne: 4 porções • Vegetais e frutas, legumes e verduras: 8 porções • Cereais e pães: 6 porções
Haddad et al., 1999	Expor o contexto conceitual para elaboração da Pirâmide Alimentar Vegetariana	Grupo dos cereais integrais: 5 a 12 porções Grupo dos legumes e soja: 1 a 3 porções Grupo das verduras e legumes: 6 a 9 porções Grupo das frutas: 3 a 4 porções Grupo das oleaginosas e sementes: 1 a 2 porções Grupo dos óleos vegetais: 0 a 2 porções Grupo do leite e derivados: 0 a 2 porções Grupo dos ovos: 0 a 1 porção Grupo dos doces: no topo Suplementação de vitamina B12 para indivíduos veganos Atividade física, exposição moderada ao sol e ingestão de água

(continua)

TABELA 2 Recomendações sobre dieta vegetariana e padrões dietéticos *plant-based* nos guias alimentares *(continuação)*

Autor e ano	Objetivo	Recomendações
Venti e Johnston, 2002	Apresentar uma versão modificada da Pirâmide Alimentar Vegetariana para lactovegetarianos e veganos	Grupo dos pães, massas, arroz e cereais fortificados: 6 a 10 porções Grupos das frutas secas: 1 a 2 porções Grupo das frutas: 1 a 2 porções Grupo dos legumes: 2 a 4 porções Grupos das verduras: 2 a 3 porções Grupo do leite e derivados (para veganos, bebidas vegetais alternativas ao leite fortificados): 3 porções Grupos dos feijões e alimentos proteicos: 2 a 3 porções Grupo das oleaginosas e sementes: 1 a 2 porções Grupo dos óleos: 2 a 3 colheres de chá Veganos: suplementação com vitamina B12 (2,4 mcg/d), vitamina D (200 UI/dia) e cálcio (600 mg/dia) Água: 8 copos por dia, sendo que a necessidade aumenta com a atividade física
Vesanto e Davis, 2003	Resumir as principais recomendações para uma dieta vegetariana saudável em um Guia Alimentar Vegetariano (*The Vegetarian Food Guide*)	Comer uma variedade de alimentos de cada grupo Usar com moderação óleos, gorduras e açúcar adicionados, quando consumidos. Fazer uma hora de atividade física por dia Beber seis a oito copos de água e outros líquidos (sucos de frutas e chás de ervas) por dia

(continua)

TABELA 2 Recomendações sobre dieta vegetariana e padrões dietéticos *plant-based* nos guias alimentares *(continuação)*

Autor e ano	Objetivo	Recomendações
Jacobs Jr et al., 2009	Resumir as conclusões de um painel de discussão do 5º Congresso Internacional de Nutrição Vegetariana sobre o papel dos alimentos vegetais e vegetarianismo nos guias alimentares norte-americanos	Aumento no consumo de cereais integrais, legumes, castanhas, frutos vermelhos, sementes e outros alimentos ricos em fibras Substituir alimentos fonte de proteína animal por vegetal Incluir uma ampla variedade de alimentos de origem vegetal, fontes de cálcio (feijões e hortaliças), no lugar de destacar apenas os laticínios Seguir dietas vegetarianas para perda ou manutenção do peso corporal, manejo e prevenção de diabetes, redução da pressão arterial e doenças cardiovasculares Reduzir o uso indiscriminado do açúcar para permitir o aumento de nutrientes de alimentos de origem vegetal
Nakamoto et al., 2009	Desenvolver um Guia Alimentar Vegetariano para Japoneses adultos que se consideram ovolactovegetarianos	Grupo de legumes e verduras: 7,5 porções Grupo de cereais: 4,5 porções Grupo de alimentos proteicos: 4 porções Grupo de laticínios: 3 porções Grupo de frutas: 2 porções Grupo de gorduras: < 1 porção Grupo de açúcar e temperos: < 2 porções
Baroni, 2010	Desenvolver o *VegPyramid*, um Guia Alimentar Vegetariano para Italianos	Grupo de cereais: 7 a 14 porções Grupo de alimentos proteicos: 5 a 6 porções Grupo de legumes e verduras: 4 porções Grupo de frutas: 2 a 4 porções Grupo de gorduras: 2 a 6 porções Grupo de alimentos ricos em cálcio: 2 a 6 porções

(continua)

TABELA 2 Recomendações sobre dieta vegetariana e padrões dietéticos *plant-based* nos guias alimentares *(continuação)*

Autor e ano	Objetivo	Recomendações
Kizlansky e Durotovich, 2011	Estabelecer diretrizes para um plano alimentar ovolactovegetariano para adultos saudáveis	Grupo de legumes, cereais e derivados: 6 porções para mulheres, 7½ porções para homens Grupo de frutas e hortaliças: 4 porções para mulheres, 6 porções para homens Grupo de laticínios semidesnatados ou desnatados e ovos: 3½ porções para mulheres, 4½ porções para homens Grupo de frutos secos e desidratados: 2 porções para mulheres, 3½ porções para homens Grupo de óleos e sementes: 2 porções para homens e mulheres Grupo de açúcar e doces: 2 porções para homens e mulheres
Fladell, 2013	Examinar na literatura a biodisponibilidade de nutrientes essenciais em dietas vegetarianas; utilizar essas informações para atualizar as recomendações feitas na Pirâmide Alimentar Modificada para Ovolactovegetarianos e Veganos (2002); adaptar este plano alimentar revisado para *Vegetarian Plate* (Prato Vegetariano), com base no formato do *MyPlate*	Para ovolactovegetarianos (2.000 kcal): • Grupo de cereais: 7 porções • Grupo de frutas (frescas e secas): 3 porções • Grupo de legumes: 4 porções • Grupo de hortaliças de folhas verdes: 2 porções • Grupo de oleaginosas, manteigas de oleaginosas e sementes: 1 porção • Grupo de feijão e quinoa: 3 porções • Grupo de laticínios e ovos: 3 porções • Grupo de soja e substitutos de laticínios: 1 porção OU 4 porções do grupo de laticínios e ovos Para veganos (2.000 kcal): • Grupo de cereais: 8 porções • Grupo de frutas (frescas e secas): 3 porções • Grupo de legumes: 4 porções • Grupo de hortaliças de folhas verdes: 3 porções • Grupo de oleaginosas, manteigas de oleaginosas e sementes: 2 porções • Grupo de feijão e quinoa: 5 porções • Grupo de soja e substitutos de laticínios: 1 porção

(continua)

TABELA 2 Recomendações sobre dieta vegetariana e padrões dietéticos *plant-based* nos guias alimentares *(continuação)*

Autor e ano	Objetivo	Recomendações
United States, Departamento de Saúde e Serviços Humanos e Departamento de Agricultura dos Estados Unidos, 2015	Guia Alimentar para Americanos 2015-2020: oferecer diversas recomendações para uma melhor qualidade de vida da população em geral	Recomendações para adultos com consumo de 2.000 calorias/dia: • Grupo de legumes e verduras: 2½ porções • Grupo de frutas: 2 porções • Grupo de cereais: 6½ porções • Grupo de laticínios: 3 porções • Grupo de alimentos proteicos: 3½ porções • Grupo de óleos: 27 g/dia • Caloria para outros usos (açúcares, amidos refinados, gorduras sólidas, álcool ou para comer mais do que o recomendado): 290 kcal/dia (15%)
Menal-Puey e Marques-Lopes, 2017	Elaborar um Guia Alimentar Vegetariano para Espanhóis	Grupo de cereais, batatas e leguminosas: 4 a 8 porções Grupo de legumes e verduras: 2 porções Grupo de frutas: 3 porções Grupo de leite, laticínios e análogos: 2 porções Grupo de alimentos proteicos (substitutos culinários análogos de carne): 2 a 3 porções Grupo de óleos, oleaginosas, sementes e pastas: 5 a 8 porções Grupo de doces (ocasionais): até 2 porções

(continua)

TABELA 2 Recomendações sobre dieta vegetariana e padrões dietéticos *plant-based* nos guias alimentares *(continuação)*

Autor e ano	Objetivo	Recomendações
Baroni, Goggi e Battino, 2018	*VegPlate*: um novo Guia Alimentar Vegetariano com base na dieta mediterrânea e de acordo com as novas DRIs italianas. Este guia também oferece adaptações específicas para gestantes e lactantes	Recomendações para adultos com consumo de 2.000 calorias/dia: • Grupo de cereais: 10 porções • Grupo de alimentos proteicos: 3 porções • Grupo de legumes e verduras: 6 porções • Grupo de frutas: 2½ porções • Grupo de gorduras: 2 porções • Grupo de oleaginosas e sementes: 2 porções • Grupo de alimentos rico em cálcio: 6 porções • Grupo de alimentos rico em ômega-3: 2 porções Recomendações para gestantes com consumo de 2.400 calorias/dia: • Grupo de cereais: 12 porções • Grupo de alimentos proteicos: 3 porções • Grupo de legumes e verduras: 6 porções • Grupo de frutas: 3 porções • Grupo de gorduras: 5 porções • Grupo de oleaginosas e sementes: 2½ porções • Grupo de alimentos ricos em cálcio: 6 porções • Grupo de alimentos ricos em ômega 3: 2 porções • 2º trimestre adicionar: ½ porção de cereais; ½ porção de alimentos proteicos, 1 fruta e ½ porção de oleaginosas e sementes • 3º trimestre adicionar: 1½ porção de grãos; 2 porções de alimentos proteicos; 1 porção de oleaginosas e sementes • Na lactação adicionar: 1½ porção de grãos; 1½ porção de alimentos proteicos; ½ porção de fruta; e 1 porção de oleaginosas e sementes

(continua)

TABELA 2 Recomendações sobre dieta vegetariana e padrões dietéticos *plant-based* nos guias alimentares *(continuação)*

Autor e ano	Objetivo	Recomendações
Baroni, Goggi e Battino, 2019	*VegPlate Junior:* um Guia Alimentar Vegetariano para bebês, crianças e adolescentes	• Crianças de 1 a 3 anos: • Grupo de cereais: 3½-6½ porções • Grupo de alimentos proteicos: 1 a 2 porções • Grupo de legumes e verduras: 1 a 4 porções • Grupo de frutas: 1 a 2 porções • Grupo de oleaginosas e sementes: 1 a 1½ porção • Grupo de gorduras: 3 a 5 porções • Grupo de alimentos ricos em cálcio: 3 a 5 porções Crianças até 10 anos: • Grupo de cereais: 6 a 11½ porções • Grupo de alimentos proteicos: 1 a 3 porções • Grupo de legumes e verduras: 3 a 6 porções • Grupo de frutas: 1½ a 3½ porções • Grupo de oleaginosas e sementes: 1 a 3 porções • Grupo de gorduras: 4 a 6 porções • Grupo de alimentos ricos em cálcio: 4 a 5 porções Crianças e adolescentes (10 a 17 anos): • Grupo de grãos: 9½ a 17 porções • Grupo de alimentos proteicos: 3 porções • Grupo de legumes e verduras: 6 porções • Grupo de frutas: 3 a 5½ porções • Grupo de oleaginosas e sementes: 2 a 4 porções • Grupo de gorduras: 6 a 10 porções • Grupo de alimentos ricos em cálcio: 5 porções • Para toda a faixa etária é recomendado o consumo no grupo de alimentos ricos em ômega-3 de 2 porções
The American College of Nurse-Midwives (Faculdade Americana de Enfermeiras Obstétricas), 2020	Sanar algumas dúvidas quanto à dieta vegetariana para gestantes e destacar as fontes alimentares de nutrientes importantes durante o período	Procurar ingerir alimentos fortificados, por exemplo: cereais matinais, farinha, massas, arroz e leite à base de plantas. Interessante combinar alimentos para que haja diferentes proteínas em uma refeição, por exemplo: manteiga de amendoim e pão integral, feijão com arroz integral ou tortilhas Fazer uso de suplementos ou pílulas multivitamínicas (normalmente contêm iodo, ferro, ácido fólico, vitamina B12, cálcio e/ou vitamina D)

(continua)

TABELA 2 Recomendações sobre dieta vegetariana e padrões dietéticos *plant-based* nos guias alimentares *(continuação)*

Autor e ano	Objetivo	Recomendações
Pereira, Santos e de Lima, 2021	Desenvolver uma pirâmide alimentar vegetariana para adultos e idosos	Recomendações para adultos e idosos com consumo entre 1.600 e 2.800 kcal/dia: • Cereais integrais: 4 a 7 porções • Leguminosas: 1 a 3 porções • Frutas: 4 a 5 porções • Hortaliças: 7 a 9 porções • Oleaginosas e sementes: 2 porções • Derivados de leguminosas: 1 a 2 porções • Óleos: 1 a 2 porções • Açúcares: até 1 porção • Ovolactovegetarianos: se desejar, consumir até 3 porções de lacticínios e/ou 1 ovo

Embora as dietas vegetarianas já contribuam com a sustentabilidade, os futuros guias devem refletir sobre as consequências da produção de alimentos na economia, no meio ambiente, no clima e na sociedade como um todo, e talvez incluir mensagens como: reduzir o consumo de alimentos altamente processados; beber água da torneira; reduzir o desperdício de alimentos e administrá-los de forma sustentável; usar métodos de cozimento eficientes; conhecer o impacto da produção de ovos e laticínios (para ovolactovegetarianos) no meio ambiente; e evitar embalagens desnecessárias.

Ademais, a utilização de ferramentas digitais pode ser uma forma útil de integrar mais informações sobre alimentação vegetariana na versão web, oferecendo ao usuário uma navegação personalizada e divertida, promovendo a interatividade, facilitando o entendimento e aumentando a disseminação das mensagens.

Aplicações para o Brasil: adaptação transcultural do guia alimentar Meu Prato Vegetariano

Diversos guias alimentares para a população vegetariana têm sido desenvolvidos ao longo do mundo. Apesar do vegetarianismo vir crescendo no Brasil também, nessa revisão não foi encontrado nenhum guia alimentar para a população vegetariana desenvolvido em nosso país, e até o momento, um único guia alimentar para a população vegetariana foi adaptado para o cenário nacional. O *My Vegetarian Plate Food Guide* (Guia Alimentar Meu Prato Vegetariano) é um guia alimentar vegetariano adaptado do Guia Alimentar para Norte-americanos de 2010 do USDA (United States Department of Agriculture) pelo grupo de peritos do GCNC (General Conference Nutrition Council) da Igreja Adventista do Sétimo Dia (General Conference Nutrition Council, 2013). O guia passou por um processo de adaptação transcultural para a língua portuguesa e para a cultura alimentar brasileira, dando origem ao Guia Alimentar Meu Prato Vegetariano para indivíduos brasileiros vegetarianos e para aqueles interessados em adotar uma dieta baseada em alimentos de origem vegetal (Alves et al., 2019).

A adaptação transcultural do Guia Alimentar Meu Prato Vegetariano foi dividida em seis etapas: I – tradução; II – síntese das traduções; III – análise por especialistas; IV – consulta à comunidade; V – adaptações à versão final; e VI – retrotradução baseada nos procedimentos sugeridos por Beaton et al. (2000), por Reichenheim e Moraes (2007) e nos procedimentos adotados por Koritar et al. (2013), resultando no Guia Alimentar Meu Prato Vegetariano, considerado de fácil compreensão e adequado para a população brasileira (Alves et al., 2019).

O Guia Alimentar Meu Prato Vegetariano contém duas faces (Figuras 2 e 3). Em uma delas, apresenta as orientações nutricionais divididas em cinco grupos: cereais integrais; verduras e legumes; frutas; fontes de proteínas; leites, seus derivados e outros alimentos à base de vegetais enriquecidos com cálcio. Na outra face, apresenta para cada um desses grupos os números de porções para dietas de aproximadamente 1.600, 2.000 e 2.400 calorias/dia, bem como exemplos de alimentos de cada grupo e o tamanho das porções (Alves et al., 2019).

Além disso, o Guia Alimentar Meu Prato Vegetariano, buscando comprovar sua capacidade de adequação nutricional para vegetarianos estritos e ovolactovegetarianos em diversas fases da vida, bem como trazer praticidade ao seu uso, apresenta três sugestões de cardápios ovolactovegetarianos de aproximadamente 1.600, 2.000 e 2.400 calorias, bem como três sugestões de cardápios vegetarianos de aproximadamente 1.600, 2.000 e 2.400 calorias (Alves et al., 2019).

CONSIDERAÇÕES FINAIS

Para este capítulo foi realizada uma extensa pesquisa para apresentar a evolução dos guias alimentares vegetarianos/veganos em nível internacional e no Brasil. A apresentação dos guias em seus múltiplos e diferentes aspectos permitiu identificar em todos a preocupação com as recomendações nutricionais, a vulnerabilidade dos estágios de vida e a quantificação dos alimentos, para um melhor entendimento das mensagens.

Os guias alimentares vegetarianos podem ser utilizados como base para o planejamento dietético individual, como parâmetros para pesquisas populacionais e como ferramenta de orientação nutricional e alimentar. Devem ser adaptados às condições dos indivíduos, que buscam formas de entender a ciência traduzida em alimento no prato.

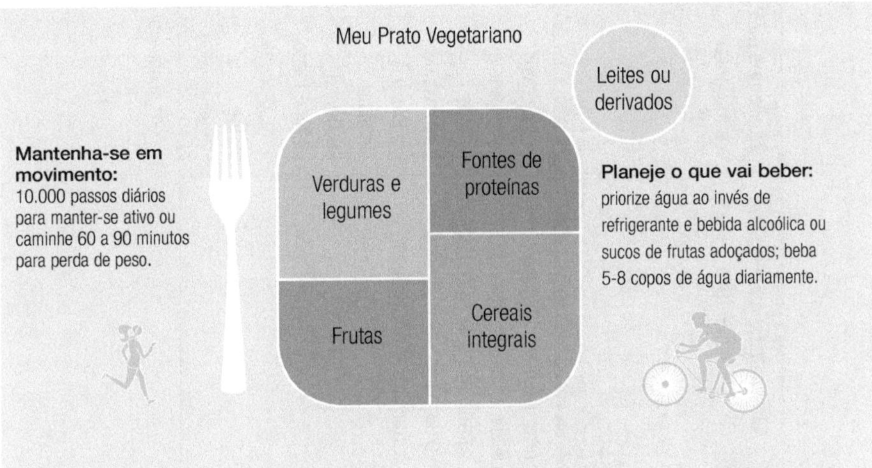

Varie Verduras e legumes 5 porções diárias	Inclua as Frutas 4 porções diárias	Proteja-se com fontes de Proteínas 5 e ½ porções diárias	Prefira Cereais integrais 6 porções diárias
Escolha mais: tipos, cores e sabores variados de verduras e legumes, tais como: repolho, brócolis, couve, abobrinha, cenoura, tomate, abóbora, batata e cebola **Limite:** batatas fritas, legumes fritos e empanados	**Escolha mais:** tipos, cores e sabores variados de verduras e legumes, tais como: repolho, brócolis, couve, abobrinha, cenoura, tomate, abóbora, batata e cebola **Limite:** batatas fritas, legumes fritos e empanados	**Escolha mais:** todos os tipos de leguminosas (feijões, lentilha, ervilha, grão-de-bico, soja), oleaginosas (castanhas, amendoim), sementes (linhaça, girassol, chia, gergelim, abóbora). Substitutos culinários da carne à base de soja ou glúten e ovos **Limite:** alimentos gordurosos e salgados e muito temperados como aperitivos e frituras	**Escolha mais:** cereais integrais como trigo, arroz, centeio, aveia, quinoa, milho, cevada, macarrão integral **Limite:** cereais refinados, macarrão e arroz refinados, pães, biscoitos e cereais feitos com farinha refinada

FIGURA 2 Frente do Guia Alimentar Meu Prato Vegetariano. Adaptada de USDA Dietary Guidelines for Americans 2010 e www.MyPlate.gov.

FIGURA 3 Guia Alimentar – Meu Prato Vegetariano

Grupo alimentar	Mulheres e idosos	Crianças, moças e mulheres ativas	Rapazes e homens ativos	Tamanho das porções (g = gramas, mL = mililitros)	Alimentos de cada grupo alimentar	Nutrientes de cada grupo alimentar
	1.600 Kcal/dia	2.000 Kcal/dia	2.400 Kcal/dia			
Prefira cereais integrais	Porções: 5	Porções: 6	Porções: 8	1/3 de xícara de arroz (85 g) 1/3 de xícara de macarrão (65 g) 1 fatia de pão (30 g) 3-4 biscoitos cream cracker (30 g) 1/4 de xícara de granola (30 g) 1 fatia de cuscuz (100 g) 1 fatia de bolo de milho (60 g)	Arroz integral, multigrãos, aveia, amaranto, centeio, cevada, milho de pipoca, milho verde, painço, quinoa, trigo sarraceno, arroz selvagem	Carboidratos complexos e simples, vitaminas do complexo B (tiamina, riboflavina, niacina, folato), ferro, proteína, fibra e oligoelementos

(continua)

FIGURA 3 Guia Alimentar – Meu Prato Vegetariano *(continuação)*

Grupo alimentar	Mulheres e idosos	Crianças, moças e mulheres ativas	Rapazes e homens ativos	Tamanho das porções (g = gramas, mL = mililitros)	Alimentos de cada grupo alimentar	Nutrientes de cada grupo alimentar
	1.600 Kcal/dia	2.000 Kcal/dia	2.400 Kcal/dia			
Varie verduras e legumes	Porções: 4	Porções: 5	Porções: 6	1 xícara de verduras folhosas cruas (50 g) 1/2 xícara de legumes crus picados (50 g) 1/2 xícara de legumes cozidos (80 g) Uso generoso: manjericão, coentro, salsinha, cebolinha, orégano, alecrim, gengibre e cúrcuma	Verde: alface, repolho, acelga, couve, escarola, espinafre, rúcula, quiabo, vagem, pepino, chuchu, abobrinha Laranja/amarelo: cenoura, abóbora, moranga, batata-doce Vermelho/roxo: berinjela, rabanete, repolho roxo, pimentão, tomate Branco: couve-flor, alho, cebola, batata, mandioca, cará, inhame	Carotenoides, vitamina C, proteína, potássio, folato, magnésio, vitamina K, fitoquímicos

(continua)

FIGURA 3 Guia Alimentar – Meu Prato Vegetariano *(continuação)*

Grupo alimentar	Mulheres e idosos	Crianças, moças e mulheres ativas	Rapazes e homens ativos	Tamanho das porções (g = gramas, mL = mililitros)	Alimentos de cada grupo alimentar	Nutrientes de cada grupo alimentar
	1.600 Kcal/dia	2.000 Kcal/dia	2.400 Kcal/dia			
Inclua frutas	Porções: 3	Porções: 4	Porções: 4	1 fruta média (100 g ou 1 xícara) 1 xícara de frutas vermelhas (100 g) 1/2 xícara de frutas congeladas (125 g) 1/2 xícara de suco de fruta sem açúcar (100 g) 1/4 de xícara de fruta seca (35 g)	Azul/vermelho/roxo: frutas vermelhas, cereja, ameixa, morango, romã, melancia, uva, goiaba vermelha Cítricos: laranja, limão, lima, tangerina, mexerica Laranja: mamão, caqui Amarelo: banana, pêssego, manga, pera, abacaxi Branco: atemoia, pinha, goiaba branca Verde: kiwi, melão, uva verde Frutos secos: banana-passa, uva-passa, damasco seco, ameixa seca, tâmara, figo seco	Vitamina C, carotenoides, fibra, potássio, folato, magnésio, flavonoides

(continua)

FIGURA 3 Guia Alimentar – Meu Prato Vegetariano *(continuação)*

Grupo alimentar	Mulheres e idosos	Crianças, moças e mulheres ativas	Rapazes e homens ativos	Tamanho das porções (g = gramas, mL = mililitros)		Alimentos de cada grupo alimentar	Nutrientes de cada grupo alimentar
	1.600 Kcal/dia	2.000 Kcal/dia	2.400 Kcal/dia				
Leites ou derivados	Porções: 3	Porções: 3	Porções: 4		Proteína (g)	Leites: leite desnatado ou semidesnatado, iogurte, ricota e outros queijos frescos Bebidas: bebidas vegetais fortificadas equivalentes aos laticínios (com adição de cálcio, vitamina D e vitamina B12); bebidas de soja e outras bebidas vegetais fortificadas, iogurte de soja, tofu	Proteína, cálcio, vitaminas A, B2, B12, D
				1 xícara de leite desnatado ou semidesnatado (240 mL)	8		
				1 xícara de leite de soja integral fortificado (240 mL)	7		
				1 xícara de iogurte desnatado (240 mL)	12		
				1/2 xícara de queijo cottage baixo em gordura (120 g)	14		
				1/4 de xícara de tofu (55 g)	6		

(continua)

FIGURA 3 Guia Alimentar – Meu Prato Vegetariano *(continuação)*

Grupo alimentar	Mulheres e idosos	Crianças, moças e mulheres ativas	Rapazes e homens ativos	Tamanho das porções (g = gramas, mL = mililitros)		Alimentos de cada grupo alimentar	Nutrientes de cada grupo alimentar
	1.600 Kcal/dia	2.000 Kcal/dia	2.400 Kcal/dia				
Proteja-se com fontes de proteínas	Porções: 3	Porções: 5 ½	Porções: 6		Proteína (g)	Feijões: carioca, preto, vermelho, guandu, azuki, fradinho, soje, feijão de corda Outras leguminosas: ervilha, lentilha, grão-de-bico, fava Substitutos culinários da carne à base de glúten ou soja: hambúrguer, salsicha Castanhas (sem sal): castanha-do-pará, castanha-de-caju, amendoim, amêndoa, avelã, pistache, noz-pecã, nozes, macadâmia Sementes: abóbora, girassol	Proteína, ferro, zinco, vitaminas B12, B6, E, niacina, carboidratos complexos, fibra, ácido linoleico, ácido linolênico, isoflavonas
				1/2 xícara de feijão cozido (100 g)	7		
				1/2 xícara de lentilha cozida (100 g)	6		
				1/2 xícara de tofu (100 g)	7		
				1 ovo ou 2 claras de ovo	7		
				1/4 de xícara de sementes (35 g)	7		
				1/4 de xícara de castanhas/ nozes (28 g)	7		
				2 colheres de sopa de creme de amendoim (30 g)	7		

(continua)

FIGURA 3 Guia Alimentar – Meu Prato Vegetariano *(continuação)*

Grupo alimentar	Mulheres e idosos	Crianças, moças e mulheres ativas	Rapazes e homens ativos	Tamanho das porções (g = gramas, mL = mililitros)		Alimentos de cada grupo alimentar	Nutrientes de cada grupo alimentar
	1.600 Kcal/dia	2.000 Kcal/dia	2.400 Kcal/dia				
Utilize gorduras saudáveis	Porções: 5	Porções: 6	Porções: 7		Gordura (g)	Castanhas e sementes: castanha-do-pará, castanha-de-caju, avelã, semente de linhaça, macadâmia, nozes, amendoim, pistache, noz-pecã Óleos: canola, oliva, soja linhaça Outros: abacate e azeitona	Vitamina E, ácido linoleico, ácido linolênico
				1/4 de xícara de abacate (36 g)	5		

(continua)

FIGURA 3 Guia Alimentar – Meu Prato Vegetariano *(continuação)*

Grupo alimentar	Mulheres e idosos	Crianças, moças e mulheres ativas	Rapazes e homens ativos	Tamanho das porções (g = gramas, mL = mililitros)		Alimentos de cada grupo alimentar	Nutrientes de cada grupo alimentar
	1.600 Kcal/dia	2.000 Kcal/dia	2.400 Kcal/dia				
Utilize gorduras saudáveis					Gordura (g)		
				2 colheres de sopa de semente de linhaça triturada (16 g)	5		
				1 colher de sopa de castanha picada (8 g)	5		
				1 1/2 colher de chá de creme de amendoim (15 g)	5		
				1 1/2 colher de chá de margarina, óleo, maionese, molho de salada (5 g)	5		

(continua)

FIGURA 3 Guia Alimentar – Meu Prato Vegetariano *(continuação)*

Grupo alimentar	Mulheres e idosos	Crianças, moças e mulheres ativas	Rapazes e homens ativos	Tamanho das porções (g = gramas, mL = mililitros)	Alimentos de cada grupo alimentar	Nutrientes de cada grupo alimentar
	1.600 Kcal/dia	2.000 Kcal/dia	2.400 Kcal/dia			
Sobremesa com discernimento	Limitar a ingestão de açúcar refinado e sobremesas com alto teor de gordura a pequenas porções e ocasionais			1/8 de torta de fruta (270 a 486 Kcal) 1 colher de sopa de compota de fruta (50 Kcal) 1/2 xícara de sorvete (111 a 377 Kcal) 1/2 xícara de polpa de açaí com guaraná e glucose (140 Kcal) 1 pedaço de chocolate de 30 g (160 Kcal)	Frutas secas ou frescas Outras sobremesas: baixas em gordura, açúcar e calorias	Gorduras e açúcar refinado são calorias vazias

TAKE HOME MESSAGES

1. É possível atingir uma nutrição adequada com uma dieta baseada em vegetais, variada, em quantidades suficientes, de acordo com sexo, faixa etária e gasto energético diário.
2. Alimentos fortificados e suplementação de vitamina B12, assim como de vitamina D e ácidos graxos ômega-3, são de suma importância para veganos e principalmente para gestantes e lactantes.
3. É possível manter uma alimentação adequada e de qualidade de acordo com os recursos alimentares disponíveis, buscando técnicas de preparo que preservem ao máximo o valor nutritivo dos alimentos vegetais.
4. Crianças e adolescentes que possuem uma alimentação exclusivamente baseada em vegetais devem fazer uso de suplementação de vitamina B12 e ácidos graxos ômega-3. É importante o monitoramento do desenvolvimento físico e nutricional, devido à vulnerabilidade de desenvolver deficiências nutricionais.
5. Dietas vegetarianas bem planejadas oferecem benefícios nutricionais como baixa ingestão de colesterol, gordura saturada, gordura total e maior consumo de frutas, legumes, verduras, além de aportar compostos fitoquímicos, antioxidantes e fibras, em comparação com dietas não vegetarianas, resultando em desfechos favoráveis em relação ao risco de doenças crônicas como doença cardiovascular, diabetes tipo 2 e obesidade.
6. Os guias alimentares vegetarianos podem ser utilizados como base para o planejamento dietético individual, como parâmetros para pesquisas populacionais e como ferramenta de orientação nutricional e alimentar.

REFERÊNCIAS

AGNOLI, C.; et al. Position paper on vegetarian diets from the working group of the Italian Society of Human Nutrition. Nutr Metab Cardiovasc Dis, v. 27, n. 12, p. 1037-52, 2017.

ALVES, C.; MARTINS, M.C.T.; KORITAR, P. Traducción y adaptación al português de la guia alimentaria My Vegetarian Plate. Primero Congreso Argentino de Nutrición Vegetariana, Libertador San Martin, Entre Rios, Argentina, 2019.

AMERICAN DIETETIC ASSOCIATION; DIETITIANS OF CANADA. Position of the American Dietetic Association and Dietitians of Canada: Vegetarian diets. J Am Diet Assoc, v. 103, n. 6, p. 748-65, 2003.

BADEN, M.Y.; et al. Changes in plant-based diet quality and total and cause-specific mortality. Circulation, v. 140, n. 12, p. 979-91, 2019.

BARONI, L. VegPyramid: a proposal for a Vegetarian Food Guide for Italian people. Mediterr J Nutr Metab, v. 3, p. 71-80, 2010.

BARONI, L.; GOGGI, S.; BATTINO, M. Planning well-balanced vegetarian diets in infants, children, and adolescents: The VegPlate Junior. J Acad Nutr Diet, v. 119, n. 7, p. 1067-74, 2019.

BARONI, L.; GOGGI, S.; BATTINO, M. VegPlate: A mediterranean-based food guide for italian adult, pregnant, and lactating vegetarians. J Acad Nutr Diet, v. 118, n. 12, p. 2235-43, 2018.

BRASIL. Ministério da Saúde. Guia alimentar para a população brasileira: promovendo a alimentação saudável. Normas e manuais técnicos. Brasília, 2014. Disponível em: https://bvsms.saude.gov.br/bvs/publicacoes/guia_alimentar_populacao_brasileira_2ed.pdf. Acesso em: 17 de fevereiro de 2020.

CHAIJ, R.S. A diet pattern for total vegetarians. Adventist Rev, v. 157, p. 1014-5, 1980.

CHEN, Z.; et al. Changes in plant-based diet indices and subsequent risk of type 2 diabetes in women and men: Three U.S. prospective cohorts. Diabetes Care, v. 44, n. 3, p. 663-71, 2021.

COSTANTINO, C.G.; MORANTE, L.F.M. Vegetarian dietary guidelines: a comparative dietetic and communicational analysis of eleven international pictorial representations. Rev Esp Nutr Hum Diet, v. 24, n. 2, p.120-32, 2020.

CRAIG W.J.; MANGELS A.R.; AMERICAN DIETETIC ASSOCIATION. Position of the American Dietetic Association: Vegetarian diets. J Am Diet Assoc, v. 109, n. 7, p. 1266-82, 2009.

ESTIMA, C.C.P.; PHILIPPI, S.T.; ALVARENGA, M. Fatores Determinantes do Consumo Alimentar: Por que os indivíduos comem o que comem? Revista Brasileira de Nutrição Clínica, v. 24, p. 263-268, 2009.

FANELLI, M.T.; KUCZMARSKI, R. Guidelines for lacto-ovo-vegetarian and vegan diets. In: ANDERSON, J.B.; et al. Nutrition and vegetarianism: proceedings of public health nutrition update, Chapel Hill. Chapel Hill, NC: Health Sciences Consortium, p. 199-206, 1982.

FARTHING, M.C. Prenatal nutritional guidance for the vegetarian mother. In: ANDERSON, J.B.; et al. Nutrition and vegetarianism: proceedings of public health nutrition update, Chapel Hill. Chapel Hill, NC: Health Sciences Consortium, 1982.

FERREIRO, S.R.; LÓPEZ, A.M.; VILLARES, J.M.M. Recomendaciones del Comité de Nutrición y Lactancia Materna de la Asociación Española de Pediatría sobre las dietas vegetarianas. An Pedriatr (Barc), v. 92, n. 5, p. 306.e1-306.e6, 2019.

FLADELL, L. An updated food guide for vegetarians adapted to MyPlate: An evidence based approach. 2013. 130 p. Dissertação (Mestrado em Ciência). Arizona State University, US, p. 51-64, 2013.

GENERAL CONFERENCE NUTRITION COUNCIL. My Vegetarian Plate Food Guide, 2013. Disponível em: https://www.healthministries.com/wp-content/uploads/2020/11/Meu-Prato-Vegetariano.pdf.

GILI, R.V.; et al. Healthy vegan lifestyle habits among argentinian vegetarians and non-vegetarians. Nutrients, v. 11, n. 1, p. 154, 2019.

HADDAD, E.H.; SABATÉ, J.; WHITTEN, C.G. Vegetarian food guide pyramid: a conceptual framework. Am J Clin Nutr, v. 70, n. 3 Suppl, p. 615S-619S, 1999.

HARVARD UNIVERSITY. The Nutrition Source, Department of Nutrition, Harvard T.H. Chan School of Public Health. Disponível em: http://www.thenutritionsource.org e Harvard Health Publications, health.harvard.edu, 2011.

HAVALA S.; DWYER J. Position of the American Dietetic Association: Vegetarian diets. J Am Diet Assoc, v. 93, n. 11, p. 1317-9, 1993.

HEATH, P.K. Diet manual including a vegetarian meal plan. Loma Linda, CA: Seventh-day Adventist Dietetic Association, 1983.

HEMLER, E.C.; HU, F.B. Plant-based diets for cardiovascular disease prevention: all plant foods are not created equal. Curr Atheroscler Rep, v. 21, n. 5, p. 18, 2019.

JACOBS, D.R. Jr; et al. Food, plant food, and vegetarian diets in the US dietary guidelines: conclusions of an expert panel. Am J Clin Nutr, v. 89, n. 5, p. 1549S-1552S, 2009.

JOMORI, M.M.; PROENÇA, R.P.C.; CALVO, M.C.M. Determinantes de escolha alimentar. Rev Nutrição, v. 21, p. 63-73, 2008.

KIM, H.; CAULFIELD, L.E.; REBHOLZ, C.M. Healthy plant-based diets are associated with lower risk of all-cause mortality in US adults. J Nutr, v. 148, n. 4, p. 624-31, 2018.

KIZLANSKY, A.E.; DUROTOVICH, M.E. Diseño de una guía y gráfica de alimentación propuesta para la población ovolactovegetariana. Diaeta (B. Aires), v. 29, n. 135, p. 7-16, 2011.

LE, L.T.; et al. The design, development and evaluation of the vegetarian lifestyle index on dietary patterns among vegetarians and non-vegetarians. Nutrients, v. 10, n. 5, p. 542, 2018.

MARTINS, M.C.T. Nutrição vegetariana: avanços e perspectivas. Life Style J, v. 1, n. 2, p. 8-10, 2011.

MELINA, V.; CRAIG, W.; LEVIN, S. Position of the Academy of Nutrition and Dietetics: Vegetarian diets. J Acad Nutr Diet, v. 116, n. 12, p. 1970-80, 2016.

MENAL-PUEY, S.; MARQUES-LOPES, I. Development of a food guide for the vegetarians of Spain. J Acad Nutr Diet, v. 117, n. 10, p. 1509-16, 2017.

MESSINA, V.; MELINA, V.; MANGELS, A.R. A new food guide for North American vegetarians. J Am Diet Assoc, v. 103, n. 6, p. 771-5, 2003.

MESSINA, V.K.; BURKE, K.I. Position of the American Dietetic Association: Vegetarian diets. J Am Diet Assoc, v. 97, n. 11, p. 1317-21, 1997.

MUTCH, P.B. Food guides for the vegetarian. Am J Clin Nutr. v. 48, n. 3 Suppl, p. 913-9, 1988

NAKAMOTO, K.; et al. A new Japanese vegetarian food guide. Asia Pac J Public Health, v. 21, n. 2, p. 160-9, 2009.

PENNINGTON, J.T. Considerations for a new food guide. J Nutr Educ, v. 13, p. 53-5, 1981.

PEREIRA, J.; SANTOS, B.; LIMA, D.C. de. Desenvolvimento de uma pirâmide alimentar adaptada à população vegetariana brasileira. Segur Aliment Nutr, v. 28, e021023, 2021.

PHILIPPI, S.T.; AQUINO, R.C.; LEAL, G.V.S. Planejamento dietético: Princípios, conceitos e ferramentas. In: Dietética: Princípios para o planejamento de uma alimentação saudável. Barueri: Manole, 2015.

PHILIPPI, S.T.; LATTERZA, A.R.; CRUZ, A.T.R.; RIBEIRO, L.C. Pirâmide alimentar adaptada: guia para escolha dos alimentos. Rev Nutr, v. 12, n. 1, p.65-80, 1999.

RICHTER, M.; et al. Vegan diet. Position of the German Nutrition Society (DGE). Ernährungs Umschau, v. 63, n. 4, p. 92-102, 2016.

RUDLOFF, S.; et al. Vegetarian diets in childhood and adolescence: Position paper of the nutrition committee, German Society for Paediatric and Adolescent Medicine (DGKJ). Mol Cell Pediatr, v. 12, n. 6, p. 4, 2019.

SATIJA, A.; et al. Healthful and unhealthful plant-based diets and the risk of coronary heart disease in U.S. adults. J Am Coll Cardiol, v. 70, n. 4, p. 411-22, 2017.

SATIJA, A.; et al. Plant-based dietary patterns and incidence of type 2 diabetes in US men and women: results from three prospective cohort studies. PLoS Med, v. 13, n. 6, p. e1002039, 2016.

SATIJA, A.; HU, F.B. Plant-based diets and cardiovascular health. Trends Cardiovasc Med, v. 28, n.7, p. 437-41, 2018.

THE AMERICAN COLLEGE OF NURSE-MIDWIVES. Staying healthy on a vegetarian diet during pregnancy. Journal of Midwifery & Women's Health, v. 65, n. 2, p. 291-2, 2020.

U.S. DEPARTMENT OF HEALTH AND HUMAN SERVICES AND U.S. DEPARTMENT OF AGRICULTURE. Dietary guidelines for Americans, 2020-2025. 9th ed. USDA, 2020.

UNITED STATES. Department of Health and Human Services and U.S. Department of Agriculture. 2015-2020 Dietary Guidelines for Americans. 8th ed. USDA, 2015. Disponível em: https://health.gov/our-work/food-and-nutrition/2015-2020-dietary-guidelines/. Acesso em: 29 abril de 2021.

VENTI, C.; JOHNSTON, C. Modified food guide pyramid for lactovegetarians and vegans. The Journal of Nutrition, v. 132, p. 1050-4, 2002.

VESANTO,M.; DAVIS, B. Designing the diet – the vegetarian food guide. In: VESANTO,M.; DAVIS, B. *The new becoming vegetarian: the essencial guide to a healthy vegetarian diet*. Book Publishing Company, 2003.

WILLET, W.C. Eat, drink and be healthy: the Harvard Medical School guide to healthy eating. New York: Free Press, 2005.

WILLETT, W.C., HU, F.B., RIMM, E.B., STAMPFER, M.J. Building better guidelines for healthy and sustainable diets. Am J Clin Nutr, nqab079, 2021.

WILLETT, W.C., ROCKSTROM, J., LOKEN, B., SPRINGMANN, M., LANG, T., VERMEULLEN, S.; et al. Food in the Anthropocene: the EAT-Lancet Commission on healthy diets from sustainable food systems. Lancet, v. 393, n. 10170, p. 447-92, 2019.

PARTE 3

CICLOS DA VIDA E A DIETA VEGETARIANA

7

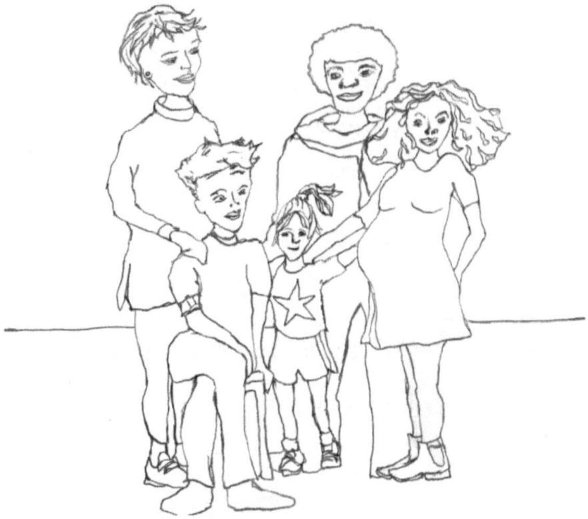

DIETA VEGETARIANA NA INFÂNCIA

Lenycia de Cassya Lopes Neri
Carolina V. M. B. Pimentel
Ana Maria de Ulhôa Escobar
Juliana A. Watanabe Tanaka

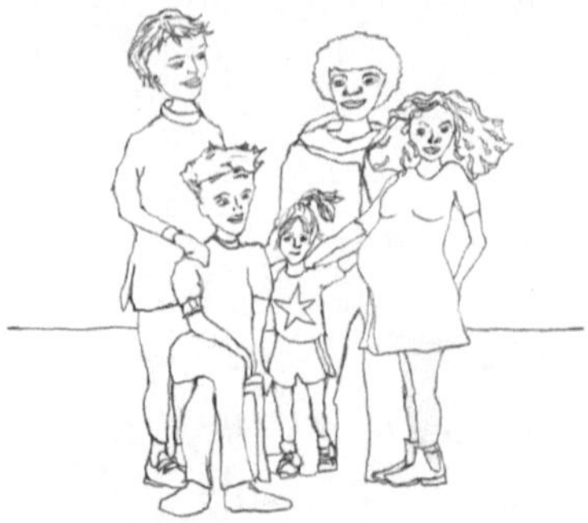

▶ SUMÁRIO

INTRODUÇÃO

A alimentação tem papel essencial não somente na manutenção da saúde, mas no crescimento e desenvolvimento de crianças e adolescentes. Com uma alimentação adequada na infância, em especial nos primeiros mil dias de vida, é possível prevenir diversas doenças crônicas na fase adulta.

Deste modo, a alimentação das crianças tem papel crucial na saúde pública, sendo fundamental a atenção na saúde pública para prevenção de carências e excessos de macro ou micronutrientes.

A alimentação vegetariana tem sido adotada por diversos grupos populacionais, dentre os quais as crianças. Um estudo alemão indica que a prevalência de vegetarianismo na infância atinge cerca de 2,1% dos meninos e 6,1% das meninas com idades entre 14 e 17 anos (2003-2006) (Schürmann et al., 2017).

A dieta vegetariana na infância sempre foi discutida no meio científico como fator de proteção para doenças crônicas no adulto, mas também como potencial causador de déficits nutricionais (ferro, cálcio, vitamina D, vitamina B12, zinco, ácidos graxos poli-insaturados ômega-3), especialmente antes dos 3 anos de idade, quando não bem orientada (Perettia et al., 2020).

Por outro lado, a Academy of Nutrition and Dietetics (antiga ADA) (Messina et al., 2001) e o Conselho Regional de Nutrição da 3ª Região (CRN-3) (Conselho Regional de Nutrição, 2021) consideram que a alimentação vegetariana pode ser seguida em todas as fases da vida, incluindo, portanto, a gestação, lactação e infância, desde que os planos alimentares sejam equilibrados e suplementados quando necessário (Vieira et al., 2018; Karcz et al., 2020).

O objetivo deste capítulo é detalhar melhor esses aspectos controversos da alimentação vegetariana para crianças.

ALIMENTAÇÃO, CRESCIMENTO E DESENVOLVIMENTO

Cuidar da nutrição no início da vida é essencial para atingir o máximo potencial de crescimento e desenvolvimento de uma criança. A nutrição adequada na infância, neste sentido, fornece os alicerces que, em última instância, podem determinar o grau de desenvolvimento futuro de uma nação. A má nutrição, por outro lado, coloca em risco o potencial biopsicossocial das crianças. Neste sentido, tanto uma alimentação equilibrada como intervenções para promover estímulos de desenvolvimento no ambiente doméstico favorecem oportunidades de aprendizagem que podem garantir o crescimento e desenvolvimento inicial ideais e ganhos de capital humano a longo prazo (Maternal and Child Nutrition Study Group et al., 2013).

Existe uma grande preocupação se a dieta vegetariana é adequada ao crescimento e desenvolvimento das crianças. Uma revisão sistemática alemã mostrou recentemente que o peso e altura corporais e outras medidas antropométricas de bebês, crianças e adolescentes com alimentação vegetariana estavam na faixa ideal ou ligeiramente abaixo das referências, de forma semelhante aos grupos onívoros (Schürmann et al., 2017).

De um modo geral, as dietas vegetarianas são ricas em fibras, magnésio, ferro férrico, ácido fólico, vitaminas C e E, ácidos graxos poli-insaturados n-6, carotenoides, flavonoides e outros fitoquímicos e antioxidantes. Por outro lado, são pobres em gordura total, ácidos graxos poli-insaturados n-3, colesterol, iodo, zinco, ferro ferroso e vitaminas B12 e B9. A ingestão de calorias e proteínas consegue atingir as recomendações na proporção adequada de macronutrientes e fibras. Mas vale ressaltar que o risco de deficiência é maior nas dietas mais restritivas, em especial na dieta vegana (Redecilla Ferreiro et al., 2019).

ALEITAMENTO MATERNO E DIETA VEGETARIANA

O leite materno é a base da alimentação dos lactentes, sendo recomendado por diversos órgãos nacionais, como a Sociedade Brasileira de Pediatria (SBP), e internacionais, como a Organização Mundial da Saúde, de maneira exclusiva até o sexto mês de vida. Após esse período deve ser introduzida a alimentação complementar. A oferta do leite materno, não obstante, deve ser mantida até os dois anos ou mais da criança (SBP, 2006).

A adequação da ingestão de nutrientes é frequentemente levantada quando se trata de dietas vegetarianas, especialmente veganas, durante o período de lactação. Os padrões alimentares dos vegetarianos podem variar consideravelmente, dependendo da extensão em que os produtos de origem animal estão excluídos. Quanto mais restritivo o vegetariano, maior o risco de inadequação alimentar (Karcz et al., 2020).

Uma atenção especial deve ser dada às mães que seguem a dieta vegana. Elas precisam garantir um fornecimento adequado de nutrientes, especialmente de vitaminas B12, B2, A e D durante a gravidez e lactação, seja por meio de alimentos fortificados ou suplementos (Schürmann et al., 2017).

Cabe ressaltar que alterações nos componentes específicos do leite materno são resultantes não apenas da ingestão alimentar atual da mãe e das reservas maternas desses nutrientes, mas também de determinantes genéticos, eficácia das vias metabólicas, presença de comorbidades, condições ambientais e idade gestacional ao nascimento. A digestibilidade e a biodisponibilidade de ingredientes na composição final do leite materno são específicas e individuais para cada lactante e o seu resultado final é, portanto, uma interação de todos esses fatores que podem resultar em mudanças positivas, neutras ou negativas (Karcz et al., 2020).

De acordo com a Academia Americana de Nutrição e Dietética, o leite materno de mães veganas é semelhante em sua composição ao dos não vegetarianos, exceto pela concentração de ácidos graxos. Mães veganas consomem grandes quantidades de ômega-6, mas quantidades marginais de ácidos graxos ômega-3, o que pode causar uma deficiência no leite materno e consequentemente aos bebês, com implicações no desenvolvimento da visão e no sistema nervoso central (Karcz et al., 2020).

A qualidade e o volume da produção de leite materno não são significativamente afetados por variações leves ou moderadas na nutrição materna. No entanto, um planejamento alimentar adequado pode contribuir positivamente para o crescimento e desenvolvimento dos bebês (Karcz et al., 2020).

A Sociedade Europeia de Gastroenterologia Pediátrica, Hepatologia e Nutrição (ESPGHAN) chama a atenção para o risco de deficiências nutricionais em bebês de mães veganas. Uma vez que o processo de crescimento e desenvolvimento, especialmente no primeiro ano de vida, é intenso e contínuo e o leite materno é a base da nutrição dos bebês, deve-se ter por princípio que esse leite deve fornecer o melhor conteúdo possível e adequado de nutrientes (Schürmann et al., 2017).

Alguns países excluem as mães veganas da lista de potenciais doadoras de leite materno devido ao risco de deficiência de vitamina B12. Por outro lado, alguns países as aceitam, depois de confirmada a existência de suplementação (Karcz et al., 2020).

ALIMENTAÇÃO COMPLEMENTAR

A Organização Mundial da Saúde (OMS) define a alimentação complementar como "o processo que começa quando o leite materno sozinho não é mais suficiente para atender às necessidades nutricionais dos bebês, sendo que outros alimentos sólidos e líquidos são necessários, junto com o leite materno" (WHO, 2003). A alimentação complementar é o período de tempo em que o lactente inicia o consumo de alimentos variados em sua dieta, juntamente com a redução gradativa da ingestão de leite (seja materno ou fórmula), para finalmente adquirir o modelo alimentar de sua família (Dipasquale et al., 2020).

Um fato importante a ser ressaltado é que o período de introdução da alimentação complementar coincide com um período de rápido crescimento e desenvolvimento. Sendo assim, os bebês ficam suscetíveis às deficiências ou excessos de nutrientes, pois ocorrem mudanças marcantes na dieta com exposições a novos alimentos, sabores e experiências alimentares (Fewtrell et al., 2017).

Alguns estudos apontam que no período de 4 a 6 meses de idade alguns alimentos poderiam ser introduzidos em pequenas quantidades, com o objetivo de adaptação à alimentação complementar. No entanto, a OMS destaca a necessidade de maiores ensaios randomizados para testar diferentes recomendações sobre o momento ideal da introdução da alimentação complementar (Schürmann et al., 2017).

Um estudo italiano cita que a duração da amamentação é maior em bebês vegetarianos/veganos (15,8 vs. 9,7 meses; $p < 0,0001$). Quase metade dos pais desse estudo (45,2%) afirmaram que seu pediatra não foi capaz de fornecer informações suficientes e orientações adequadas sobre a introdução da alimentação complementar não convencional e 77,4%

dos pais relataram a resistência do pediatra a métodos alternativos de alimentação complementar (Baldassarre et al., 2020).

As dietas veganas geralmente são desencorajadas durante a introdução de alimentação complementar. Embora teoricamente seja possível atender às necessidades de nutrientes quando o binômio mãe-bebê segue um aconselhamento médico e dietético, especialmente realizando a suplementação necessária, os riscos são muito graves, incluindo déficits cognitivos irreversíveis, devido à deficiência de vitamina B12, que pode, inclusive, levar a óbito (Schürmann et al., 2017).

Portanto, neste período é necessária a atenção cuidadosa para fornecer ao bebê a quantidade de vitamina B12 suficiente (0,4 mg/dia a partir de nascimento, 0,5 mg/dia a partir de 6 meses); além de vitamina D, ferro, zinco, folato, ácidos graxos n-3 (especialmente DHA), proteínas e cálcio, e garantir a densidade energética adequada da dieta (Schürmann et al., 2017).

Para tanto, alimentos como tofu, leguminosas e produtos de soja podem ser utilizados como fontes de proteína. Bebês que não recebem leite materno devem receber uma fórmula infantil à base de soja com todos os micronutrientes suplementados (Schürmann et al., 2017).

DIETA VEGETARIANA PARA O PRÉ-ESCOLAR E ESCOLAR

Na idade pré-escolar e escolar, a alimentação saudável e equilibrada é um dos principais determinantes para o crescimento adequado, desenvolvimento seguro e saúde futura da criança. Uma alimentação vegetariana saudável tem na sua base frutas, verduras, legumes, cereais integrais, leguminosas, castanhas e sementes, de preferência locais e da época. Devem ser minimamente processados, podendo ou não conter ovos, leite e derivados. A variedade na alimentação é a principal forma de suprir todas as necessidades nutricionais do organismo. Esta é uma forma saudável de evitar a ingestão excessiva de outros alimentos que possam afetar negativamente a saúde da criança. Se a alimentação dessa população infantil não for adequada, tanto em quantidade como em qualidade, o seu crescimento pode ser afetado, podendo surgir alguns tipos de enfermidades ou comprometimento do desenvolvimento. Durante o período pré-escolar, em que se verifica uma desaceleração fisiológica do crescimento relativamente ao ocorrido nos primeiros dois anos de vida, a qualidade da alimentação é determinante para o desenvolvimento do organismo e para a saúde física e psicossocial da criança (Pinho et al., 2016).

Quando bem planejada, a alimentação vegetariana, tanto a ovolactovegetariana como a vegana podem fornecer a quantidade de energia e os nutrientes necessários para crianças de todas as idades (Padró et al., 2003). Dessa maneira, um planejamento alimentar cuidadoso é essencial para garantir a oferta adequada dos nutrientes. Os alimentos fortificados podem ser utilizados como uma estratégia para ajudar a atingir as recomendações nutricionais (Kleinman et al., 2009). No entanto, a ingestão desses alimentos fortificados pode não ser suficiente para garantir o fornecimento de alguns nutrientes específicos, sendo muitas vezes necessário recorrer à suplementação (Pinho et al., 2016).

A adoção de uma dieta vegetariana adequada na infância está relacionada a uma menor incidência de diversas doenças, tais como hipertensão arterial, *diabetes mellitus* tipo 2, doença arterial coronariana, dislipidemia e câncer de cólon e de próstata (Ramos et al., 2020). Isso ocorre pois a dieta vegetariana fornece grandes quantidades de substâncias protetoras e apresenta um menor consumo de produtos altamente processados. Entretanto, assim como nas dietas onívoras, escolhas alimentares inadequadas podem significar maior risco de carências ou excessos nutricionais (Pinho et al., 2016).

A ingestão alimentar de crianças e adolescentes que seguem uma dieta vegetariana geralmente pode fornecer maiores quantidades de vitaminas e minerais do que padrões não vegetarianos. De acordo com os dados obtidos por um estudo realizado na Alemanha, as crianças veganas apresentaram maior consumo de carboidratos, fibras, ferro e zinco em comparação às onívoras. Por outro lado, a ingestão de cálcio e vitamina B12 foi menor, sendo que apenas 4% dos veganos atingiram o valor diário recomendado (Weder et al., 2019, Alexy et al., 2021). Da mesma forma, outro estudo em crianças com padrões alimentares vegetarianos reportou que a ingestão de proteínas, vitaminas e minerais excedia as recomendações; com exceção do cálcio e da vitamina B12 (Phillips, 2005).

Com relação à composição corporal, um estudo transversal que avaliou crianças polonesas entre 5 e 10 anos observou que as vegetarianas apresentaram menor adiposidade gluteofemoral, as veganas menores taxas de gordura em todas as regiões do corpo e ambos os grupos possuíam menor conteúdo mineral ósseo quando comparados às crianças onívoras. Os autores também analisaram os marcadores bioquímicos desses indivíduos, e observaram que as crianças vegetarianas apresentaram menores concentrações séricas de colesterol total, HDL, vitamina B12 e 25-hidroxivitamina D [25(OH)D] (sem suplementação) e maiores de glicose, VLDL e triglicérides. Já os veganos possuíam menores níveis plasmáticos de LDL, HDL, ferro, vitamina B12 e 25(OH)D (também sem suplementação). O estudo concluiu que o padrão alimentar vegano dessas crianças estava associado a um menor risco cardiovascular. Entretanto, observou-se que as crianças apresentaram maior risco de desenvolver deficiências nutricionais (principalmente de vitamina B12), eram mais baixas e possuíam menor conteúdo mineral ósseo (Desmond et al., 2021).

Para atingir as recomendações de ingestão energética e nutricional necessárias para o crescimento e desenvolvimento adequados das crianças vegetarianas, devem ser realizadas várias refeições ao longo do dia e estas deverão contemplar alimentos de todos os grupos alimentares: carboidratos (preferencialmente integrais), proteínas, gorduras, vitaminas, minerais e fibras. Uma dieta vegetariana saudável deve evitar o consumo de alimentos ultraprocessados e priorizar, sempre que possível, a cultura e as práticas culinárias brasileiras. Felizmente, o nosso país apresenta condições climáticas privilegiadas e uma produção vegetal de qualidade com uma grande variedade sazonal. Além disso, uma alimentação vegetariana baseada em produtos minimamente processados, locais e da época, contribuirá não somente para a saúde das crianças, como também para as economias locais e para a proteção do nosso meio ambiente (Pinho et al., 2016).

FORMAÇÃO DE HÁBITOS ALIMENTARES

A formação de hábitos alimentares saudáveis depende, essencialmente, dos pais, uma vez que são eles os responsáveis pela formação das primeiras experiências alimentares com as crianças. Isso inclui desde a alimentação da mãe no período gestacional, até as escolhas dos alimentos que serão oferecidos ao longo da vida da criança. Os pais são os exemplos (Pimentel, 2018).

Um estudo brasileiro (Pap, 2017) que avaliou 164 crianças de 6 a 10 anos de idade e seus respectivos responsáveis pela alimentação encontrou que a maior parte das crianças que apresentou excesso de peso (56 crianças) também possuía seu responsável fora do peso ideal (82,1%).

Os filhos estão expostos e prontos para aprender a comer os alimentos da dieta adulta e, segundo diferentes pesquisas, os pais e os cuidadores atuam como poderosos agentes de socialização. Além de possuírem o papel de selecionar os alimentos, servem de modelos de alimentação que as crianças aprendem a imitar (Pimentel, 2018). Portanto, deverão estar envolvidos, informados e sensibilizados sobre as escolhas alimentares, técnicas culinárias e sobre as vantagens e potenciais riscos do padrão alimentar vegetariano. Também é crucial que o núcleo familiar e o escolar acompanhem o relacionamento das crianças vegetarianas com terceiros, para prevenir quaisquer tipos de discriminação e isolamento social (Pinho et al., 2016).

É justamente nesta fase que as crianças, frequentemente, apresentam as primeiras barreiras, recusas e seletividades alimentares. Vale ressaltar que a recusa alimentar é diferente da seletividade alimentar. A recusa alimentar é um comportamento bastante comum na primeira infância, cujas características incluem: birras, demorar para comer, tentar negociar o alimento que será consumido, levantar-se da mesa durante a refeição e beliscar ao longo do dia. Já a seletividade alimentar pode ser caracterizada por comportamentos que incluem recusa alimentar, pouco apetite, desinteresse pelo alimento e, o mais característico, um consumo alimentar altamente limitado, com extrema resistência para experimentar novos alimentos. Isso normalmente ocorre antes dos 6 anos (Pimentel, 2021).

A seletividade alimentar também está relacionada com o comportamento e a ansiedade dos familiares, uma vez que, para ver a criança comer, é comum recorrer à oferta de alimentos de baixo valor nutritivo e elevado valor calórico, em detrimento de alimentos saudáveis, para agradar o paladar das crianças seletivas. Portanto, é importante compreender que as crianças, até mesmo as vegetarianas, possuem variações de apetite, relacionadas sobretudo à velocidade de crescimento, tendo, assim, períodos que apresentam uma redução fisiológica normal do apetite (Pimentel, 2021).

Segundo a Academia Americana de Pediatria, é importante estimular as atividades saudáveis desde o início da vida do bebê, iniciando com o aleitamento materno, seguindo para uma introdução alimentar com alimentos nutritivos, encorajando sempre um estilo de vida saudável e ativo por meio do consumo de frutas e vegetais diariamente, restringindo o tempo de televisão e computadores a menos de 2 horas por dia e praticando atividade física diariamente (AAP, 2015).

É importante valorizar as refeições em casa com a família. A conversa e interação de todos caracteriza-se como uma experiência positiva, em que há aprendizado mútuo, troca de afeto e, claro, treino de paciência, tão essencial nas relações humanas. Um ambiente acolhedor, tranquilo e uma boa relação entre a criança e as pessoas que cuidam dela podem influenciar de maneira positiva a aceitação dos mais variados alimentos e contribuir, de fato, para a formação dos hábitos alimentares nessa fase da vida. Este é um processo que demanda tempo e dedicação e, por isso, deve ser considerado na organização da rotina tanto da criança quanto da família (SBP, 2018).

A criança sempre presta atenção em tudo à sua volta. Tende a imitar e repetir o que as outras pessoas fazem. Isso a ajuda a se interessar em experimentar novos alimentos e deixa as refeições mais prazerosas. Então, se ela percebe que a família gosta de comer alimentos saudáveis e adota um padrão alimentar vegetariano, terá mais facilidade em aceitá-los. Este pode ser o momento ideal para toda a família ampliar a variedade de alimentos que costuma comer. Para estimular a aceitação da criança, é importante deixar o prato atraente para motivá-la a comer. Isso permitirá que ela conheça alimentos de diferentes sabores, cores e texturas (Pimentel, 2021).

Envolver a criança no planejamento da alimentação e no seu preparo também é uma excelente estratégia para que ela passe a apreciar mais os alimentos. Na hora de fazer as compras, explique que aqueles alimentos farão parte das refeições da família e envolva-a na sua seleção. Durante o preparo das refeições, dependendo da sua idade, a criança pode e deve ajudar em várias atividades culinárias mais simples, como amassar uma banana, misturar a massa do bolo ou até mesmo lavar o arroz. No entanto, o adulto deve prestar atenção todo o tempo para evitar possíveis acidentes (SBP, 2018).

Para valorizar a culinária afetiva na vida das futuras gerações, é de extrema importância resgatar o prazer envolvido no ato de cozinhar, assim como estimular a criança desde cedo. É uma ótima maneira de envolvê-la nas tarefas domésticas que a ajudarão a desenvolver capacidades motoras de uma maneira muito mais lúdica e divertida (SBP, 2018), além de contribuir para a aproximação e para o encantamento com o universo da cozinha e do alimento.

Seguem algumas dicas que podem contribuir para a formação de hábitos alimentares saudáveis durante a infância:

- Dar o exemplo: os pais são sempre modelos dos filhos. Deve-se tentar, ao máximo, realizar as refeições em família, e fazer com que a criança participe das escolhas alimentares.
- Trabalhar o seguinte ditado: "Você não precisa gostar da comida, mas deveria ao menos provar".
- Expor a criança ao mesmo alimento de 8 a 12 vezes.
- Incluir os alimentos nas mais variadas preparações vegetarianas, em receitas diversas e com cortes e apresentações diferentes.
- Interagir em família: envolver a criança na compra, na seleção e no preparo dos alimentos como uma atividade divertida para toda a família.
- Fazer escolhas saudáveis, evitando os alimentos ultraprocessados, mesmo que sejam veganos ou vegetarianos.
- Desenvolver a parte lúdica das receitas, como relacionar os alimentos verdes com personagens como Hulk ou Popeye, utilizar moldes de animais para preparar biscoitos ou cortadores geométricos para preparar as frutas.
- Compartilhar a refeição: fazer as refeições principais juntos (pode ser o café da manhã ou o jantar), longe de aparelhos eletrônicos.
- Ir às feiras livres: ótima opção para passear, se exercitar e escolher alimentos saudáveis e frescos.

- Criar jogos que envolvam a rotina alimentar: utilizar a criatividade e colocar a criançada para se divertir, como, por exemplo, separar os alimentos por cor.
- Cultivar uma pequena horta: pode ser em um vaso pequeno na sacada ou um espaço apropriado no quintal. O importante é incentivar a preferência por temperos naturais na hora de preparar as refeições e aproveitar para ensinar outros temas às crianças, como paciência para semear, ver a planta crescer e poder colher (Pimentel, 2021).

Tão importante quanto estimular a formação desses hábitos, também é imprescindível saber o que não deve ser utilizado como estratégia para o mesmo fim. Seguem exemplos:

- Usar a comida como método de troca, seja como castigo ou como recompensa.
- "Esconder" o alimento recusado nas preparações, mas sim deixar claro que esses alimentos estão presente na receita, como forma da criança ir se adaptando ao sabor.
- Ter pressa para que a criança coma rápido.
- Obrigar a criança a comer tudo o que está no prato. Permita-a identificar a sensação de saciedade e respeite essa decisão.
- Demonstrar ansiedade e expectativa. Faça com que as refeições sejam um momento tranquilo e agradável, sem pressionar a criança. Alguns dias serão melhores que outros, mas ansiedade não ajuda nunca.
- Fornecer snacks, petiscos e sucos em quantidades maiores que a habitual ao longo do dia para compensar uma refeição que não tenha tido boa aceitação.
- Usar distratores para que a criança coma mais, como celulares, tablets, brinquedos ou TV (Pimentel, 2021).

Portanto, mais importante que dizer "faça o que eu digo" é dizer "faça o que eu faço". Filhos saudáveis dependem, em grande parte, de pais saudáveis (Pimentel, 2018).

RECOMENDAÇÕES NUTRICIONAIS

Uma alimentação vegetariana adequada, variada e equilibrada fornece uma ampla quantidade e diversidade de nutrientes. É importante ressaltar que vários nutrientes são necessários para as diversas funções do organismo humano e complementam-se entre si, não atuando isoladamente. A necessidade diária de nutrientes depende de vários fatores como a idade, atividade física, sexo e clima, entre outros (Pinho et al., 2016).

A recomendação de ingestão energética em vegetarianos e não vegetarianos é a mesma. Entretanto, nas dietas mais restritivas, o volume de alimentos para alcançar essa recomendação pode exceder a capacidade gástrica. Em lactentes, a partir da introdução da alimentação complementar, pode ser necessário oferecer alimentos mais frequentemente. Em crianças maiores, a utilização de alimentos de maior densidade calórica, como produtos à base de nozes, castanhas, amendoim e suas respectivas pastas pode contribuir para a maior ingestão de calorias (SBP, 2017).

Com relação aos macronutrientes, as quantidades a serem ingeridas de acordo com a faixa etária estão descritas na Tabela 1.

TABELA 1 Recomendações nutricionais de macronutrientes de acordo com a faixa etária

Nutrientes	1 a 3 anos	4 a 18 anos
Carboidratos	45 a 65% do VCT	45 a 65% do VCT
Proteínas	5 a 20% do VCT	10 a 30% do VCT
Gorduras	30 a 40% do VCT	25 a 35% do VCT

VCT: valor calórico total.
Fonte: Institute of Medicine, 2002.

No que diz respeito aos micronutrientes, os mais importantes a serem considerados nas recomendações nutricionais das crianças vegetarianas e veganas são: cálcio, ferro, ômega-3, vitaminas B12 e D e zinco (Pinho et al., 2016; SBP, 2020, SPSP, 2019). As Tabelas 2 a 7 descrevem as principais funções, deficiências, epidemiologia, alimentos-fonte, biodisponibilidade e recomendações diárias, suplementação e recomendações de monitoramento dos micronutrientes citados.

TABELA 2 Funções, deficiências, epidemiologia, alimentos-fonte, biodisponibilidade, recomendações diárias, suplementação e recomendações de monitoramento relacionados ao cálcio

Funções	Constituição dos ossos e dentes, atua na coagulação sanguínea, na contração muscular e na condução dos impulsos nervosos
Deficiência	Comprometimento da saúde óssea a longo prazo e maior risco de fraturas
Epidemiologia	Em crianças veganas, a ingestão de cálcio parece ser inferior às recomendações, assim como das crianças ovolactovegetarianas e não vegetarianas
Alimentos-fonte	Leite, queijo, gergelim, tahine, couve, agrião, rúcula, salsinha, coentro, manjericão, soja, tofu, bebidas vegetais enriquecidas com cálcio (a partir dos 2 anos)
Biodisponibilidade	O ácido oxálico, os fitatos e as fibras alimentares interferem na redução da absorção do cálcio. O equilíbrio do cálcio depende não só da ingestão de alimentos-fonte como da presença da vitamina D, que favorece sua absorção no intestino
Recomendações diárias	• 1 a 3 anos: 700 mg • 4 a 8 anos: 1.000 mg • 9 a 13 anos: 1.300 mg
Suplementação	Se necessária, a suplementação deve ser feita com base nos exames laboratoriais e na avaliação clínica. A prescrição deve ser feita pelo pediatra ou nutricionista
Recomendações de monitoramento	Níveis de referência: Cálcio ionizado: 4,8 a 5,52 mg/dL Cálcio sérico total: • Crianças até 1 ano: 7,9 a 10,7 mg/dL • 1 a 3 anos: 8,7 a 9,8 mg/dL • 4 a 9 anos: 8,8 a 10,1 mg/dL • 10 e 11 anos: 8,9 a 10,1 mg/dL • 12 e 13 anos: 8,8 a 10,6 mg/dL

Fonte: Pinho et al, 2016; SVB, 2020; SPSP, 2019.

TABELA 3 Funções, deficiências, epidemiologia, alimentos-fonte, biodisponibilidade, recomendações diárias, suplementação e recomendações de monitoramento relacionados ao ferro

Funções	Atua na formação das hemácias e participa na produção de energia e no sistema imunológico
Deficiência	Comprometimento do crescimento e desenvolvimento físico e intelectual
Epidemiologia	Nas crianças vegetarianas, o consumo de ferro é habitualmente superior comparativamente ao de não vegetarianas. No entanto, devido à sua biodisponibilidade, os níveis de ferro e hemoglobina mais baixos são observados em vegetarianos, comparativamente com não vegetarianos
Alimentos-fonte	Leguminosas, gergelim, tahine, semente de abóbora, chia, amaranto, quinoa e vegetais folhosos verde-escuros
Biodisponibilidade	O ferro de origem vegetal está sob a forma de ferro não heme e apresenta uma absorção menor quando comparado ao presente nos produtos animais (ferro heme) e está totalmente sujeito à interferência de outros elementos da dieta. A vitamina C e o ácido cítrico auxiliam sua absorção; por outro lado, os fitatos atuam negativamente na absorção desse mineral, assim como o cálcio. Não é aconselhado, portanto, dada a interação cálcio-ferro, que sejam consumidos produtos lácteos durante ou logo após uma refeição rica em ferro
Recomendações diárias	1 a 3 anos: 7 mg 4 a 8 anos: 10 mg 9 a 13 anos: 8 mg
Suplementação	A SBP recomenda suplementação de ferro para crianças em aleitamento materno exclusivo, vegetarianas ou onívoras, após o 3º mês de vida na dose de 1 mg/kg/dia, até os 2 anos de idade. Depois disso, a suplementação deve ser feita com base nos exames laboratoriais e na avaliação clínica
Recomendações de monitoramento	Depleção de ferro (Fe): • Ferritina $<$ 12 µg/L (6 meses a 60 meses) • Ferritina $<$ 15 µg/L (5 a 12 anos) • Hb, HT, VCM, iSat, CTLT e Fe normais Deficiência de ferro: • Fe sérico $<$ 30 mg/dL • iSat $<$ 15% • CTLT aumentada (valor normal = 250-390 µg/L) • Ferritina baixa e Hb, HT e VCM normais

Hb: hemoglobina, HT: hematócrito, VCM: volume corpuscular médio; iSat: índice de saturação de transferrina; CTLT: capacidade total de ligação da transferrina.
Fonte: Pinho et al, 2016; SVB, 2020; SPSP, 2019.

TABELA 4 Funções, deficiências, epidemiologia, alimentos-fonte, biodisponibilidade, recomendações diárias, suplementação e recomendações de monitoramento relacionados ao ômega-3

Funções	Atua como importante componente estrutural das membranas celulares, possui um papel primordial na formação e no funcionamento do sistema nervoso central e da retina
Deficiência	Comprometimento no desempenho cognitivo, desenvolvimento neurológico, função visual e comportamental da criança
Epidemiologia	Os vegetarianos tendem a ingerir a mesma quantidade de ômega-3 e mais ômega-6, quando comparados a onívoros. Os veganos quase nada ingerem de EPA e DHA em suas formas ativas. Com relação aos níveis séricos de DHA, os vegetarianos apresentam valores 40% mais baixos comparativamente com não vegetarianos
Alimentos-fonte	Algas, sementes e óleo de linhaça, chia, nozes, óleo de soja e canola, leite e ovos fortificados com ômega-3
Biodisponibilidade	Precisa ser metabolizado para gerar o EPA (ácido eicosapentaenoico) e o DHA (ácido docosahexaenoico), que são as formas ativas prontas para serem absorvidas. Além disso, é importante consumir uma boa relação entre ômega-3 e ômega-6, para que uma correta transformação de ômega-3 para EPA e DHA aconteça. O balanço ideal é de duas a quatro partes de ômega-6 para cada uma de ômega-3
Recomendações diárias	• 3 anos: 0,7 g/d • 4 a 8 anos: 0,9 g/d • 9 a 13 anos: 1,2 g/d
Suplementação	Se necessária, a suplementação deve ser feita com base nos exames laboratoriais e na avaliação clínica. A prescrição deve ser feita pelo pediatra ou nutricionista
Recomendações de monitoramento	Exames específicos podem dosar os níveis séricos de DHA e a proporção n:6/n:3, sendo os valores de referência determinados de acordo com a metodologia empregada na mensuração pelo laboratório

Fonte: Pinho et al, 2016; SVB, 2020; SPSP, 2019.

TABELA 5 Funções, deficiências, epidemiologia, alimentos-fonte, biodisponibilidade, recomendações diárias, suplementação e recomendações de monitoramento relacionados à vitamina B12

Funções	Importante para o desenvolvimento neurológico e formação das células vermelhas do sangue
Deficiência	Redução de tônus (força) muscular, falta de interesse e indiferença. Como essa vitamina é muito importante para o desenvolvimento neurológico, sua deficiência pode levar a danos permanentes. Também pode levar a um tipo específico de anemia
Epidemiologia	A ingesta de vitamina B12 pelo público vegetariano é, em sua maioria, abaixo dos valores recomendados, principalmente entre os veganos
Alimentos-fonte	Iogurte, queijo, leite, ovo, bebidas vegetais fortificadas com B12 (a partir dos 2 anos), levedura nutricional fortificada (*nutritional yeast*), queijos veganos fortificados com B12
Biodisponibilidade	A forma cristalina presente em alimentos fortificados apresenta boa biodisponibilidade por encontrar-se na forma livre de proteína, porém também é dependente do fator intrínseco para absorção
Recomendações diárias	• 1 a 3 anos: 0,9 µg • 4 a 8 anos: 1,2 µg • 9 a 13 anos: 1,8 µg
Suplementação	A suplementação em bebês vegetarianos é geralmente recomendada a partir da introdução alimentar, ou seja, a partir dos 6 meses de vida. A continuidade da suplementação deve sempre ser avaliada e prescrita pelo pediatra ou pelo nutricionista caso a criança mantenha o padrão alimentar vegetariano
Recomendações de monitoramento	Níveis baixos: < 200 pg/mL ou 148 pmol/L, no entanto a dosagem de vitamina B12 sérica apresenta limitações de sensibilidade e muitas controvérsias sobre sua especificidade, por isso a dosagem isolada da vitamina não é um bom parâmetro para o diagnóstico, sendo recomendada coleta também de ácido metilmalônico, homocisteína e/ou holotranscobalamina 2

Fonte: Pinho et al, 2016; SVB, 2020; SPSP, 2019; Paniz et al, 2005.

TABELA 6 Funções, deficiências, epidemiologia, alimentos-fonte, biodisponibilidade, recomendações diárias, suplementação e recomendações de monitoramento relacionados à vitamina D

Funções	Atua na manutenção dos níveis de cálcio e de fósforo, na absorção do cálcio em nível intestinal, ajuda na regulação da quantidade que o rim vai eliminar desse mineral pela urina e na função das células ósseas
Deficiência	A combinação da falta da vitamina D e de cálcio está relacionada ao retardo no crescimento, doenças autoimunes, cânceres, fraturas e desenvolvimento de osteoporose na vida adulta
Epidemiologia	O consumo de vitamina D parece ser semelhante entre ovolactovegetarianos e não vegetarianos e menor em veganos, sendo que a ingestão tende a ser inferior às recomendações em todos os grupos
Alimentos-fonte	Bebidas vegetais fortificadas com vitamina D (a partir dos 2 anos), cereal matinal fortificado com vitamina D
Biodisponibilidade	A exposição da pele diretamente ao sol, por cerca de 15 minutos diários, é a forma mais eficaz de manter os níveis adequados e evitar carências
Recomendações diárias	• 1 a 13 anos: 15 µg
Suplementação	A SBP recomenda administrar 400 UI/dia de vitamina D a todos os lactentes da 1ª semana até 12 meses e 600 UI/dia dos 12 aos 24 meses. Após essa idade, a suplementação deve ser feita se a dosagem sanguínea estiver fora da faixa de normalidade por meio de prescrição de um pediatra ou nutricionista
Recomendações de monitoramento	• Suficiência: > 20 ng/mL • Insuficiência: 12 a 20 ng/mL • Deficiência: < 12 ng/mL • Toxicidade: > 100 ng/mL

Fonte: Pinho et al, 2016; SVB, 2020; SPSP, 2019.

TABELA 7 Funções, deficiências, epidemiologia, alimentos-fonte, biodisponibilidade, recomendações diárias, suplementação e recomendações de monitoramento relacionados ao zinco

Funções	Ação biológica no crescimento, no desenvolvimento cognitivo, na reparação tissular e replicação celular
Deficiência	Desaceleração do crescimento, dificuldades na maturação sexual e prejuízo na função imunológica
Epidemiologia	O consumo de zinco pelas crianças vegetarianas e não vegetarianas é similar. Entretanto, os menores níveis séricos desse mineral encontrados em vegetarianos poderão ser explicados pela sua menor biodisponibilidade em produtos de origem vegetal
Alimentos-fonte	Gérmen de trigo, gergelim, semente de abóbora, castanha-de-caju, leguminosas e temperos (secos e frescos)
Biodisponibilidade	Os fitatos são os que mais atrapalham a absorção do zinco. Eles se ligam aos minerais, impedindo sua absorção
Recomendações diárias	• 1 a 3 anos: 3 mg • 4 a 8 anos: 5 mg • 9 a 13 anos: 8 mg
Suplementação	Se necessária, a suplementação deve ser feita com base nos exames laboratoriais e na avaliação clínica. No tratamento da carência, utiliza-se a dose de zinco elementar, 1-2 mg/kg/dia por via oral e correção dietética adequada. A prescrição deve ser feita pelo pediatra ou nutricionista
Recomendações de monitoramento	Níveis baixos: < 70 µg/dL, no entanto, alguns fatores podem alterar seus resultados, como a inflamação, o estresse e a infecção, que diminuem a quantidade de Zn no plasma

Fonte: Pinho et al, 2016; SVB, 2020; SPSP, 2019.

CARÊNCIAS ESPECÍFICAS

Por inúmeros motivos, o número de vegetarianos e veganos está crescendo, inclusive na infância. No entanto, estudos sobre a nutrição dessa população ainda são escassos. Há pouquíssimas publicações referentes à população brasileira e isso limita o nosso conhecimento, posto que o assunto em questão – como também o tempo de exposição ao sol – difere de um país para o outro.

As carências nutricionais mais frequentemente encontradas nas crianças vegetarianas estão relacionadas ao baixo consumo de cálcio e à menor ingestão de ômega-3 (presente em pequena quantidade nos alimentos de origem vegetal). A deficiência de vitamina B12 deve ser observada especialmente nos veganos, o que exige monitorização frequente dos seus níveis séricos (Ramos et al., 2020; SVB, 2020; SPSP, 2019). As Tabelas 2, 4 e 5 descrevem os principais alimentos-fonte, recomendações diárias de ingestão, e monitoramento do cálcio, ômega-3 e vitamina B12, que podem auxiliar na melhor adequação do consumo desses micronutrientes. É importante avaliar individualmente cada criança, assim como verificar a necessidade de ingerir alimentos fortificados com esses nutrientes ou até mesmo a sua suplementação. Portanto, é função do profissional de saúde orientar e apoiar a família para que essa alimentação adequada seja alcançada e, associada a bons hábitos, leve a criança a um bom desenvolvimento antropométrico e neuropsicomotor.

TAKE HOME MESSAGES

1. O crescimento e o desenvolvimento da criança têm como base uma alimentação saudável e equilibrada.
2. A alimentação vegetariana na infância é factível e pode prevenir algumas doenças crônicas do adulto.
3. O aleitamento materno com a mãe vegetariana deve ser estimulado até o sexto mês de forma exclusiva, e ser mantido até dois anos ou mais de idade da criança.
4. Desde que a alimentação materna seja adequada, atendendo às necessidades nutricionais e com suplementação obrigatória de ácidos graxos essenciais e vitamina B12, as mães vegetarianas (incluindo as veganas) podem produzir leite tão nutricionalmente valioso quanto as mães onívoras.
5. A introdução da alimentação complementar da criança vegetariana deve ser adaptada com maiores porções de leguminosas. A suplementação vitamínica, mineral e de ácidos graxos essenciais pode ser necessária (especialmente de vitamina B12 em casos de veganismo).
6. Cuidados devem ser tomados em relação à adequação dos micronutrientes, em especial cálcio, ômega-3 e vitamina B12.

REFERÊNCIAS

AAP – AMERICAN ACADEMY OF PEDIATRICS. Healthy Active Living for Families, 2015.

ALEXY, U.; FISCHER, M.; WEDER, S.; LÄNGLER, A.; MICHALSEN, A.; SPUTTEK, A.; et al. Nutrient intake and status of german children and adolescents consuming vegetarian, vegan or omnivore diets: Results of the VeChi Youth Study. Nutrients, v. 13, p. 1707, 2021.

BALDASSARRE, M.E.; PANZA, R.; FARELLA, I,; et al. Vegetarian and vegan weaning of the infant: How common and how evidence-based? A population-based survey and narrative review. Int J Environ Res Public Health, v. 17, n. 13, p. 4835, 2020.

CONSELHO REGIONAL DE NUTRIÇÃO, REGIÃO 3. Parecer CRN3 sobre o Vegetarianismo. Disponível em: https://document.onl/documents/parecer-crn-3--parecer-crn-3-vegetarianismo-o-conselho-regional-de-nutricionistas.html. Acesso em 22 de fevereiro de 2021.

DESMOND, M.A.; SOBIECKI, J.G.; JAWORSKI, M.; PŁUDOWSKI, P.; ANTONIEWICZ, J.; SHIRLEY, M.K.; et al. Growth, body composition, and cardiovascular and nutritional risk of 5- to 10-y-old children consuming vegetarian, vegan, or omnivore diets. Am J Clin Nutr, v. 113, p. 1565-77, 2021.

DIPASQUALE, V.; ROMANO, C. Complementary feeding: new styles versus old myths. Minerva Medica, v. 111, n. 2, p. 141-52, 2020.

FEWTRELL, M.; BRONSKY, J.; CAMPOY, C.; et al. Complementary feeding: A position paper by the European Society for Paediatric Gastroenterology, Hepatology, and Nutrition (ESPGHAN) Committee on Nutrition. JPGN, v. 64, p. 119-32, 2017.

INSTITUTE OF MEDICINE. Dietary reference intakes for energy, carbohydrate, fiber, fat, fatty acids, cholesterol, protein, and amino acids (macronutrients). Washington DC: National Academy Press, 2002.

KARCZ, K.; KRÓLAK-OLEJNIK, B. Vegan or vegetarian diet and breast milk composition – a systematic review. Critical Reviews in Food Science and Nutrition, 2020.

KLEINMAN, R.E.; AMERICAN ACADEMY OF PEDIATRICS COMMITTEE ON NUTRITION. Pediatric Nutrition Handbook. 6. ed. Elk Grove Village, IL: American Academy of Pediatrics, 2009.

MATERNAL AND CHILD NUTRITION STUDY GROUP: BLACK, R.E.; ALDERMAN, H.; BHUTTA, Z.A.; et al. Maternal and child nutrition. Executive summary of The Lancet Maternal and Child Nutrition Series. Lancet, 2013.

MESSINA, V.; MANGELS, A.R. Considerations in planning vegan diets: Children. Journal of the American Dietetic Association, v. 101, n. 6, 2001.

PADRÓ, L.; CERVERA, P. Alimentaciones vegetarianas en la infancia y adolescencia. Pediatr Integr, v. VII, p. 364-72, 2003.

PANIZ, C.; GROTTO, D.; SCHMITT, G.C.; VALENTINI, J.; SCHOTT, K.L.; POMBLUM, V.J.; et al. Fisiopatologia da deficiência de vitamina B12 e seu diagnóstico laboratorial. J Bras Patol Med Lab, v. 41, n. 5, p. 323-34, 2005.

PAP, G. Avaliação da influência familiar no estado nutricional e hábito alimentar de crianças de seis a dez anos. Ribeirão Preto, 2017.

PERETTIA, N.; DARMAUNB D.; CHOURAQUIC J.P.; et al. Editorial. Archives de Pediatrie, v. 27, p. 173-75, 2020.

PHILLIPS, F. British Nutrition Foundation: Vegetarian nutrition. Nutr Bull, v. 30, p. 132-67, 2005.

PIMENTEL C. Seletividade alimentar (Ebook). Portal da Carolina Pimentel, 2021. Disponível em: https://carolinapimentel.com.br/blog/2021/07/05/seletividade-alimentar-ebook-gratuito/. Acesso em 19 de julho de 2021.

PIMENTEL, C. Pais saudáveis, filhos saudáveis. Portal da Carolina Pimentel, 2018. Disponível em: https://carolinapimentel.com.br/blog/2018/08/31/pais-saudaveis-filhos-saudaveis/. Acesso em 19 de julho de 2021.

PINHO, J.P.; SILVA, S.C.G.; BORGES, C.; SANTOS, C.T.; SANTOS, A.; GUERRA, A.; et al. Alimentação vegetariana em idade escolar. Programa Nacional para a Promoção da Alimentação Saudável. Lisboa: Direção-Geral da Saúde, 2016.

RAMOS, L.R.; FERNANDES, M.I.M. Aspectos nutricionais e crescimento de crianças vegetarianas e veganas. Resid Pediatr, v. 0, 2020.

REDECILLA FERREIRO, S.; et al. Recomendaciones del Comité de Nutrición y Lactancia Materna de la Asociación Española de Pediatría sobre las dietas vegetarianas. An Pediatr (Barc), 2019.

SBP – SOCIEDADE BRASILEIRA DE PEDIATRIA. DEPARTAMENTO DE NUTROLOGIA. Manual de orientação: alimentação do lactente, alimentação do pré-escolar, alimentação do escolar, alimentação do adolescente, alimentação na escola. São Paulo: Sociedade Brasileira de Pediatria/Departamento de Nutrologia, 2006.

SBP – SOCIEDADE BRASILEIRA DE PEDIATRIA. DEPARTAMENTO DE NUTROLOGIA. Manual de alimentação: orientações para alimentação do lactente ao adolescente, na escola, na gestante, na prevenção de doenças e segurança alimentar. 4. ed. São Paulo: SBP, 2018.

SBP – SOCIEDADE BRASILEIRA DE PEDIATRIA. DEPARTAMENTO DE NUTROLOGIA. Guia prático de atualização: vegetarianismo na infância e adolescência. São Paulo: SBP, 2017.

SCHÜRMANN, S.; KERSTING, M.; ALEXY, U. Vegetarian diets in children: a systematic review. Eur J Nutr, v. 56, p. 1797-817, 2017.

SPSP – SOCIEDADE DE PEDIATRIA DE SÃO PAULO. Suplementação de nutrientes. Pediatra atualize-se. São Paulo: Boletim da Sociedade de Pediatria de São Paulo, 2019.

SVB – SOCIEDADE VEGETARIANA BRASILEIRA. Alimentação vegetariana para crianças e adolescentes. Guia alimentar para a família. São Paulo: SVB, 2020.

VIEIRA, A; NAVOLAR, T.S. Alimentação para bebês e crianças vegetarianas até 2 anos de idade. Sociedade Vegetariana Brasileira, 2018.

WEDER, S.; HOFFMANN, M.; BECKER, K.; ALEXY, U.; KELLER, M. Energy, macronutrient intake, and anthropometrics of vegetarian, vegan, and omnivorous children (1-3 years) in Germany (VeChi Diet Study). Nutrients, v. 11, p. 832, 2019.

WHO – WORLD HEALTH ORGANIZATION. Complementary feeding. Report of the Global Consultation. Summary of Guiding Principles. Geneva, 2003. Disponível em: https://apps.who.int/nutrition/publications/infantfeeding/924154614X/en/index.html. Acesso em 22 de fevereiro de 2021.

8

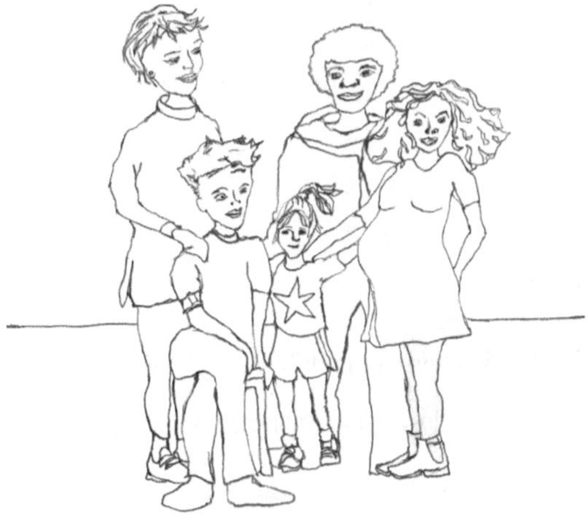

VEGETARIANISMO NA ADOLESCÊNCIA

Mauro Fisberg
Ana Carolina B. Leme

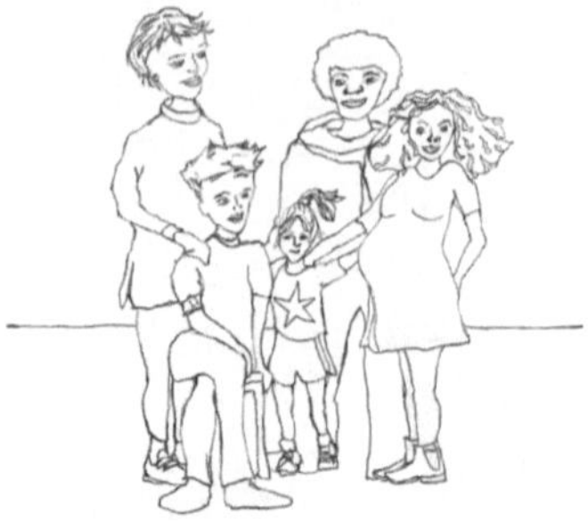

SUMÁRIO

INTRODUÇÃO

Os hábitos dietéticos formados durante a adolescência apresentam impactos à saúde a curto e a longo prazo (Haines et al., 2019; Kansra et al., 2020). As demandas energéticas e nutricionais têm aumentado para auxiliar no crescimento e desenvolvimento acelerado durante a adolescência, e assim, é essencial estabelecer ou manter hábitos dietéticos saudáveis durante esse período, pois tendem a persistir na vida adulta (Monteiro e Victora, 2005). Uma dieta saudável durante a adolescência predispõe para uma melhor saúde física, pois está associada a menor risco de ganho de peso durante a vida adulta. Melhor qualidade da dieta é também fator decisivo na prevenção da depressão, problema de saúde mental crescente entre adolescentes e jovens adultos (Mendes et al., 2016). Durante a adolescência, o aumento da independência, assim como outros fatores, como as condições socioeconômicas familiares e educacionais dos pais, pode influenciar nos hábitos dietéticos (Leme et al., 2021). O aumento no tamanho das porções dos alimentos industrializados tem contribuído para incremento do consumo calórico e piora da qualidade da dieta entre os adolescentes (Duffey e Popkin, 2013). Alimentos com teores elevados de caloria e reduzidos em nutrientes têm se apresentado como uma das maiores fontes de calorias entre os adolescentes (Leme et al., 2019). Do contrário, a ingestão de alimentos-fonte em nutrientes-limitantes (i.e., frutas e verduras) permanece abaixo das recomendações (Leme et al., 2018).

Com a tendência aumentada de consumo de dietas à base de plantas, existe um movimento crescente de alimentação vegetariana em diferentes grupos populacionais, incluindo os adolescentes. A dieta vegetariana usualmente exclui carnes de todos os tipos, ou restringe carnes vermelhas, frutos do mar e produtos contendo proteínas animais. Algumas dietas podem incluir ovos e leites. Dietas veganas eliminam todas as fontes animais.

Portanto, não é simples analisar a qualidade nutricional de um indivíduo que ingere determinado tipo de alimentos ou exclui grupos alimentares sem uma adequada anamnese, visando entender exatamente qual o grau de restrição, substituição de alimentos e nutrientes e o tempo de utilização dessa alimentação. O profissional de saúde não deve julgar de antemão como deficiente ou inadequada uma alimentação restritiva ou com algum tipo de exclusão sem avaliar o contexto, hábitos familiares, o tipo de orientação por outros profissionais e a motivação para a escolha deste padrão. Há uma enorme variedade de dietas de exclusão da carne, com enormes variações na saúde do indivíduo, desde elementos de proteção a problemas crônicos cardiovasculares a deficiências importantes no aporte de nutrientes essenciais.

Pesquisa populacional conduzida por Hargreaves et al. (2020) utilizando um questionário, previamente validado para a população brasileira, avaliou os marcadores da qualidade da dieta em vegetarianos. Os resultados mostraram que a maioria dos participantes eram do sexo feminino (65,3%) e 27,7% tinham idade inferior a 24 anos. Dentre os tipos de padrão vegetariano, o mais frequente era o ovolactovegetariano (48,2%), que exclui carnes, mas não ovos e leites, seguido de veganos (33,6%), semivegetarianos ou flexitarianos (11,2%) e pescovegetarianos (7,0%). Outro estudo teve por objetivo descrever e comparar a ingestão dietética de adolescentes vegetarianos e não vegetarianos (n = 534, 15±1,8 ano) em uma população conhecida por promover estilos saudáveis de vida. Dentre os resultados, 25,6% dos adolescentes apresentaram padrões dietéticos vegetarianos, e no geral adolescentes vegetarianos apresentaram perfis dietéticos mais favoráveis quando comparados aos não vegetarianos, porém ambos os padrões apresentaram maiores adequações dietéticas comparadas à população geral de adolescentes dos EUA. A escolha por dietas à base de plantas (ou vegetais) ocorre por influência nos ambientes familiares e escolares (Segovia-Siapco et al., 2019). Dietas vegetarianas e veganas estão associadas a menor risco para obesidade e doenças crônicas não transmissíveis durante a infância e adolescência e na vida adulta. Para este capítulo teremos como referências as recomendações/guias da Alemanha (Rudloff, et al., 2019), Academia de Nutrição e Dietética (dos EUA) (Melina et al., 2016), Canadá (Amit et al., 2010) e Sociedade Brasileira de Pediatria (SBP, 2017); dentre eles, apenas a Academia de Nutrição e Dietética aborda todos os grupos etários, os demais limitam-se à população infantojuvenil. Ademais, abordaremos no final do capítulo o uso de dietas flexitarianas, que levam em consideração o consumo de carnes, porém de maneira reduzida. É um padrão dietético crescente entre adolescentes (Forestell, 2018).

CARACTERÍSTICAS DAS DIETAS VEGETARIANAS

A avaliação das dietas vegetarianas para adolescentes pode ser complicada por diversas razões. Em primeiro lugar, existe uma variedade de tipos de dietas vegetarianas que podem excluir certos alimentos e, portanto, contribuir para a ingestão insuficiente de certos nutrientes (Tabela 1). Em algumas dietas, a ingestão de nutrientes pode apresentar uma redução drástica, p. ex., a falta de vitamina B12 na dieta como resultado da eliminação das fontes proteicas animais.

A dieta ovolactovegetariana, que inclui leite e ovos, fornece nutrientes essenciais, porém não inclui carne ou peixe, e é considerada o tipo mais frequente de vegetarianismo entre adolescentes. O vegetarianismo estrito (veganismo) exclui todos os alimentos fontes de animais. Em geral, o risco para a ingestão insuficiente de nutrientes aumenta quanto maior o grau de restrição dietética. Por exemplo, para as dietas veganas, esse risco é elevado, caso certos alimentos à base de plantas também sejam evitados, como as leguminosas. Além do mais, adolescentes podem apresentar preferências e aversões a certos alimentos, que podem contribuir para o aumento do risco de subnutrição (Melina et al., 2016).

TABELA 1 Tipos e características das dietas vegetarianas

Tipo da dieta	Grupo de alimentos excluídos	Redução de nutrientes
Ovolactovegetariano	Carnes e peixes	Carne: vitamina B12, proteína animal, ferro, zinco (alta biodisponibilidade)
		Peixe: iodo, ácido graxo ômega-3, p. ex., DHA

(continua)

TABELA 1 Tipos e características das dietas vegetarianas *(continuação)*

Tipo da dieta	Grupo de alimentos excluídos	Redução de nutrientes
Lactovegetariano	Carnes, peixes, ovos	Idem acima referidos
		Ovos: proteína animal, vitaminas D e A
Ovovegetariano	Carnes, peixes, leite e produtos lácteos	Idem acima referidos
		Leite: proteína animal, cálcio, iodo, vitamina B12, B2, D, A
Pescetarianos ou pescatarianos	Carnes	Todos os acima referidos, mas com inclusão de peixes
Flexitarianos (geralmente vegetarianos)	Carnes e peixes, consumo ocasional em porções pequenas	Idem acima referidos
		Apenas pequena redução dos nutrientes
Veganos	Todos os produtos à base de animais (carnes, peixe, leite, ovos, mel)	Idem acima referidos
		Principalmente vitamina B12
Vegano cru	Todos os produtos à base de animais, certas plantas, alimentos cozidos	Idem acima referidos
		Principalmente calorias e gordura

DHA: ácido docosaexaenoico.

IMPLICAÇÕES À SAÚDE DO VEGETARIANISMO EM ADOLESCENTES

Poucos estudos exploram dietas alternativas e suas implicações em adolescentes brasileiros, e aqueles disponíveis são baseados em amostras com adolescentes mais velhos e/ou na faixa etária universitária (18 a 23 anos de idade) (Barros et al., 2020). Os demais estudos são desenvolvidos em países de renda alta, porém com amostras pequenas. Uma revisão sistemática avaliou diversas características de padrões vegetarianos na população juvenil, inclusive dados dietéticos, nutrição e estado de saúde. Do total de 829 artigos selecionados, apenas 24 foram incluídos na revisão sistemática, e destes a maioria dos estudos ocorreu em países de renda alta, sendo frequentes nos EUA, Grã-Bretanha e Alemanha. A média do tamanho da amostra por grupo etário foi de apenas 35. Nenhuma publicação foi encontrada no Brasil (Schurmann et al., 2017).

Existem diversas razões para a preferência por dietas vegetarianas. Dentre as mais frequentes, são aquelas enraizadas nas questões éticas, morais, religiosas ou ambientais. Isso pode incluir a oposição ao modo de produção de alimentos, p. ex., agricultura intensiva (também conhecida como agricultura industrial). Nas décadas passadas, a dieta vegetariana estava associada com a apreciação de alimentos "naturais" (ou *in natura*), i.e., alimentos com baixo grau de processamento (Gehring et al., 2021, Alcorta et al., 2021). Atualmente, a maior demanda para substitutos de carnes e leites (p. ex., "hambúrguer" de soja e bebidas à base de extrato de soja ou outros de origem vegetal) tem contribuído para o aumento acentuado nas vendas de alimentos processados vegetarianos e veganos. Entre 2015 e 2016 no Brasil, houve um aumento de 40% nas vendas do setor vegetariano (Da Veiga Dias e Révillion, 2020). Esses alimentos são produzidos de maneira semelhante aos alimentos convencionais com altos níveis de processamento, e frequentemente contêm açúcar, gordura saturada e aditivos, cujo valor nutricional parece ser crítico. Por outro lado, esses alimentos podem contribuir para a ingestão de nutriente críticos, dependendo da sua fortificação (Leme et al., 2020). Devido à grande demanda por produtos vegetarianos prontos para consumo, é praticamente impossível aplicar esses resultados de estudos prévios em dietas vegetarianas para a situação atual. Ademais, dietas vegetarianas estão frequentemente associadas a outras características de estilo de vida, apresentando desafios aos estudos observacionais para capturar os efeitos da dieta vegetariana separadamente de outras escolhas de estilo de vida. Ensaios randomizados controlados com longo período de seguimento são difíceis de serem conduzidos entre adolescentes. Conclusões a partir de estudos publicados são passíveis de vieses de seleção, i.e., a escolha da amostra pode ser dependente de hábitos dietéticos preexistentes (Rudloff et al., 2019). Frequentemente, o recrutamento para tais estudos pode ocorrer em contextos nos quais certa consciência em saúde esteja presente (p. ex., escolas e comunidades adventistas do 7º dia) e, portanto, os resultados podem ser influenciados por outros fatores de estilo de vida. Por exemplo, as famílias que participam desses estudos geralmente apresentam elevado nível socioeconômico, e as crianças/jovens recebem suplementos nutricionais ou produtos alimentícios enriquecidos, e não há grupo controle. Outros desafios incluem a falta recente na realização de estudos, o tamanho de amostra para diferentes tipos de vegetarianismo, e a qualidade da avaliação dos estudos. Considerando que há um número crescente de famílias vegetarianas, e evidência limitada, estudos robustos que avaliam dietas entre adolescentes (particularmente brasileiros) são necessários. Uma das características que devem ser levadas em consideração é que o nível socioeconômico dos vegetarianos é superior ao dos não vegetarianos (Hargreaves et al., 2020; Gili et al., 2019). A Figura 1 ilustra alguns aspectos importantes que influenciam na adoção pelos jovens de dietas vegetarianas e/ou veganas.

Com uma interpretação cautelosa dos estudos existentes (Rudloff et al., 2019; Melina et al., 2016, SBP, 2017, Schurmann et al., 2017), o risco para deficiência de nutrientes está associado a adolescentes em fase de

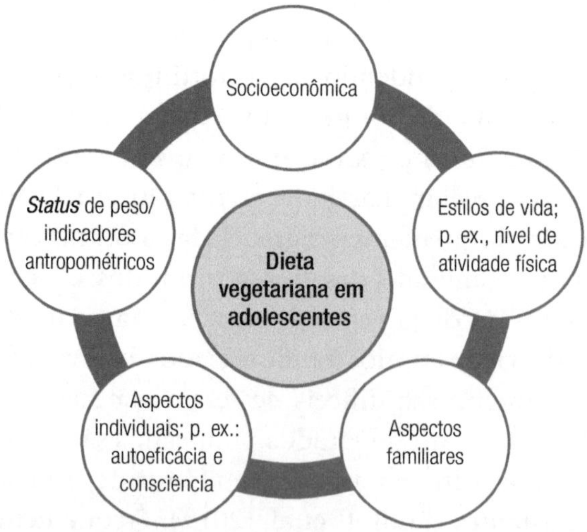

FIGURA 1 Aspectos que influenciam na adesão a dietas vegetarianas por adolescentes.

crescimento, cujas restrições dietéticas estão aumentadas. Outros grupos etários infantis também apresentam risco elevado, incluindo as crianças após receber aleitamento materno exclusivo e os pré-escolares.

CRESCIMENTO E DESENVOLVIMENTO

Evidências indicam que o peso, a altura e outras medidas antropométricas de adolescentes aderindo a dietas veganas ou vegetarianas estão em uma faixa ligeiramente abaixo das referências (para indicadores saudáveis) ou mesmo semelhante aos onívoros. Por exemplo, em amostras de adolescentes de ambos os sexos participantes de comunidades adventistas do 7º dia, os do sexo masculino apresentaram altura superior. Baixo peso ou redução na massa de gordura corporal quando comparados a não vegetarianos pode ser uma abordagem sensível para a prevenção da obesidade infantil, e os mecanismos subjacentes estão sob discussão. A ingestão total energética pode estar abaixo das recomendações, como por exemplo da Referência de Ingestão Dietética do Instituto de Medicina (*Dietary Reference Intake, Institute of Medicine – DRI, IOM*) ou mesmo dentro das recomendações quando comparada à dos adolescentes onívoros. Entretanto, pode ser questionado se os métodos de avaliação dietética utilizados nos estudos são válidos suficientemente para detectar pequenas variações do consumo em excesso, que podem resultar em ganho de peso ao longo do tempo (Schurmann et al., 2017). Talvez a fórmula adotada pelo Instituto de Medicina [*Nutrient Recommendations: Dietary Reference Intakes* (DRI)], considerando que estão dentro das recomendações de ingestão energética para os vegetarianos, possa ser utilizada para calcular o gasto energético. A fórmula para cálculo energético deve ser baseada na idade e no sexo dos adolescentes, bem como no nível de atividade física, e dados antropométricos de peso e altura devem levado em consideração (Tabela 2). Para atividade física entre vegetarianos, consultar o capítulo específico.

Entre adultos, dietas vegetarianas ou veganas estão associadas com estilos de vida saudáveis, incluindo níveis elevados de atividade física. Apesar de poucos estudos demonstrarem associação entre padrões vegetarianos e atividade física entre adolescentes, isso pode contribuir para menor peso corporal em conjunto com contribuições dietéticas especificas. O menor peso corporal pode estar associado ao nível socioeconômico da família dos adolescentes, ou seja, quanto maior o nível socioeconômico, maior a adesão às dietas vegetarianas (Duffey e Popkin, 2013).

TABELA 2 Equações para estimar o gasto energético para adolescentes dos 9 aos 18 anos

Estimativa de necessidade de energia (ENE) (kcal/dia) = gasto total de energia + energia de depósito
Meninos
ENE = 88,5 – [61,9 x idade (anos)] + AF x {(26,7 x peso [kg]+ (903 x altura [m])}
Meninas
ENE = 135,3 – [30,8 x idade (anos)] + AF x {(10,0 x peso [kg]) + (934 x altura [m])}

AF: atividade física; ENE: estimativa de necessidade de energia.

Evitar certos alimentos ou grupos alimentares também contribui para redução na variedade dietética (Switkowski et al. 2020, Brown et al., 2018; Jarman et al., 2015). Portanto, a saciedade sensorial especifica pode contribuir para uma redução no total da ingestão energética, em particular das dietas veganas (Nederkoorn et al., 2019). Ademais, dietas à base de plantas são elevadas em verduras, frutas, fibra e água, resultando em uma menor densidade energética. Análise de padrão dietético mostrou que os adolescentes vegetarianos tendem a consumir as seguintes fontes de alimentos à base de plantas: frutas, verduras, abacate, batata não frita, grãos integrais, produtos de soja, nozes e sementes, enquanto são consumidos em menor quantidade os grãos refinados, doces, lanches, gordura adicionada e bebidas açucaradas (Hargreaves et al., 2020; Segovia-Siapco et al., 2019; Schurmann et al., 2017; IOM; Peretti et al., 2020). Supõe-se que tal padrão alimentar possa prevenir o ganho de peso.

FORNECIMENTO DE NUTRIENTES CRÍTICOS

Adolescentes poderão apresentar risco para um suprimento inadequado de nutrientes nos casos apresentados na Tabela 3.

TABELA 3 Suprimento inadequado de nutrientes entre adolescentes

1	Apenas encontrado em alimentos a partir de fontes animais, p. ex., **vitamina B12**
2	Encontrado em pequenas quantidades nos alimentos à base de plantas, p. ex., **cálcio**
3	Não é adequadamente absorvido devido ao teor elevado de substâncias inibitórias como fitatos e oxalatos em alimentos à base de plantas (grãos integrais, leguminosas e espinafre), p. ex., **ferro** e **zinco**

O risco pode ser ainda mais elevado se os adolescentes não procurarem aconselhamento profissional médico e nutricional, não utilizarem suplementos nutricionais e/ou não optarem por consumir alimentos fortificados (em nutrientes críticos para a população de adolescentes vegetarianos).

Proteínas totais

Geralmente, adolescentes seguindo uma dieta vegetariana conseguem atingir níveis de proteína dentro das recomendações, e a sua ingestão total tende a não diferir de adolescentes que aderem a dietas onívoras. No entanto, jovens aderindo a dietas vegetarianas consomem menos leite e produtos lácteos do que não vegetarianos – sugerindo risco elevado para aporte inadequado de proteínas (Rudloff et al., 2019). As necessidades de proteínas podem ser facilmente alcançadas com dietas ovolactovegetarianas; mesmo que os produtos à base de animais sejam excluídos, essas recomendações podem ser alcançadas, por meio da combinação de grãos integrais e leguminosas, p. ex., arroz integral, quinoa, sementes, nozes, feijões e lentilhas.

Ferro

O ferro é um importante nutriente, principalmente para adolescentes do sexo feminino (devido à perda de sangue pela menstruação) (Dietary Guidelines Advisory Committee, 2020). A biodisponibilidade do ferro em alimentos à base de plantas (Fe^{3+}, não heme) é menor comparada ao ferro heme das carnes, i.e., absorção de 2-5% ferro não heme vs. 20% no ferro heme. Evidências sobre a elevada incidência da deficiência de ferro ou anemia por deficiência de ferro em adolescentes que aderem a dietas vegetarianas são inconclusivas. Estudos prévios indicam que a biodisponibilidade do ferro das fontes vegetais poderia ser compensada por meio da ingestão simultânea de vitamina C, por meio por exemplo das frutas cítricas, no entanto essa recomendação é questionável. Evidências têm demonstrado que a deficiência de ferro pode ser mais comum entre os jovens que aderem a dietas vegetarianas comparados àqueles que aderem a dietas onívoras, mesmo quando a ingestão de ferro é comparável à de jovens vegetarianos que apresentam significativamente maior ingestão de vitamina C.

Iodo

A ingestão adequada de iodo é essencial para ótimo desenvolvimento físico e neurológico de adolescentes. Fontes importantes de iodo, em adição ao sal iodado, são os produtos lácteos. A deficiência de iodo em jovens pode aumentar no caso da redução no consumo de fontes de iodo, por exemplo, peixes, carnes, ovos e leite. Nesse sentido, é necessário que seja compensada por meio da seleção de alimento fortificados com iodo, como pães e sal de mesa (Rudloff et al., 2019). Em estudo finlandês, todos os participantes veganos e também 91% da população não vegana e vegetariana apresentaram concentrações de iodo abaixo do limite preconizado pela Organização Mundial da Saúde, indicando deficiência moderada de iodo (< 100 µg/L urina). Isso sugere que o risco para redução de iodo não é específico à população vegana, mas pode ser comum à população em geral. Por outro lado, uma proporção elevada de alimentos vegetais pode estar associada a baixa excreção urinária de iodo, porém deve-se atentar ao consumo elevado do sal de mesa (iodado) (para não haver confusão com a não redução dos níveis de iodo) (Schurmann et al., 2017).

Vitamina B12

A falta de vitamina B12 na dieta vegana deve-se ao não consumo de produtos de origem animal ou mesmo à redução no consumo de alimentos fortificados em B12 (cereais e extrato de leveduras). Por exemplo, alguns países de língua inglesa, como a Austrália, têm como hábito desde a infância o consumo de pasta de levedura (Vegemite®), que é considerada um alimento vegano, portanto a ingestão de vitamina B12 pode estar dentro do recomendado para essa população. No entanto, ao se trazer para o contexto brasileiro deve-se tomar cuidado com a inclusão repentina de certos alimentos, por não serem do hábito, causando recusa. Outros alimentos enriquecidos em vitamina B12 e dentro dos hábitos dos adolescentes brasileiros devem ser encorajados, como cereais matinais em conjunto com bebidas à base de soja durante o café-da-manhã.

Ademais, estudos têm demonstrado que adolescentes aderindo a dietas veganas podem compensar por meio do uso de suplementos vitamínicos ou consumo de alimentos fortificados, como as bebidas fortificadas de soja. A vitamina B12 fornecida em alguns alimentos, como bebidas fermentadas de soja, cogumelos ou alga, não necessariamente adequa as necessidades de vitamina B12 dos adolescentes, devido à sua baixa biodisponibilidade. Dependendo do *status* de vitamina B12 e da idade do adolescente, uma suplementação oral é recomendada (Rudloff et al., 2019). O uso de suplemento de vitamina B12 em adolescentes com padrões dietéticos veganos é frequente e reflete maior ingestão. Veganos podem crescer e se desenvolver como qualquer adolescente e sem marcadores de anormalidade. No entanto, uma revisão sistemática mostrou uma elevada prevalência de deficiência de vitamina B12 nos veganos comparados a vegetarianos, e principalmente entre aqueles que não utilizam nenhum suplemento. Os autores concluíram que todos os vegetarianos, independentemente da dieta seguida, quer seja vegana, vegetariana ou ovolacta, devem ser investigados em relação à deficiência de vitamina B12 (Rudloff et al., 2019). A avaliação da vitamina B12 por si só frequentemente não estabelece diagnóstico de deficiência. A deficiência de vitamina B12 pode também levar à anemia microcítica, por isso exames clínicos de sangue são recomendados. Assim sendo, a deficiência de vitamina B12 pode ocorrer simultaneamente à deficiência de ferro.

Cálcio e vitamina D

O cálcio e a vitamina D apresentam um papel decisivo na saúde óssea. Evidências apontam que a ingestão de cálcio em adolescentes aderindo a uma dieta vegetariana é 50% mais baixa quando comparados àqueles que aderem a dietas onívoras. Os níveis de vitamina D também estão reduzidos nos vegetarianos. Enquanto, na maioria dos casos, as necessidades de vitamina D podem ser atingidas por meio de síntese endógena, existe um considerável risco para sua deficiência entre adolescentes e jovens adultos. Os adolescentes que aderem a dietas vegetarianas apresentam associações negativas com marcadores do metabolismo ósseo (Rudloff et al., 2019). As fontes alimentares principais de vitamina D são de origem animal, i.e., gordura do peixe, gema do ovo e lácteos, justificando assim o seu risco elevado para a baixa ingestão de vitamina D, principalmente entre os adolescentes veganos. Destaca-se também que o *status* de vitamina D depende em grande extensão da exposição solar, portanto, aqueles que residem em cidades com pouca exposição solar ou têm peles com maior teor de melanina têm maior risco de deficiência de vitamina D. Nesse sentido, a suplementação de vitamina D é recomendada como medida profilática a adolescentes com padrões vegetarianos, pouca exposição solar e/ou de raça negra. Ademais, é necessário verificar em que grau as famílias com adolescentes vegetarianos ou veganos utilizam os suplementos de vitamina D. Pais/responsáveis devem ter consciência sobre a necessidade da sua suplementação (Schurmann et al., 2017).

Ácidos graxos

As dietas vegetarianas (quando comparadas às dietas onívoras) geralmente apresentam elevado consumo de ácidos graxos poli-insaturados (PUFA) advindo dos óleos vegetais (óleo de canola e azeite de oliva, entre outros). No entanto, os ácidos graxos ômega-3 de cadeia longa, principalmente ácido docosaexaenoico – DHA, são frequentemente consumidos abaixo das suas recomendações. O consumo de ácidos graxos ômega-3 é reduzido nos veganos e elevado entre os que aderem a dietas pescetarianas, muito provavelmente pelo consumo de peixes e outros frutos do mar ricos em ômega-3. Evidências sobre suplementação com ômega-3 são inconclusivas, portanto não há consenso sobre sua suplementação, ainda que alguns estudos tenham demonstrado melhora na função cognitiva de crianças (Rudloff et al., 2019).

DIETAS SEMIVEGETARIANAS: COMO SER SAUDÁVEL E SUSTENTÁVEL

A presença da carne tem sido considerada por muitos como o elemento central de uma refeição e é muitas vezes considerada componente necessário para a uma dieta saudável (Verbeke et al., 2010). Apesar dos produtos cárneos fornecerem uma ampla variedade de nutrientes, como proteínas, gorduras e vitaminas, as recomendações mais recentes (USDA, 2020; Seral-Cortes et al., 2020) sugerem que dietas que são elevadas em verduras, frutas e grãos integrais e reduzidas em carnes processadas apresentam desfechos desejáveis à saúde (Seral-Cortes et al., 2020; Reyes Olavarria et al., 2020), com similaridade aos padrões de dieta mediterrânea, semivegetariana ou flexitariana. Dietas com padrões vegetarianos e consumo reduzido de proteínas animais são fundamentais devido às suas características, que incluem quantidades controladas de gorduras, baixa porcentagem de carboidratos, baixo índice glicêmico e alto conteúdo de fibras dietéticas, e componentes antioxidantes que contribuem por reduzir o risco das doenças crônicas não transmissíveis, como as cardiovasculares, metabólicas, neurodegenerativas e doenças tumorais.

Evidências prévias têm demonstrado a relação entre a dieta semivegetariana e a saúde como importante papel na qualidade de vida dos indivíduos em ambos os *status* físico e psicológico (La Fauci et al., 2020).

Diversos são os motivos que levam os adolescentes a adotarem padrões semivegetarianos (Forestell, 2018). O termo "dieta semivegetariana" define aqueles que consomem dietas vegetarianas em larga escala, mas ocasionalmente consomem carnes. Outro termo bastante utilizado para dietas semivegetarianas é o *"flexitariano"*. Portanto, dietas semivegetarianas ou flexitarianas incluem o consumo elevado de frutas, verduras, leguminosas, grãos integrais, sementes e o consumo ocasional de quaisquer tipos de carnes, com a preferência para peixes e frutos do mar, em comparação às carnes processadas e vermelhas. Dietas flexitarianas têm emergido como um importante indicador de saúde nos adolescentes, principalmente na manutenção de um peso saudável e consequentemente redução no risco para doenças crônicas não transmissíveis (Cagiran Yilmaz et al., 2019), e como sustentáveis para o meio ambiente (Berry, 2019; Serra-Majem et al., 2020).

Flexitarianismo e controle de peso corporal

Pesquisas mais recentes sugerem que hábitos alimentares mal adaptados, com uma alimentação restrita, podem ser mais frequentes entre os adolescentes flexitarianos quando comparados aos vegetarianos, que restringem todos os tipos de carnes da dieta. A alimentação restrita reflete maior esforço para manter a ingestão alimentar e o peso, e é frequentemente interrompida por episódios de comer acima do habitual (Forestell, 2018, Haines e Neumark-Sztainer, 2006). Como resultado, tais restrições podem não estar somente associadas a uma ingestão total de calorias, mas sim às fontes alimentares. Restrições alimentares, no sentido das dietas flexitarianas, diferem dos comportamentos inadequados para controle de peso (Forestell, 2018) (p. ex., dietas para redução de peso, jejum e pular as refeições) (Leme et al., 2020b, Leme et al., 2019b), porém, se não bem orientadas por um profissional da saúde, incluindo nutricionistas e médicos, podem ser um fator de risco para o desenvolvimento de transtornos alimentares. O tópico dos transtornos alimentares e da dietas vegetarianas será abordado no capítulo específico. Portanto, formas menos extremas de restrição de carne (i.e., semivegetarianas e padrões flexitarianos) aparentemente estão associadas com restrições alimentares. Corroborando com os outros tipos de padrões vegetarianos, os jovens flexitarianos optam por esse padrão devido a preocupações com a saúde e o meio-ambiente. Possivelmente, entre aqueles que optam por saúde como motivador, isso incorpora as preocupações com manutenção e/ou redução do peso corporal. Evidências têm demonstrado que aqueles que endossam outras razões ao invés de preocupações com o peso na restrição de carne apresentam menores chances para restrição dietética comparados àqueles que endossam preocupações com peso (Verbeke et al., 2010; Forestell et al., 2012).

É importante observar, portanto, que ao contrário de muitos flexitarianos, os veganos e vegetarianos são menos motivados para manutenção de peso corporal comparados a outros fatores, como saúde, meio-ambiente ou aversão ao gosto da carne. Enquanto geralmente acredita-se que hábitos flexitarianos ou semivegetarianos possam ser motivados por preocupações de bem-estar pessoal e ambiental, existem evidências de que controle de peso seja também uma preocupação entre alguns adolescentes. É importante avaliar essas diferenças individuais entre os diferentes tipos de padrões vegetarianos ou semivegetarianos e ter melhor entendimento sobre os fatores motivacionais relacionados ao flexitarianismo e se essa abordagem dietética está associada com restrições alimentares e comportamentos (não saudáveis) para controle de peso corporal. Assim, será possível o desenvolvimento de abordagens mais direcionadas para identificar e ajudar adolescentes que mascaram seus comportamentos alimentares mal adaptativos pela redução do consumo de carnes.

Dietas sustentáveis e padrões semivegetarianos entre adolescentes

Dietas sustentáveis entre adolescentes são cada vez mais frequentes, sendo este um conceito complexo e multidimensional (Zakowska-Biemans et al., 2019), exigindo uma abordagem também multidimensional, incluindo os aspectos relacionados a comportamentos pró-ecológicos, como redução do desperdício alimentar (Carroll et al., 2020; Carroll et al., 2021), consumo de alimentos locais e da estação, ou levando em consideração os aspectos de cuidados animais, assim como aqueles relacionados à alimentação saudável, como consumo de uma dieta saudável e equilibrada, com produtos alimentícios que são reduzidos em gorduras ou consumo de carnes. Padrões alimentares saudáveis, interesse na culinária e o suporte para medidas políticas ambientais estão positivamente correlacionados ao consumo de alimentos sustentáveis, que se ligam aos padrões semivegetarianos e flexitarianos entre os adolescentes.

Dieta saudável e equilibrada entre os adolescentes inclui aspectos relacionados à escolha de alimentos "naturais", saudáveis e nutritivos, assim como ricos em vitaminas e minerais. Tais informações são amplamente comunicadas não apenas pelas autoridades de saúde pública, mas também pela indústria de alimentos por meio de anúncios e mensagens diárias. Os comportamentos relacionados à limitação do consumo de sal e açúcar por alguns podem estar associados a dietas saudáveis e equilibradas. O foco seria na redução do consumo desses nutrientes, principalmente as gorduras, porém não apresentando distinção clara entre as fontes de origem animal e vegetal. Não obstante, nas décadas anteriores, o consumo de gorduras de origem animal era bastante frequente, principalmente de manteigas e banhas – tanto para cozimento, quanto para o seu consumo direto.

Mudanças no consumo alimentar são seguidas de alterações nas políticas econômicas, incluindo reduções nos subsídios para gorduras lácteas e outras fontes animais, e o mercado livre fornece relativamente os óleos vegetais a preços relativamente menores. Ademais, iniciativas de saúde pública promovem o consumo de gorduras à base de plantas (principalmente óleos vegetais – como de canola) ao invés de gorduras animais. Essas são iniciativas de sucesso, resultando em mudanças nos hábitos dietéticos saudáveis (Zakowska-Biemans et al., 2019). Os adolescentes têm a família como principal norte para aquisição dos hábitos dietéticos, sendo esta responsável pela aquisição dos alimentos, suporte no preparo das refeições e realização das refeições em família (Leme et al., 2021; Wedde et al., 2020; Mirotta et al., 2018), e consequentemente melhoria na qualidade de vida, com manutenção de peso corporal saudável e redução do risco para as doenças relacionadas à dieta. *A posteriori*, novas tendências introduzindo produtos *lights* e *diets* são apresentadas em todos os países, incluindo o Brasil, enfatizando a preocupação por substituição das fontes de alimentos de origem animal por dietas à base de plantas.

O conhecimento de rótulos sustentáveis (como certificados regionais, rótulos orgânicos e rótulos de qualidade) é uma medida viável para adolescentes aplicarem os princípios de alimentação saudável e sustentável no seu dia a dia. Os adolescentes que têm preferências por atributos ambientais podem apenas ajustar os padrões de consumo na direção dessas preferências, caso os produtos ambientais sustentáveis possam ser identificados no momento da compra. A redução no consumo de carne consiste na sua substituição por leguminosas e outros grãos integrais. Os adolescentes que aderem a padrões semivegetarianos tendem a apresentar dietas mais sustentáveis e saudáveis (Van Loo et al., 2017). Os substitutos de carnes de origem vegetal têm sido também identificados como fontes saudáveis de proteína, que em comparação com carnes, oferecem diversos benefícios sociais (p. ex., influência da família e amigos), ambientais (meio ambiente, redução na emissão de gás carbônico e proteção aos animais) e de saúde (prevenção de obesidade e doenças crônicas não transmissíveis) (Forestell et al., 2012). Espera-se que a redução na ingestão de carnes apresente efeitos positivos na redução de certos nutrientes – gorduras saturadas e sódio –, mas por outro lado, a sua restrição pode ser crítica à ingestão de certos nutrientes, como o zinco, a vitamina B12 e o ferro, principalmente entre adolescentes do sexo feminino (Chacon-Cuberos et al., 2018). Nesse sentido, a promoção de uma dieta saudável e sustentável deverá englobar todos os aspectos mencionados e analisados para o desenvolvimento de recomendações para cada caso.

Sendo o Brasil um país tropical, a oferta de alimentos sazonais é grande, principalmente de frutas e legumes, e favorece maior diversidade para a alimentação à base de plantas. Nesse sentido, pode ser mais fácil atingir as recomendações propostas pela Organização Mundial da Saúde para o consumo de cinco porções de frutas e verduras. Para atingir as recomendações energéticas e nutricionais, é importante atentar-se a todos os aspectos sociocognitivos (Leme et al., 2015), bem como o encorajamento das habilidades culinárias (Thakur e Mathur, 2021), com receitas culinárias apropriadas para o paladar dos adolescentes e incentivo para que possam adquirir e preparar refeições e lanches saudáveis e sustentáveis. Por exemplo, o estudo "Hábitos Saudáveis, Meninas Saudáveis – Brasil" (Leme et al., 2015) foi um programa para prevenção da obesidade para adolescentes do sexo feminino de escolas públicas do município de São Paulo, e contou com múltiplos componentes, dentre eles oficinas culinárias com o encorajamento para o preparo de alimentos à base de plantas: preparo de smoothies de frutas, saladas de frutas, sanduíches e salada de macarrão integral com a inclusão de diferentes verduras – algumas incluíram opções vegetarianas para as adolescentes que aderiam a tais padrões. Como resultado final, foi observada melhoria na qualidade da dieta para os componentes frutas totais, vegetais totais, feijões e cereais integrais, entretanto houve redução na ingestão de leites e produtos lácteos (Leme et al., 2020c), sinalizando para uma maior tendência para dietas vegetarianas e semivegetarianas entre adolescentes, principalmente do sexo feminino.

Outro fator já mencionado em relação a aquisição, preparo e consumo por padrões vegetarianos e semivegetarianos é em relação aos cuidados com os animais. Isso pode estar relacionado às percepções na aquisição de ovos e peixes que não sejam cultivados em cativeiros.

O desperdício alimentar tem emergido como assunto de destaque na sociedade atualmente, e a redução no desperdício tem sido uma persistente meta nas políticas alimentares (Carroll et al., 2020; Carroll et al., 2021). Atividades para evitar o desperdício de alimentos e estimular o consumo sazonal e local dos alimentos devem ser prioridade no Brasil, assim como em outros países de renda elevada, como o Canadá, que possuem estudos verificando essa temática em crianças e adultos jovens. Carroll et al. (2020) avaliaram a qualidade da dieta e o desperdício alimentar em 85 famílias com pré-escolares da região sul de Ontário, Canadá, e encontraram que a pontuação total da qualidade da dieta dos pais e crianças se encontra na categoria de necessidade de melhoria. Em média, os domicílios produziram 107 g de desperdício de alimentos que devem ser evitados (p. ex., casca de banana e café moído) e 52 g que não precisam ser evitados (p. ex., casca de maçã e batata). Frutas e verduras foram os alimentos que mais contribuíram para o desperdício de alimentos evitáveis e não evitáveis. A qualidade da dieta de pais e crianças não apresentou associação com o total *per capita* diário do desperdício de alimentos evitáveis e não evitáveis. No entanto, a qualidade da dieta dos pais esteve positivamente associada com o *per capita* diário de desperdício de frutas e verduras evitáveis e não evitáveis, após ajuste pela renda domiciliar. Sugere-se que, devido ao elevado consumo de dietas à base de plantas por adolescentes com padrões vegetarianos ou semivegetarianos, o desperdício desses alimentos possa ser elevado, contribuindo para a qualidade da dieta. Portanto, estratégias eficazes para melhoria da qualidade da dieta com redução simultânea no desperdício de alimentos são necessárias, e cabe ao nutricionista, médico e outros profissionais da saúde orientá-los.

O sistema alimentar local é considerado uma porta de entrada para conectar a sustentabilidade e a saúde, levando a benefícios para o planeta e os indivíduos. Entre as atividades populares conectadas ao sistema alimentar sustentável estão: aquisição de alimentos locais, evitar alimentos embalados e redução do consumo de carnes (vermelhas e processadas).

A promoção da sustentabilidade alimentar necessita muito mais atenção aos contextos culturais e sociais e à filosofia da alimentação por grupos específicos de consumidores. É importante que o envolvimento dos adolescentes nos hábitos alimentares sustentáveis seja traduzido no comportamento atual com ajuda de estratégias de comunicação bem delineadas. Uma alimentação saudável e sustentável entre adolescentes engloba construtos multidimensionais com oito dimensões principais: (i) dieta saudável e equilibrada; (ii) qualidade dos rótulos (regionais e orgânicos); (iii) redução de carne; (iv) alimentos locais; (v) redução de gorduras; (vi) evitar desperdício de alimentos; (vi) cuidados com animais; e (viii) alimentos sazonais. Estes representam as preocupações dos consumidores em comer saudável, enquanto respeitam os princípios de sustentabilidade em termos de redução do impacto ambiental da produção e distribuição de alimentos. Os conceitos de dieta saudável e sustentável são complementares na mente do consumidor, independentemente da idade, o que inclui os adolescentes. Conforme a perspectiva das políticas de saúde publica e práticas clínicas, a identificação de comportamentos de alimentação saudável e sustentável (Tabela 4) pode auxiliar a encorajar os adolescentes a se engajarem no consumo alimentar responsável em termos de impacto à sua saúde e ao meio-ambiente. No geral, tais medidas podem ser utilizadas para avaliação, mas sempre adaptando ao contexto cultural, político e religioso do grupo a ser estudado.

TABELA 4 Comportamentos alimentares saudáveis e sustentáveis

Dieta saudável e sustentável
Escolha de alimentos nutritivos
Escolha de alimentos para manter-se saudável
Evitar bebidas açucaradas
Escolher alimentos com teores de vitaminas e minerais
Escolher alimentos que contêm ingredientes naturais
Escolher alimentos sem aditivos
Tentar ter dietas equilibradas
Escolher alimentos sem ingredientes artificiais
Escolher grãos integrais
Limitar o uso de sal
Qualidade dos rótulos (regionais e orgânicos)
Escolha por produtos com certificados regionais
Verificar certificados e marcas de qualidade nos rótulos
Sempre que possível, comprar alimentos orgânicos
Comprar alimentos regionais
Escolher alimentos que são produzidos preservando o meio ambiente
Redução de carne
Leguminosas substituindo carnes nas preparações culinárias
Consumir o máximo possível de leguminosas
Evitar consumo de carne
Consumir fontes de proteínas de origem animal, na maioria das vezes

(continua)

TABELA 4 Comportamentos alimentares saudáveis e sustentáveis (*continuação*)

Alimentos locais
Comprar frutas e verduras diretamente do produtor
Sempre que possível, escolher frutas e verduras do próprio loteamento
Comprar produtos alimentícios locais
Reduzir gorduras (saturadas)
Sempre que possível, escolher alimentos reduzidos em gorduras
Não desperdiçar alimentos
Tentar não jogar fora alimentos (não evitáveis)
Aproveitar alimentos das refeições anteriores
Cuidados com animais
Escolha de ovos caipiras
Cuidados com animais
Evitar comprar ovos produzidos em cativeiro
Sempre que possível, comprar peixes de pesca sustentável
Alimentos locais
Consumir cinco frutas e verduras por dia
Na época, comprar em feiras livres
Consumir frutas e verduras sazonais

CONSIDERAÇÕES FINAIS

Dietas vegetarianas, veganas e semivegetarianas adequadamente planejadas com atenção apropriada para componentes nutricionais específicos podem fornecer um estilo de vida alternativo saudável durante a adolescência. Educação adequada à família e seguimento ao longo da vida são essenciais. Existem muitas ferramentas úteis e excelentes guias para assistir famílias e profissionais. Por exemplo, as atualizações dos guias alimentares canadense (Health Canada, 2019) e dos

Estados Unidos (USDA, 2020) já incorporam recomendações baseadas em dietas à base de plantas, e incluem todas as faixas etárias: crianças, adolescentes e adultos. O encorajamento da realização das refeições em família, bem como outros aspectos, também foi incorporado nos guias.

RECOMENDAÇÕES

As dietas semivegetarianas ou flexitarianas com um amplo consumo de alimentos à base de plantas e consumo moderado de carnes, peixes, e produtos lácteos são as dietas recomendadas para adolescentes porque nelas as necessidades de nutrientes são mais fácil e provavelmente atingidas. Ademais, trazem benefícios à saúde e ao meio ambiente, por serem definidas como conscientes e sustentáveis.

- Dietas restritivas estão associadas a maiores prevalências de deficiências nutricionais: quando mais restritas, maior o risco.
- Dieta ovolactovegetariana equilibrada como parte de um estilo de vida saudável na adolescência pode atingir as recomendações nutricionais, suporte normal para o crescimento e desenvolvimento etário adequado. Entretanto, atenção especial deve ser dada para garantir elevadas ingestões de ferro para compensar a baixa biodisponibilidade desse elemento.
- Dietas veganas (sem alimentos derivados de animais) por longos períodos geralmente levam à deficiência de vitamina B12, se a dieta não estiver apropriadamente suplementada. Profissionais da saúde e pais/cuidadores devem se atentar à ingestão e ao *status* de ferro, zinco, iodo, DHA, cálcio, proteína e calorias para prevenir serias complicações clínicas, como falhas no crescimento, anemia ou danos neurológicos.
- A nutrição e a dieta devem fazer parte dos cuidados e prevenção durante a adolescência. Pediatrias, nutrólogos e nutricionistas atendendo crianças e adolescentes que aderem a padrões vegetarianos ou semivegetarianos devem monitorar o desenvolvimento físico e a ingestão dietética. Exames clínicos e sanguíneos poderão ser necessários em

alguns casos para avaliar o *status* dos nutrientes. Alimentos adicionais, assim como suplementos, podem ser recomendados no caso de inadequação da ingestão de nutrientes ou deficiência nutricional.

TAKE HOME MESSAGES

1. A dieta ideal recomendada para adolescentes deve ser equilibrada com alimentos à base de plantas e com consumo de carnes, peixes e lácteos.
2. Dietas restritivas estão associadas com aumento no risco de deficiência nutricional; quanto mais restritiva, maior o risco.
3. Equilíbrio na dieta lacto-ovovegetariana, como parte de estilo de vida saudável durante a adolescência pode alcançar as necessidades nutricionais e suporte normal de crescimento e desenvolvimento apropriados para idade.
4. Em adolescentes com dietas veganas (sem produtos derivados de animais) deve ser considerada a ingestão adequada de ferro, zinco, iodo, DHA, cálcio, proteínas e calorias. A ingestão inadequada pode levar a crescimento inadequado, anemia e danos neurológicos.
5. Dietas semivegetarianas ou flexitarianas são ideais, pois além do consumo equilibrado de alimentos de todos os tipos, são sustentáveis para o meio ambiente.
6. Pediatras, nutrólogos e nutricionistas atendendo crianças e adolescentes que aderem a padrões vegetarianos ou semivegetarianos devem monitorar o desenvolvimento físico e a ingestão dietética para prevenir deficiências.

REFERÊNCIAS

ALCORTA, A.; PORTA, A.; TARREGA, A.; et al. Foods for plant-based diets: challenges and innovations. Foods, v. 10, 2021.

AMIT, M.; CANADIAN PAEDIATRIC SOCIETY; COMMUNITY PAEDIATRICS COMMITTEE. Vegetarian diets in children and adolescents. Paediatrics, Child Health, v. 15, p. 303-14, 2010.

BARROS, K.S.; BIERHALS, I.O.; ASSUNÇÃO, M.C.F. Vegetarianismo entre ingressantes de uma universidade pública no sul do Brasil, 2018. Epidemiologia e Serviços de Saúde, v. 29, 2020.

BERRY, E.M. Sustainable food systems and the mediterranean diet. Nutrients, v. 11, 2019.

BROWN, C.L.; PERRIN, E.M.; PETERSON, K.E.; et al. Association of picky eating with weight status and dietary quality among low-income preschoolers. Acad Pediatr, v. 18, p. 334-41, 2018.

CAGIRAN YILMAZ, F.; CAGIRAN, D.; OZCELIK, A.O. Adolescent obesity and its association with diet quality and cardiovascular risk factors. Ecol Food Nutr, v. 58, p. 207-18, 2019.

CARROLL, N.; SADOWSKI, A.; PARIZEAU, K.; et al. Food skills: associations with diet quality and food waste among canadian parents. J Nutr Educ Behav, 2021.

CARROLL, N.; WALLACE, A.; JEWELL, K.; et al. Association between diet quality and food waste in Canadian families: a cross-sectional study. Nutr J, v. 19, p. 54, 2020.

CHACON-CUBEROS, R.; ZURITA-ORTEGA, F.; MARTINEZ-MARTINEZ, A.; et al. Adherence to the mediterranean diet is related to healthy habits, learning processes, and academic achievement in adolescents: a cross-sectional study. Nutrients, v. 10, 2018.

DA VEIGA DIAS, V.; RÉVILLION, J. O mercado de alimentos vegetarianos e veganos: características e perspectivas. Cadernos de Ciência, Tecnologia, v. 37, 2020.

DIETARY GUIDELINES ADVISORY COMMITTEE. Scientific Report of the 2020 Dietary Guidelines Advisory Committee. Advisory Report to the Secretary of Agriculture and Secretary of Health and Human Services. Washington, DC: U.S. Department of Agriculture, Agricultural Research Service, 2020.

DUFFEY, K.J.; POPKIN, B.M. Causes of increased energy intake among children in the U.S., 1977-2010. Am J Prev Med, v. 44, p. e1-8, 2013.

FORESTELL, C.A. Flexitarian diet and weight control: healthy or risky eating behavior? Front Nutr, v. 5, p. 59, 2018.

FORESTELL, C.A.; SPAETH, A.M.; KANE, S.A. To eat or not to eat red meat. A closer look at the relationship between restrained eating and vegetarianism in college females. Appetite, v. 58, p. 319-25, 2012.

GEHRING, J.; TOUVIER, M.; BAUDRY, J.; et al. Consumption of ultra-processed foods by pesco-vegetarians, vegetarians, and vegans: associations with duration and age at diet initiation. J Nutr, v. 151, p. 120-31, 2021.

GILI, R.V.; LEESON, S.; MONTES-CHANI, E.M.; et al. Healthy vegan lifestyle habits among argentinian vegetarians and non-vegetarians. Nutrients, v. 11, 2019.

HAINES, J.; HAYCRAFT, E.; LYTLE, L.; et al. Nurturing children's healthy eating: Position statement. Appetite, v. 137, p. 124-33, 2019.

HAINES, J.; NEUMARK-SZTAINER, D. Prevention of obesity and eating disorders: a consideration of shared risk factors. Health Educ Res, v. 21, p. 770-82, 2006.

HARGREAVES, S.M.; ARAUJO, W.M.C.; NAKANO, E.Y.; et al. Brazilian vegetarians diet quality markers and comparison with the general population: A nationwide cross-sectional study. PLoS One, v. 15, p. e0232954, 2020.

HEALTH CANADA. Canada's dietary guidelines for health professionals and policy makers. Ottawa, Ontario: Health Canada, 2019.

IOM – Institute of Medicine. Nutrient recommendations: Dietary Reference Intakes (DRI). USA National Health Institutes: U.S. Department of Health, Human Services.

JARMAN, M.; OGDEN, J.; INSKIP, H.; et al. How do mothers manage their preschool children's eating habits and does this change as children grow older? A longitudinal analysis. Appetite, v. 95, p. 466-74, 2015.

KANSRA, A.R.; LAKKUNARAJAH, S.; JAY, M.S. Childhood and adolescent obesity: A review. Front Pediatr, v. 8, p. 581461, 2020.

LA FAUCI, V.; ALESSI, V.; ASSEFA, D.Z.; et al. Mediterranean diet: knowledge and adherence in Italian young people. Clin Ter, v. 171, p. e437-e443, 2020.

LEME, A.C.; BARANOWSKI, T.; THOMPSON, D.; et al. Food sources of shortfall nutrients among US adolescents: National Health and Nutrition Examination Survey (NHANES) 2011-2014. Fam Community Health, v. 43, p. 59-73, 2020a.

LEME, A.C.; BARANOWSKI, T.; THOMPSON, D.; et al. Top food sources of percentage of energy, nutrients to limit and total gram amount consumed among US adolescents: National Health and Nutrition Examination Survey 2011-2014. Public Health Nutr, v. 22, p. 661-71, 2019a.

LEME, A.C.; MUSZYNSKI, D.; MIROTTA, J.A.; et al. Diet quality of Canadian preschool children: Associations with socio-demographic characteristics. Can Diet J Pract Res, 2021.

LEME, A.C.; PHILIPPI, S.T. The "Healthy Habits, Healthy Girls" randomized controlled trial for girls: study design, protocol, and baseline results. Cad Saude Publica, v. 31, p. 1381-94, 2015.

LEME, A.C.B.; HAINES, J.; TANG, L.; et al. Impact of strategies for preventing obesity and risk factors for eating disorders among adolescents: a systematic review. Nutrients, v. 12, 2020b.

LEME, A.C.B.; PHILIPPI, S.T.; FISBERG, R.M. Changes in diet quality 6 and 12 months post-intervention: the Healthy Habits, Healthy Girls: a Brazilian study. Revista de Nutrição, v. 33, 2020c.

LEME, A.C.B.; PHILIPPI, S.T.; THOMPSON, D.; et al. "Healthy Habits, Healthy Girls-Brazil": an obesity prevention program with added focus on eating disorders. Eat Weight Disord, v. 24, p. 107-19, 2019b.

MELINA, V.; CRAIG, W.; LEVIN, S. Position of the Academy of Nutrition and Dietetics: vegetarian diets. Journal of the Academy of Nutrition and Dietetics, v. 116, p. 1970-80, 2016.

MENDES, A.; PEREIRA, J.L.; FISBERG, R.M.; et al. Dietary energy density was associated with diet quality in Brazilian adults and older adults. Appetite, v. 97, p.120-6, 2016.

MIROTTA, J.A.; DARLINGTON, G.A.; BUCHHOLZ, A.C.; et al. Guelph family health study's home-based obesity prevention intervention increases fibre and fruit intake in preschool-aged children. Can J Diet Pract Res, v. 79, p. 86-90, 2018.

MONTEIRO, P.O.; VICTORA, C.G. Rapid growth in infancy and childhood and obesity in later life – a systematic review. Obes Rev, v. 6, p. 143-54, 2005.

NEDERKOORN, C.; HOUBEN, K.; HAVERMANS, R.C. Taste the texture. The relation between subjective tactile sensitivity, mouthfeel and picky eating in young adults. Appetite, v. 136, p. 58-61, 2019.

PERETTI, N.; DARMAUN, D.; CHOURAQUI, J.P.; et al. Vegetarian diet in children and adolescents: A health benefit? Arch Pediatr, v. 27, p. 173-5, 2020.

REYES OLAVARRIA, D.; DELGADO FLOODY, P.A.; MARTINEZ-SALAZAR, C. [Foods habits, body image and physical fitness in Chilean schoolchildren according to physical activity level and weight status]. Nutr Hosp, v. 34, p. 443-9, 2020.

RUDLOFF, S.; BUHRER, C.; JOCHUM, F.; et al. Vegetarian diets in childhood and adolescence: Position paper of the nutrition committee, German Society for Paediatric and Adolescent Medicine (DGKJ). Mol Cell Pediatr, v. 6, p. 4, 2019.

SBP – Sociedade Brasileira de Pediatria. Vegetarianismo na infância e adolescência. Sociedade Brasileira de Pediatria, 2017. p. 10.

SCHURMANN, S.; KERSTING, M.; ALEXY, U. Vegetarian diets in children: a systematic review. Eur J Nutr, v. 56, p. 1797-817, 2017.

SEGOVIA-SIAPCO, G.; BURKHOLDER-COOLEY, N.; HADDAD TABRIZI, S.; et al. Beyond meat: a comparison of the dietary intakes of vegetarian and non-vegetarian adolescents. Front Nutr, v. 6, p. 86, 2019.

SERAL-CORTES, M.; SABROSO-LASA, S.; DE MIGUEL-ETAYO, P.; et al. Interaction effect of the mediterranean diet and an obesity genetic risk score on adiposity and metabolic syndrome in adolescents: The HELENA study. Nutrients, v. 12, 2020.

SERRA-MAJEM, L.; TOMAINO, L.; DERNINI, S.; et al. Updating the mediterranean diet pyramid towards sustainability: focus on environmental concerns. Int J Environ Res Public Health, v. 17, 2020.

SWITKOWSKI, K.M.; GINGRAS, V.; RIFAS-SHIMAN, S.L.; et al. Patterns of complementary feeding behaviors predict diet quality in early childhood. Nutrients, v. 12, 2020.

THAKUR, S.; MATHUR, P. Nutrition knowledge and its relation with dietary behaviour in children and adolescents: a systematic review. Int J Adolesc Med Health, 2021.

USDA. Make every bite count with the dietary guidelines (2020-2025). In: Dietary Guidelines for Americans. Washington, DC: U.S. Department of Agriculture/U.S. Department of Health and Human Services, 2020.

VAN LOO, E.J.; HOEFKENS, C.; VERBEKE, W. Healthy, sustainable and plant-based eating: Perceived (mis)match and involvement-based consumer segments as targets for future policy. Food Policy, v. 69, p. 46-57, 2017.

VERBEKE, W.; PÉREZ-CUETO, F.J.A.; BARCELLOS, M.D.; et al. European citizen and consumer attitudes and preferences regarding beef and pork. Meat Science, v. 84, p. 284-92, 2010.

WEDDE, S.; HAINES, J.; MA, D.; et al. Associations between family meal context and diet quality among preschool-aged children in the guelph family health study. Can J Diet Pract Res, v. 81, p. 21-7, 2020.

ZAKOWSKA-BIEMANS, S.; PIENIAK, Z.; KOSTYRA, E.; et al. Searching for a measure integrating sustainable and healthy eating behaviors. Nutrients, v. 11, 2019.

9

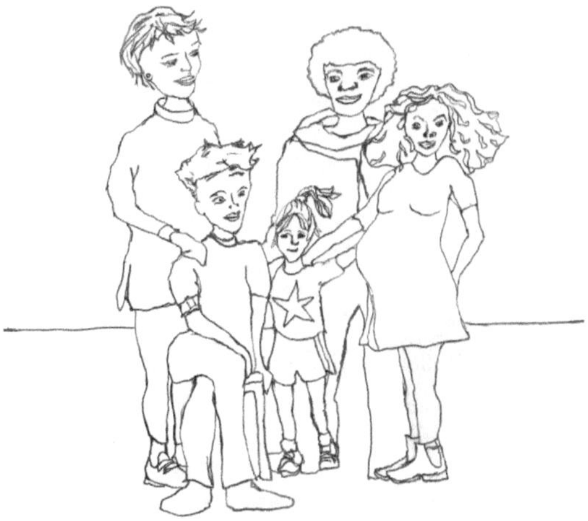

DIETA VEGETARIANA NA GESTAÇÃO E NUTRIZ

Evellin Damerie Venâncio Müller
Natália Utikava
Bruno Shoiti Maehara

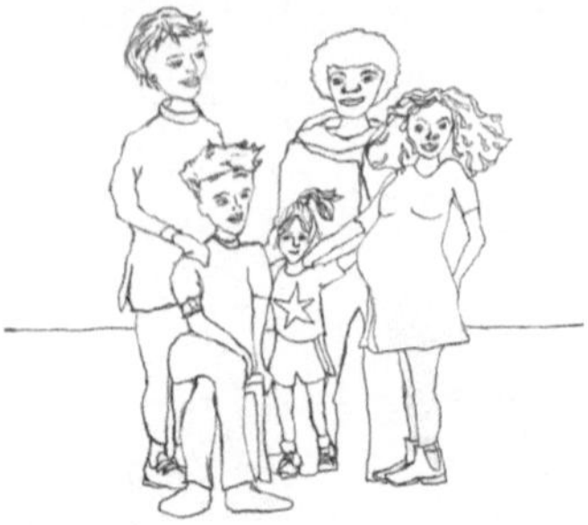

SUMÁRIO

INTRODUÇÃO

A gestação e a lactação são etapas que compõem os primeiros 1.000 dias da vida do ser humano, considerados janelas críticas do desenvolvimento infantil, mas que oferecem a oportunidade de imprimir uma programação metabólica com impacto protetivo contra doenças crônicas não transmissíveis não apenas no início, mas ao longo dos próximos ciclos da vida do bebê através da alimentação adequada e estilo de vida saudável materno (Procter e Campbell, 2014; Seco e Matias, 2009).

Está bem estabelecido que a dieta vegetariana, mesmo estrita, é segura, benéfica e viável de ser mantida durante todo o período gestacional e aleitamento materno, desde que a mulher tenha acompanhamento profissional para monitoramento do seu estado nutricional, orientação alimentar adequada às suas necessidades nutricionais e preferências alimentares, e suplementação de alguns nutrientes-chave, quando necessário (Agnoli et al., 2017; ADA, 2003; Melina et al., 2016; Sebastiani et al., 2019).

O período gestacional e o processo de lactação aumentam as demandas nutricionais da mulher, pois parte dos nutrientes ingeridos ou sintetizados pelo próprio organismo são direcionados ao desenvolvimento embrionário e, posteriormente, ao leite materno. É evidente, portanto, que garantir a nutrição adequada da gestante e da nutriz é um fator determinante na prevenção de desfechos de saúde indesejáveis na criança, como déficit de crescimento, baixa mineralização óssea, anemias e distúrbios neurológicos. Entretanto, convém ressaltar que parte desses nutrientes também deve ser suficiente para suprir as necessidades maternas no puerpério, além de repor as reservas da mulher, para o caso de futuras gestações.

Pesquisas apontam que a alimentação vegetariana oferece benefícios para a gestante, como o ganho de peso adequado na gestação, crescimento fetal adequado, menor risco de *diabetes mellitus* gestacional e pré-eclâmpsia. Além disso, mostram que gestantes veganas tendem a ter menores taxas de cesáreas, depressão pós-parto e mortalidade materna e neonatal. O consumo regular de frutas e verduras e o menor consumo de gorduras saturadas e alimentos processados estão relacionados aos resultados positivos encontrados em gestantes vegetarianas (Pistolato et al., 2015; Sebastiani et al., 2019).

A literatura também tem demonstrado que mulheres vegetarianas tendem a amamentar por mais tempo que mulheres não vegetarianas (Agnoli et al., 2017; Perrin et al., 2020). O aleitamento materno é preconizado pelo Ministério da Saúde (2019) a partir da primeira hora de vida da criança, sendo exclusivo até os 6 meses, e podendo se prolongar por 2 anos ou mais, enquanto for desejado pela mulher e pela criança, desde que não haja prejuízo para ambas.

RECOMENDAÇÕES NUTRICIONAIS

O monitoramento do estado nutricional durante a gestação favorece o ganho de peso adequado para o desenvolvimento fetal, evitando possíveis complicações tanto para mãe, como diabetes gestacional, hipertensão arterial sistêmica e pré-eclâmpsia, quanto para a criança, como prematuridade, baixo peso ao nascer ou macrossomia. A recomendação de ganho de peso na gestação varia de acordo com a condição nutricional pré-gestacional da mãe e o tipo de gestação, conforme descrito na Tabela 1 (Brasil, 2012; IOM, 2006).

TABELA 1 Ganho de peso durante a gestação segundo IMC pré-gestacional e tipo de gestação

IMC pré -gestacional (kg/m²)	Peso total	1º trimestre (total) < 12 semanas	2º e 3º trimestre (semanal)	Gestação gemelar (peso total)
<18,5 (baixo peso)	12,5-18,0 kg	1 a 3 kg	440-580 g	NA
18,5-24,9 (eutrofia)	11,5-16,0 kg	1 a 3 kg	350-500 g	16,8-24,5 kg
25,0-29,0 (sobrepeso)	7,0-11,5 kg	1 a 3 kg	230-330 g	14,1-22,7 kg
≥ 30,0 (obesidade)	5,0-9,0 kg	0,2 a 2 kg	170-270 g	11,4-19,1 kg

Fonte: Institute of Medicine, 2006; Brasil, 2012.

A seguir serão abordados os principais cuidados nutricionais para adesão e manutenção da alimentação vegetariana na gestante e nutriz. As Tabelas 2 e 3 apresentam uma síntese dos requerimentos diários de energia e nutrientes-chave para esses ciclos da vida.

TABELA 2 Requerimentos de energia estimados (EER) na gestante e nutriz (kcal/dia)

Sexo feminino (≥ 19 anos)	EER = gasto energético total
	EER = 354 – (6,91 x idade [anos]) + PA x [(9,36 x [kg]) + (726 x altura [m])]
Gestante	EER = gasto energético total + deposição de energia
	1º trimestre → EER + 0 2º trimestre → EER + 340 kcal 3º trimestre → EER + 452 kcal
Nutriz	EER = gasto energético total + produção de leite – perda de peso
	0 a 6 meses pós-parto → EER + 500 – 170 7 a 12 meses pós-parto → EER + 400 – 0

Fonte: Institute of Medicine, 2006.

TABELA 3 Requerimentos diários de nutrientes-chave na gestante e nutriz vegetarianas

Nutriente	Gestante (≥ 19 anos)	Nutriz (≥ 19 anos)
Proteínas (g/kg de peso/dia)[A]	0,8 (1º trimestre) 1,1 (2º e 3º trimestres)	1,3
Ácido linolênico (g/dia)[A]	1,4	1,3
DHA (mg/dia)[B]	200	200 a 600
Ferro (mg/dia)[A]	48,6	16,2
Ácido fólico (mcg/dia)[A]	600	500
Zinco (mg/dia)[A]	12,5	18
Iodo (mcg/dia)[A]	220	290
Cálcio (mg/dia)[A]	1.000	1.000
Vitamina D (UI)[A]	600	600

(continua)

TABELA 3 Requerimentos diários de nutrientes-chave na gestante e nutriz vegetarianas (*continuação*)

Nutriente	Gestante (≥ 19 anos)	Nutriz (≥ 19 anos)
Vitamina B12 (mcg/dia)[C]	50 a 1.000	50 a 1.000
Vitamina A (UI)[A]	2.566	4.333
Colina (mg/dia)[A]	450	550

Fonte: [A] Institute of Medicine, 2006; [B] Nogueira-de-Almeida et al., 2014; [C] Agnoli et al., 2017.

ENERGIA

O requerimento energético na gestação varia de acordo o desenvolvimento fetal; desta forma, o Institute of Medicine (IOM, 2006) recomenda um adicional de 342 kcal e 452 kcal para o 2º e 3º trimestres, respectivamente. Nesta fase não são aconselháveis restrição calórica ou estratégia de perda de peso para a gestante.

Já durante a lactação, os requerimentos diários de energia maternos aumentam em cerca de 500 kcal nos 6 primeiros meses de produção de leite. Contudo, uma redução energética diária de cerca de 170 kcal é sugerida para o processo de redução de peso da mulher nesta fase (IOM, 2006). Mulheres com ingestão energética inferior a 1.800 kcal/dia podem estar em risco de perda de peso acelerada no pós-parto, isto é, maior do que 2 kg ao mês, o que pode resultar em redução na produção de leite materno, independentemente da demanda da criança (Mangels e Driggers, 2012).

Como, em geral, as dietas vegetarianas tendem a ter uma densidade energética menor, é recomendável enriquecer a alimentação da gestante e nutriz com alimentos nutritivos concentrados em energia, como castanhas e sementes oleaginosas (e preparações como manteiga de amendoim, tahine, entre outras), coco, além de cereais, tubérculos e raízes, leguminosas, abacate e outras frutas em geral (Utikava, 2021).

CARBOIDRATOS E FIBRAS

Os alimentos-fonte de carboidratos são fundamentais para fornecimento de energia ao organismo materno e fetal. Durante a gestação, o requerimento diário de carboidratos é de 175 g/dia, enquanto no aleitamento materno aumenta para 210 g diários (IOM, 2006). Apesar dessas recomendações quantitativas serem facilmente atingidas no planejamento alimentar, é necessário garantir a qualidade nutricional, a partir da escolha de alimentos com adequado índice glicêmico e ricos em fibras, como cereais integrais, tubérculos, raízes, frutas e leguminosas (Baroni et al., 2017).

A oferta adequada de fibras auxilia no controle da constipação intestinal, reduz os riscos de diabetes gestacional, além de favorecer a redução da retenção do peso no pós-parto. A recomendação de fibras varia de 28 a 30 g/dia e, para obter os benefícios, sua ingestão deve ser acompanhada de consumo hídrico adequado (IOM, 2006).

PROTEÍNAS

Os requerimentos diários de proteínas da mulher que amamenta são mais altos que na gestação, atingindo 1,3 g por quilograma de peso, enquanto no período gestacional é necessário 1,1 g por quilograma de peso para garantir o crescimento fetal adequado com a produção de novos tecidos e hormônios essenciais (IOM, 2006). Recomenda-se ainda um adicional proteico de acordo com a evolução gestacional: 10 g no 2º trimestre, 28 g no 3º trimestre e 25 g na lactação. Esse incremento tende a acompanhar a ingestão energética, ou seja, assegurando-se o suprimento das necessidades energéticas aumentadas deste período com alimentos de maior densidade nutritiva e calórica, consequentemente aumenta-se o aporte proteico ingerido.

O aporte proteico insuficiente na gestação reduz o peso ao nascer. No entanto, Agnoli et al. (2017) apontam que o peso médio ao nascer de bebês de mães veganas ou vegetarianas não difere significativamente da média de bebês de mães onívoras, retificando a segurança da alimentação vegetariana para essas fases da vida.

As opiniões acerca de requerimentos especiais de proteínas em gestantes e nutrizes vegetarianas, contudo, são divergentes. O IOM (2006) afirma que dietas vegetarianas que incluem misturas complementares de grupos alimentares podem prover a mesma qualidade proteica que dietas onívoras e que as evidências disponíveis não suportam uma recomendação de requerimentos separados para indivíduos vegetarianos. Mais recentemente, alguns autores têm sugerido um acréscimo de 10% na necessidade diária de proteínas de gestantes e nutrizes com alimentação vegetariana estrita (Baroni et al., 2018; Kniskern e Johnston, 2011).

Assim, para suprir os requerimentos proteicos na gestação e lactação é aconselhável que a mulher consuma porções adicionais de cereais integrais, leguminosas e seus produtos (p. ex., tofu, tempeh e produtos análogos da carne à base de proteínas vegetais), além de castanhas e sementes oleaginosas (Baroni et al., 2018). A Figura 1 ilustra de forma didática uma sugestão de como as gestantes e nutrizes vegetarianas podem alcançar as recomendações nutricionais a partir do 2º trimestre gestacional até o sexto mês de amamentação exclusiva através da escolha de alimentos e montagem das refeições.

O período da amamentação em livre demanda tende a ser relativamente exaustivo para a mãe, que muitas vezes não consegue dispor de tempo suficiente para preparar e consumir adequadamente suas refeições, o que pode ser um risco importante para deficiências nutricionais. Nesse caso, a rede de apoio é fundamental, assim como o acompanhamento nutricional, pois, caso a nutriz não consiga atingir suas necessidades diárias de proteínas via dieta, é possível complementar seu aporte incluindo suplementação de proteínas vegetais, prescrita e monitorada pelo profissional.

ÔMEGA-3

A ingestão adequada de gorduras durante a gestação e lactação é essencial para o desenvolvimento fetal e crescimento infantil, protegendo contra doenças cerebrais, parto prematuro, auxiliando o sistema imunológico e no transporte de vitaminas lipossolúveis (A, D, E e K). O ALA (ácido linolênico) é considerado um ácido graxo ômega-3 essencial e, na gestação e lactação, seus requerimentos estão aumentados, sendo de 1,4 g/dia e 1,3 g/dia, respectivamente (IOM, 2006). Por isso, é recomendável que as gestantes e nutrizes vegetarianas aumentem a ingestão das suas fontes alimentares, incluindo linhaça, chia e/ou nozes diariamente nas refeições (Mangels e Driggers, 2012).

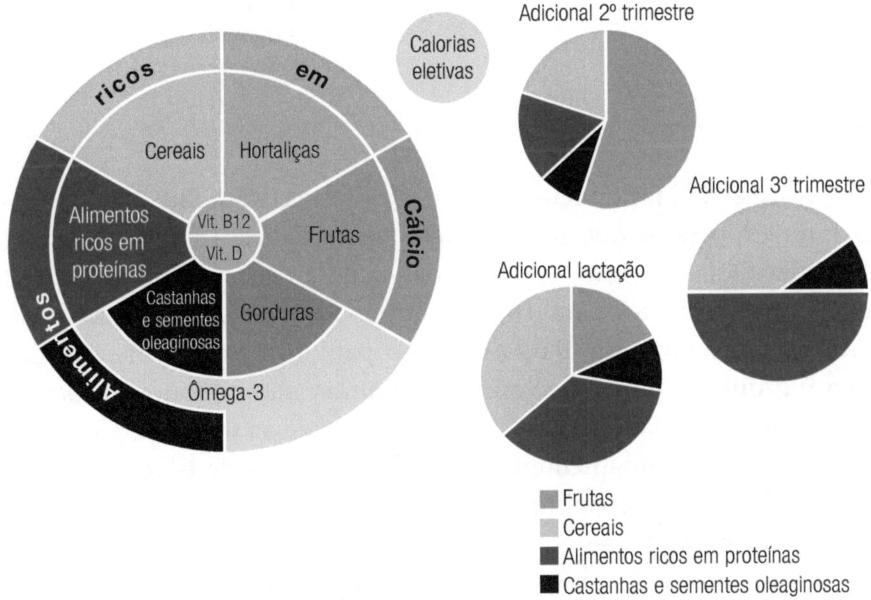

FIGURA 1 Representação gráfica de "O Prato Veg", adaptado de Baroni et al., 2018, indicando porções adicionais no segundo e terceiro trimestre da gestação e durante a lactação. Nota: as fatias do prato principal não ilustram a proporção exata, mas sim a variedade de alimentos vegetais a serem consumidos ao longo do dia em uma alimentação vegetariana bem planejada, destacando a importância de incluir boas fontes de cálcio e ômega-3 e de suplementar vitamina B12 e vitamina D. Já as fatias dos pratos adicionais sugerem as proporções das porções extras a serem consumidas de cada grupo alimentar nesses estágios da vida.

Os primeiros anos de vida da criança são críticos para o desenvolvimento da visão e do sistema nervoso central e o DHA (ácido docosa-hexaenoico) é fundamental para essas funções. Apesar de o DHA ser produzido pelo organismo de crianças nascidas pré-termo e a termo a partir do ALA, as taxas de conversão são baixas (Mangels e Driggers, 2012). Alguns estudos revelaram que o leite materno de mães vegetarianas contém mais ALA, mas menos DHA que o de mães onívoras (Baroni et al., 2018; Mangels e Driggers, 2012).

Por isso, a Associação Brasileira de Nutrologia (2014) recomenda que as mães que amamentam sigam suplementando DHA na mesma dosagem preconizada para a gestante (200 mg/dia), preferencialmente obtido industrialmente através de algas, evitando-se o risco de contaminação por metais pesados.

FERRO E ZINCO

As necessidades de ferro e zinco são, respectivamente, 80% e 50% maiores em pessoas que adotam dietas vegetarianas.

Contudo, enquanto as necessidades de zinco aumentam de 12,5 mg/dia nas gestantes para 18 mg/dia nas nutrizes vegetarianas, as de ferro caem de 48,6 mg/dia da gestação para 16,2 mg/dia na lactação, uma vez que a mulher que amamenta ainda não voltou a menstruar, reduzindo as perdas de ferro. Vale ressaltar que, caso a mulher volte a menstruar, ainda amamentando, suas necessidades de ferro podem ser maiores (IOM, 2006; Melina et al., 2016).

Gestantes, mulheres em idade fértil e crianças menores de dois anos integram o grupo de maior vulnerabilidade para deficiência de ferro, aumentando o risco de mortalidade materna e infantil, comprometimento do sistema imunológico e redução da capacidade de aprendizagem e menor produtividade (Brasil, 2013).

Tanto a gestante quanto a nutriz vegetariana devem consumir os vegetais ricos em zinco (leguminosas, oleaginosas) e ferro (leguminosas, vegetais folhosos verde-escuros, cereais integrais), juntamente aos promotores da sua absorção (alimentos ricos em vitamina C ou em betacaroteno), além de fazer o demolho e cozimento das leguminosas, para reduzir os fatores antinutricionais que interferem na biodisponibilidade desses minerais (Baroni et al., 2018; Melina et al., 2016).

Além da ingestão adequada de ferro pela alimentação, o Ministério da Saúde (Brasil, 2013) prevê a suplementação profilática diária equivalente a 40 mg de ferro elementar para a mulher, desde o início da gestação até o terceiro mês após o parto, independentemente da dieta seguida. Quanto ao zinco, ainda não há evidências da necessidade de sua suplementação em gestantes e nutrizes vegetarianas, contudo, ambos os minerais devem ser monitorados por exames bioquímicos pelo médico ou nutricionista da nutriz para avaliação individualizada.

ÁCIDO FÓLICO

Encontrado em alimentos vegetais como grãos integrais, lentilha, grão-de-bico, feijão-preto, folhosos verde-escuros, espinafre, brócolis, couve-flor, aspargos, frutas cítricas, frutas secas, levedo de cerveja, farinhas de trigo e milho fortificadas, o ácido fólico é uma vitamina indispensável para o desenvolvimento embrionário, atuando na formação do tubo neural e tem sua necessidade substancialmente aumentada durante gestação para 600 mcg/dia (IOM, 2006; Brasil, 2013; Procter e Campbell, 2014).

Como parte do cuidado no pré-natal para reduzir o risco de baixo peso ao nascer da criança, anemia e deficiência de ferro na gestante, a Federação Brasileira de Ginecologia e Obstetrícia (Febrasgo, 2018) recomenda que o ácido fólico seja suplementado pelo menos 30 dias antes de engravidar e nos três primeiros meses de gestação com dosagem de 400 mcg diários para todas as gestantes, independentemente do padrão alimentar, além do incentivo ao consumo diário de alimentos-fonte (Brasil, 2013; Procter e Campbell, 2014).

CÁLCIO E VITAMINA D

As necessidades de cálcio (1.000 mg/dia) da mulher não se alteram com a gestação e lactação (IOM, 2011), e há evidências de que a absorção intestinal de cálcio possa estar aumentada nessa fase (Agnoli et al., 2017). Apesar disso, o cálcio é um mineral de muita atenção em gestantes e nutrizes vegetarianas estritas e não deve ser negligenciado a fim de garantir formação óssea e de dentes, prevenção de baixo peso ao nascer, redução do risco de prematuridade e garantir boa absorção de vitamina D. A suplementação de cálcio é recomendada para mulheres com risco de hipertensão arterial ou quando a ingestão do mineral está insuficiente (> 500 mg/dia) (Procter e Campbell, 2014).

Um estudo recente avaliou o consumo alimentar de mais de 15.000 indivíduos europeus e verificou que, em média, os participantes que seguiam dietas ovolactovegetarianas consumiam as quantidades preconizadas de cálcio, mas os vegetarianos estritos consumiram quase a metade da recomendação (Tong et al., 2020). Embora a literatura evidencie que o baixo consumo de cálcio por nutrizes vegetarianas não reflita em redução do teor de cálcio no leite materno (Agnoli et al., 2017), a nutriz que não atinge os requerimentos pode apresentar uma redução de sua densidade de massa óssea, o que se torna ainda mais preocupante no caso de múltiplas gestações.

Gestantes e nutrizes vegetarianas devem consumir alimentos vegetais ricos em cálcio (leguminosas, amêndoas, sementes de girassol, aveia, tahine, chia, vegetais folhosos verde-escuros pobres em oxalatos, quiabo, leites vegetais fortificados) e expor-se ao sol por 15 a 20 minutos diariamente, caso não haja contraindicação médica, ou suplementar a vitamina D.

Convém observar que gestantes e lactantes são consideradas pela Sociedade Brasileira de Endocrinologia e Metabologia populações de maior vulnerabilidade para deficiência de vitamina D e, portanto, seus níveis séricos devem ser monitorados regularmente e mantidos entre 30 e 60 ng/mL (Utikava, 2021).

A recomendação de ingestão diária de vitamina D é de 600 UI na gestação e 500 UI durante a lactação (IOM, 2011). Devido à baixa exposição solar, diferentes tons de pele e uso de filtro solar, sugere-se suplementação diária de vitamina D para gestantes e nutrizes vegetarianas com dose de 1.000 a 2.000 UI/dia para manutenção ou doses de até 4.000 UI/dia para correção de deficiências (Baroni et al., 2018).

VITAMINA B12

A deficiência de vitamina B12 na gestação está associada a efeitos adversos na saúde do bebê, como pré-eclâmpsia, abortos, retardo do crescimento intrauterino, baixo peso ao nascer, defeitos do tubo neural e fendas orofaciais (Pistolato et al., 2015). Por isso, ainda que a gestante vegetariana consuma ovos, laticínios ou alimentos fortificados com vitamina B12, ela deve receber suplementação (Baroni et al., 2018). Os requerimentos diários de vitamina B12 na gestação são de 2,6 mcg e na lactação aumentam para 2,8 mcg (IOM, 2006).

Apesar desses requerimentos diários, é sempre aconselhável o monitoramento dos níveis sanguíneos da vitamina B12, uma vez que suplementar a gestante ou a nutriz apenas com doses equivalentes a esses valores pode não ser suficiente se houver um quadro prévio de deficiência da vitamina ou algum comprometimento da sua absorção.

O *status* normal da vitamina B12 é definido quando a vitamina B12 sérica é maior que 360 pmol/L (488 pg/mL) e a homocisteína sérica menor que 10 µmol/L. Para gestantes e nutrizes com *status* normal de vitamina B12,, considera-se segura a suplementação diária de 50 mcg ou 1.000 mcg duas vezes por semana. No entanto, quando há um quadro de deficiência da vitamina B12, recomenda-se a suplementação de 1.000 mcg ao dia (Baroni et al., 2018).

IODO

Os requerimentos de iodo aumentam de 220 mcg/dia na gestação para 290 mcg/dia na lactação, e atender a esses requerimentos é essencial para a produção dos hormônios tireoidianos da mãe e do bebê (IOM, 2006).

O iodo está presente em maiores quantidades em peixes marinhos, frutos do mar e laticínios. Para vegetarianos que não consomem esses alimentos, a principal fonte passa a ser o sal marinho, cuja fortificação com iodo é obrigatória no Brasil, em teores de 15 a 45 mg/kg de sal (Utikava, 2021). Entretanto, a maior parte dos produtos comercializados hoje contém em torno de 25 mg/kg, o que representaria 125 mcg em 5 g, que é a quantidade máxima de sal diária recomendada pela Organização Mundial da Saúde. Assim, depender exclusivamente do sal como fonte de iodo em gestantes e nutrizes vegetarianas, principalmente estritas, não é recomendado. Algas são alternativas, no entanto, apresentam teores de iodo muito variados, e algumas muito elevados (Utikava, 2021).

A ingestão de iodo deve ser suficiente para atender às necessidades diárias, não devendo ultrapassar o limite máximo preconizado pelo IOM, de 1.100 mcg/dia (2006) para adultos, pois o excesso de iodo pode trazer alterações tireoidianas. Já a suplementação de iodo está indicada para mulheres veganas gestantes ou em amamentação na dosagem de 150 mg/dia de iodo, quando verificada uma ingestão dietética insuficiente desse mineral (Melina et al., 2016; Procter e Campbell, 2014).

OUTROS NUTRIENTES

Vitamina A

A necessidade diária de vitamina A na lactação aumenta expressivamente para 1.300 mcg de equivalentes de retinol (4.333 UI), enquanto na gestação a recomendação gira em torno de 770 mcg de equivalentes de retinol (2.566 UI) (IOM, 2006). Uma vez que a vitamina A é encontrada somente em alimentos de origem animal, nutrizes vegetarianas estritas obtêm sua vitamina A exclusivamente através da conversão de carotenoides, particularmente do betacaroteno. Gestantes e mulheres que amamentam devem ingerir diariamente frutas e legumes amarelo-alaranjados e vegetais verde-escuros, ricos em betacaroteno. O cozimento desses alimentos pode aumentar a biodisponibilidade do betacaroteno, e consumi-los com pequenas quantidades de gorduras pode favorecer sua absorção (American Dietetic Association, Dietitians of Canada, 2003).

Colina

A colina é uma vitamina necessária para a integridade estrutural das membranas celulares e na transmissão dos impulsos nervosos. Durante a gestação apresenta uma elevada taxa de transporte para o feto (Procter, 2015). Sua concentração no leite materno varia entre as mulheres, aumentando rapidamente na primeira semana pós-parto e depois permanece relativamente estável nos próximos 6 meses de lactação (Perrin et al., 2020).

As necessidades de colina na gestação são de 450 mg/dia, aumentando para 550 mg/dia na lactação (IOM, 2006). As melhores fontes de colina são alimentos de origem animal, mas alguns alimentos de origem vegetal podem apresentar teores consideráveis da vitamina, como leguminosas, brócolis, couve-flor e espinafre (Caudill, 2010). Embora a colina seja encontrada em diferentes fontes alimentares, a maior parte das mulheres grávidas não atinge a ingestão adequada desse nutriente (Procter, 2015). Apesar de uma possível menor ingestão de colina por nutrizes vegetarianas, parece não haver diferenças do teor de colina no leite materno dessas mulheres, quando comparadas com nutrizes onívoras (Perrin et al., 2020).

TAKE HOME MESSAGES

1. A dieta vegetariana, mesmo estrita, é viável de ser mantida por gestantes e nutrizes desde que realizada com acompanhamento profissional para monitoramento do estado nutricional, orientação alimentar ajustada às necessidades nutricionais e preferências alimentares e suplementação de alguns nutrientes-chave, quando necessário.
2. Os requerimentos de energia e macronutrientes aumentam a partir do segundo trimestre de gestação e na lactação. Para atender a essas necessidades é recomendável enriquecer a alimentação da gestante e nutriz com alimentos in natura de maior densidade energética, como cereais, tubérculos e raízes, leguminosas, oleaginosas e frutas.
3. Na gestação e na lactação é recomendável que a mulher receba suplementação diária de ômega-3 do tipo DHA, para melhor desenvolvimento do sistema nervoso e retina da criança, além de consumir oleaginosas fontes de ácido linolênico, como linhaça, chia e nozes.
4. Ferro, zinco, ácido fólico, cálcio, vitamina D, vitamina B12, iodo, vitamina A e colina são os micronutrientes de maior atenção na alimentação de gestantes e nutrizes vegetarianas, e os profissionais de saúde devem estar atentos aos atendimentos de seus requerimentos diários via alimentação e/ou suplementação conforme as particularidades de cada micronutriente.
5. A gestação vegetariana bem planejada é segura para o crescimento e o desenvolvimento fetal e pode trazer benefícios nessa fase. Observou-se melhor adequação do ganho de peso gestacional em mulheres vegetarianas, menores riscos de desenvolvimento de diabetes gestacional, pré-eclâmpsia e depressão pós-parto, além de menores taxas de mortalidade materna e neonatal, quando comparado com as médias populacionais desses desfechos.

REFERÊNCIAS

AGNOLI, C.; et al. Position paper on vegetarian diets from the working group of the Italian Society of Human Nutrition. Nutrition, Metabolism and Cardiovascular Diseases, v. 27, n. 12, p. 1037-52, 2017.

AMERICAN DIETETIC ASSOCIATION; DIETITIANS OF CANADA. Position of the American Dietetic Association and Dietitians of Canada: Vegetarian diets. Journal of the American Dietetic Association, v. 103, n. 6, p. 748-65, 2003.

BARONI, L; GOGGI, S; BATTINO, M. VegPlate: A mediterranean-based food guide for italian adult, pregnant, and lactating vegetarians. Journal of the Academy of Nutrition and Dietetics, v. 118, n. 12, 2017.

BARONI, L.; et al. Vegan nutrition for mothers and children: practical tools for healthcare providers. Nutrients, v. 11, n. 1, 2018.

BRASIL, et al. Guia alimentar para crianças brasileiras menores de 2 anos. Brasília, DF: Ministério da Saúde, 2019.

BRASIL; MINISTÉRIO DA SAÚDE; DEPARTAMENTO DE ATENÇÃO BÁSICA. Atenção ao pré-natal de baixo risco. Brasília: Ministério da Saúde, 2012. Disponível em: http://bvsms.saude.gov.br/bvs/publicacoes/atencao_pre_natal_baixo_risco.pdf. Acesso em: 05 fev. 2021.

BRASIL; MINISTÉRIO DA SAÚDE; DEPARTAMENTO DE ATENÇÃO BÁSICA. Programa Nacional de Suplementação de Ferro. 2013. Disponível em: http://dab.saude.gov.br/portaldab/pnsf.php. Acesso em: 25 mar. 2018.

CAUDILL, M.A. Pre- and postnatal health: evidence of increased choline needs. Journal of the American Dietetic Association, v. 110, n. 8, p. 1198-206, 2010.

INSTITUTE OF MEDICINE. Dietary Reference Intakes for calcium and vitamin D. Washington, D.C.: National Academy of Sciences, 2011.

INSTITUTE OF MEDICINE. Dietary Reference Intakes: the essential guide to nutrient requirements. Washington, D.C.: National Academy of Sciences, 2006.

KNISKERN, M.A.; JOHNSTON, C.S. Protein dietary reference intakes may be inadequate for vegetarians if low amounts of animal protein are consumed. Nutrition (Burbank, Los Angeles County, Calif.), v. 27, n. 6, p. 727-30, 2011.

MANGELS, R.; DRIGGERS, J. The youngest vegetarians: vegetarian infants and toddlers. ICAN: Infant, Child, & Adolescent Nutrition, v. 4, n. 1, p. 8-20, 2012.

MARIANI NETO, C. Prevenção dos defeitos abertos do tubo neural – DTN. São Paulo: Federação das Associações Brasileiras de Ginecologia e Obstetrícia (FEBRASGO), 2018.

MELINA, V.; CRAIG, W.; LEVIN, S. Position of the Academy of Nutrition and Dietetics: Vegetarian Diets. Journal of the Academy of Nutrition and Dietetics, v. 116, n. 12, p. 1970-80, 2016.

NOGUEIRA-DE-ALMEIDA, C.A.; et al. I Consenso da Associação Brasileira de Nutrologia sobre recomendações de DHA durante gestação, lactação e infância. Internation Journal of Nutrology, Anais do XVIII Congresso Brasileiro de Nutrologia, n. 3, p. 1-13, 2014.

PERRIN, M.T.; et al. Total water-soluble choline concentration does not differ in milk from vegan, vegetarian, and nonvegetarian lactating women. The Journal of Nutrition, v. 150, n. 3, p. 512-7, 2020.

PISTOLATO, F.; et al. Plant-based and plant-rich diet patterns during gestation: Beneficial effects and possible shortcomings. Advances in Nutrition, v. 6, n. 5, p. 581-91, 2015.

PROCTER, S.B; CAMPBELL, C.G. Position of the Academy of Nutrition and Dietetics: nutrition and lifestyle for a healthy pregnancy outcome. Journal of the Academy of Nutrition and Dietetics, v. 114, n. 7, p. 1099-103, 2014.

SEBASTIANI, G.; et al. The effects of vegetarian and vegan diet during pregnancy on the health of mothers and offspring. Nutrients, v. 11, n. 3, 2019.

SECO, S; MATIAS, A. Origem fetal das doenças do adulto: revisitando a teoria de barker. Fetal origins of adult disease: revisiting barkers theory. Acta Obstet Ginecol Port, v. 3, n. 3, p. 158-68, 2009.

TONG, T.Y.N.; et al. Vegetarian and vegan diets and risks of total and site-specific fractures: results from the prospective EPIC-Oxford study. BMC Medicine, v. 18, 2020.

UTIKAVA, N. Vegetarianismo. In: CERVATO-MANCUSO, AM.; ANDRADE, S.C; VIEIRA, V.L. (Eds.). Alimentação e nutrição para o cuidado multiprofissional. Barueri: Manole, 2021. p. 435-47.

10

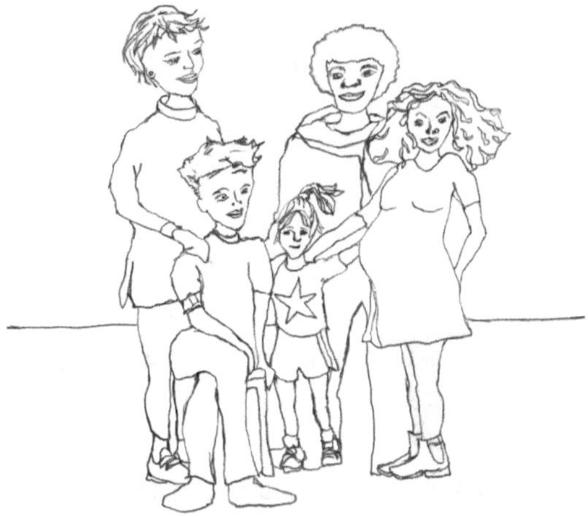

DIETA VEGETARIANA PARA A MULHER NA MENOPAUSA

Mônica Beyruti
Thabata Koester Weber

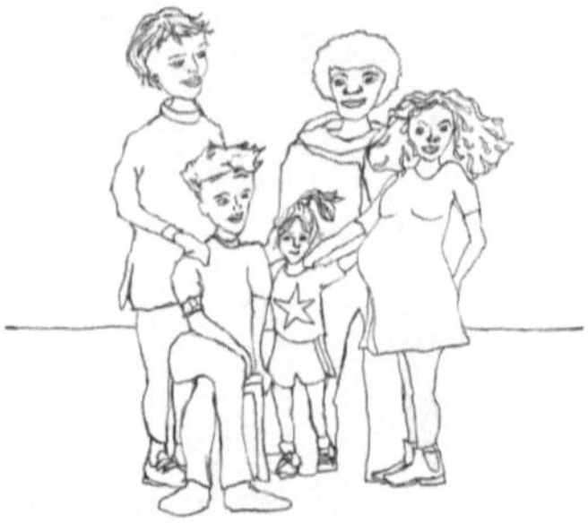

▶ SUMÁRIO

INTRODUÇÃO

Nos últimos 80 anos, a expectativa de vida da mulher aumentou cerca de 32 anos. Em 1940, as mulheres viviam em média cerca de 48,3 anos. Em 1980, de cada 1.000 pessoas que chegavam aos 60 anos de idade, 344 atingiam os 80 anos. Atualmente, segundo o IBGE (Instituto Brasileiro de Geografia e Estatística), de cada 1.000 mulheres, 604 chegam aos 80 anos de idade no Brasil. O envelhecimento populacional é um fenômeno que abrange todo o mundo e traz repercussões sobre a saúde e a vida da população, especialmente das mulheres, que apresentam uma sobrevida cerca de 7 anos maior que a dos homens.

Apesar desse aumento da expectativa de vida da mulher de aproximadamente 30 anos, o tempo de vida reprodutiva não se alterou. O relógio biológico das mulheres não se adaptou à longevidade. Os marcos da vida reprodutiva são a menarca (primeira menstruação) e a menopausa (última menstruação). A média de idade para a menopausa corresponde a 48,8 anos, segundo metanálise publicada no *International Journal of Epidemiology* intitulada *"Socioeconomic position, lifestyle factors and age at natural menopause: a systematic review and meta-analyses of studies across six continentes"*. Os dados epidemiológicos demonstram que a idade das mulheres nos Estados Unidos (49,1 anos) e na Ásia (48,8 anos) estiveram mais próximos da média geral, na Europa (50,5 anos) e na Austrália (51,3 anos) se apresentaram acima da média geral, e valores menores foram observados na África (48,4 anos), América Latina (47,2 anos) e Oriente Médio (47,7 anos).

A menopausa precoce, por volta dos 40 e 45 anos, ocorre na minoria das mulheres, respectivamente em 1% e 5% da população feminina, porém aos 60 anos de idade a maioria das mulheres já passou por essa fase (Minkin, 2019). Os efeitos da menopausa culminam com o processo de envelhecimento do organismo e desencadeiam alterações biopsicossociais nas mulheres. Logo, elas, por viverem mais, passarão pelo menos 30% a 40%, ou seja, 1/3 de suas vidas na menopausa.

O climatério, período compreendido por uma fase de transição da capacidade de procriação, pode se iniciar, de maneira muito precoce e incomum, a partir dos 35 anos de idade. A perimenopausa, período de transição da menopausa, que perdura por dez a quinze anos, é uma etapa que se inicia com mudanças fisiológicas do corpo feminino influenciada, sobretudo, por um aumento do hormônio folículo-estimulante (FSH), uma diminuição nos níveis do hormônio antimulleriano (HAM) e inibina B, enquanto o nível de estrogênio permanece estável. O final da fase de transição é caracterizado pela oligomenorreia (frequência anormal da menstruação) e pode durar de 1 a 3 anos em média. Esse estágio é marcado por um aumento nos ciclos anovulatórios e pelas grandes flutuações nos níveis hormonais. O nível de FSH permanece elevado, acompanhado de uma diminuição do HAM e dos níveis de inibina B, bem como do estrogênio. Após o período menstrual final, o envelhecimento ovariano é marcado por uma diminuição na contagem folicular e término da ovulação e menstruação (Dunneram et al., 2019). Finalmente, a menopausa sinaliza o término do ciclo fértil da mulher, caracterizado pela ausência da ovulação e cessamento da capacidade reprodutiva (Minkin, 2019).

A maioria dos sintomas típicos do climatério provêm da diminuição dos níveis de estrogênio circulantes e a intensidade das modificações presentes no climatério depende do ambiente sociocultural, das condições de vida da mulher e do grau de privação estrogênica. Os sintomas vasomotores, que consistem na sensação de calor, transpiração e ruborização da pele, conhecidos como "ondas de calor" e sudorese noturna ocorrem em 40 a 60% das mulheres na perimenopausa e em até 80% das mulheres na pós-menopausa. Esses sintomas não causam maiores problemas de saúde, porém em uma idade mais avançada da menopausa, se associam a um risco aumentado de doenças cardiovasculares e prevalência de cânceres relacionados às variações hormonais. Nas mulheres que passam precocemente por esse período, há um risco mais acentuado de osteoporose e depressão. Além desses, sintomas genitourinários, diminuição de libido, distúrbio do sono, ganho de peso e alteração dos depósitos de gordura corporal também podem estar presentes (Dunneram et al., 2019; Minkin, 2019).

Estudos demonstram que padrões dietéticos, assim como as interações neuroendócrinas e endócrinas reprodutivas, podem interferir tanto no tempo da menopausa quanto na condição de saúde associada à menopausa, no entanto, os mecanismos ainda precisam ser esclarecidos.

No Brasil e no mundo, é notório o crescimento de simpatizantes e adeptos do vegetarianismo. As dietas vegetarianas bem planejadas têm demonstrado efeitos positivos sobre a saúde, como: redução do risco cardiovascular, diminuição do peso e controle da glicemia, entre outros (Rizzo et al., 2013; Dunneram et al., 2019; Minkin, 2019). Entretanto, quando mal formuladas, especialmente associadas a uma restrição severa de alimentos de origem animal, como a dieta vegana, podem trazer prejuízos à saúde, principalmente se realizadas por grande período. Logo, o objetivo deste capítulo será apresentar o padrão alimentar e os benefícios da dieta vegetariana às mulheres na menopausa, assim como os riscos à saúde advindos dessa condição, as carências nutricionais relacionadas à ingestão insuficiente de nutrientes e as recomendações nutricionais.

CARACTERÍSTICAS DA ALIMENTAÇÃO DA MULHER VEGETARIANA NA MENOPAUSA

As dietas vegetarianas são geralmente caracterizadas por um alto teor de fibras alimentares e baixo teor de gordura, particularmente gorduras saturadas, uma vez que são isentas de carne animal. Habitualmente, estão presentes os grãos integrais, fontes de proteína vegetal, como as leguminosas, oleaginosas, proteína de soja e, a depender do tipo de dieta, podem ser incluídos produtos lácteos e ovos.

A literatura carece de estudos sobre a característica da alimentação de mulheres vegetarianas na menopausa. No estudo nomeado EPIC-Oxford, realizado na Inglaterra, uma coorte de 33.883 onívoros e 31.546 vegetarianos foi avaliada. Nesse estudo, o padrão de consumo de veganos foi significativamente diferente dos vegetarianos e onívoros. Os veganos ingerem uma média de energia cerca de 14% mais baixa do que os onívoros. As mulheres comedoras de carne nesse estudo apresentaram um consumo de carboidratos correspondente a 50% da energia total, e de proteína, de 15,8%. As mulheres veganas, por sua vez, apresentaram um consumo ainda maior de carboidrato e um menor consumo de proteína. O total de gordura, apesar de ser mais baixo nesse grupo, não demonstrou grande diferença dos demais vegetarianos, porém o valor do consumo de gordura saturada, como esperado, correspondeu à metade do consumo dos onívoros. Em contrapartida, a energia da gordura poli--insaturada foi substancialmente maior entre os veganos e vegetarianos que entre semivegetarianos e onívoros. Da mesma forma, a ingestão de fibras foi muito superior entre os veganos comparado aos onívoros (cerca de 36% maior), sendo encontrados valores intermediários e semelhantes para vegetarianos e semivegetarianos (Davey et al., 2003).

Com relação aos micronutrientes, as veganas apresentaram maior ingestão de vitamina B1, folato, vitamina C, vitamina E, magnésio e ferro e valores mais baixos de retinol, vitamina B12, vitamina D, cálcio e zinco. Diferenças pequenas, inferiores a 10%, foram encontradas para ingestão de vitamina B2, B6 e potássio (Davey et al., 2003). O grande viés deste estudo, para o objetivo da nossa análise, é que não se avaliou o subgrupo de mulheres menopáusicas. Contudo, Karelis et al. (2010), comparando o padrão alimentar de onívoras e vegetarianas regulares, na pré e pós-menopausa, encontrou diferenças muito similares para o consumo alimentar do estudo do EPIC-Oxford. As vegetarianas apresentaram consumo de carboidratos, fibra total, fibra vegetal, fibra total/kg de peso corporal significativamente mais elevado que as onívoras, enquanto as proteínas, as gorduras totais, os ácidos graxos monoinsaturados e o colesterol foram significativamente mais baixos nas vegetarianas.

No estudo tailandês publicado por Chiu et al. (2014), os autores compararam a dieta de mulheres vegetarianas e onívoras, na pré-menopausa e na menopausa, e associou com a prevalência de diabetes. As vegetarianas de ambos os grupos apresentaram uma maior ingestão de carboidratos, fibras, cálcio, magnésio, ferro total e não heme, folato e vitamina A; por outro lado, apresentaram menor ingestão de proteínas, gordura total, com destaque à gordura saturada, colesterol e vitamina B12. O consumo de zinco é maior entre vegetarianas na menopausa. Não foram encontradas diferenças significativas entre o consumo de gorduras poli-insaturadas, riboflavina, niacina, vitamina B6 e vitamina C entre vegetarianas e onívoras. O consumo de gordura monoinsaturada e potássio foi superior entre as vegetarianas comparadas às onívoras, mas diferenças significativas foram encontradas apenas entre as mulheres na pré-menopausa. Em substituição às carnes e peixes, foi observado entre as vegetarianas maior consumo de soja e seus derivados, nozes, grãos integrais e vegetais, entretanto o consumo de produtos lácteos, vegetais crucíferos e frutas não foi significativamente superior aos das mulheres onívoras. Neste estudo, a prevalência de diabetes entre mulheres na pré-menopausa foi de 0,6% para as vegetarianas e 2,3% para as onívoras. No grupo de mulheres na menopausa, o padrão protetor da dieta vegetariana para diabetes foi ainda mais evidente (OR:0,34, 95%: 0,12-0,95), sendo 2,8% a prevalência de diabetes entre as vegetarianas e 10% entre as onívoras.

Na busca de identificar padrões alimentares entre mulheres pós-menopáusicas norueguesas, Markussen et al. (2015) encontraram quatro tipos de padrões distintos: "continental", "ocidental", "altamente proteico" e "vegetariano". Os pesquisadores verificaram que o padrão alimentar "vegetariano" foi o único que se correlacionou positivamente e significativamente com todos os carotenoides analisados (α-caroteno, β-caroteno, β-criptoxantina, luteína, licopeno e zeaxantina). Os mecanismos de ação dos carotenoides no organismo não estão completamente definidos, porém é conhecida a ação antioxidante, cujos benefícios se estendem ao desaceleramento do processo de envelhecimento e à prevenção de enfermidades mediadas por radicais livres.

De maneira geral, observamos a repetição de um padrão alimentar entre vegetarianos, independentemente do ciclo de vida em que se encontram. As diferenças no consumo de alimentos para os diferentes tipos de dietas interferem de maneira significativa no consumo de nutrientes, como vemos, por exemplo, nas comparações entre não vegetarianos, semivegetarianos, pescovegetarianos, lacto-ovovegetarianos e vegetarianos estritos (veganos) da comunidade adventista de Loma Linda (EUA), que participaram do estudo nomeado *Adventist-Health – Study-2*, publicado por Rizzo et al. (2013). Lacto-ovovegetarianos apresentaram maior consumo de proteínas comparados aos vegetarianos estritos, entretanto o consumo de proteína animal é inferior ao de pescovegetarianos. Os vegetarianos estritos, além do menor consumo proteico, apresentam menor consumo de gordura saturada, gordura trans e ácido araquidônico, ferro e cálcio; em contrapartida, no referido estudo apresentaram maior consumo de fibras, proteína da soja, vitamina C, folato, betacaroteno e vitamina E.

Em resumo, os estudos demonstram que o padrão alimentar da mulher vegetariana na menopausa não é distinto do padrão alimentar dos vegetarianos de forma geral. Portanto, surge uma dúvida: poderia o padrão alimentar vegetariano interferir no tempo de surgimento da menopausa?

Para responder a essa pergunta é importante considerar que o envelhecimento ovariano está intimamente associado ao processo de oxidação, no qual níveis aumentados de espécies reativas de oxigênio (radicais livres) alteram a função das células e danificam o metabolismo celular. Em realidade, a maturação de oócitos, a ovulação, luteólise e, em especial, a atresia folicular (morte do óvulo) podem sofrer interferência de radicais livres. Os antioxidantes (flavonoides, carotenoides, vitamina C, cobre, selênio, zinco) presentes sobretudo nos alimentos de origem vegetal podem atrasar ou inibir o processo de oxidação. A redução da atresia folicular, por exemplo, foi positivamente associada ao consumo de antioxidantes. Neste sentido, o consumo de nutrientes pode interferir na capacidade reprodutiva da mulher. Segundo estudo de Dunneram et al. (2019), alto consumo de carne, gordura e proteínas foi associado a um início tardio da menopausa natural, posto que uma ingestão excessiva de gordura na dieta pode resultar em níveis séricos mais elevados de estradiol. Adicionalmente, as mudanças significativas na composição corporal durante a perimenopausa também contribuem de alguma forma para o atraso da menopausa. A redistribuição da gordura subcutânea em direção à região abdominal, o aumento da gordura corporal total e em especial o aumento do gordura central, que ocorrem no período de transição da menopausa, podem levar a um maior nível de estradiol circulante e outras alterações endócrinas, uma vez que o tecido adiposo se torna o principal local de produção de estrogênio e outros hormônios, como a leptina, adiponectina e resistina. A explicação para a associação da menopausa tardia com maior risco de câncer de mama, ovários e endométrio possivelmente está fundamentada nas alterações hormonais influenciadas por diversos fatores, mas em especial pelo estilo de vida, hábito alimentar e acúmulo de tecido adiposo.

Enquanto a menopausa tardia pode se associar a maior risco de câncer na mulher, a menopausa precoce se associa a menor densidade óssea, osteoporose, depressão, aumento do risco de doenças cardiovasculares e coronarianas e até mesmo morte prematura. Porém, a relação entre padrões alimentares e influência sobre o tempo da menopausa ainda precisa ser mais bem estudada (Dunneram et al., 2018). O alto teor de ingestão de vitamina D, por exemplo, foi associado a um menor risco de desenvolvimento precoce da menopausa, pelo fato de uma alta concentração sérica de 25-dihidroxivitamina D estar vinculada a redução do risco de diabetes II, bem como de síndrome metabólica. O diabetes tipo II, uma doença relacionada à dieta que pode levar à menopausa precoce, no entanto, pode se desenvolver por diversos fatores.

No estudo transversal proposto Karelis et al. (2010), os perfis hormonais sexuais e metabólicos de mulheres na pré e pós-menopausa vegetarianas foram comparados com os perfis de mulheres onívoras. Nesse estudo, as vegetarianas apresentaram níveis mais elevados de globulina ligadora de hormônios sexuais, maior ingestão de fibras totais, bem como níveis mais baixos de estradiol livre, testosterona livre, sulfato de dehidroepiandrosterona e IMC (índice de massa corporal). Os autores concluíram que a fibra alimentar pode interferir potencialmente na circulação enterro-hepática dos hormônios sexuais, por meio da modificação da via metabólica dos estrogênios, propiciando uma diminuição da biodisponibilidade do estrogênio. Estudos comprovam que mulheres vegetarianas pós-menopáusicas apresentam níveis de estrogênio plasmáticos menores que onívoras e a diferença já pode ser constatada em mulheres semivegetarianas em pré-menopausa (Harmon et al., 2014).

A soja e seus derivados são habitualmente consumidos por mulheres vegetarianas. As isoflavonas, presentes principalmente em produtos à base de soja, mas também em outras leguminosas, são os fitoestrogênios com maior ação estrogênica. Apesar das propriedades, as evidências científicas não comprovam associação entre o consumo de dietas ricas em isoflavonas, níveis de estrogênio sérico (Harmon et al., 2014), produção de FSH e surgimento da menopausa (Moslehi et al., 2017). Adicionalmente, os ensaios não apoiam os efeitos benéficos da suplementação de fitoestrogênios para redução da frequência ou severidade dos sintomas vasomotores da menopausa (Dunneram et al., 2019).

Um estudo de coorte prospectivo com 914 mulheres britânicas demonstrou que a ingestão alimentar afeta a idade para a menopausa natural. A ingestão elevada de peixes gordurosos, fontes de ômega-3, leguminosas frescas, bem como de vitamina B6 e zinco está associada a um início posterior da menopausa natural, enquanto um elevado consumo de massa refinada e arroz está associado a uma idade mais precoce da menopausa natural. Embora o consumo de leguminosas frescas tenha se associado ao início posterior da menopausa, os autores evidenciaram que as mulheres autodeclaradas vegetarianas apresentaram uma idade mais precoce para a menopausa natural em comparação com as não vegetarianas (Dunneram et al, 2018).

Assim, diante de todas as evidências que envolvem a influência da dieta sobre o tempo para surgimento da menopausa, há necessidade de maiores estudos, com alta qualidade metodológica, para comprovar a hipótese de que o padrão alimentar vegetariano pode levar à menopausa precoce.

SAÚDE ÓSSEA

A transição da menopausa (TM) é um período crítico para a saúde óssea, com perdas rápidas de massa óssea e força, ocorrendo em uma janela de 3 anos a partir da data do último período menstrual. Declínios na massa óssea são acompanhados por alterações deletérias na macroestrutura e microarquitetura óssea. O início da fase de perda óssea rápida é precedido por mudanças nos hormônios esteroides sexuais e aumento nos marcadores de reabsorção óssea, medidas que podem ser clinicamente úteis na previsão do início da fase de perda óssea rápida.

Como a resistência óssea em mulheres está mais vulnerável a alterações no período de TM, o cenário para o desenvolvimento da osteoporose e suscetibilidade a fraturas em idades mais avançadas é definido nessa fase (Riis et al., 1996). Por esse motivo, foi sugerido que a TM representa uma janela de oportunidade de tempo limitado na prevenção da rápida perda óssea e dos danos na microarquitetura óssea, possibilitando evitar ou postergar o desenvolvimento da osteoporose nos subsequentes anos de vida (Zaidi et al., 2009). Nesse contexto, a nutrição balanceada e adequada nessa fase da vida torna-se essencial para potencializar a saúde óssea da mulher.

Mudanças na densidade mineral óssea durante a transição da menopausa

O declínio na densidade mineral óssea durante a transição da menopausa começa cerca de 1 ano antes da último período menstrual e continua diminuindo no início da pós-menopausa. Uma ligeira redução na taxa de perda é observada em torno de 2 anos após o marco da menopausa. O período acelerado de perda da massa óssea prévio à menopausa e a desaceleração pós-menopausa, conforme descrito na Figura 1, é marcado por alterações hormonais e metabólicas que levaram os pesquisadores a nomearem todo esse intervalo como transmenopausa (Karlamangla et al., 2018).

A diminuição da massa óssea cortical (osso compacto que forma a maioria das placas externas dos ossos, sendo distinguido do osso trabecular por sua baixa porosidade) durante a transmenopausa resulta da reabsorção óssea endosteal (a superfície óssea em contato com a cavidade medular) pelos osteoclastos, que leva à formação óssea compensatória na superfície periosteal externa (superfície externa do osso). Isso resulta em aumento do diâmetro externo dos ossos longos, como o rádio e o colo do fêmur (Ahlborg et al., 2003), mas não é adequado para compen-

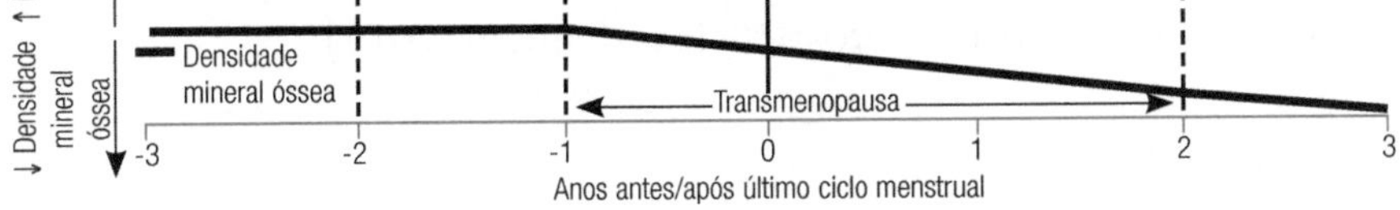

FIGURA 1 Representação esquemática das trajetórias dos hormônios esteroides sexuais estradiol e hormônio folículo-estimulante (FSH), marcador de reabsorção óssea N-telopeptídeo urinário (U-NTX) e densidade mineral óssea durante a transição da menopausa. A perda óssea rápida ocorre durante a transmenopausa, um período que dura de 1 ano antes a 2 anos após o período menstrual final (FMP). As alterações nos níveis hormonais e no U-NTX começam cerca de 1 ano antes da transmenopausa. Adaptada de Karlamangla et al., 2018.

sar o declínio da DMO, de modo que as linhas de força que atuam no colo do fêmur diminuem em média 0,7% ao ano (Ishii et al.,2013).

O aumento compensatório no tamanho externo (o diâmetro externo) dos ossos longos corticais durante a TM terá como consequência um aumento da suscetibilidade dos ossos longos à falha por flambagem. A flambagem é considerada uma instabilidade elástica que ocorre em peças "esbeltas" (peças em que a área de seção transversal é pequena em relação ao seu comprimento), quando submetidas a um esforço de compressão axial. Fraturas durante a TM não são incomuns, embora as mulheres ainda estejam na meia-idade e muito poucas atendam aos critérios para osteoporose.

Osteoporose e nutrientes relacionados

A influência de fatores nutricionais no desenvolvimento e progressão da doença pode ser significativa e ainda não está bem estabelecida. A ingestão de cálcio e o *status* da vitamina D são considerados essenciais para a homeostase do metabolismo ósseo. A ingestão adequada de proteínas, vegetais e outros nutrientes também é de interesse, e as recomendações foram estabelecidas por consenso de especialistas e diretrizes de prática clínica. É importante compreender a influência dos nutrientes não apenas isoladamente, mas também no contexto de um padrão alimentar, que é uma mistura complexa de nutrientes.

Diversos estudos têm avaliado a hipótese de que uma dieta de padrão alcalino, rica em frutas e vegetais e reduzida em proteínas animais, pode prevenir várias doenças e resultar em benefícios significativos para a saúde, contribuindo tanto para a prevenção como para o tratamento de doenças, como a osteoporose (Schwalfenberg, 2012).

Cálcio, vitamina D e produtos lácteos

O cálcio e a vitamina D fazem parte da matriz mineral óssea como fosfato de cálcio (cristais de hidroxiapatita) e são necessários para a resistência óssea.

A melhor maneira de alcançar a ingestão adequada de cálcio é através da adesão a uma alimentação saudável. No entanto, às vezes as fontes dietéticas são insuficientes ou pouco toleradas e, nessas situações, a suplementação farmacológica de cálcio pode ser útil (Bolland et al., 2015). Entrentanto, alguns autores são críticos quanto a essa recomendação devido à sua baixa eficácia e à possibilidade de efeitos adversos (Bolland et al., 2015). As principais fontes de cálcio na dieta são laticínios (leite, iogurte e queijo), peixes (especialmente sardinhas com espinhas), leguminosas e alguns vegetais e frutas (principalmente nozes e sementes).

A homeostase do cálcio é predominantemente regulada pela vitamina D. Cerca de 80-90% da vitamina D é obtida a partir da síntese cutânea após a exposição à luz solar, e 10-20%, a partir de um número limitado de alimentos, como peixes oleosos, cogumelos e alguns produtos lácteos fortificados. No entanto, não é possivel obter vitamina D suficiente para atender às necessidades apenas com consumo de alimentos. Existe uma necessidade para a fortificação de diferentes alimentos para aumentar a ingestão de vitamina D.

A exposição adequada à luz solar é importante para prevenir e corrigir a insuficiência de vitamina D. Além disso, a vitamina D está envolvida na manutenção da massa e força muscular, bem como na manutenção da estrutura óssea.

Uma metanálise sobre o impacto dos alimentos fortificados com vitamina D nos níveis séricos de 25 (OH)D, densidade mineral óssea (DMO) e marcadores de remodelação óssea (MRO) mostrou efeitos positivos significativos, com aumento na 25 (OH)D sérica e na DMO e diminuição nos níveis de paratormônio (PTH). Porém, não foram encontrados benefícios significativos sobre MRO (Tangestani et al., 2020).

Os produtos lácteos são as principais fontes de alimentos que fornecem nutrientes benéficos para os ossos, como o cálcio, fósforo e magnésio e esses nutrientes têm um papel morfológico na estrutura óssea saudável. Ainda são fonte de proteínas, vitamina B12, zinco, potássio e riboflavina.

Portanto, o consumo regular de produtos lácteos simples ou enriquecidos com cálcio e/ou vitamina D pode aumentar o conteúdo mineral ósseo total do corpo (CMO). No entanto, essa associação varia dependendo da etnia. Em mulheres caucasianas e chinesas, cálcio proveniente de produtos lácteos (fortificados) aumentou a DMO em 0,7-1,8% ao longo de 2 anos, dependendo do local de medição (coluna lombar, quadril, colo do fêmur ou corpo total).

Uma ingestão diária de 200 a 250 mL de leite foi associada a uma redução em 5% ou mais no risco de fratura em mulheres caucasianas adultas. O papel benéfico dos produtos lácteos na saúde óssea também foi observado em meninas e mulheres chinesas, mas esses resultados não puderam ser replicados para outras populações (Van den Heuvel et al., 2018).

Produtos lácteos fermentados, como iogurte, também são uma fonte importante de cálcio, fósforo e proteína. Alguns produtos, como o leite fermentado, podem conter prebióticos e probióticos. Esses são capazes de alterar a composição e o metabolismo da microbiota intestinal (Rizzoli et al., 2018), melhorar a absorção intestinal de cálcio e o metabolismo ósseo. A ingestão de prebióticos, probióticos, cálcio e proteína parece favorecer o balanço de massa óssea e atenuar a perda óssea induzida por deficiência de hormônio sexual, como ocorre especialmente na pós-menopausa. Muitos produtos lácteos, como iogurtes e leites fermentados, podem ser enriquecidos tanto com prebióticos, quanto com probióticos (Rizzoli et al., 2018).

Nem todas as informações disponíveis na literatura apoiam a ideia de que uma alta ingestão de produtos lácteos possa ser benéfica para o osso. Nos EUA, os dados da pesquisa de base populacional NHANES III, que contou com uma coorte de quase 10.000 mulheres e homens, não mostrou correlação significativa entre a ingestão total de cálcio e DMO do quadril. Porém, os indivíduos com níveis séricos mais elevados de 25(OH)D apresentaram maior correlação comparados aos indivíduos com valores menores (Bischoff-Ferrari et al., 2009).

De modo geral, os estudos sobre o consumo de cálcio isolado e outros produtos lácteos são limitados em tamanho amostral, número, duração e pesquisas avançadas em grupos étnicos específicos. Dessa maneira, torna-se difícil diferenciar os efeitos da ingestão de laticínios com outros componentes da dieta e estilo de vida. Portanto, as evidências científicas disponíveis são ainda insuficientes para se estabelecer uma orientação nutricional mais generalizada (Van den Heuvel et al., 2018).

Potássio e magnésio

Outros minerais, como potássio ou magnésio, também desempenham um papel importante na saúde óssea. O potássio na dieta pode reduzir a carga de ácido e, portanto, a depleção de cálcio dos ossos. Uma metanálise realizada por Lambert et al. (2015) confirmou que a suplementação com sais de potássio alcalino foi associada a uma redução significativa na excreção renal de cálcio e na excreção de ácido. Esses sais reduziram significativamente o marcador de reabsorção óssea N-telopeptídeo reticulado do colágeno tipo I (NTX), mas sem efeito nos marcadores de formação óssea ou na DMO. A redução da reabsorção óssea indica uma vantagem potencial para a saúde óssea.

O magnésio também é necessário para o metabolismo do cálcio e pode ser encontrado na maioria dos alimentos, como vegetais de folhas verdes, legumes e nozes. Ele também está envolvido na troca de íons de cálcio e potássio através das membranas celulares, e é essencial para a atividade neuronal e contrações musculares. Aproximadamente 50-60% do total do conteúdo de magnésio corporal é acumulado nos ossos. Na estrutura óssea, os íons de magnésio se ligam na superfície dos cristais de hidroxiapatita, melhoram a solubilidade do fósforo e do cálcio hidroxiapatita e, portanto, influenciam o tamanho e a formação do cristal. Além disso, o magnésio induz proliferação de osteoblastos; portanto, sua deficiência está associada à redução da formação óssea (De Baaij et al., 2015). Esse mineral também é necessário para a ativação da vitamina D porque a maioria das enzimas envolvidas no metabolismo da vitamina D requer magnésio (Uwitonze et al., 2018).

Populações que priorizam o consumo de alimentos ultraprocessados e processados ao invés de *in natura* ou minimamente processados costumam ter níveis reduzidos de magnésio, como já detectado entre norte-americanos (Rosanoff et al., 2012). Além disso, se nota também certa escassez no solo, não somente associada ao mangésio, mas também a outros minerais essenciais, o que resulta em um problema significativo para a agricultura e produtos advindos do cultivo de alimentos.

Ingestão de proteína

A ingestão de proteínas também é essencial para a saúde óssea. Aproximadamente 50% do volume ósseo e cerca de um terço da massa óssea são compostos de proteínas. Elas são integradas na matriz orgânica do osso como parte da estrutura do colágeno quando ocorre a mineralização. As proteínas dietéticas também afetam a secreção e ação do fator de crescimento semelhante à insulina I (IGF-I), um hormônio importante para a formação óssea. O hormônio IGF-I melhora a absorção de cálcio e fósforo no intestino; está envolvido na síntese de calcitriol, e aumenta a taxa de reabsorção de fosfato do rim. Uma quantidade adequada de proteína dietética é, portanto, necessária para a manutenção da saúde óssea.

As principais fontes de proteína em dietas vêm de carnes, peixes, aves, ovos e laticínios. Acreditava-se anteriormente que a ingestão excessivamente alta de proteínas poderia induzir um balanço de cálcio negativo, baseado na "hipótese nutricional da carga ácida". Essa hipótese relaciona uma maior ingestão de proteínas (especialmente de origem animal, com mais aminoácidos sulfurados, como a cisteina e a metionina) ao aumento na produção de ácidos não voláteis (como o ácido clorídrico e sulfato de hidrogênio, o que torna a dieta ocidental "acidogênica") (Kozan et al., 2017) e reabsorção óssea e, portanto, o desenvolvimento de hipercalciúria e perda óssea, levando à osteoporose e um risco aumentado de fraturas por fragilidade (Bonjour et al., 2013).

Foi demonstrado que não há efeito adverso de uma maior ingestão de proteínas nos ossos. Além disso, elas são benéficas na atenuação da perda óssea relacionada à idade e na redução do risco de fratura de quadril em indivíduos mais velhos (Groenendijk et al., 2019). Nenhuma diferença significativa foi encontrada nos resultados de fratura de quadril entre individuos que consomem proteinas de origem animal e vegetal dentro dos limites de uma dieta balanceada. No entanto, como anteriormente mencionado, todos esses resultados positivos dependem da ingestão adequada de cálcio. A ingestão de produtos lácteos é provavelmente muito vantajosa, porque esses produtos são uma fonte de proteínas e cálcio, uma vez que 1 L de leite fornece 32 g de proteína e 1.200 mg de cálcio.

Vitaminas K e C

A vitamina K está envolvida na formação da matriz óssea durante a mineralização. A vitamina K compreende uma família de diferentes formas moleculares: a vitamina K1, forma única que é sintetizada por plantas, enquanto o grupo de vitaminas K2 compreende múltiplas formas e é principalmente sintetizado por bactérias intestinais. A vitamina K1 é o principal tipo encontrado na dieta humana.

Dentro dos ossos, a vitamina K é responsável por manter o funcionamento adequado da osteocalcina, através da ativação do processo de carboxilação dessa proteína. Em seu estado carboxilado, a osteocalcina é uma proteína de ligação ao cálcio no osso, facilitando o processo de mineralização. A deficiência dietética de vitamina K pode provocar a descarboxilação parcial ou total da osteocalcina. A concentração circulante de osteocalcina tem sido apontada como indicador de risco de fratura de quadril. Knapen et al. (1989) compararam as concentrações de osteocalcina de mulheres em pré e pós-menopausa e observaram que mulheres em pós-menopausa apresentavam osteocalcina pouco carboxilada, em torno de 40% do total em relação às mulheres em pré-menopausa.

A vitamina C pode melhorar a saúde óssea devido às suas propriedades antioxidantes. É capaz de suprimir atividade osteoclástica e também atua como um cofator para a diferenciação de osteoblastos e participa da formação do colágeno (Finck et al., 2014).

Uma metanálise reforça a ideia de que o aumento da ingestão de vitamina C na dieta pode diminuir o risco de fraturas de quadril em homens e mulheres (Sun et al., 2018). Embora esses benefícios ósseos sejam notáveis, há pouca informação em relação à prática clínica em termos de recomendações de ingestão de vitamina C, e isso deve ser levado em consideração.

Ácidos graxos poli-insaturados ômega-3 e outros nutrientes

Há evidências conflitantes sobre os efeitos dos ácidos graxos poli-insaturados (PUFAs) ômega-3 (n-3 PUFAs) no metabolismo ósseo. O consumo de ácido eicosapentaenoico (EPA, 20: 5n-3) e ácido docosahexaenoico (DHA, 22: 6n-3) pode influenciar o crescimento e a remodelação óssea em humanos por meio da inibição da reabsorção óssea e também estimulando a formação óssea. O mecanismo pelo qual os PUFAs podem afetar a renovação óssea não é bem conhecido, mas há a hipótese de que tanto o EPA quanto o DHA podem exercer benefícios regulando a osteoprotegerina (OPG)/ativador do receptor do fator nuclear kB (RANK), com equilíbrio para a formação óssea (Sun et al., 2003). Peixes e frutos do mar são ricos em PUFAs, especialmente n-3 PUFAs, que são conhecidos por terem um efeito anti-inflamatório que melhora a qualidade óssea.

Uma revisão sistemática revelou uma associação inversa significativa entre a ingestão alimentar de n-3 PUFAs, através do consumo de peixe, e o risco de fratura de quadril, e que eles podem ter efeitos protetores sobre a saúde óssea (Sadeghi et al., 2019).

O folato e a vitamina B12 também podem influenciar os ossos, reduzindo as concentrações de homocisteína. A homocisteína está associada a menor DMO e maior risco de fratura. Uma metanálise incluindo 7.475 indivíduos de quatro estudos prospectivos mostrou um risco de fratura 4% menor para cada aumento de 50 pmol/L na concentração de vitamina B12 (Van Wijngaarden et al., 2013).

O zinco pode ser encontrado no feijão, nozes e grãos inteiros, mas o fitato desses alimentos os torna menos biodisponíveis do que o zinco de fontes de origem animal. Concentrações mais baixas de zinco sérico e ósseo foram descritas em pacientes com osteoporose (Nielsen et al., 2011).

CARÊNCIAS ESPECÍFICAS E RECOMENDAÇÕES NUTRICIONAIS

As carências nutricionistas mais frequentes nas mulheres vegetarianas na menopausa estão relacionadas ao seu padrão alimentar e às transformações propiciadas pela própria menopausa. A atenção à saúde óssea, por exemplo, é uma condição para qualquer mulher que convive com a menopausa; é necessário haver um suprimento constante de cálcio biodisponível para garantir a massa óssea máxima do programa genético individual, além da vitamina D através da dieta e da exposição à luz solar e outros nutrientes. Vegetarianos podem apresentar deficiência de cálcio (Larpin et al., 2019), entretanto, dentre os tipos de vegetarianismo, o vegano apresenta maior suscetibilidade (Rotolo et al., 2019).

Além da deficiência de cálcio, à qual a mulher vegetariana na pós-menopausa está mais suscetível, a deficiência de vitamina D, um problema de saúde pandêmico, também pode estar presente. Com a intenção de avaliar a deficiência de vitamina D em mulheres na pós-menopausa, Suganthan et al. (2020) recrutaram 105 mulheres com idade média de 61,8 anos e identificaram que os níveis de 25-hidroxivitamina D3 estavam adequados em apenas 36,2% da população estudada, 44% tinham níveis insuficientes e a deficiência estava presente em 19%. Das pós-menopáusicas avaliadas, 20% se autodeclararam vegetarianas e curiosamente a média de 25-hidroxivitamina D3 entre esse grupo foi de 28,54 ng/mL, enquanto para as não vegetarianas a média foi de 27,55 ng/mL. Os valores médios de 25-hidroxivitamina D3 apresentados pelos grupos mencionados estão dentro da faixa de normalidade para a população em geral (acima de 20 ng/mL), porém, se levarmos em consideração a presença de osteomalácia, raquitismo, osteoporose e a faixa etária de pessoas consideradas idosas, há um déficit com relação aos níveis séricos esperados (30-60 ng/mL).

A suplementação de cálcio é indicada para as mulheres vegetarianas na menopausa visando atingir as necessidades diárias postuladas pelas DRIs e sociedades internacionais conforme valores apresentados na Tabela 1. Para manutenção da saúde óssea, além do cálcio, atenção deve ser dada ao consumo de magnésio e vitamina D, cujos valores diários de consumo são, respectivamente, de 320 mg e 10 µg para mulheres na menopausa.

TABELA 1 Proteínas, gorduras, cálcio, ferro e vitamina B12: recomendações nutricionais

	DRIS – *Dietary References Intakes** (2006)	Posição da Sociedade Italiana para Dietas Vegetarianas (2017)	Posição da Sociedade Canadense e Americana para Dietas Vegetarianas (2003)
Proteínas	Proteína total: 0,8 g de proteína/kg/dia • Aminoácidos: • Histidina: 14 mg/kg • Isoleucina: 19 mg/kg • Leucina: 42 mg/kg • Lisina: 38 mg/kg • Metionina + cisteína: 19 mg/kg • Fenilalanina + tirosina: 33 mg/kg • Treonina: 20 mg/kg • Triptofano: 5 mg/kg • Valina: 24 mg/kg	Não faz menção a quantidade determinada. Indicação: consumo de proteína de alta qualidade, determinada por digestibilidade e teor de aminoácidos. Recomendação: germinação de sementes e grãos.	Não faz menção à quantidade. Indicação: necessidades proteicas podem ser superiores à RDA em vegetarianos cujas fontes de proteína alimentar são principalmente aquelas menos bem digeridas. Recomendação: consumo de cereais e leguminosas.

(continua)

TABELA 1 Proteínas, gorduras, cálcio, ferro e vitamina B12: recomendações nutricionais (*continuação*)

	DRIS – *Dietary References Intakes (2006)**	**Posição da Sociedade Italiana para Dietas Vegetarianas (2017)**	**Posição da Sociedade Canadense e Americana para Dietas Vegetarianas (2003)**
Gorduras	Gordura total: 20-35% do NET Ácido linoleico: 11 g (5-10% do NET) Ácido alfalinolênico: 1,1 g (0,6-1,2% do NET)	Recomendação: consumo regular de boas fontes alimentares de ácido alfalinolênico (ALA). Limitar consumo de fontes de ácido linoleico (ômega-6).	Recomendação: consumo regular de boas fontes alimentares de ácido alfalinolênico (ALA). Suplementação para indivíduos com necessidades aumentadas, hipertensos e diabéticos.
Cálcio	1.200 mg/dia	Indicação: 1.000-1.200 mg/dia.	Indicação: 1.000 mg/dia.
Ferro	8 mg/dia	Recomendação: quantidades superiores à indicada para onívoros e consumo de boas fontes.	Indicação: 36,6 mg para mulheres. Recomendação: 80% da RDA.
Vitamina B12	2,4 µg/dia	Indicação: se houver deficiência, suplementação com cobalamina cristalina deve iniciar imediatamente com doses acima de 4 µg/dia.	Recomendação: todos os vegetarianos são encorajados a incluir fontes seguras de vitamina B12 (alimentos fortificados ou suplementos).

* Recomendações do AI ou RDA para as mulheres de 51 a 70 anos de idade.
** Não há recomendação específica para mulheres na menopausa.
NET: necessidade energética total.

Dietas vegetarianas são frequentemente consumidas por pessoas que buscam a redução de peso, assim como dietas de restrição calórica, de baixo carboidrato e jejum intermitente. Com intuito de comparar os efeitos dessas dietas, Rotolo et al. (2019) encontraram em sua revisão sistemática que os vegetarianos, especialmente veganos, apresentam valores mais baixos de densidade mineral óssea e tendência a maior número de fraturas, comparados a indivíduos onívoros. Esse achado também foi evidenciado no trabalho de revisão sobre o impacto das dietas vegetarianas e veganas na saúde publicado por Larpin et al. (2019) e no estudo de Dunneram et al. (2019). Além da maior suscetibilidade à deficiência de cálcio, as vegetarianas estritas apresentam maior risco para deficiência de ferro e vitamina B12 (Larpin et al. 2019).

Com relação à deficiência de ferro, mulheres veganas na pré-menopausa constituem a população mais vulnerável à anemia ferropriva (Larpin et al. 2019) e, portanto, atenção ao consumo desse mineral deve ser dada na abordagem nutricional daquelas em idade reprodutiva. Segundo as DRIs, mulheres na faixa etária de 19 a 50 anos de idade devem consumir cerca de 18 mg de ferro por dia. Valor superior a esse é recomendado para vegetarianas segundo consenso das Sociedades Canadense, Americana e Italiana de Nutrição (ADA e DA, 2003; Agnoli et al, 2017). No entanto, para as mulheres vegetarianas na menopausa, o risco de deficiência desse mineral é menor comparadas às pré-menopáusicas dada a menor necessidade de consumo diário, cujo valor para mulheres de 51 a 70 anos corresponde a 8 mg/dia segundo as DRIs (Padovani et al., 2006).

Com respeito à vitamina B12, as vegetarianas não estritas (não veganas) menopáusicas podem receber através do consumo diário de ovos, leite e produtos lácteos o suprimento diário necessário de 2,4 µg/dia segundo as DRIs (Padovani et al., 2006). Porém, o mesmo não vale para as veganas (Larpin et al., 2019). Ainda que as vegetarianas possam apresentar baixo risco de deficiência deste mineral, as Sociedades Canadense e Americana de Nutrição (2003) recomendam o consumo de alimentos fortificados e a suplementação quando necessária tanto às vegetarianas estritas quanto não estritas. A Sociedade Italiana de Nutrição Humana recomenda suplementação regular de vitamina B12 às vegetarianas e, assim como Larpin et al. (2019), aconselha a suplementação às veganas (Agnoli et al, 2017).

O *status* de EPA e DHA nas vegetarianas é inferior devido à exclusão de peixes de suas dietas e ao alto consumo de óleos vegetais. Esses são fontes de ácido linoleico que competem com a conversão de ácido alfa-linolênico para produção de EPA e DHA (Wu et al., 2006). Desta forma, há um consenso das diretrizes canadense, americana (2003) e italiana

(2017) para dietas vegetarianas, com a recomendação de um consumo regular de boas fontes de ácido alfalinolênico (ALA). Adicionalmente, a Sociedade Italiana (2017) limita o consumo de alimentos-fonte de ácido linoleico, enquanto as Sociedades Canadense e Americana (2003) recomendam a suplementação de ALA aos indivíduos com necessidades aumentadas, incluindo hipertensos e diabéticos. Vegetarianas estritas, além do risco para menor consumo proteico, apresentam menor consumo de gordura saturada, gordura trans e ácido araquidônico.

O efeito de uma dieta rica em ácido alfalinolênico tem impacto sobre os sintomas da menopausa de mulheres vegetarianas, como evidenciou-se no estudo proposto por Rotolo et al. (2019). Nele, uma dieta lacto-ovovegetariana rica em ômega-3 e óleos vegetais foi comparada. Após 16 semanas, a dieta lacto-ovovegetariana rica em ômega-3 proporcionou redução dos sintomas da menopausa, como: a frequência das ondas de calor, nervosismo e o índice Kupperman (que avalia a intensidade dos sintomas climatéricos). A suplementação de DHA na dose de 2,14 g/dia por 6 semanas comparada ao oferecimento de óleo de milho, realizada em outro ensaio clínico às mulheres vegetarianas pós-menopáusicas, proporcionou diminuição do colesterol plasmático, porém, sem efeitos benéficos no metabolismo do estrogênio (Wu et al., 2006).

No que se refere à proteína, as mulheres lacto-ovovegetarianas apresentaram maior consumo comparadas às vegetarianas estritas, porém não superior às pescovegetarianas, cujo consumo de ácido araquidônico, ômega-3, vitamina E e D é significantemente superior aos demais grupos de vegetarianas (Rizzo et al., 2013). O baixo consumo proteico, especialmente a exclusão absoluta da proteína animal por parte das veganas, propicia menor consumo de gordura saturada, gordura trans, ácido araquidônico, ferro e cálcio, conforme comentado previamente. Chiu et al. (2014) também evidenciaram menor consumo proteico entre mulheres pré e pós-menopáusicas em comparação com onívoras. Além do menor consumo evidenciado, existe a preocupação de que uma dieta baseada em plantas pode não conter a proteína de qualidade adequada.

Segundo Agnoli et al. (2017), a qualidade da proteína é determinada por sua digestibilidade e pelo teor de aminoácidos. As leguminosas e algumas proteínas derivadas de cereais (como o glúten) apresentam maior digestibilidade (superior a 95%). A maior parte das outras proteínas vegetais tem digestibilidade moderada, cerca de 50 a 80%, devido à parede vegetal celular e presença de fatores antinutricionais, como os taninos, fitatos, glucosinolatos, isotiocianatos, D-aminoácidos, lisinoalanina e lectinas. Desta forma, com base na menor digestibilidade das proteínas vegetais, as Sociedades Canadense e Americana de Nutrição (2003) sugerem que as necessidades proteicas de veganos, incluindo mulheres na idade adulta, podem estar aumentadas entre 15 e 20% com relação à recomendação para a população em geral (Tabela 1).

Desta forma, ao avaliar a dieta de vegetarianos, incluindo as mulheres menopáusicas, atenção deve ser dada ao consumo de aminoácidos essenciais, como a lisina, pobre nos cereais. Para o ajustamento dietético deve ser levada em conta a necessidade total de proteína (0,8 g/kg/dia para mulheres entre 19 e 70 anos de idade, segundo as DRIs), bem como o balanço dos aminoácidos (ADA, DA, 2003; Pavodani et al., 2006).

Por fim, as mulheres vegetarianas na menopausa apresentam risco de desenvolver carências nutricionais. As recomendações nutricionais para os principais nutrientes são apresentadas na Tabela 1, segundo recomendações das DRIs (2006) destinadas às mulheres na menopausa (com idade de 51 a 70 anos) e as recomendações da Sociedade Italiana de Nutrição Humana (2017) e da Associação Dietética Americana e de Nutricionistas Canadenses (2003) para população vegetariana. O aconselhamento dietético é recomendado para todas as mulheres vegetarianas na pré e pós-menopausa, especialmente para veganas, embora ainda não tenhamos nenhuma recomendação específica na literatura.

É indispensável que mulheres no climatério e na menopausa tenham acesso à informação em saúde, em uma abordagem que seja significativa para elas, para compreensão das mudanças do climatério e que sejam capazes de mirar tal fase como integrante de seu ciclo de vida, e não como sinônimo de enfermidades, velhice, improdutividade e fim da sexualidade.

TAKE HOME MESSAGES

1. A mulher vegetariana na menopausa não apresenta padrão alimentar diferentes dos demais vegetarianos e faltam evidências científicas para comprovar a hipótese de que a dieta vegetariana propicia menopausa precoce.
2. Não há recomendação nutricional específica para mulher vegetariana na menopausa. Para planejamento dietético, é recomendado levar em conta as recomendações das DRIs, adequadas para a idade, compiladas às recomendações das sociedades internacionais para vegetarianos.
3. As carências nutricionais mais comuns nas mulheres vegetarianas na menopausa estão relacionadas ao baixo consumo de cálcio e vitamina B12. Adicionalmente, as vegetarianas estritas apresentam maior risco para deficiências proteicas e de ácido alfalinolênico. Apesar do menor consumo de ferro, as mulheres vegetarianas na menopausa não apresentam grande risco para carência desse mineral, dadas as necessidades diminuídas nessa faixa etária.
4. A transição da menopausa é um período crítico para a saúde óssea da mulher, marcado por rápidas perdas de massa e força óssea. Uma dieta equilibrada pode contribuir para a saúde óssea, sendo fundamental a ingestão adequada de cálcio.
5. A intensidade das modificações presentes no climatério depende do ambiente sociocultural, das condições de vida da mulher e do grau de privação estrogênica.

REFERÊNCIAS

AGNOLI, C.; BARONI, L.; BERTINI, I.; CIAPPELLANO, S.; FABBRI, A.; PAPA, M.; et al. Position paper on vegetarian diets from the working group of the Italian Society of Human Nutrition. Nutrition, *Metabolism & Cardiovascular Diseases*, v. 27, p. 1037-52, 2017.

AHLBORG, H.G.; JOHNELL, O.; TURNER, C.H.; RANNEVIK, G.; KARLSSON, M.K. Bone loss and bone size after menopause. *New England Journal of Medicine*, v. 349, p. 327-34, 2003.

AMERICAN DIETETIC ASSOCIATION (ADA); DIETITIANS OF CANADA (DA). Position of the American Dietetic Association and Dietitians of Canada: Vegetarian diets. *J Am Diet Assoc*, v. 103, n. 6, p. 748-65, 2003.

BISCHOFF-FERRARI, H.A.; KIEL, D.P.; DAWSON-HUGHES, B.; ORAV, J.E.; LI, R.; SPIEGELMAN, D.; et al. Dietary calcium and serum 25-hydroxyvitamin D status in relation to BMD among U.S. adults. *J Bone Miner Res*, v. 24, p. 935-42, 2009.

BOLLAND, M.J.; GREY, A.; REID, I.R. Should we prescribe calcium or vitamin D supplements to treat or prevent osteoporosis? *Climacteric*, v. 18, Suppl. 2, p. 22-31, 2015.

BONJOUR, J.-P. Nutritional disturbance in acid-base balance and osteoporosis: A hypothesis that disregards the essential homeostatic role of the kidney. *Br J Nutr*, v. 110, p. 1168-77, 2013.

CHIU, T.H.; HUANG, H.Y.; CHIU, Y.F.; PAN, W.H.; KAO, H.Y.; CHIU, J.P.; et al. Taiwanese vegetarians and omnivores: dietary composition, prevalence of diabetes and IFG. *PLoS One*, v. 9, n. 2, p. e88547, 2014.

DAVEY, G.K.; SPENCER, E.A.; APPLEBY, P.N.; ALLEN, N.E.; KATHERINE, H.K.; KEY T.J. EPIC-Oxford: lifestyle characteristics and nutrient intakes in a cohort of 33 883 meat-eaters and 31 546 non meat-eaters in the UK. *Public Health Nutr*, v. 6, n. 3, p. 259-69, 2003.

DE BAAIJ, J.H.F.; HOENDEROP, J.G.J.; BINDELS, R.J.M. Magnesium in man: Implications for health and disease. *Physiol Rev*, v. 95, p. 1-46, 2015.

DUNNERAM, Y.; GREENWOOD, D.C.; BURLEY, V.J.; CADE, J.E. Dietary intake and age at natural menopause: results from the UK Women's Cohort Study. *J Epidemiol Community Health*, v. 72, p. 733-40, 2018.

DUNNERAM, Y.; GREENWOOD, D.C.; CADE, J.E. Diet, menopause and the risk of ovarian, endometrial and breast cancer. *Proc Nutr Soc*, v. 78, n. 3, p. 438-48, 2019.

FINCK, H.; HART, A.R.; JENNINGS, A.; WELCH, A.A. Is there a role for vitamin C in preventing osteoporosis and fractures? A review of the potential underlying mechanisms and current epidemiological evidence. *Nutr Res Rev*, v. 27, p. 268-83, 2014.

GROENENDIJK, I.; DEN BOEFT, L.; VAN LOON, L.J.C.; DE GROOT, L.C. High versus low dietary protein intake and bone health in older adults: A systematic review and meta-analysis. *Comput Struct Biotechnol J*, v. 17, p. 1101-12, 2019.

HARMON, B.; MORIMOTO, Y.; BECKFORD, F.; FRANKE, A.A.; STANCZYK, F.Z.; MASKARINEC, G. Estrogen levels in serum and urine of vegetarian and omnivore premenopausal women. *Public Health Nutr*, v. 17, n. 9, p. 2087-93, 2014.

ISHII, S.; CAULEY, J.A.; GREENDALE, G.A.; CRANDALL, C.J.; HUANG, M.-H.; DANIELSON, M.; et al. Trajectories of femoral neck strength in relation to the final menstrual period in a multi-ethnic cohort. *Osteop Intl*, v. 24, n. 9, p. 2471-81, 2013.

KARELIS, A.D.; FEX, A.; FILION, M.E.; ADLERCREUTZ, H.; AUBERTIN-LEHEUDRE, M. Comparison of sex hormonal and metabolic profiles between omnivores and vegetarians in pre- and post-menopausal women. *Br J Nutr*, n. 104, p. 222-6, 2010.

KARLAMANGLA, A.S.; BURNETT-BOWIE, S.A.M.; CRANDALL, C.J. Bone health during the menopause transition and beyond. *Obstetrics and Gynecology Clinics of North America*, v. 45, n. 4, p. 695-708, 2018.

KNAPEN, M.J.; HAMULYÁK, K.; VERMEER, M.H.J. The effect of vitamin K supplementation on circulating osteocalcin (bone Gla protein) and urinary calcium excretion. *Annual Internal Medicine*, v. 111, n. 12, p. 1001-5, 1989.

KOZAN P.; BLYTHE, J.; GREENFIELD, J.; SAMOCHA-BONET, D. The effect of buffering high acid load meal with sodium bicarbonate on postprandial glucose metabolism in humans-a randomized placebo-controlled study. *Nutrients*, v. 9, n. 8, p. 861, 2017.

LAMBERT, H.; FRASSETTO, L.; MOORE, J.B.; TORGERSON, D.; GANNON, R.; BURCKHARDT, P.; et al. The effect of supplementation with alkaline potassium salts on bone metabolism: A meta-analysis. *Osteoporos Int*, v. 26, p. 1311-8, 2015.

LARPIN, C.; WOZNIAK, H.; GENTON, L.; SERRATRICE, J. Vegetarian and vegan diets and their impact on health. *Rev Med Suisse*, v. 15, n. 667, p. 1849-53, 2019.

MARKUSSEN, M.S.; VEIERØD, M.B.; SAKHI, A.K.; ELLINGJORD-DALE, M.; BLOMHOFF, R.; URSIN, G.; et al. Evaluation of dietary patterns among Norwegian postmenopausal women using plasma carotenoids as biomarkers. *Br J Nutr*, v. 113, n. 4, p. 672-82, 2015.

MINKIN, M.J. Hormones, lifestyle, and optimizing aging. *Obstet Gynecol Clin N Am*, v. 46, p. 501-14, 2019.

MOSLEHI, N.; MIRMIRAN, P.; TEHRANI, F.R.; AZIZI, F. Current evidence on associations of nutritional factors with ovarian reserve and timing of menopause: a systematic review. *Adv Nutr*, v. 8, p. 597-612, 2017.

NIELSEN, F.H.; LUKASKI, H.C.; JOHNSON, L.K.; ROUGHEAD, Z.K.F. Reported zinc, but not copper, intakes influence whole-body bone density, mineral content and T score responses to zinc and copper supplementation in healthy postmenopausal women. *Br J Nutr*, v. 106, p. 1872-9, 2011.

PADOVANI, R.M.; AMAYA-FARFÁN, J.; COLUGNATI, F.A.B.; DOMENE, S.M.A. Dietary reference intakes: application of tables in nutritional studies. *Rev Nutr*, v. 19, n. 6, p. 741-60, 2006.

RIIS, B.J.; HANSEN, M.A.; JENSEN, A.M.; OVERGAARD, K.; CHRISTIANSEN, C. Low bone mass and fast rate of bone loss at menopause: equal risk factors for future fracture: a 15-year follow-up study. *Bone*, v. 19, p. 9-12, 1996.

RIZZO, N.S. Nutrient profiles of vegetarian and non vegetarian dietary pattern. J *Acad Nutr Diet*, v. 113, n. 12, p. 1610-9, 2013.

RIZZOLI, R.; BIVER, E. Effects of fermented milk products on bone. *Calcif Tissue Int*, v. 102, p. 489-500, 2018.

ROSANOFF, A.; WEAVER, C.M.; RUDE, R.K. Suboptimal magnesium status in the United States: Are the health consequences underestimated? *Nutr Rev*, v. 70, p. 153-64, 2012.

ROTOLO, O.; ZINZI, I.; VERONESE, N.; CISTERNINO, A.M.; REDDAVIDE, R.; INGUAGGIATO, R.; et al. Women in LOVe: lacto-ovo-vegetarian diet rich in omega-3 improves vasomotor symptoms in postmenopausal women. An exploratory randomized controlled trial. *Endocr Metab Immune Disord Drug Targets*, v. 19, n. 8, p. 1232-9, 2019.

SADEGHI, O.; DJAFARIAN, K.; GHORABI, S.; KHODADOST, M.; NASIRI, M.; SHAB-BIDAR, S. Dietary intake of fish, n-3 polyunsaturated fatty acids and risk of hip fracture: A systematic review and meta-analysis on observational studies. *Crit Rev Food Sci. Nutr*, v. 59, p. 1320-33, 2019.

SCHWALFENBERG, G.K. The alcaline diet: Is there evidence that an alkaline pH diet benefits health? *Journal of Environmental Research and Public Health*, v. 727630, 2012.

SUGANTHAN, N.; KUMANAN, T.; KESAVAN, V.; ARAVINTHAN, M.; RAJESHKANNAN, N. Vitamin D status among postmenopausal osteoporotic women: a hospital based cross-sectional study from Northern Sri Lanka. *BMC Nutr*, v. 18, n. 6, p. 15, 2020.

SUN, D.; KRISHNAN, A.; ZAMAN, K.; LAWRENCE, R.; BHATTACHARYA, A.; FERNANDES, G. Dietary n-3 fatty acids decrease osteoclastogenesis and loss of bone mass in ovariectomized mice. *J Bone Miner Res*, v. 18, p. 1206-16, 2003.

SUN, Y.; LIU, C.; BO, Y.; YOU, J.; ZHU, Y.; DUAN, D.; et al. Dietary vitamin C intake and the risk of hip fracture: A dose-response meta-analysis. *Osteoporos Int*, v. 29, p. 79-87, 2018.

TANGESTANI, H.; DJAFARIAN, K.; EMAMAT, H.; ARABZADEGAN, N.; SHAB-BIDAR, S. Efficacy of vitamin D fortified foods on bone mineral density and serum bone biomarkers: A systematic review and meta-analysis of interventional studies. *Crit Rev Food Sci Nutr*, v. 60, p. 1094-103, 2020.

UWITONZE, A.M.; RAZZAQUE, M.S. Role of magnesium in vitamin D activation and function. *J Am Osteopath Assoc*, v. 118, p. 181-9, 2018.

VAN DEN HEUVEL, E.G.H.M.; STEIJNS, J.M.J.M. Dairy products and bone health: How strong is the scientific evidence? *Nutr Res Rev*, v. 31, p. 164-78, 2018.

VAN WIJNGAARDEN, J.P.; DOETS, E.L.; SZCZECINSKA, A.; SOUVEREIN, O.W.; DUFFY, M.E.; DULLEMEIJER, C.; et al. Vitamin B_{12}, folate, homocysteine, and bone health in adults and elderly people: A systematic review with meta-analyses. *J Nutr Metab*, v. 2013, p. 486186, 2013.

WU, W.H.; LU, S.C.; WANG, T.F.; JOU H.J.; WANG, T.A. Effects of docosahexaenoic acid supplementation on blood lipids, estrogen metabolism, and in vivo oxidative stress in postmenopausal vegetarian women. *Eur J Clin Nutr*, v. 60, n. 3, p. 386-92, 2006.

ZAIDI, M.; TURNER, C.; CANALIS, E.; et al. Bone loss or lost bone: Rationale and recommendations for the diagnosis and treatment of early postmenopausal bone loss. *Curr Osteoporos Rep*, v. 7, n. 4, p. 118-26, 2009.

11

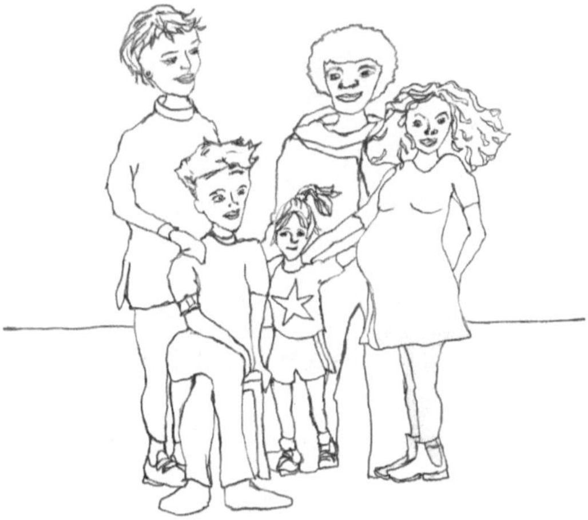

DIETA VEGETARIANA PARA IDOSOS

Rita de Cássia de Aquino
Flávia Ferreira Prado
Raquel Ferreira de Souza Siqueira
Viviane Ferri Ross Perucha

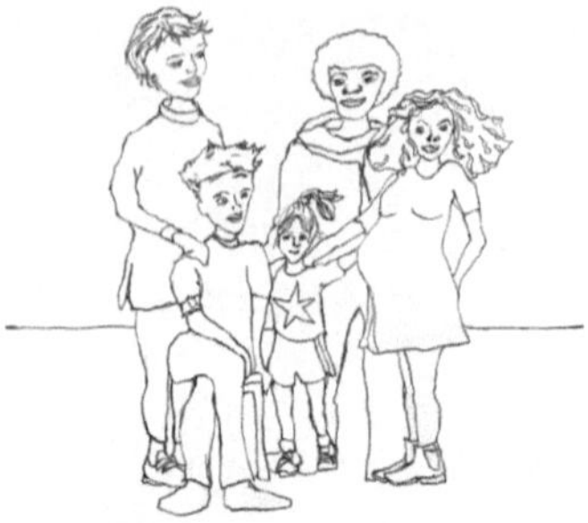

▶ SUMÁRIO

INTRODUÇÃO

O Brasil é um país que está envelhecendo e a expectativa é que os idosos correspondam a 30% da população brasileira em 2050. Segundo a Organização Mundial de Saúde, 1 em cada 5 indivíduos no mundo terá 60 anos ou mais (WHO, 2015; IBGE, 2018). Nesse panorama, é importante que se implantem estratégias globais que propiciem o envelhecimento saudável e com qualidade de vida. Desde 2005, a Organização Panamericana de Saúde (OPAS) destaca a importância do envelhecimento ativo, que permite que os idosos percebam o seu potencial para o bem-estar físico, social e mental, e que participem da sociedade de acordo com suas necessidades, desejos e capacidades, e ao mesmo tempo tenham proteção, segurança e cuidados adequados (OPAS, OMS, 2005).

O envelhecimento ativo depende de uma diversidade de fatores econômicos, sociais, físicos, pessoais e comportamentais que permitam um estilo de vida saudável e a participação no cuidado com a própria saúde, que incluem a prática de atividade física e a adoção de um padrão alimentar saudável, por meio de escolhas alimentares que promovam saúde e redução no risco de desenvolvimento e/ou agravamento de doenças crônicas não transmissíveis (Cena e Calder, 2020).

No entanto, o envelhecimento pode levar a mudanças biológicas associadas a uma variedade de alterações que podem prejudicar o estado nutricional do indivíduo e impactar na oferta e no aproveitamento de alimentos, seus nutrientes e compostos bioativos. As principais alterações no envelhecimento, com possível impacto nas escolhas alimentares, são relacionadas a redução nas necessidades energéticas, redução na ingestão alimentar, comprometimento da cavidade oral e trato gastrintestinal, além das alterações na composição corporal, inserção social, cultural e econômica do idoso, apresentadas na Tabela 1 (Boirie, 2014).

TABELA 1 Alterações no envelhecimento e o impacto nas escolhas alimentares

Redução nas necessidades energéticas
• Mudanças na composição corporal (proporção de água, gordura e músculos)

(continua)

TABELA 1 Alterações no envelhecimento e o impacto nas escolhas alimentares (*continuação*)

Redução na ingestão alimentar
• Anorexia senil
Alterações no paladar e olfato
• Mudanças nas papilas gustativas e produção de saliva
Dificuldades de mastigação e deglutição
• Disfagia motora ou presbifagia • Comprometimento na dentição • Próteses desajustadas e/ou ausentes
Declínio da capacidade absortiva intestinal
• Redução nas secreções de enzimas digestórias • Alteração na capacidade e velocidade de regeneração celular de enterócitos • Motilidade intestinal alterada, com manifestações de constipação e/ou diarreia • Alterações na microbiota intestinal
Mudanças dietéticas
• Dificuldades de aquisição e preparo de alimentos • Alterações de consistência e composição das preparações • Mudanças quantitativas e qualitativas no consumo alimentar

Fonte: Aquino et al., 2017.

Nos últimos anos, a avaliação da relação entre dieta e doenças vem sendo ampliada por meio de análise dos padrões alimentares que avaliam a complexidade dos alimentos consumidos, permitindo obter uma análise abrangente. Os alimentos são combinados em refeições ao longo do dia e a ingestão de nutrientes e alimentos tende a se correlacionar e pode interagir influenciando os processos fisiológicos, como a adoção do padrão alimentar vegetariano (Harmon, 2015).

O interesse por dietas vegetarianas está crescendo no Brasil e no mundo à medida que diversas diretrizes nutricionais enfatizam que o consumo habitual de alimentos vegetais pode trazer benefícios à saúde e ajudar a reduzir o risco de doenças crônicas não transmissíveis (DCNT), além de serem consideradas sustentáveis e mais adequadas para o meio ambiente. Dietas baseadas em plantas promovem maior ingestão de legumes, verduras, frutas, leguminosas, grãos e oleaginosas, fontes de vitaminas, minerais e importantes fitoquímicos (Orlich et al., 2013; Oussalah et al., 2020, Rocha et al., 2019).

No entanto, tem sido alvo de preocupação, principalmente em idosos sob dietas vegetarianas, a disponibilidade de nutrientes como proteínas, vitaminas B12 e D, além dos minerais como cálcio, ferro e zinco, presentes em maiores quantidades, e alguns exclusivamente, em alimentos de origem animal. Por essa razão, as dietas vegetarianas ou veganas necessitam ser adequadamente planejadas, com o uso selecionado de alimentos considerados fontes ou alimentos fortificados, e podem ser dietas nutricionalmente adequadas e usadas em qualquer estágio de vida, inclusive entre os idosos.

RECOMENDAÇÕES NUTRICIONAIS PARA IDOSOS

Embora a idade para definição de idoso varie entre 60 e 65 anos na maioria dos países, as atuais recomendações norte-americanas e canadenses (Institute of Medicine, 2005) consideram adultos em envelhecimento aqueles na faixa de idade entre 51 e 70 anos, e incluem idosos a partir dos 70 anos. Nas recomendações da Food and Agriculture Organization (FAO, 2013), idosos são indivíduos a partir de 65 anos, havendo uma subdivisão apenas para mulheres entre 50 e 65 anos de idade. No Brasil, país reconhecido como em desenvolvimento, são considerados idosos indivíduos a partir de 60 anos.

Recomendações nutricionais *versus* dietas vegetarianas

Proteínas

Tem sido consenso na literatura a necessidade do aumento na oferta de proteínas para idosos, uma vez que a elevação na ingestão tem demonstrado benefícios no aumento e/ou manutenção de massa magra, força e funcionalidade, além de melhora no sistema imunológico, na cicatrização e pressão arterial. O *PROT-AGE Study Group* e a *ESPEN Expert*

Group recomendam um consumo de 1,0 a 1,2 g/kg/dia para minimizar a perda de massa magra, além de suprir o aporte necessário em caso de condições crônicas e presença de inflamação, que podem provocar o catabolismo (Bauer et al., 2013; Volpi et al., 2013; Deutz et al., 2014; Layman et al., 2015). Todavia, ainda não existe referência específica para idosos e o valor adotado é o mesmo de adultos. De acordo com recomendação da *Dietary Reference Intakes* (DRI) (Institute of Medicine, 2005) e FAO (2013), o consumo de proteínas para adultos e idosos deve ser igualmente o valor de 0,8 g/kg/dia.

É importante lembrar que, se a ingestão energética for inadequada, o organismo passa a utilizar parte da proteína disponível, podendo prejudicar o processo de síntese proteica, acarretando a diminuição de massa muscular. Também é importante destacar a necessidade de fracionamento da oferta proteica nas três principais refeições, o que garante melhor digestão, absorção e aproveitamento, visto que a resposta de síntese muscular ao consumo alimentar tem duração de quatro a cinco horas, favorecendo a síntese muscular. No entanto, vale ressaltar que a estratégia de fracionamento será efetiva desde que as refeições contenham pelo menos 25 g de proteína, uma vez que a máxima capacidade de síntese é obtida quando há consumo dessa quantidade em três refeições diárias, e o consumo a partir de 40 g parece não trazer benefícios adicionais (Gorissen et al., 2015; Valenzuela et al., 2013).

O *PROT-AGE Study Group* recomenda o consumo de 25 a 30 g de proteína por refeição, quantidade necessária para um aporte adequado de aminoácidos indispensáveis, em especial a leucina (2,5 a 2,8 g/refeição), aminoácido de cadeia ramificada considerado "gatilho" no processo de síntese proteica. Uma refeição com 25 a 30 g de proteína de alta qualidade fornece de 2,5 g a 3 g de leucina, quantidade capaz de estimular adequado anabolismo em idosos (Bauer et al., 2013; Volpi et al., 2013).

Com relação à fonte de proteínas, estudos recentes têm demonstrado uma adequada qualidade proteica e quantidades e proporções de aminoácidos essenciais nos alimentos em origem vegetal se a oferta for diversificada e contiver leguminosas, grãos e castanhas em quantidades recomendadas (Van Vliet et al., 2015).

Lipídios

É importante considerar que a gordura tem importante papel na palatabilidade e seu uso moderado e qualitativamente selecionado pode contribuir de forma significativa na aceitação e redução de inapetência nesse estágio de vida.

O percentual em relação à ingestão energética e, principalmente, o tipo de gordura a ser ingerido são fatores importantes a serem considerados. Como recomendação geral, a ingestão de gordura total não deve ultrapassar 30 a 35% do total de energia consumida, dependendo do tipo de ácidos graxos oferecidos e da realização de atividade física. Além disso, não mais que 7 a 10% da energia ingerida deve ser derivada de gordura saturada. Porém, é necessário garantir um aporte mínimo de ácidos graxos essenciais (14 g e 11 g de ácido graxo linoleico, ou 2 a 3% do VET, e 1,6 g e 1,1 g de alfalinolênico, ou mais que 5% do VET, para homens e mulheres, respectivamente), sendo imprescindível priorizar gorduras insaturadas, tanto poli-insaturadas (fontes de ácidos graxos do tipo ômega-3 e 6) como monoinsaturadas (WHO/FAO, 2008).

No vegetarianismo, a oferta de ácidos graxos do tipo ômega-3 é exclusivamente de ALA (ácido graxo alfalinolênico), uma vez que EPA (ácido graxo eicosapentaenoico) e DHA (doxahexaenoico) são exclusivamente encontrados em peixes como sardinha, salmão e truta. Os ácidos graxos do tipo ômega-3 possuem efeito cardioprotetor, melhoram a função endotelial e reduzem o processo inflamatório e a aterosclerose. Uma das principais fontes vegetais de ALA é a linhaça, além de quantidades comedidas no óleo de soja e canola (Baker et al., 2016).

Vitaminas e minerais

Os micronutrientes são essenciais para a manutenção da saúde e a associação entre consumo alimentar e envelhecimento saudável é cada vez mais corroborada pela ciência. A alimentação adequada é um investimento por toda a vida, iniciando-se com a janela dos 1.000 dias e estendendo-se até o envelhecimento. As consequências da ingestão insuficiente de micronutrientes podem surgir durante o envelhecimento com o aumento na incidência de doenças crônicas, que provocam processos oxidativos e inflamatórios, determinando danos celulares e o comprometimento de absorção e metabolização de alguns nutrientes nesse estágio de vida.

Apesar de ocorrer a redução das necessidades energéticas, as recomendações para a maioria dos micronutrientes permanecem as mesmas, e a redução na ingestão alimentar pode predispor os idosos a deficiências. A ingestão alimentar e a disponibilidade de vitaminas e minerais devem ser atentamente monitoradas, especialmente se o indivíduo optar pelo vegetarianismo. Em comparação com adultos, as recomendações (Institute of Medicine, 2005) de micronutrientes para indivíduos acima de 50 anos são maiores para cálcio, vitamina B6 e vitamina D, e menores para ferro (no caso de mulheres, devido à interrupção das perdas menstruais) e cromo, cujas concentrações teciduais declinam com a idade.

É importante considerar que as necessidades individuais de um nutriente podem ser maiores ou menores do que as recomendações por conta de condições clínicas do idoso, especialmente na presença de doenças crônicas e no uso de múltiplas drogas (Chernoff, 2005; Agnoli et al., 2017). Esses fatores sobrepostos são capazes de impactar a ingestão, o metabolismo e a excreção de nutrientes específicos.

As Tabelas 2 a 6 trazem informações importantes e detalhadas sobre micronutrientes e as condições de vulnerabilidade do idoso, principalmente com adesão a uma dieta vegetariana.

A Tabela 2 discrimina aspectos sobre funções, relação com o envelhecimento, epidemiologia, deficiência, fontes alimentares, suplementos e fortificação, biodisponibilidade, recomendações e relação da vitamina B12 com o vegetarianismo.

A Tabela 3 foi elaborada considerando-se a vitamina D, cálcio, destacando-se suas relações com o envelhecimento, principais funções, recomendações nutricionais, consequência da deficiência, alimentos fontes e biodisponibilidade (Agnoli et al., 2017; Melina et al., 2016).

O cálcio no idoso está envolvido em várias atividades metabólicas essenciais, incluindo a transmissão de sinais para as contrações cardíacas, estimulação nervosa e ativação enzimática, conforme discriminado na Tabela 4 nos seguintes itens: funções, relação com o envelhecimento, epidemiologia, recomendações e deficiências, alimentos-fonte, biodisponibilidade e relação do cálcio com o vegetarianismo.

A Tabela 5 apresenta a relação do ferro com o vegetarianismo, envelhecimento, funções, epidemiologia, recomendações e deficiência, alimentos-fonte, biodisponibilidade.

Com relação ao zinco, apesar de as recomendações serem as mesmas que para adultos, os idosos tendem a ter uma menor ingestão proteica (alimentos-fonte) e reduzida absorção desse elemento. A Tabela 6 traz informações sobre vegetarianismo, envelhecimento, funções, epidemiologia, recomendações e deficiência, alimentos-fonte e biodisponibilidade.

Deve-se estimular o envelhecimento ativo, que permite que os idosos identifiquem o seu potencial para o bem-estar físico, social e mental, e possam participar da sociedade de acordo com suas necessidades, desejos e capacidades. A família, os profissionais de saúde e as políticas públicas têm a responsabilidade e a obrigação de dar aos idosos proteção, segurança e cuidados adequados.

TABELA 2 Funções, relação com o envelhecimento, epidemiologia, deficiência, alimentos-fonte, biodisponibilidade, recomendações e relação da vitamina B12 com o vegetarianismo

Principais funções	• Essencial para crescimento e funcionamento de células (em especial do trato gastrintestinal, tecido nervoso e medula óssea). • Junto com o folato, atua na maturação das células sanguíneas (eritropoiese) e na biossíntese de ácidos nucleicos (DNA e RNA). • Como coenzima (metilcobalamina), atua na conversão da homocisteína em metionina, sendo essencial às reações de metilação. • Atua na formação da bainha de mielina e de neurotransmissores. • Essencial para a síntese de lipídios e produção de energia na mitocôndria.
Relação com envelhecimento	• Previne defeitos na síntese de DNA, atua no reparo celular como de células de rápida renovação (p. ex.: sistema hematopoiético). • Com o folato, previne anemias (perniciosa e megaloblástica, sendo a primeira exclusivamente associada à vitamina B12). • Evita alterações cognitivas e neuropsicológicas associadas à deficiência, como a desmielinização e quadros demenciais. • Reduz o risco de doenças cardiovasculares, evitando a hiper-homocisteinemia.
Epidemiologia	• A deficiência pode ser causada por má absorção e ingestão insuficiente de vitamina B12, especialmente em dietas restritivas ou que excluem alimentos de origem animal, como as diferentes variações da dieta vegetariana e vegana. • A depleção aumenta com o envelhecimento, uma vez que 30-40% dos idosos possuem má absorção associada às alterações gastrintestinais (redução do fator intrínseco, hipocloridria, gastrite atrófica ou infecção por *H. pylori*) e ao uso de certos medicamentos. • A prevalência de deficiência atinge entre 5-25% de idosos e varia em função do biomarcador e critérios utilizados para diagnóstico. • Entre idosos vegetarianos a prevalência é mais alta, especialmente entre veganos [30 a 76% entre adultos mais velhos e idosos ovolactovegetarianos e lactovegetarianos, e até 90% entre veganos (Pawlak et al., 2013)].

(continua)

TABELA 2 Funções, relação com o envelhecimento, epidemiologia, deficiência, alimentos-fonte, biodisponibilidade, recomendações e relação da vitamina B12 com o vegetarianismo (*continuação*)

Consequências da deficiência em idosos	• A deficiência de B12 pode levar anos para se instalar, variando de quadro leve a moderado, podendo evoluir para quadro grave.
	• Os sintomas são variados e inespecíficos, destacando-se as alterações gastrointestinais, hematológicas e neurológicas, muitas vezes erroneamente associadas com o processo de envelhecimento. Destacam-se:
	  • **Sintomas gastrointestinais:** glossite, falta de apetite e diarreia, com impactos negativos na ingestão alimentar e absorção.
	  • **Sintomas hematológicos:** anemia perniciosa (ausência do fator intrínseco) e megaloblástica (deficiência de folato).
	  • **Sintomas neurológicos:** confusão metal, problemas de memória, demência, depressão, parestesia (formigamento) de pés e mãos, fraqueza muscular, reflexos lentos, ataxia (falta de coordenação dos movimentos), perda de equilíbrio, impotência, incontinência fecal e urinária e neuropatia periférica (especialmente em indivíduos diabéticos).
	• A desmielinização de neurônios leva a impactos neurológicos, que podem ser agudos e irreversíveis.
	• Alterações na função cognitiva são observadas mesmo com níveis séricos dentro dos limites de normalidade (> 156 pmol/L) definidas como deficiência funcional, quando se observa aumento de biomarcadores (ácido metilmalônico, holotranscobalamina II – holo TC II específicos para B12, enquanto homocisteína também se relaciona com a deficiência de folato e vitamina B6).
	• O aumento da homocisteína é uma alteração comum em vegetarianos com deficiência de B12 e pode anular os benefícios antioxidantes propostos pela dieta, especialmente na redução de doenças cardiovasculares e alterações metabólicas.

Fontes alimentares para vegetarianos	• Apesar da vitamina B12 ser produzida por bactérias intestinais, a produção pela microbiota colônica não é considerada fonte em humanos, uma vez que a produção ocorre posteriormente ao seu sítio de absorção no íleo terminal. • **Alimentos de origem animal são as únicas fontes alimentares de vitamina B12.** • Leite, iogurte, queijo e ovo são alternativas alimentares para compor a dieta de indivíduos lactovegetarianos e ovolactovegetarianos. Entretanto, as concentrações presentes nessas fontes naturais variam em função do tipo de alimento (leite de vaca de 0,4 a 0,5 µg/100 g; laticínios de 3,6 a 4,2 µg/100 g ;e ovo de 1,1 a 2,5 µg/100 g) e podem não ser suficientes para evitar a deficiência.

(continua)

TABELA 2 Funções, relação com o envelhecimento, epidemiologia, deficiência, alimentos-fonte, biodisponibilidade, recomendações e relação da vitamina B12 com o vegetarianismo (*continuação*)

Fontes alimentares para vegetarianos	• Alimentos fortificados com vitamina B12 (presentes em alguns cereais e extratos vegetais) são alternativas para adequação do consumo dietético de vegetarianos e veganos.
	• **Fontes vegetais de vitamina B12:**
	  • Alimentos fermentados como tempê, shoyu e missô ou composto de leveduras, apesar de conterem quantidades, não são considerados fontes de B12 ativa. Alimentos vegetais como espinafres contaminados por fertilizantes orgânicos, alfaces hidropônicas e folhas de chás, brócolis e aspargos podem conter traços proveniente de fonte externa.
	  • Algumas espécies de cogumelos e algas contêm quantidades escassas ou inativas de vitamina B12. O popular cogumelo shitake contém maiores quantidades da forma ativa (~5,6/100 g na forma seca), que embora bastante variável, é capaz de garantir a necessidade diária em uma porção de 50 g secos, quantidade considerada inviável para um consumo diário regular. A alga nori contém quantidades mais relevantes de B12 (32,3 μg a 63,6 μg/100 g) promissoras em estudos *in vitro*, porém com poucos estudos clínicos.

Suplementos e alimentos fortificados	• A forma sintética de vitamina B12, produzida por culturas de bactérias em laboratório, está presente na forma cristalina em suplementos e alimentos fortificado, geralmente na forma de cianocobalamina. • Alimentos fortificados e suplementos são as únicas alternativas para adequação do consumo de vitamina B12 em veganos. • Suplementos veganos à base de algas (clorella e spirulina) não devem ser utilizados por conterem altas quantidades de análogos inativos, incapazes de exercer a função biológica da vitamina. • O uso de multivitamínicos pode não ser efetivo, pois a vitamina B12 pode interagir com outros nutrientes como vitamina C e cobre.

(*continua*)

TABELA 2 Funções, relação com o envelhecimento, epidemiologia, deficiência, alimentos-fonte, biodisponibilidade, recomendações e relação da vitamina B12 com o vegetarianismo (*continuação*)

Biodisponibilidade e interações droga-nutrientes	• A biodisponibilidade depende da quantidade e do tipo de alimento consumidos; apesar da natureza hidrossolúvel e termoestável, perdas de até 50% podem ocorrer durante o processamento que envolva cocção, pasteurização e exposição à luz fluorescente. • Leite e seus derivados (queijo e iogurte), além de peixes, têm demostrado melhor biodisponibilidade, contribuindo com níveis séricos de vitamina B12 mais elevados quando comparados a carnes e ovos (este último apresenta baixa biodisponibilidade); tais resultados podem ser explicados, em parte, pela melhor digestibilidade da proteína presente nesses alimentos. • Em condições fisiológicas normais considera-se um nível de absorção intestinal inferior a 50% e uma saturação entre 1,5-2,5 µg/por refeição; acima disso, a biodisponibilidade é reduzida expressivamente. • A saúde gastrointestinal é essencial para a boa absorção; no estômago ocorre a produção e ação do ácido clorídrico, necessário para que a vitamina B12 seja disponibilizada da proteína presente nos alimentos-fonte; o estômago também é responsável pela produção de fator intrínseco (FI), essencial para a posterior absorção no intestinal delgado. • Problemas bucais, que determinam uma má mastigação, são comuns entre idosos, ocasionando prejuízos na digestão e dissociação da vitamina B12; além disso, a absorção é reduzida devido à diminuição das secreções gástricas e do FI, menor eficiência no transporte ativo; a redução de ácido gástrico também favorece o crescimento bacteriano, que pode reduzir a absorção. • A forma cristalina presente em alimentos fortificados e suplementos orais apresenta boa biodisponibilidade por encontrar-se na forma livre de proteína, porém também é dependente do fator intrínseco para absorção. • Interação com drogas antiácidas e hipoglicemiantes como omeprazóis e metformina pode contribuir com a redução dos níveis de vitamina B12 em usuários crônicos, como portadores de doenças gástricas e diabéticos. • Interações com ácido fólico: o excesso de ácido fólico sintético ingerido por meio de suplementos ou alimentos fortificados, acima da dose de segurança (> 1 mg/dia), pode afetar o metabolismo da vitamina B12 e da homocisteína, mascarando sinais hematológicos da deficiência (anemia macrocítica) e induzir danos neurológicos e cognitivos irreversíveis em idosos deficientes em B12.

(*continua*)

TABELA 2 Funções, relação com o envelhecimento, epidemiologia, deficiência, alimentos-fonte, biodisponibilidade, recomendações e relação da vitamina B12 com o vegetarianismo (*continuação*)

Biodisponibilidade e interações droga-nutrientes	• Níveis sanguíneos de folato muito aumentados têm sido detectados em idosos, inclusive vegetarianos; a implantação da política de fortificação das farinhas com ácido fólico sintético, adotada por diversos países, anulou a deficiência de folato nessa faixa etária. • Tais evidências podem explicar níveis aumentados de homocisteína em adultos e idosos vegetarianos com ausência de deficiência de folato, mas com deficiência de vitamina B12 instalada, comum nesses grupos. • Dados da literatura também demostram que uma dieta rica em folato natural (tipicamente comum entre vegetarianos), aliada ao consumo de alimentos fortificados e suplementos de ácido fólico (> 1.000 mcg/dia) pode mascarar ou agravar a deficiência de vitamina B12 em idosos, mesmo com níveis subclínicos (deficiência funcional), e aumentar os riscos de danos cognitivos neste grupo. • Entre as propostas discutidas para solucionar o problema dessa interação está incluir vitamina B12 nas farinhas junto com ácido fólico.

Recomendação de ingestão para idosos	• As atuais recomendações não diferem entre adultos e idosos:
	  • **IOM/DRI:** 2,4 µg (homens e mulheres).
	  • **FAO/RNI:** 2,4 µg (homens e mulheres).
	• A ingestão de vitamina B12, seja por meio de alimentos ou suplementos, é considerada bastante segura, não existindo limite máximo de segurança devido à ausência de indícios de toxicidade.
	• Como a predisposição à má absorção da B12 aumenta com o envelhecimento, o IOM recomenda que indivíduos acima de 51 anos consumam alimentos fortificados ou suplementos orais com vitamina B12.
	• Considerando um nível de absorção de 40%, as autoridades europeias em segurança alimentar e nutricional (EFSA) recomendam doses de vitamina B12 ≥ 4 µg/dia para atingir a recomendação diária (2,4 µg/dia).
	• De acordo com a revisão de Obeid et al. (2019), uma ingestão total entre 4 e 7 µg/dia é capaz de manter níveis adequado de vitamina B12 em adultos. Entretanto, ainda não está claro se idosos podem se beneficiar com doses maiores.

(*continua*)

TABELA 2 Funções, relação com o envelhecimento, epidemiologia, deficiência, alimentos-fonte, biodisponibilidade, recomendações e relação da vitamina B12 com o vegetarianismo (*continuação*)

Recomendações para monitoramento do *status* e suplementação de idosos vegetarianos	• Indivíduos vegetarianos e veganos são aconselhados a monitorar o *status* de vitamina B12 e idosos devem intensificar esse monitoramento devido ao maior risco de deficiência associado a má absorção, interações medicamentosas ou alta ingestão de folato. • Devido à ausência de um método de referência para diagnóstico, o uso de múltiplos biomarcadores é indicado para avaliação mais precisa do *status*. Insuficiência renal, doenças hepáticas ou a deficiência de B6 e folato podem prejudicar a interpretação. • Os critérios para definição da deficiência podem variar amplamente entre as referências, sendo: B12 sérica (< 110 até < 250 pmol/L), ácido metilmalônico (> 260 nmol/L até > 750 nmol/L), homocisteína (> 10 µmol/L até > 15 µmol/L) e holoTC II (< 21 pmol/L até < 45 pmol/L). • Apesar da dosagem da B12 sérica ser o teste mais comum, não é suficientemente sensível para detectar os sinais clínicos iniciais da deficiência, que podem surgir dentro da faixa de normalidade (sendo > 156 pmol/L o limite mais aceito). • A manutenção de níveis séricos de B12 > 400 pmol/L tem sido proposta para evitar a deficiência funcional, especialmente na ausência de biomarcadores; entretanto, níveis muito aumentados (> 600 ou > 1.000 pmol/L) na ausência do uso de suplementos podem indicar outros problemas, como doenças renais ou hepáticas, diabetes tipo 2 ou certos tipos de câncer. • Além do monitorar o *status*, todos os vegetarianos devem ser aconselhados a incluir fontes confiáveis de vitamina B12 em suas dietas por meio de alimentos fortificados e suplementos. • O uso correto de suplementos de cobalamina tem demostrado melhorar o *status* e reduzir a deficiência. • Para garantir a manutenção de níveis adequados de vegetarianos, a Sociedade Italiana de Nutrição Humana propõe um esquema para suplementação de 6,0 µg/dia (divididos em 3 doses diárias) ou uma dose única de 50 µg/dia na forma oral cristalina. • Em casos de deficiência instalada, as doses utilizadas em estudos clínicos costumam variar de 100 a 200 vezes a recomendação diária ou acima 250 µg/dia em diferentes esquemas. • A dose e a forma de tratamento devem ser norteadas pelo *status* laboratorial de B12 e seus biomarcadores e pela causa da deficiência. Para casos severos ou relacionados à absorção reduzida (indivíduos com anemia perniciosa, gastrectomizados ou com ressecções intestinais), doses medicamentosas de 1 a 2 mg na forma injetável podem ser indicadas sob orientação médica.

TABELA 3 Funções, relação com o envelhecimento, epidemiologia, recomendações e deficiências, alimentos-fonte, biodisponibilidade e relação da vitamina D com o vegetarianismo

Principais funções	• Participa de diversas vias metabólicas. • Regula níveis de cálcio e fósforo sanguíneos, responsáveis pela mineralização óssea, contrações musculares e condução nervosa das células corporais. • Estimula absorção intestinal de cálcio. • Regula a síntese e secreção do paratormônio (PTH).
Relação com o envelhecimento	Os idosos possuem um risco aumentado de apresentar hipovitaminose D por conta de: • Diminuição da exposição ao sol. • Redução da capacidade cutânea de produzir a vitamina D. • Alimentação inadequada ou insuficiente. • Diminuição da absorção pelo trato gastrointestinal. • Utilização de medicamentos que interferem na absorção e na metabolização da vitamina D. • Acometimento da função renal.
Epidemiologia	• Dados mundiais mostram que 5% a 25% da população idosa independente e 60 a 80% dos pacientes institucionalizados (19) são deficientes ou insuficientes em vitamina D.
Recomendações para idosos	**IOM/DRI:** • Homens e mulheres 51 a 70 anos: 600 UI/dia ou 15 μg/dia. • Homens e mulheres > 70 anos: 800 UI/dia ou 20 μg/dia. • Ingestão máxima para ambos os sexos e idades: 4.000 UI/dia ou 100 μg/dia.

(continua)

TABELA 3 Funções, relação com o envelhecimento, epidemiologia, recomendações e deficiências, alimentos-fonte, biodisponibilidade e relação da vitamina D com o vegetarianismo (*continuação*)

Consequências da deficiência em idosos	• Doenças osteoporóticas. • Absorção insuficiente de cálcio com aumento na síntese de PTH. • Osteomalácia. • Diminuição da força e da massa muscular. • Estudos atuais associam a deficiência de vitamina D ao aumento do risco de morbidades como doenças cardiovasculares, *diabetes mellitus* tipos 1 e 2 e câncer.
Consequências do excesso em idosos	• Hipercalcemia. • Hipercalciúria, podendo formar cálculos no trato urinário. • Alterações em concentrações séricas de fósforo.
Alimentos-fonte	• Leite de vaca. • Cereais matinais fortificados. • Margarinas fortificadas. • Ovos. • Peixes de águas frias e alguns pescados (ostra e camarão). • Óleo de fígado de bacalhau.
Biodisponibilidade	• Com a exposição aos raios ultravioletas (UVB), o composto presente na pele (7-dehidrocolesterol) é transformado em vitamina D3, uma forma não metabolicamente ativa, sendo transportado pela corrente sanguínea para o fígado, sofrendo hidroxilação e tornando-se calcidiol; nos rins sofre outra hidroxilação pela ação de enzimas, transformando-se em calcitriol, sua forma biologicamente ativa. A vitamina D tem boa disponibilidade, e sua biodisponibilidade está associada à adequação do metabolismo lipídico.

(*continua*)

TABELA 3 Funções, relação com o envelhecimento, epidemiologia, recomendações e deficiências, alimentos-fonte, biodisponibilidade e relação da vitamina D com o vegetarianismo (*continuação*)

Vegetarianismo/veganismo	Em relação a idosos vegetarianos: • Ovolactovegetarianos: normalmente consomem os alimentos que são fontes de vitamina D como os leites e ovos, apresentando deficiência quando não expostos ao sol ou devido a outros fatores. • Veganos: não consomem alimentos-fonte de vitamina D, podendo apresentar deficiência caso não ocorra uma suplementação. Por não consumirem nenhum composto de origem animal, a recomendação de suplementação é com ergocalciferol (D2) obtida por leveduras.

IOM/DRI: Institute of Medicine/*Dietary Reference Intakes*; PTH: paratormônio, produzido em resposta a baixas concentrações de cálcio no sangue; UI: Unidades Internacionais – 1 µg calciferol = 40 UI de vitamina D.

TABELA 4 Funções, relação com o envelhecimento, epidemiologia, recomendações e deficiências, alimentos-fonte, biodisponibilidade e relação do cálcio com o vegetarianismo

Principais funções	• O cálcio é o mineral mais abundante no corpo humano. • O cálcio está envolvido em várias atividades metabólicas essenciais, incluindo a transmissão de sinais para as contrações cardíacas, estimulação nervosa e ativação enzimática. • Aproximadamente 99% do cálcio corporal total está presente nos ossos e dentes, onde desempenha um papel essencialmente estrutural. O restante está no fluido extracelular e em vários tecidos, onde regula vários processos, incluindo tônus vascular, contração-dilatação muscular, transmissão do impulso nervoso, sinalização intracelular, produção de ATP e secreção hormonal. • A concentração fisiológica de cálcio no sangue está em uma faixa de 8,8-10,4 mg/dL e é regulada pelo hormônio da paratireoide (paratormônio, PTH), 1,25-diidroxicolecalciferol e calcitonina (CT).

(*continua*)

TABELA 4 Funções, relação com o envelhecimento, epidemiologia, recomendações e deficiências, alimentos-fonte, biodisponibilidade e relação do cálcio com o vegetarianismo (*continuação*)

Relação com envelhecimento	• Vários fatores associados ao envelhecimento contribuem para o equilíbrio do cálcio alterado. • A ingestão de cálcio merece atenção devido à diminuição da densidade mineral óssea que acompanha o envelhecimento, além dos fatores que contribuem para a alteração do balanço de cálcio, como alterações na absorção, metabolismo e síntese de vitamina D. • Uma diminuição na absorção de vitamina D juntamente com uma produção diminuída de colecalciferol na pele, formação prejudicada de 1,25-dihidroxivitamina D3 no rim e uma redução dos receptores de vitamina D no epitélio intestinal criam um declínio na absorção de cálcio.
Epidemiologia	• A prevalência de deficiência de cálcio em idosos é comum, sendo mais frequente em países em desenvolvimento, atribuída à baixa ingestão de cálcio em idosos institucionalizados ou doentes.
Recomendação para idosos	• A ingestão de cálcio recomendada pelo IOM para adultos com 51 anos ou mais é de 1.200 mg/dia, com a dose máxima de cálcio elementar não excedendo 500 mg em nenhum momento.
Consequências da deficiência em idosos	• O consumo de cálcio tem sido associado à prevenção de osteoporose, à redução do risco de queda, além da proteção para hipertensão arterial e câncer de colón.
Alimentos-fonte	• Os lácteos são as principais fontes de cálcio, além de ovos e sardinha, e entre os principais alimentos que servem de fontes de cálcio vegetal, podemos destacar os vegetais escuros (brócolis e couve), frutas secas (damasco e uva-passa), castanhas e sementes (nozes e sementes de girassol), leguminosas (feijão e soja) e o alho, que é uma fonte natural de cálcio.

(*continua*)

TABELA 4 Funções, relação com o envelhecimento, epidemiologia, recomendações e deficiências, alimentos-fonte, biodisponibilidade e relação do cálcio com o vegetarianismo (*continuação*)

Biodisponibilidade	• Vários alimentos vegetais, principalmente leguminosas, folhosas e nozes, contêm boas quantidades de cálcio, no entanto a biodisponibilidade desse mineral é inversamente proporcional às quantidades de oxalato e fitato na dieta, que são abundantes em espinafre e acelga, mas também presentes em leguminosas e oleaginosas. • A fibra dietética não prejudica a absorção de cálcio. • A biodisponibilidade do cálcio da água mineral é semelhante à do leite e a absorção de cálcio da água é melhorada quando é consumida com alimentos. • Como o sódio e o cálcio compartilham os sistemas de transporte do túbulo renal proximal, a alta ingestão de sódio promove a excreção de cálcio. • Independentemente da solubilidade, o cálcio dos sais de cálcio usados para fortificar os alimentos é absorvido com eficiência semelhante ao cálcio do leite de vaca, exceto a absorção do citrato de cálcio malato, que é ligeiramente maior. • O fosfato tricálcico usado para fortificar o leite de soja é absorvido com apenas cerca de 75% da eficiência do cálcio do leite de vaca. • O carbonato de cálcio é a forma de cálcio mais econômica, e é bem absorvido e tolerado pela maioria das pessoas quando consumido com uma refeição. • O citrato de cálcio é a forma preferida para uso em idosos com problemas de absorção intestinal, como acloridria ou doença inflamatória intestinal.
Vegetarianismo/ veganismo	• Vegetarianos/veganos devem ser incentivados a consumir regularmente alimentos que são boas fontes de cálcio (vegetais com baixo teor de oxalato e fitato, produtos de soja, água mineral rica em cálcio e nozes e sementes).

TABELA 5 Funções, relação com o envelhecimento, epidemiologia, recomendações e deficiência, alimentos-fonte, biodisponibilidade e relação do ferro com o vegetarianismo

Principais funções	• Atua no transporte de oxigênio (como hemoglobina), no seu armazenamento (como mioglobina) e na sua utilização (como citocromo na cadeia respiratória). • Atua como componente de enzimas ferro-dependentes, como as catalases e peroxidades, responsáveis pela eliminação de peróxidos de hidrogênio, e de enzimas não heme, como a xantina oxidase, que atua no metabolismo das purinas. • Exerce papel na síntese de óxido nítrico e na função imune.
Relação com envelhecimento	• A suplementação em idosos só deve ser feita mediante a constatação da deficiência diante da sua ação oxidante. • O diagnóstico de anemia no idoso não deve considerar a presença de doenças inflamatórias e/ou perdas sanguíneas contínuas (doenças disabsortivas), hemorragia gastrointestinal causada pelo uso de anti-inflamatórios não esteroidais, além da presença de doença renal crônica. • Problemas de absorção de ferro em idosos podem ser causados também pela redução da secreção ácida, como na gastrite atrófica, na hipocloridria e pelo uso de antiácidos, uma vez que prejudica a solubilização de sais de ferro e a manutenção na forma ferrosa (Fe^{2+}).
Epidemiologia	• A prevalência de deficiência de ferro em idosos é pouco comum, sendo mais frequente em países em desenvolvimento, atribuída à baixa ingestão em idosos institucionalizados ou doentes.
Recomendação para idosos	• As recomendações dietéticas de ferro para mulher com > 50 anos, ou que não menstruam, são as mesmas para idosos de ambos os sexos e o nível máximo de ingestão (UL) é de 45 mg. • **IOM/DRI:** 8 mg (homens e mulheres). • **FAO/RNI:** depende da biodisponibilidade do ferro dietético.

(continua)

TABELA 5 Funções, relação com o envelhecimento, epidemiologia, recomendações e deficiência, alimentos-fonte, biodisponibilidade e relação do ferro com o vegetarianismo (*continuação*)

Consequências da deficiência em idosos	• A deficiência de ferro caracteriza-se por sintomas como fadiga, insônia, dor de cabeça, anorexia e náusea. • Outra manifestação comum é a "síndrome das pernas inquietas", cujos sintomas podem ser significantemente reduzidos com a reposição do mineral. • A anemia crônica de ferro leva a alterações no formato das unhas (unha em colher), glossite e palidez.
Alimentos-fonte	• Carnes em geral, principalmente vermelhas e as vísceras (como fígado), são fontes de ferro heme. • Leguminosas (feijão), folhas verde-escuras e cereais integrais são considerados fontes (ferro não heme). • Alimentos fortificados (como as farinhas no Brasil) devem ser considerados como fontes.
Biodisponibilidade	• O uso de medicamento antiácidos reduz a absorção de ferro. • A ingestão de ácido orgânicos, como ácido ascórbico (vitamina C) e ácido cítrico, auxilia na absorção do ferro não heme, enquanto o cálcio possui efeito antagônico, reduzindo a absorção de forma dose-dependente. • Outros inibidores de absorção do ferro não heme são: os polifenóis (presentes no chá e café); ácido oxálico (em espinafre, acelga, chá e chocolate); fitatos (em grãos integrais e leguminosas); fosvitina (na gema do ovo); e alguns minerais (como cálcio, zinco, manganês e níquel).
Vegetarianismo/ veganismo	• O ferro alimentar é disponibilizado sob duas formas: ferro heme, presente em alimentos de origem animal, cuja absorção é independente e maior (cerca de 15 a 20%), e ferro não heme, presente em alimentos de origem vegetal, cuja absorção é menor e impactada por vários fatores, como: » A redução na oferta de ferro e a exclusão de ferro-heme (presente em carnes em geral) na dieta requer um planejamento dietético com a inclusão diária e diversificada de vegetais considerados fontes (leguminosas como o feijão, verduras verde--escuras e cereais integrais). » Deve-se recomendar a ingestão diária e conjunta de alimentos promotores (fontes de vitamina C/ácido ascórbico, como laranja, caju, maracujá) e a investigação do consumo de inibidores. » É importante considerar o consumo diário de alimentos elaborados com a farinha enriquecida, principalmente pães, pois um único pão francês fornece cerca de 1,5 mg de ferro.

TABELA 6 Funções, relação com o envelhecimento, epidemiologia, recomendações e deficiências, alimentos-fonte, biodisponibilidade e relação do zinco com o vegetarianismo

Principais funções	• Atua no crescimento, desenvolvimento e maturação óssea. • Cofator em processos enzimáticos relacionados ao metabolismo dos macronutrientes. • Auxilia na formação da estrutura de proteínas e enzimas, atuando na integridade de células e órgãos. • Atua na regulação da expressão gênica (transcrição do DNA e divisão celular).
Relação com o envelhecimento	• Apesar de as recomendações serem as mesmas que para adultos, os idosos tendem a ter uma menor ingestão proteica (alimentos-fonte) e reduzida absorção de zinco. • Estresse fisiológico, perda muscular e estado inflamatório crônico (comum no envelhecimento) podem apresentar efeito depletor de zinco e impactar na manutenção da integridade celular.

Recomendação para idosos	• Não há um aumento nas recomendações de zinco
	• **IOM/DRI:** 11 mg/dia (homens adultos e idosos) e 8 mg/dia (mulheres adultas e idosas).
	• **FAO/RNI:** de acordo com a biodisponibilidade do zinco, considerando o peso corporal de 65 kg para homens e 55 kg para mulheres, segundo a relação fitato/zinco:
	  • Biodisponibilidade alta: 4,2 mg (homem) e 3,0 mg (mulher).
	  • Biodisponibilidade moderada: 7,0 mg (homem) e 4,9 mg (mulher).
	  • Biodisponibilidade baixa: 14,0 mg (homem) e 9,8 mg (mulher).

Consequências da deficiência em idosos	• Anorexia e diminuição do paladar (hipogeusia). • Dermatites, dificuldade de cicatrização e alopecia. • Lesões oculares.

(continua)

TABELA 6 Funções, relação com o envelhecimento, epidemiologia, recomendações e deficiências, alimentos-fonte, biodisponibilidade e relação do zinco com o vegetarianismo (*continuação*)

Alimentos-fonte	• Carnes em geral, principalmente vísceras (destaque para ostras). • Nozes e aveia. • Cereais integrais, germe e farelo de trigo, além de cereais fortificados.
Biodisponibilidade	• Ferro e cobre podem reduzir a biodisponibilidade. • Alta ingestão de cálcio inorgânico (> 1 g/dia) potencializa os efeitos inibidores da absorção. • Excesso de tanino, fitato e oxalato podem reduzir a absorção. • A ingestão de proteínas aumenta a biodisponibilidade do zinco. • Doenças inflamatórias intestinais diminuiem a absorção de zinco.
Vegetarianismo/ veganismo	• A oferta de zinco na alimentação é bem distribuída: 50% de alimentos de origem animal (carnes em geral e, em menor quantidades, lácteos) e 50% de alimentos de origem vegetal (cereais integrais, leguminosas e nozes, principalmente), sendo a maior absorção observada em alimentos de origem animal (35% x 15%). • Em dietas vegetarianas e veganas, com maiores quantidades de fibras, fitato e oxalato, os idosos devem ser orientados e encorajados a aumentar a disponibilidade de zinco com a oferta conjunta de ácidos orgânicos como o ácido ascórbico (vitamina C) e ácido cítrico, que auxiliam na absorção. • O fitato é o principal fator dietético que diminui a biodisponibilidade de zinco; é reconhecido que a relação molar fitato/zinco acima de 15:1 pode impactar na absorção; com o objetivo de aumentar a absorção de zinco em alimentos ricos em fitato, há métodos como fermentação, germinação, moagem e adição de fitase, além do remolho. • Deve-se avaliar a necessidade do uso de alimentos fortificados e/ou a suplementação.

TAKE HOME MESSAGES

1. A década entre 2020 e 2030 será considerada pela Organização Mundial de Saúde a década do "envelhecimento saudável". O atendimento às recomendações nutricionais é imprescindível para um envelhecimento saudável.
2. Dietas baseadas em plantas promovem maior ingestão de legumes, verduras, frutas, leguminosas, grãos e oleaginosas, fontes de vitaminas, minerais e importantes fitoquímicos, e se bem planejadas, podem ser indicadas para idosos.
3. Recomenda-se um consumo de proteínas entre 1,0 e 1,2 g/kg/dia para minimizar a perda de massa magra, além de suprir o aporte necessário em caso de condições crônicas e presença de inflamação. As recomendações proteicas podem ser atendidas por alimentos de origem vegetal e o uso de proteínas de melhor qualidade.
4. As vitaminas B6, B12 e o folato são importantes para a prevenção de comprometimentos cognitivos e neurológicos, além de reduzir o risco de doenças cardiovasculares devido ao impacto na homocisteinemia. Em idosos sob dieta vegana, a vitamina B2 deve ser obrigatoriamente suplementada.
5. O cálcio está relacionado ao metabolismo ósseo, em várias atividades metabólicas essenciais e tem biodisponibilidade em alimentos de origem vegetal. A suplementação com cálcio em idosos, em conjunto com a vitamina D, necessita de avaliação individualizada. A suplementação de cálcio reduz a absorção de zinco.
6. Os alimentos-fonte de ferro e zinco são principalmente as carnes. A redução na oferta de ferro (presente em carnes em geral) na dieta requer a inclusão diária e diversificada de vegetais como leguminosas (feijão), verduras verde-escuras e cereais integrais. Recomenda-se a ingestão de alimentos preparados com farinha de trigo enriquecida com ferro e ácido fólico.

REFERÊNCIAS

AGNOLI, C.; BARONI, L.; BERTINI, I.; CIAPPELLANO, S.; FABBRI, A.; et al. Position paper on vegetarian diets from the working group of the Italian Society of Human Nutrition. Nutr Metab Cardiovasc Dis, v. 27, n. 12, p. 1037-52, 2017.

AQUINO, R.C.; RIBEIRO, S.M.L.; PERUCHA, V.R.; GOULART, R.M.M. Planejamento dietético no envelhecimento. In: PHILIPPI, S.T.; AQUINO, R.C. (orgs.). Dietética:

princípios para o planejamento de uma alimentação saudável. Barueri: Manole, 2015. p. 343-69.

BAENA, R.C. Dieta vegetariana: desafios e benefícios. Diagnóstico & Tratamento, v. 20, n. 2, p. 56-64, 2014, 2015.

BAKER, E.J.; MILES, E.A.; BURDGE, G.C.; YAQOOB, P.; CALDER, P.C. Metabolism and functional effects of plant-derived omega-3 fatty acids. Prog Lipid Res, v. 64, p. 30-56, 2016.

BANDEIRA, F.; et al. Vitamin D deficiency: a global perspective. Arq Bras Endocrinol Metab, v. 50, n. 4, p. 640-6, 2006.

BAUER, J.; BIOLO, G.; CEDERHOLM, T.; CESARI, M.; CRUZ-JENTOFT, A.J.; MORLEY, J.E.; et al. Evidence-based recommendations for optimal dietary protein intake in older people: a position paper from the PROT-AGE Study Group. J Am Med Dir Assoc, v. 14, n. 8, p. 542-59, 2013.

BAUER, J.M.; et al. Safety and tolerability of 6-month supplementation with a vitamin D, calcium, and leucine-enriched whey protein medical nutrition drink in sarcopenic older adults. Aging Clinical and Experimental Research, p. 1-14, 2020.

BOIRIE, Y.; MORIO, B.; CAUMON, E.; CANO, N.J. Nutrition and protein energy homeostasis in elderly. Mech Ageing Dev, v. 136-137, p. 76-84, 2014.

CARMEL, R. How I treat cobalamin (vitamin B12) deficiency. Blood, v. 15; n. 6, p. 2214-21, 2008.

CENA, H.; CALDER, P.C. Defining a healthy diet: evidence for the role of contemporary dietary patterns in health and disease. Nutrients, v. 12, n. 2, p. 334, 2020.

CHATURVEDI, M.; SHUKLA, A.K. Calcium as a biased cofactor. Science, v. 368, n. 6489, p. 369-70, 2020.

CHERNOFF, R. Micronutrient requirements in older women. Am J Clin Nutr, v. 81, n. 5, p. 1240S-1245S, 2005.

CHUA, A.; et al. Coronary artery calcium in primary prevention. Australian Journal of General Practice, v. 49, n. 8, p. 464, 2020.

COZZOLINO, S.M.F.; COMINETTI, C. Bases bioquímicas e fisiológicas da nutrição: nas diferentes fases da vida, na saúde e na doença. Barueri: Manole, 2013.

COZZOLINO, S.M.F. Biodisponibilidade de nutrientes. 5.ed. Barueri: Manole, 2016.

CRAIG, W.J.; MANGELS, A.R; AMERICAN DIETETIC ASSOCIATION. Position of the American Dietetic Association: vegetarian diets. J Am Diet Assoc, v. 109, n. 7, p. 1266-82, 2009.

DALI-YOUCEF, N.; ANDRÈS, E. An update on cobalamin deficiency in adults. QJM, v. 102, n. 1, p. 17-28, 2009.

DEUTZ, N.E.; BAUER, J.M.; BARAZZONI, R.; BIOLO, G.; BOIRIE, Y.; BOSY-WESTPHAL, A.; et al. Protein intake and exercise for optimal muscle function with aging: recommendations from the ESPEN Expert Group. Clin Nutr, v. 33, n. 6, p. 929-36, 2014.

DWYER, B.E.; ZACHARSKI, L.R.; BALESTRA, D.J.; LERNER, A.J.; PERRY, G.; ZHU, X.; et al. Potential role of iron in a Mediterranean-style diet. Arch Neurol, v. 67, n. 10, p. 1286-7; author reply 1287-8, 2010.

EKMEKCIOGLU, C. The role of trace elements for the health of elderly individuals. Nahrung, v. 45, n. 5, p. 309-16, 2001.

EL-KURDI, B.; et al. Mortality from coronavirus disease 2019 increases with unsaturated fat and may be reduced by early calcium and albumin supplementation. Gastroenterology, v. 159, n. 3, p. 1015-8. e4, 2020.

ENDERS, M.; et al. Strategies for neuroprotection in multiple sclerosis and the role of calcium. International Journal of Molecular Sciences, v. 21, n. 5, p. 1663, 2020.

FANG, AP.; et al. Habitual dietary calcium intakes and calcium metabolism in healthy adults Chinese: a systematic review and meta-analysis. Asia Pacific Journal of Clinical Nutrition, v. 25, n. 4, p. 776, 2016.

FAO – FOOD AND AGRICULTURE ORGANIZATION. Dietary protein quality evaluation in human nutrition: Report of an FAO Expert Consultation. FAO Food and Nutrition Paper, n. 92, 2013.

GALLEGO-NARBÓN, A.; ZAPATERA, B.; BARRIOS, L.; VAQUERO, M.P. Vitamin B12 and folate status in Spanish lacto-ovo vegetarians and vegans. J Nutr Sci, v. 26, n. 8, p. e7, 2019.

GORISSEN, S.J.; RÉMOND, D.; VAN LOON, L.J. The muscle protein synthetic response to food ingestion. Meat Sci, v. 109, p. 96-100, 2015.

HARMON, B.E.; BOUSHEY, C.J.; SHVETSOV, Y.B.; ETTIENNE, R.; REEDY, J.; WILKENS, L.R.; et al. Associations of key diet-quality indexes with mortality in the Multiethnic Cohort: The Dietary Patterns Methods Project. Am J Clin Nutr, v. 101, n. 3, p. 587-97, 2015.

HERRMANN, W.; OBEID, R. Causes and early diagnosis of vitamin B12 deficiency. Dtsch Arztebl Int, v. 105, n. 40, p. 680-5, 2008.

HERRMANN, W.; OBEID, R. The mandatory fortification of staple foods with folic acid: a current controversy in Germany. Dtsch Arztebl Int, v. 108, n. 15, p. 249-54, 2011.

HERRMANN, W.; SCHORR, H.; OBEID, R.; GEISEL, J. Vitamin B-12 status, particularly holotranscobalamin II and methylmalonic acid concentrations, and hyperhomocysteinemia in vegetarians. Am J Clin Nutr, v. 78, n. 1, p. 131-6, 2003.

IBGE – INSTITUTO BRASILEIRO DE GEOGRAFIA E ESTATÍSTICA. Projeção da população 2018: número de habitantes do país deve parar de crescer em 2047. Estatísticas Sociais, 2018.

INSTITUTE OF MEDICINE. Dietary reference intakes (DRI) for energy, carbohydrate, fiber, fat, fatty acids, cholesterol, protein, and amino acids. Institute of Medicine, 2005.

IOM – INSTITUTE OF MEDICINE. Dietary reference intakes for vitamin A, vitamin K, arsenic, boron, chromium, copper, iodine, iron, manganese, molybdenum, nickel, silicon, vanadium and zinc. National Academic Press, 2001.

KEHAYIAS, J.J.; et al. Water homeostasis, frailty and cognitive function in the nursing home. The Journal of Nutrition, Health & Aging, v. 16, n. 1, p. 35-9, 2012.

KERKSICK, C.M.; et al. Differential impact of calcium and vitamin D on body composition changes in post-menopausal women following a restricted energy diet and exercise program. Nutrients, v. 12, n. 3, p. 713, 2020.

LAYMAN, D.K.; ANTHONY, T.G.; RASMUSSEN, B.B.; ADAMS, S.H.; LYNCH, C.J.; BRINKWORTH, G.D.; et al. Defining meal requirements for protein to optimize metabolic roles of amino acids. Am J Clin Nutr, v. 101, p. 1330S-8S, 2015.

LIBERATO, S.C.; PINHEIRO-SANTANA, H.M. Fortification of industrialized foods with vitamins. Rev Nutr, v. 19, n. 2, p. 215-31, 2006.

LUCOCK, M.; YATES, Z. Folic acid fortification: a double-edged sword. Curr Opin Clin Nutr Metab Care, v. 12, n. 6, p. 555-64, 2009.

MARIAN, M.; SACKS, G. Micronutrients and older adults. Nutr Clin Pract, v. 24, p. 179-95, 2009.

MARSHALL, K.; et al. Inadequate calcium and vitamin D intake and osteoporosis risk in older Americans living in poverty with food insecurities. PloS one, v. 15, n. 7, p. e0235042, 2020.

MELINA, V.; CRAIG, W.; LEVIN, S. Position of the Academy of Nutrition and Dietetics: vegetarian diets. J Acad Nutr Diet, v. 116, n. 12, p. 1970-80, 2016.

MEUNIER, J.M.; O›CONNOR, G.; MAIANI, K.D.; CASHMAN, DL.; SECKER, M.; FERRY, A.M.; et al. Importance of zinc in the elderly: the ZENITH study. European Journal of Clinical Nutrition, v. 59, Suppl 2, p. S1-S4, 2005.

MOCCHEGIANI, E.; ROMEO, J.; MALAVOLTA, M.; COSTARELLI, L.; GIACCONI, R.; et al. Zinc: dietary intake and impact of supplementation on immune function in elderly. AGE, v. 35, p. 839-60, 2013.

MORELLI, M.B.; SANTULLI, G.; GAMBARDELLA, J. Calcium supplements: Good for the bone, bad for the heart? A systematic updated appraisal. Atherosclerosis, v. 296, p. 68-73, 2020.

MORRIS, M.S.; JACQUES, P.F.; ROSENBERG, I.H.; SELHUB, J. Folate and vitamin B12 status in relation to anemia, macrocytosis, and cognitive impairment in older Americans in the age of folic acid fortification. Am J Clin Nutr, v. 85, n. 1, p. 193-200, 2007.

OBEID, R.; HEIL, S.G.; VERHOEVEN, M.M.A.; VAN DEN HEUVEL, E.G.H.M.; DE GROOT, L.C.P.G.M.; EUSSEN, S.J.P.M. Vitamin B12 intake from animal foods, biomarkers, and health aspects. Front Nutr, v. 28, n. 6, p. 93, 2019.

OPAS; OMS. Envelhecimento ativo: uma política de saúde. Brasília: Organização Pan-Americana da Saúde/Organização Mundial de Saúde, 2005.

ORLICH, M.J.; SINGH, P.N.; SABATÉ, J.; JACELDO-SIEGL, K.; FAN, J.; KNUTSEN, S.; et al. Vegetarian dietary patterns and mortality in Adventist Health Study 2. JAMA Intern Med, v. 173, n. 13, p. 1230-8, 2013.

OUSSALAH, A.; LEVY, J.; BERTHEZÈNE, C.; ALPERS, D.H.; GUÉANT, J.L. Health outcomes associated with vegetarian diets: An umbrella review of systematic reviews and meta-analyses [published online ahead of print, 2020 Mar 11]. Clin Nutr, S0261-5614, n. 20, 30101-1, 2020.

PANIZ, C.; GROTTO, D.; SCHMITT, G.C.; VALENTINI, J.; SCHOTT, K.L.; POMBLUM, V.J.; et al. Fisiopatologia da deficiência de vitamina B12 e seu diagnóstico laboratorial. J Bras Patol Med Lab, v. 41, n. 5, p. 323-34, 2005.

PAWLAK, R.; LESTER, S.E.; BABATUNDE, T. The prevalence of cobalamin deficiency among vegetarians assessed by serum vitamin B12: a review of literature. Eur J Clin Nutr, v. 68, n. 5, p. 541-8, 2014.

PAWLAK, R.; PARROTT, S.J.; RAJ, S.; CULLUM-DUGAN, D.; LUCUS, D. How prevalent is vitamin B12 deficiency among vegetarians? Nutr Rev, v. 71, n. 2, p. 110-7, 2013.

PEDROSA, M.A.C.; CASTRO, M.L. Papel da vitamina D na função neuro-muscular. Arq Bras Endocrinol Metab, v. 49, n. 4, p. 495-502, 2005.

PERUCHA, V.F.R.; AQUINO, R.C.; GASPARETO, N.; GUERRA-SHINOHARA; AMORIM, P.M.S.; D´ALMEIDA, V. Folate and synthetic folic acid intake, serum B vitamin, homocysteine concentration, and cognitive impairment in elderly brazilians. J Aging Res Clin Practice, v. 4, p. 48-55, 2017.

RIZZO, G.; LAGANÀ, A.S.; RAPISARDA, A.M.; LA FERRERA, G.M.; BUSCEMA, M.; ROSSETTI, P.; et al. Vitamin B12 among vegetarians: status, assessment and supplementation. Nutrients, v. 29; n. 12, p. 767, 2016.

ROCHA, J.P.; LASTER, J.; PARAG, B.; SHAH, N.U. Multiple health benefits and minimal risks associated with vegetarian diets. Curr Nutr Rep, v. 8, n. 4, p. 374-81, 2019.

RÖHRIG, G. Anemia in the frail, elderly patient. Clin Interv Aging, v. 11, p. 319-26, 2016.

SARAIVA, G.L., et al. Prevalência da deficiência, insuficiência de vitamina D e hiperparatiroidismo secundário em idosos institucionalizados e moradores na comunidade da cidade de São Paulo, Brasil. Arq Bras Endocrinol Metab, v. 51, n. 3, p. 437-42, 2007.

SMITH, D.A.; REFSUM, H. Vitamina B12 and cognition in the elderly. Am J Clin Nutr, v. 89, p. 707S-11S, 2009.

TAI, V.; et al. Calcium intake and bone mineral density: systematic review and meta-analysis. BMJ, v. 351, 2015.

THONGPRAYOON, C.; et al. Impact of changes in serum calcium levels on in-hospital mortality. Medicina, v. 56, n. 3, p. 106, 2020.

VALENZUELA, R.E.; PONCE, J.A.; MORALES-FIGUEROA, G.G.; MURO, K.A.; CARREÓN, V.R.; ALEMÁN-MATEO, H. Insufficient amounts and inadequate distribution of dietary protein intake in apparently healthy older adults in a developing country: implications for dietary strategies to prevent sarcopenia. Clin Interv Aging, v. 8, p. 1143-8, 2013.

VAN VLIET, S.; BURD, N.A.; VAN LOON, L.J. The skeletal muscle anabolic response to plant- versus animal-based protein consumption. J Nutr, v. 145, n. 9, p. 1981-91, 2015.

VARELA-MOREIRAS, G.; MURPHY, M.M.; SCOTT J.M. Cobalamin, folic acid, and homocysteine. Nutr Rev, v. 67, Suppl 1, p. S69-72, 2009.

VIEIRA, L.T.C.; et al. Intoxicação de vitamina D por erro de administração: relato de caso. Rev Bras Geriatr Gerontol, v. 21, n. 1, p. 95-101.

VOGIATZOGLOU, A.; OULHAJ, A.; SMITH, A.D.; NURK, E.; DREVON, C.A.; UELAND, P.M.; et al. Determinants of plasma methylmalonic acid in a large population: implications for assessment of vitamin B12 status. Clin Chem, v. 55, n. 12, p. 2198-206, 2009.

VOGIATZOGLOU, A.; SMITH, A.D.; NURK, E.; BERSTAD, P.; DREVON, C.A.; UELAND, P.M.; et al. Dietary sources of vitamin B-12 and their association with plasma vitamin B-12 concentrations in the general population: the Hordaland Homocysteine Study. Am J Clin Nutr, v. 89, n. 4, p. 1078-87, 2009.

VOLPI, E.; CAMPBELL, W.W.; DWYER, J.T.; JOHNSON, M.A.; JENSEN, G.L.; MORLEY, J.E.; et al. Is the optimal level of protein intake for older adults greater than the recommended dietary allowance? J Geront A Biol Sci Med Sci, v. 68, n. 6, p. 677-81, 2013.

VOLPI, E.; et al. Is the optimal level of protein intake for older adults greater than the recommended dietary allowance?. Journals of Gerontology Series A: Biomedical Sciences and Medical Sciences, v. 68, n. 6, p. 677-81, 2013.

WATANABE, F.; BITO, T. Vitamin B12 sources and microbial interaction. Exp Biol Med (Maywood), v. 243, n. 2, p. 148-58, 2018.

WATANABE, F.; YABUTA, Y.; BITO, T.; TENG, F. Vitamin B12-containing plant food sources for vegetarians. Nutrients, v. 5, n. 5, p. 1861-73, 2014.

WERDER, S.F. Cobalamin deficiency, hyperhomocysteinemia and dementia. Neuropsychiatr Dis Treat, v. 6, n. 6, p. 159-95, 2010.

WESSELINK, E.; et al. Vitamin D, magnesium, calcium, and their interaction in relation to colorectal cancer recurrence and all-cause mortality. The American Journal of Clinical Nutrition, v. 111, n. 5, p. 1007-17, 2020.

WHO/FAO – WORLD HEALTH ORGANIZATION/FOOD AND AGRICULTURE ORGANIZATION. Interim summary of conclusions and dietary recommendations on total fat & fatty acids. The Joint FAO/WHO Expert Consultation on Fats and Fatty Acids in Human Nutrition, 2008.

WHO – WORLD HEALTH ORGANIZATION. Global strategy and action plan on ageing and health (2016-2020). WHO, 2015.

ZHAO, JG.; et al. Association between calcium or vitamin D supplementation and fracture incidence in community-dwelling older adults: a systematic review and meta-analysis. JAMA, v. 318, n. 24, p. 2466-82, 2017.

12

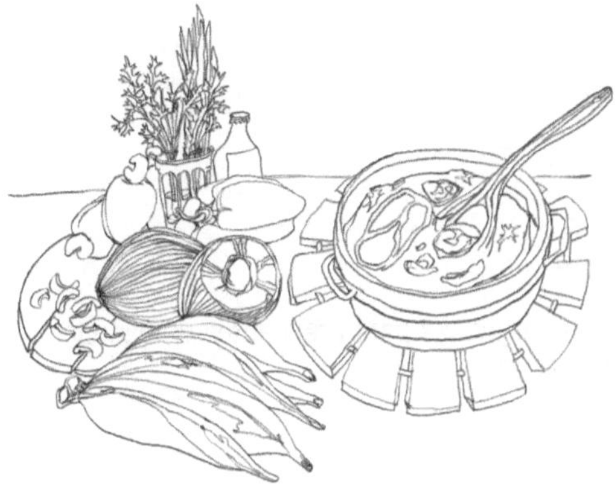

DIETA VEGETARIANA NA ATIVIDADE FÍSICA E PARA O ATLETA

Antonio Herbert Lancha Júnior
Luciana Lancha
Matheus Daniel Alonso Garcia
Gabriel Loureiro Martins
Rebeca Lugaresi

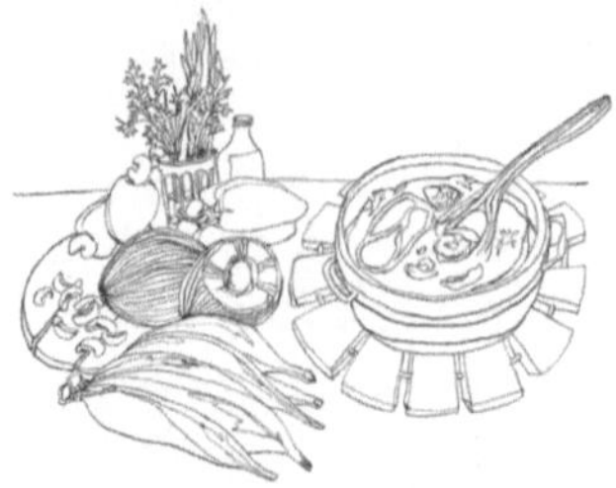

▸ SUMÁRIO

INTRODUÇÃO

Nas últimas décadas, as dietas vegetarianas/veganas se mostram cada vez mais presentes como estilo de vida das pessoas que levam consigo a preocupação com os cuidados com os animais, sustentabilidade e conservação do meio ambiente. Diante desse cenário, atletas ou praticantes de exercício físico têm cada vez mais migrado para um estilo de vida vegetariano/vegano. Essa população que opta por uma alimentação *plant-based* espera encontrar uma conduta alimentar que esteja alinhada com seus preceitos filosóficos sem com isso prejudicar a sua performance física nas mais diversas modalidades, e ainda melhorar as capacidades físicas, tais como: força, potência, resistência aeróbia etc.

Outro ponto que merece destaque para os adeptos dessas escolhas alimentares é a preocupação com as possíveis carências nutricionais e o impacto na saúde. Ganha destaque a atenção dada ao sistema imune para essa população, além da preocupação com a recuperação muscular perante o exercício físico.

Este capítulo fornecerá informações nutricionais atuais de como o estilo de vida vegetariano/vegano *plant-based* pode influenciar o desempenho de atletas e/ou praticantes de exercício físico, compilando elementos importantes como a recomendação das necessidades nutricionais dessa população, dos macronutrientes e micronutrientes mais relevantes para esse público. Por fim, serão abordados os principais suplementos alimentares que auxiliam no desempenho esportivo dos atletas e/ou praticantes de exercício físico vegetarianos/veganos *plant-based*.

NECESSIDADES ENERGÉTICAS PARA PRATICANTES DE EXERCÍCIO E ATLETAS VEGETARIANOS

As necessidades energéticas para a manutenção da performance motora dos praticantes de exercício físico ou atletas vegetarianos são as mesmas dos praticantes de exercício ou atletas onívoros. Para ambos, as condutas dietéticas deverão fornecer condições para a manutenção de um estado de saúde adequado, melhora da *performance* física, boa recuperação entre as sessões de treinamento e/ou competições, além de manter o balanço positivo do sistema imunológico. Todas essas condições devem considerar as diferentes necessidades energéticas impostas pelas mais diversas modalidades esportivas (Lynch, Johnston, Wharton, 2018). Praticantes de exercício físico que realizem em sua rotina 3 a 4 sessões de treinamento por semana com duração de 30 a 40 minutos diários têm a sua necessidade energética variando entre 25 e 35 Kcal/kg/peso/dia, para um indivíduo de 50 a 80 kg. Já atletas com 50 a 100 kg de peso corporal, envolvidos em programas de treinamento com duração diária de 2 a 3 horas de exercício, com frequência de 5 a 6 vezes por semana, necessitam de uma quantidade energética de 50 a 80 Kcal/kg/peso/dia (Kreider et al., 2010).

Por conta da grande demanda energética, muitos atletas têm dificuldade em ingerir as necessidades calóricas requeridas, principalmente em esportes de *endurance* de longa duração ou esportes que envolvam fases de hipertrofia muscular muito exacerbada, como é o caso dos fisiculturistas, pois ambas as modalidades exigem alta demanda energética de seus praticantes. Além disso, ocorre inibição do apetite pela imposição dos treinamentos de alta intensidade, fatores ambientais como viagens para competição, condições climáticas e fuso horário repercutindo negativamente na ingestão alimentar, resultando em interferência no funcionamento intestinal e, em alguns casos, desconforto gastrointestinal. Sem o fornecimento de energia suficiente, ocorre prejuízo na recuperação do esforço, bem como comprometimento do sistema imunológico do praticante de exercício. Em condições como essa, eleva-se a ocorrência de infecções oportunistas, principalmente do trato respiratório superior, muito frequentes nas modalidades de *endurance*, que podem afastar o indivíduo de algumas sessões de treinamento ou até mesmo da competição. Outra condição comumente encontrada pela restrição às necessidades energéticas é a perda de peso, que pode comprometer a massa muscular, causar perda de capacidade funcional, perda de força, além da baixa capacidade de recuperação e adaptação às sessões de treinamento. Essa situação está intimamente associada aos quadros de *overtraining*. Essa perda de peso também pode comprometer a densidade óssea, podendo levar a uma fragilidade do tecido e, cronicamente, elevar a chance de lesões, fraturas e quedas. O atendimento das necessidades energéticas é fundamental para todos os indivíduos ativos e atletas, o que torna um desafio maior para os vegetarianos/veganos e *plant-based*, pois essa alimentação rica em fibras apresenta baixa densidade calórica, dificultando a ingestão da energia gasta nos treinos (Rogerson, 2017).

Dados existentes na literatura mostram que os veganos consomem menos energia do que os onívoros, e isso parece advir de uma menor ingestão de proteínas e gorduras. Algumas estratégias nutricionais para tentar dirimir essas perdas devem ser consideradas, como o aumento do fracionamento das refeições, inclusão de alimentos com maior densidade energética, como oleaginosas (castanhas, nozes, amêndoas etc.) e pasta de amendoim e uso de óleos nas mais diversas preparações. Essas alternativas podem ajudar os indivíduos vegetarianos a alcançar a necessidade energética diária imposta pela sua modalidade (Clarys et al., 2014).

De fato, a elaboração de uma estratégia dietética com atenção à questão energética resultará nos mesmos ganhos de uma estratégia dietética onívora. Ou seja, a demanda energética pode alcançada pelos atletas vegetarianos, veganos e *plant-based* (Craddock, Probst, Peoples, 2016).

CARBOIDRATOS

A ingestão de alimentos que atendam as necessidades de carboidratos (CHOs) e seus impactos na performance esportiva é bem evidenciada e apresenta direcionamentos consistentes pautados na intensidade, volume de treinamento e tempo de recuperação entre as sessões de treinamento e/ou competições propostas (Thomas, Burke, Erdman, 2016).

Com isso, as recomendações atuais desse nutriente podem visar tanto o seu consumo alimentar fracionado ao longo do dia (Tabela 1), quanto por meio de estratégias de consumo pontuais, envolvendo a sua administração durante e/ou imediatamente após os treinamentos/competições previstas (Tabela 2). Independentemente da forma de consumo dos carboidratos (via alimentação ou suplementação), a ingestão fracionada e/ou pontual deles deve ser realizada a partir da aceitabilidade e da preferência de cada indivíduo, objetivando assegurar que as reservas energéticas desse nutriente (na forma de glicogênio muscular e hepático) estejam em concentrações adequadas para sustentar, de forma eficiente, a demanda energética requerida pelo exercício físico realizado com paralela manutenção da glicemia (Thomas, Burke, Erdman, 2016).

TABELA 1 Recomendações de consumo diário de carboidratos ($g.kg^{-1}$)

Classificação das necessidades de CHO	Característica	Valores de referência para administração de CHO
Baixa	Exercícios de baixa intensidade	3-5 g $CHO.kg^{-1}.dia$
Moderada	Exercícios de moderada intensidade (~1 hora/dia)	5-7 g $CHO.kg^{-1}.dia$
Alta	Praticantes de exercícios aeróbicos com duração entre 1-3 horas/dia	6-10 g $CHO.kg^{-1}.dia$
Muito alta	Exercícios aeróbicos intensos e de caráter prolongado (≥ 4 horas/dia)	8-12 g $CHO.kg^{-1}.dia$

Fonte: adaptada de Thomas et al., 2016.

Uma vez que as recomendações citadas são realizadas independentemente das práticas alimentares dos indivíduos, é válido apontar que o vegetarianismo naturalmente apresenta maior consumo de carboidratos, fibras, antioxidantes e fitoquímicos, quando comparado a padrões alimentares corriqueiramente adotados por onívoros (Oni) (Rogerson, 2017). Em trabalho realizado por Nebl et al. (2019a), por exemplo, o consumo médio de fibras foi 23,70% maior entre ovolactovegetarianos (Ov) e 91,48% maior no grupo vegetariano estrito (Veg). Além disso, foi constatado que o maior consumo calórico de carboidratos, entre os vegetarianos estritos (Veg: 55,2% $kcal.dia^{-1}$; Ov: 49,4 $kcal.dia^{-1}$ vs. Oni: 46,7% $kcal.dia^{-1}$), foi acompanhado pela ingestão ampliada de grãos integrais (↑53,61%), tubérculos (↑165%), vegetais (↑96,6%), frutas (↑94%) e, principalmente, leguminosas (quase ↑18x) e oleaginosas (↑5,68x), quando comparado à alimentação onívora.

TABELA 2 Recomendações de consumo agudo de carboidratos ($g.kg^{-1}$)

Momento do consumo de CHO	Situação	Valores de referência para administração de CHO
Pré-competição	Consumo de 1-4 h antes do exercício	1-4 g de $CHO.kg^{-1}$
Durante exercícios de curta duração	< 45 min de duração	Não precisa realizar o consumo
Durante exercícios de alta intensidade	45-75 min de duração	Pequenas quantidades podem ser utilizadas
Durante exercícios de *endurance* e exercícios intermitentes	1-2,5 h de duração	Consumo de 30-60 g de $CHO.kg^{-1}$
Durante exercícios aeróbicos de longa duração	> 2,5-3 h de duração	Consumo de até 90 g de $CHO.kg^{-1}$
Reabastecimento rápido (pós -exercício)	Período de recuperação < 8 h entre 2 sessões de treinamento intensas	1-1,2 g de $CHO.kg^{-1}$ durante as primeiras 4 h

Fonte: adaptada de Thomas et al., 2016.

É importante salientar que o aumento no consumo desses grupos alimentares relaciona-se diretamente com a intensidade de abstenção da oferta dos produtos de origem animal, almejando atingir as recomendações adequadas de ingestão calórica total, bem como de proteínas e de micronutrientes "chaves" para a manutenção do rendimento físico adequado (Rogerson, 2017).

Nesse contexto, o perfil alimentar vegetariano (ovolacto ou estrito) gera particularidades relevantes ao praticante de exercício físico e atletas competitivos como, por exemplo, a saciedade precoce e prolongada e o aumento da ocorrência de desconfortos gastrointestinais. Isso ocorre pela fermentação intestinal intensificada pela ingestão de grandes quantidades de amidos resistentes (presentes nos farináceos, leguminosas, tubérculos, frutas e em certos vegetais) (Rogerson, 2017). Visando a redução de intercorrências intestinais, é recomendado que se inclua alimentos/suplementos com baixo teor de fibras em alguns momentos do dia, principalmente nas horas mais próximas das sessões de treinamento (4 horas anteriores ou imediatamente após) (Nebl et al., 2019a; Rogerson, 2017). Dentre os veículos de entrega de carboidratos recomenda-se o consumo de arroz branco, batata inglesa, rapadura e frutas com alta carga glicêmica, além da suplementação de carboidratos de fácil digestão (como a dextrose e maltodextrina), casos específicos (Lynch, Johnston, Wharton, 2018; Thomas, Burke, Erdman, 2016). Dignos de nota, mel e macarrão também podem ser boas opções para alguns perfis alimentares vegetarianos, sendo inapropriados aos vegetarianos estritos.

Uma vez que a ingestão de carboidratos é fundamental para a melhora da *performance* esportiva intensa e, principalmente, de caráter prolongado, as diferenças citadas até aqui entre o consumo alimentar de vegetarianos e onívoros vem levantando hipóteses de que dietas vegetarianas, ricas em carboidratos e antioxidantes (presente em frutas e leguminosas, por exemplo), poderiam proporcionar melhores desempenhos em treinamentos de características aeróbias, com uma redução do excesso de inflamação associada (Lynch, Johnston, Wharton, 2018; Nebl et al., 2019a; Rogerson, 2017). Surpreendentemente, mesmo que tenha sido apontado maior consumo energético de carboidratos durante a *performance* aeróbica de vegetarianos (Lynch, Johnston, Wharton, 2018), vem sendo mostrado que alimentações vegetarianas bem estruturadas não possuem impactos adicionais ou negativos à performance aeróbica (Craddock, Probst, Peoples, 2016; Lynch, Johnston, Wharton, 2018; Nebl et al., 2019a, 2019b; Rogerson, 2017), com falta de evidências científicas que investigassem os seus reais impactos na redução de processos inflamatórios exacerbados em competições ou exercícios físicos específicos (como treinamentos aeróbios de longas distâncias e a realização de ultramaratonas ou provas de ciclismo) (Lynch, Johnston, Wharton, 2018; Rogerson, 2017). A falta de estudos randomizados e controlados (grupo vegetariano vs. grupo onívoro), principalmente com vegetarianos estritos, é uma limitação que deve ser melhor investigada para direcionamentos futuros (Craddock, Probst, Peoples, 2016).

PROTEÍNAS

O macronutriente que mais diferencia uma dieta vegetariana de uma dieta onívora é sem dúvida a proteína, com a diminuição da opção de alimentos que compõem um perfil de aminoácidos essenciais completos, em especial os aminoácidos de cadeia ramificada (BCAA), o que torna o manejo desse nutriente mais desafiador para os vegetarianos. Atletas veganos tendem a consumir menos proteína do que onívoros e outras classes de vegetarianos (Rogerson, 2017).

A proteína serve de substrato energético ou como matéria-prima para a recuperação de tecidos e a adaptação após exercícios de *endurance* e de força. Se o fornecimento de proteína for ideal, terá como resultantes aumento de massa muscular ou melhora da capacidade oxidativa (Phillips e Van Loon, 2011).

O balanço entre a degradação de proteínas musculares (DPM) e a síntese de proteínas musculares (SPM) é conhecido como balanço nitrogenado de proteína (BNP). Após uma sessão aguda de treinamento de força, haverá estímulo para síntese proteica, mas essa será determinada pela ingestão adequada de proteínas. A ingestão de aporte proteico positivo adequado promoverá condições ideais para recuperação, adaptação e anabolismo muscular perante o estímulo do exercício; esse fenômeno também é conhecido como balanço nitrogenado positivo, que irá estimular a fase anabólica. São três os fatores que influenciam a resposta do consumo de proteínas à SPM: quantidade, tipo e tempo de ingestão (Trommelen, Betz, Van Loon, 2019).

Dados atuais indicam que a ingestão de proteína deve ser adaptada para atender as necessidades específicas de cada modalidade esportiva e os diferentes objetivos de treinamento. As recomendações atuais sugerem uma ingestão equivalente de 1,6 a 1,8 g/kg/peso/dia para atletas de força e 1,2 a 1,4 g/kg/peso/dia para atletas de *endurance* (Rogerson, 2017). Além disso, foi estabelecido que é mais eficaz fracionar a ingestão dessa proteína ao longo do dia em 4 a 6 refeições, de forma que aproximadamente 0,25-0,40 g de proteína/kg/peso seja ofertado por refeição, o que seria algo em torno de 20 a 40 g de proteína por refeição, dependendo da massa corporal ou da idade do indivíduo, tudo isso com a justificativa de manutenção do *pool* de aminoácidos circulantes que irá favorecer a SPM (Van Vliet et al., 2018).

As fontes de proteínas vegetais geralmente são incompletas em perfil de aminoácidos essenciais, e geralmente contêm menos aminoácidos de cadeia ramificada do que seus equivalentes de origem animal. A leucina parece ser o principal aminoácido na via anabólica da MTOR e desempenha uma ação importante na promoção da recuperação de proteínas contráteis e na adaptação neuromuscular favorecendo a SPM. De fato, as proteínas de origem vegetal geralmente carecem de aminoácidos essenciais, e as proteínas de origem animal possuem, portanto, um maior valor biológico pela presença de todos os aminoácidos essenciais contidos nesses alimentos. Exemplos comuns de limitação no perfil de aminoácidos em alimentos de origem vegetal incluem falta substancial de lisina, metionina, isoleucina, treonina e triptofano. Desses, a lisina parece estar mais comumente ausente, principalmente em cereais como o arroz. No entanto, alimentos como as leguminosas (feijão, lentilha e ervilha) são ricos em lisina, além de ofertar quantidades consideráveis de leucina. Alimentos como grãos, legumes, nozes e sementes devem ser incluídos na dieta vegana para garantir que todos os aminoácidos essenciais estejam presentes e que a quantidade de aminoácidos de cadeia ramificada seja adequadamente consumida para apoiar a recuperação e a adaptação ao treinamento (Rogerson, 2017).

A digestibilidade da proteína vegetal oferece menor disponibilidade de aminoácidos essenciais por massa de alimento quando comparada aos alimentos de origem animal, o que tem que ser levado em consideração no cálculo de um plano alimentar para essa população. O Escore de Aminoácidos Corrigidos pela Digestibilidade de Proteínas (PDCAAS) e o Escore de Aminoácidos Indispensáveis Digeríveis (DIAAS) são métricas que avaliam a qualidade das proteínas com base na sua digestibilidade. O PDCAAS tem uma limitação, pois desconsidera os fatores antinutricionais que afetam a absorção das proteínas. Por isso, o DIAAS tem sido classificado como uma métrica superior para classificar a digestibilidade das proteínas. Curiosamente, a proteína de soja possui um PDCAAS de 1,0 e parece se assemelhar à proteína isolada do soro do leite, quando considerados os fatores antinutricionais pelo DIIAS, como

TABELA 3 Exemplos de alimentos com maior teor de proteína para vegetarianos/veganos

Alimentos	Proteína por 100 g
Semente de abóbora seca	30,2
Lentilha (crua)	24,6
Feijão preto (cru)	21,6
Amêndoa	21,2
Tofu	17,3
Aveia	16,9
Quinoa	14,1

ácido fítico e inibidores de tripsina, que limitam a absorção desse macronutriente, e a proteína isolada do soro do leite parece ser superior à proteína de soja pelo escore DIIAS (1,09 vs. 0,91). Outros alimentos que são importantes fontes de proteínas para os vegetarianos, como arroz, ervilha e lentilha, têm pontuação notavelmente mais baixa do que as fontes de origem animal como ovos, frango e leite, usando qualquer um dos sistemas (PDCAAS ou DIIAS) (Rogerson, 2017).

Nessas condições, os vegetarianos podem ter necessidade de consumir mais proteína que os onívoros para compensar a baixa digestibilidade dos alimentos de origem vegetal, sendo prudente que atletas que adotem esse perfil dietético consigam realizar o consumo na extremidade mais superior da recomendação de proteínas da ISSN de 1,4 a 2 g/proteína/kg/peso.

LIPÍDIOS (ALA, EPA E DHA)

O consumo de gordura saturada e gorduras totais de uma dieta vegetariana ou vegana é menor do que em dietas onívoras; por outro lado, os veganos consomem quantidades maiores de ácidos graxos ômega-6 (n-6) do que os onívoros e os próprios vegetarianos (Clarys et al., 2014).

Há evidências de que uma dieta com baixo teor de gorduras possa influenciar negativamente os níveis de testosterona em homens. Isso pode se tornar um fator negativo para aqueles atletas que necessitam de ganhos de massa muscular aumentados (Allen e Key, 2000).

Porém, apesar de reportarem menor ingestão de gorduras totais e saturadas, evidências também sugerem que homens veganos não apresentam diferenças significativas nas concentrações de androgênios quando comparadas com concentrações encontradas em homens onívoros. A relação entre consumo de gordura, hormônios e performance esportiva ainda requer mais estudos/investigação (Rogerson, 2017).

O aporte de lipídios em atletas ou pessoas fisicamente ativas, vegetarianas ou veganas pode ser atingido através do consumo adequado de óleos, nozes e sementes. As recomendações para o consumo desse macronutriente é de 0,5 a 1,5 g/kg peso/dia, chegando até o equivalente a 30% da ingestão calórica diária (Rogerson, 2017).

Devido à ausência de gorduras de origem marinha, os veganos apresentam um consumo de ômega-3 (n-3) inferior ao de indivíduos onívoros e outros tipos vegetarianos, o que pode causar um impacto negativo na saúde e performance desses indivíduos (Rosell et al., 2005).

Os ácidos graxos n-3 são importantes para o crescimento e desenvolvimento normais, além de ter papel importante na saúde cardiovascular, contra doenças crônicas e inflamatórias e melhorar a imunidade e a broncoconstrição induzida pelo exercício físico (Mickleborough, Lindley, Montgomery, 2008). O n-3 parece aumentar a produção de óxido nítrico e melhorar a variabilidade dos batimentos cardíacos (Christensen, 2011).

Ambos n-6 e n-3 são da família dos eicosanoides (prostaglandinas, tromboxanas e leucotrienos) e os ácidos graxos n-3 parecem possuir propriedades anti-inflamatórias, antitrombóticas, antiarrítmicas, hipolipidêmicas, vasodilatadoras e antiproliferativas. Essas moléculas lipídicas são essenciais, embora os ácidos graxos de cadeia longa n-3 ácido eicosapentaenoico (EPA) e ácido docosahexaenoico (DHA) sejam consumidos em quantidades menores em dietas veganas ocidentais (Rosell et al., 2005; Simopoulos, 2008).

Existe ainda muito debate acerca de qual seria a proporção ou quantidade ideal necessária para ter um impacto favorável na saúde e performance. O EPA e o DHA exercem diversos efeitos benéficos relatados pelo consumo de n-3 na saúde e na performance, sendo atualmente suplementos populares (Rogerson, 2017).

Um outro ácido graxo, o α-linolênico (ALA), importante constituinte da membrana celular, é encontrado em alimentos como linhaça, chia e nozes e é comumente utilizado como estratégia na obtenção de n-3 de forma indireta, pois 8% dele pode ser convertido em EPA e 0,5% pode ser convertido em DHA. De fato, a conversão em DHA se mostra pouco eficiente, e a estratégia de obtenção de n-3 a partir de ALA tem que ser feita com muita cautela (Brenna et al., 2009; Burdge e Calder, 2005).

O óleo de microalgas parece aumentar os níveis sanguíneos de EPA e DHA. Combinando alimentos-fonte de ALA com suplementação de DHA a partir de óleo de microalgas, é possível melhorar a ingestão de ácidos graxos n-3 em veganos e proporcionar benefícios à saúde e *performance* (Rogerson, 2017; Williams e Burdge, 2006).

Até o momento, ainda há necessidade de estudos detalhando formas de otimizar o consumo de n-3 em indivíduos veganos. De qualquer forma, a recomendação para atletas é de 1 a 2 g/dia de EPA e DHA na proporção 2:1 (Simopoulos, 2007)

A fim de atingir a dosagem de 500 mg a 1.000 mg/dia, seria necessário o consumo de 1 a 2 g de óleo de microalga ou 2 a 4 cápsulas da maioria dos produtos comercializados (Rogerson, 2017)

MICRONUTRIENTES MAIS RELEVANTES PARA O PRATICANTE DE EXERCÍCIO E ATLETA VEGETARIANO (FERRO, ZINCO, CÁLCIO, IODO, VITAMINA B12 E VITAMINA D)

Alguns micronutrientes requerem mais atenção por parte dos vegetarianos. Em 2016, a Academia de Nutrição e Dietéticas dos Estados Unidos apontou os micronutrientes que necessitam de maior atenção e serão foco deste capítulo: ferro, zinco, cálcio, iodo, vitamina B12 e vitamina D (Melina, Craig e Levin, 2016).

Ferro

As concentrações de ferro circulantes dos vegetarianos e veganos devem ser um objeto de atenção na elaboração de uma dieta equilibrada para essa população. Apesar da ingestão por fontes alimentares de ferro dos vegetarianos e veganos ser maior do que dos onívoros, isso não resulta em concentrações de ferro circulantes maiores nos vegetarianos e veganos, pois a sua principal fonte de ferro através da alimentação (hortaliças verde-escuras, leguminosas e legumes verdes) irá prover fontes desse mineral na forma de ferro não heme, que é menos biodisponível que o ferro heme encontrado em alimentos de origem animal (Rogerson, 2017). Pesquisadores verificaram que atletas vegetarianos e veganos possuem em média 30% menos estoques de ferritina circulante do que os onívoros. Essa deficiência de ferro, mesmo sem anemia, foi capaz de reduzir a capacidade de transporte de oxigênio, prejudicando adaptações ao treinamento físico (Nebl et al., 2019a). Dietas vegetarianas e veganas contêm compostos antinutricionais que dificultam a absorção do ferro; substâncias como os fitatos encontrados em grãos e legumes crus, além de taninos oriundos de alimentos como café, cacau e alguns tipos de chás irão reduzir a absorção de ferro proveniente da alimentação (Clarys et al., 2014). A absorção de ferro não heme pode ser aumentada se conjugada a uma ingestão de alimentos-fonte de vitamina C. Atletas e praticantes de exercícios vegetarianos devem buscar fontes de ferro por via alimentar como grãos, leguminosas, hortaliças verde-escuras etc., evitando associação com alimentos com excesso de polifenóis e fitatos, e procurar melhorar a absorção desse nutriente aliando alimentos-fonte de vitamina C para melhorar a absorção do ferro não heme (Rogerson, 2017).

Zinco

Da mesma forma que o ferro, o zinco é um mineral que, apesar de amplamente consumido na alimentação dos vegetarianos/veganos, também sofre com uma diminuição da absorção por fatores antinutricionais (fitatos) e/ou por nutrientes que competem com sua absorção, como é o caso do ácido fólico, ferro, cálcio, cobre e magnésio. Para alcançar as recomendações desse nutriente, atletas e praticantes de exercícios vegetarianos devem buscar atender as necessidades que, segundo a IOM, são de 16,5 mg/dia para homens e 12 mg/dia para mulheres (Rogerson, 2017).

Cálcio

Esse macromineral contribui com inúmeros processos fisiológicos na realização dos exercícios físicos, como processo de contração muscular e transmissão de impulsos nervosos, além de ser importante na regulação da saúde óssea, participando do metabolismo da vitamina D. Dentre os diferentes tipos de vegetarianismo, o vegano tende a ser uma população que necessita de mais atenção com a ingestão adequada dessa vitamina, pois os ovolactovegetarianos, por consumirem leite e seus derivados, acabam atingindo a recomendação de uma maneira mais acessível. Esse mineral para os atletas vegetarianos é vital para a manutenção da saúde óssea, diante de exercícios de força como levantamento de peso e modalidades como o *crossfit*, e tem mesmo grau de importância para os atletas de *endurance*, que possuem perdas significativas de cálcio a cada hora de exercício pela transpiração intensa. As necessidades de cálcio também devem ser levadas em consideração para períodos de perda de peso rápida, como em algumas modalidades de luta, por exemplo, e em casos de tríade da mulher atleta. Assim sendo, é proposta idealmente a manutenção de ingestão de 1.000 mg/dia de cálcio para homens e para mulheres para atender a demanda nas mais diversas modalidades esportivas (Rogerson, 2017).

Para atingir a recomendação, os atletas veganos devem consumir fontes de cálcio baseadas em vegetais como leguminosas e vegetais verde-escuros como couve e brócolis, que são excelentes fontes de cálcio para essa população, sendo que alguns vegetais verdes como espinafre e rúcula contêm oxalato, composto que atrapalha a absorção ideal de cálcio. A indústria de alimentos, hoje, foca a sua atenção para oferecer produtos enriquecidos com cálcio, e essa é uma boa estratégia para adequação da dieta dos vegetarianos (Clarys et al., 2014).

Iodo

O iodo é um oligoelemento essencial para o crescimento e desenvolvimento físico e mental, e desempenha um papel importante na função e no metabolismo da tireoide. Os atletas e/ou praticantes de exercícios vegetarianos/veganos possuem uma tendencia à deficiência de iodo por não consumirem alimentos-fonte que são os frutos do mar, peixes e lácteos. Em alguns casos, o sal iodado auxilia para que essa ingestão aconteça de forma adequada; outra fonte de iodo para essa população são as algas marinhas (Rogerson, 2017)

Vitamina B12

Já existe um consenso de que a vitamina B12 (cobalamina) é o nutriente que requer mais atenção por parte dos atletas e/ou praticantes de exercícios vegetarianos, porque essa vitamina só é comumente encontrada em alimentos de origem animal (Nebl et al., 2019a).

A cobalamina é sintetizada a partir de microrganismos anaeróbios presentes no rúmen de bovinos e ovinos, e é essencial para o bom funcionamento do sistema nervoso, metabolismo da homocisteína e síntese de DNA. A deficiência de cobalamina a longo prazo pode levar a danos neurológicos irreversíveis, e os estudos apontam que o veganismo pode levar à deficiência se a vitamina B12 não for suplementada. Outra questão importante a ser postulada é que a cobalamina tem uma capacidade absortiva diminuída pela presença de uma glicoproteína secretada pelas células parietais do estômago chamada de fator intrínseco. Para um suplemento oral de 500 µg ingerido, apenas 10 µg deverão ser absorvidos. A ingestão dietética de referência para a vitamina B12 é de 2,4 µg/dia para adultos de ambos os sexos, e os veganos são aconselhados a consumir 6 µg/dia por alguns autores por sofrerem ainda mais, pois o fator intrínseco parece atrapalhar ainda mais a absorção da B12 proveniente de suplementação por via oral. Atualmente, alimentos fortificados pela indústria com essa vitamina podem auxiliar no alcance da ingestão adequada para a população vegetariana, juntamente com a suplementação (Rogerson, 2017).

Vitamina D

Comumente conhecida como "vitamina do sol", a vitamina D exerce um papel fundamental na regulação do metabolismo ósseo e possui ação reconhecida em diferentes tecidos, como músculo esquelético, músculo cardíaco, pulmão, células epiteliais e células do sistema imunológico. A sua deficiência com concentrações plasmáticas abaixo de 30 ng/mL traz prejuízos para a saúde dos atletas e/ou praticantes de exercícios vegetarianos (Girgis et al., 2013).

Essa vitamina lipossolúvel pode ser obtida em sua totalidade pela exposição aos raios solares, e suas fontes alimentares são escassas e quase todas provenientes de alimentos de origem animal. Uma boa fonte alimentar para os atletas vegetarianos são os cogumelos frescos ao sol que podem oferecer aproximadamente 1.500 UI de vitamina D2 a cada 100 g (Pludowski et al., 2018).

A exposição diária de 20 a 30 minutos aos raios solares deve ser extremamente recomendada para a população de atletas e/ou praticantes de exercícios vegetarianos para suprir a recomendação de ingestão dessa vitamina. Se a exposição solar não for alcançada, a suplementação vegana, extraída do líquen de algas fúngicas, passa a ser uma opção (Rogerson, 2017).

As recomendações diárias de vitamina D segundo a Sociedade de Endocrinologia Americana são de 400 a 1.000 UI/dia para crianças e de 1.500 a 2.000 UI/dia para adultos e idosos de ambos os sexos (Pludowski et al., 2018).

SUPLEMENTOS ERGOGÊNICOS PARA VEGETARIANOS (CREATINA, BETA-ALANINA E SUPLEMENTOS PROTEICOS DE ORIGEM VEGETAL)

Creatina

A creatina é uma amina sintetizada a partir da ligação dos aminoácidos arginina, glicina e metionina e pode ser consumida via alimentação única e exclusivamente onívora. Isso acontece porque a creatina somente está presente em grandes quantidades em carnes de origem animal, como bovinas e/ou suínas, de aves e peixes (Rogerson, 2017). Uma vez que o uso desse suplemento alimentar vem sendo associado ao incremento da performance atlética de alta intensidade e curta duração, e que foi constatada a dependência da alta taxa de produção/utilização de trifosfato de adenosina (ATP) a partir dos grupos fosfatos presentes nos estoques de fosfocreatina (PCr) muscular, os efeitos da suplementação de creatina vêm levantando o interesse da comunidade científica pelos possíveis benefícios da substância à população vegetariana praticante de competições e/ou treinamentos de explosão e/ou força máxima (Hargreaves, Spriet, 2020; Rogerson, 2017).

Dito isso, foi recentemente constatado que alimentações vegetarianas (ovolacto ou estritas) estão relacionadas a menores estoques basais de PCr muscular, sendo indicado que a suplementação de creatina monoidratada (0,3 $g \cdot kg^{-1} \cdot dia^{-1}$ durante 7 dias consecutivos) é capaz de aumentar os estoques musculares dessa substância em torno de 28% entre os vegetarianos, enquanto o benefício percebido entre os onívoros se estabelece a partir de um aumento médio dos estoques iniciais de 10%, sendo apontado que esse aumento mais proeminente dos estoques de PCr está diretamente correlacionado a um maior benefício do uso da creatina na performance de exercícios com peso (Rogerson, 2017; Solis et al., 2017).

Mesmo com os resultados citados, é válido ressaltar que poucos estudos exploraram as concentrações diferenciadas de PCr muscular e o desempenho esportivo entre vegetarianos e onívoros, principalmente por meio de um acompanhamento prolongado (meses). Além disso, alguns trabalhos apontam relevância dos estoques de creatina muscular para outros tecidos corporais (ossos e cérebro, por exemplo) na população onívora, sendo um campo praticamente inexplorado entre vegetarianos e que deve ser foco de investigações mais detalhadas (Rogerson, 2017).

No presente momento, o uso da suplementação de creatina aparentemente pode proporcionar maiores benefícios à performance de alta intensidade e curta duração entre atletas e desportistas vegetarianos e/ou veganos. A dosagem de consumo e o tempo de suplementação para se ter o incremento da performance a níveis máximos requerer a utilização de 20 g/dia de creatina monoidratada por 5 dias ou o uso de doses menores (3-5 g/dia), ao longo de um período de 4 semanas (Rogerson, 2017). É válido ressaltar que o suplemento de creatina (sintético) pode ser utilizado por veganos somente na forma de pó, uma vez que compostos animais não são utilizados para produção de creatina em pó, mas sim em cápsulas. Essa população é a que, potencialmente, pode experimentar maiores benefícios com o uso desse suplemento.

Beta-alanina

Existem evidências indicando que o conteúdo de carnosina muscular entre vegetarianos seja reduzido, com valores 26% inferiores entre amostras de biópsias musculares de gastrocnêmio dos vegetarianos estritos, quando comparados aos onívoros (Everaert et al., 2011; Rogerson, 2017).

Essa brusca redução de carnosina entre não consumidores de carne se justifica, principalmente, porque as carnes animais são as fontes dietéticas exclusivas de β-alanina, dipeptídeo formado por β-alanil-l-histidina, capaz de aumentar os níveis musculares de carnosina que, paralelamente, vem sendo relacionada a melhorias no desempenho de exercícios de alta intensidade e curta duração, tanto por meio de sua ação tamponante na produção exacerbada de íons de hidrogênio intraexercício (H^+), como no controle da produção de radicais livres e da fadiga induzida na alta performance de exercícios de força/potência (Rogerson, 2017). Com isso, desportistas e atletas vegetarianos poderiam apresentar maiores aumentos de seus estoques de carnosina a partir da suplementação sintética de β-alanina, com indicações particularmente vantajosas para praticantes de exercícios aeróbios ou contrarrelógio, com duração superior a 60 segundos (Rogerson, 2017). A carência de estudos analisando a adoção de um padrão alimentar vegetariano e os conteúdos de betacarnosina muscular, bem como os efeitos de sua suplementação em diferentes perfis alimentares baseados no vegetarianismo, devem ser o foco de futuras investigações, visando melhores direcionamentos.

Para fins práticos, vegetarianos que realizem treinamentos intensos e de duração superior a 60 segundos podem realizar a suplementação de β-alanina com doses diárias fracionadas que totalizem de 4-6 g/dia, durante um período de 2-4 semanas. Isso possibilitará o aumento dos estoques de carnosina muscular dessa população, possivelmente atingindo sua saturação máxima (níveis máximos), ideal para manutenção das demandas energéticas de seus treinamentos e/ou competições (Rogerson, 2017).

Suplementos proteicos

É sabido que dietas vegetarianas requerem certos cuidados relacionados à ingestão adequada de proteínas (PTNs) por meio do consumo alimentar (Rogerson, 2017). Com isso, o uso estratégico de suplementos alimentares à base de proteínas de origem vegetal (como a soja, a ervilha e o arroz, por exemplo) vem sendo apontado como uma conduta nutricional interessante entre desportistas e atletas competitivos vegetarianos, visando garantir que a ingestão proteica dessa população atinja parâmetros de consumo amplamente recomendados entre a população atlética onívora (1,4-2 g de PTN por dia, fracionados em 4-6 refeições contendo 20-40 g de proteínas por refeição, ricas em aminoácidos essenciais, em especial, a leucina) (Jäger et al., 2017). Isso é particularmente interessante entre atletas veganos praticantes de exercícios de força/potência, uma vez que esses indivíduos corriqueiramente apresentam um subconsumo na quantidade alimentar de proteínas, tendo demandas aumentadas desse nutriente para a manutenção e/ou ganho de massa muscular (atrelados à manutenção e/ou ao ganho de força necessária em suas competições) (Rogerson, 2017).

Sob esta ótica, ainda que o uso estratégico dos suplementos proteicos vegetais tenha a capacidade de facilitar o pareamento do consumo proteico total entre veganos e onívoros, a administração de suplementos à base de proteínas vegetais apresenta quantidades reduzidas de um ou mais aminoácidos em sua composição, principalmente entre os chamados "aminoácidos de cadeia ramificada" (BCAAs – leucina, isoleucina e valina) (Tabela 4) (Liu et al., 2019). Isso se torna particularmente importante para a indução da síntese proteica e ganho de massa muscular a longo prazo, uma vez que o aminoácido limitante dessas proteínas geralmente são "aminoácidos-chaves" para induzir o ganho de massa muscular a longo prazo (Hartman et al., 2007; Liu et al., 2019). Um bom exemplo é a proteína da soja, que embora seja uma boa fonte proteica de origem vegetal, apresenta como um de seus aminoácidos limitantes a leucina, o principal aminoácido relacionado à indução da síntese proteica muscular e, possivelmente, ao ganho de massa muscular a longo prazo (Jäger et al., 2017; Liu et al., 2019). Reforçando essa particularidade, Hartman et al. (2007) mostraram que o consumo crônico (3 meses) de fontes proteicas animais (leite desnatado) ou vegetais (proteína da soja) promove diferenças no ganho de massa muscular e na força, quando realizado após sessões de treinamento de força de forma isocalóricas (176 kcal) e isoproteicas (17,5 g), gerando maiores benefícios com o consumo de alimentos proteicos de origem animal.

TABELA 4 Comparação entre quantidades de aminoácidos essenciais (BCAA) em uma porção contendo 20 g de suplementos proteicos animais e vegetais

Tipo de proteína	Leucina (g)	Isoleucina (g)	Valina (g)
Blend protein	2,6	1,2	1,28
Whey protein	2,04	1,18	1,52
Caseína	2,42	1,48	1,38
Proteína da soja	1,12	0,98	1
Proteína da ervilha	1,52	0,88	0,98

Fonte: adaptada de Liu et al., 2019.

Mesmo com o resultado citado é valido ressaltar que o consumo proteico total foi controlado somente após as práticas diárias de treinamento, sendo "o ideal" controlar o fracionamento dessa proteína em quantidades suficientes para o fornecimento de aminoácidos essenciais ao vegetariano estrito ao longo de seu dia (Lynch, Johnston, Wharton, 2018; Rogerson, 2017). Com isso é pautado que tanto o aumento do consumo proteico total como a associação de leguminosas (com diferentes aminoácidos limitantes entre elas) são estratégias de grande valia para a promoção igualitária do ganho de massa muscular entre atletas veganos e vegetarianos (Gorissen et al., 2016; Lynch, Johnston, Wharton, 2018; Rogerson, 2017). Mesmo que as quantidades certas ainda precisem ser exploradas e bem estabelecidas quanto aos diferentes tipos de proteínas vegetais para um ganho consistente de massa muscular entre veganos e onívoros, estudos já apontam que um maior consumo de proteína vegetal (60 g) perante um consumo padrão de proteínas animais (35 g) é capaz de mitigar os resultados divergentes, fornecendo a mesma taxa de síntese proteica (Gorissen et al., 2016; Rogerson, 2017).

TAKE HOME MESSAGES

1. Atenção às necessidades energéticas dos atletas e/ou praticantes de exercícios vegetarianos.
2. Apresentar variações de alimentos-fonte de carboidratos e lipídios adequados para atender a demanda dessa população.
3. Atentar para a quantidade e qualidade de proteína para cada modalidade esportiva dos atletas e/ou praticantes de exercícios vegetarianos.
4. O monitoramento dos micronutrientes mais relevantes para os vegetarianos é de extrema importância no planejamento dietético.
5. Creatina e beta-alanina se mostram eficientes como recursos ergogênicos para esse público.

REFERÊNCIAS

ALLEN, N.E.; KEY, T.J. The effects of diet on circulating sex hormone levels in men. Nutrition Research Reviews, v. 13, n. 2, p. 159-84, 2000.

BRENNA, J.T.; et al. α-Linolenic acid supplementation and conversion to n-3 long--chain polyunsaturated fatty acids in humans. Prostaglandins Leukotrienes and Essential Fatty Acids, v. 80, n. 2-3, p. 85-91, 2009.

BURDGE, G.C.; CALDER, P.C. α-Linolenic acid metabolism in adult humans: The effects of gender and age on conversion to longer-chain polyunsaturated fatty acids. European Journal of Lipid Science and Technology, v. 107, n. 6, p. 426-39, 2005.

CHRISTENSEN, J.H. Omega-3 polyunsaturated fatty acids and heart rate variability. Frontiers in Physiology, v. 2, p. 1-9, 2011.

CLARYS, P.; et al. Comparison of nutritional quality of the vegan, vegetarian, semi-vegetarian, pesco-vegetarian and omnivorous diet. Nutrients, v. 6, n. 3, p. 1318-32, 2014.

CRADDOCK, J.C.; PROBST, Y.C.; PEOPLES, G.E. Vegetarian and omnivorous nutrition-comparing physical performance. International Journal of Sport Nutrition and Exercise Metabolism, v. 26, n. 3, p. 212-20, 2016.

EVERAERT, I.; et al. Vegetarianism, female gender and increasing age, but not CNDP1 genotype, are associated with reduced muscle carnosine levels in humans. Amino Acids, v. 40, n. 4, p. 1221-9, 2011.

GIRGIS, C.M.; et al. The roles of vitamin D in skeletal muscle: Form, function, and metabolism. Endocrine Reviews, v. 34, n. 1, p. 33-83, 2013.

GORISSEN, S.H.M.; et al. Ingestion of wheat protein increases in vivo muscle protein synthesis rates in healthy older men in a randomized trial. Journal of Nutrition, v. 146, n. 9, p. 1651-9, 2016.

HARGREAVES, M.; SPRIET, L.L. Skeletal muscle energy metabolism during exercise. Nature Metabolism, v. 2, n. 9, p. 817-28, 2020.

HARTMAN, J.W.; et al. Consumption of fat-free fluid milk after resistance exercise promotes greater lean mass accretion than does consumption of soy or carbohydrate in young, novice, male weightlifters. American Journal of Clinical Nutrition, v. 86, n. 2, p. 373-81, 2007.

JÄGER, R.; et al. International Society of Sports Nutrition Position Stand: Protein and exercise. Journal of the International Society of Sports Nutrition, v. 14, n. 1, p. 1-25, 2017.

KREIDER, R.B.; et al. ISSN exercise and sport nutrition review: Research and recommendations. Journal of the International Society of Sports Nutrition, v. 7, p. 1-43, 2010.

LIU, J.; et al. Amino acid availability of a dairy and vegetable protein blend compared to single casein, whey, soy, and pea proteins: A double-blind, cross-over trial. Nutrients, v. 11, n. 11, p. 2613, 2019.

LYNCH, H.; JOHNSTON, C.; WHARTON, C. Plant-based diets: Considerations for environmental impact, protein quality, and exercise performance. Nutrients, v. 10, n. 12, p. 1-16, 2018.

MELINA, V.; CRAIG, W.; LEVIN, S. Position of the Academy of Nutrition and Dietetics: Vegetarian diets. Journal of the Academy of Nutrition and Dietetics, v. 116, n. 12, p. 1970-80, 2016.

MICKLEBOROUGH, T.D.; LINDLEY, M.R.; MONTGOMERY, G.S. Effect of fish oil-derived omega-3 polyunsaturated fatty acid supplementation on exercise-induced bronchoconstriction and immune function in athletes. Physician and Sportsmedicine, v. 36, n. 1, p. 11-7, 2008.

NEBL, J.; et al. Characterization, dietary habits and nutritional intake of omnivorous, lacto-ovo vegetarian and vegan runners – A pilot study. BMC Nutrition, v. 5, n. 1, p. 1-14, 2019a.

NEBL, J.; et al. Exercise capacity of vegan, lacto-ovo-vegetarian and omnivorous recreational runners. Journal of the International Society of Sports Nutrition, v. 16, n. 1, p. 1-8, 2019b.

PHILLIPS, S.M.; VAN LOON, L.J.C. Dietary protein for athletes: From requirements to optimum adaptation. Journal of Sports Sciences, v. 29, n. SUPPL. 1, 2011.

PLUDOWSKI, P.; et al. Vitamin D supplementation guidelines. Journal of Steroid Biochemistry and Molecular Biology, v. 175, p. 125-35, 2018.

ROGERSON, D. Vegan diets: Practical advice for athletes and exercisers. Journal of the International Society of Sports Nutrition, v. 14, n. 1, p. 1-15, 2017.

ROSELL, M.S.; et al. Long-chain n-3 polyunsaturated fatty acids in plasma in British meat-eating, vegetarian, and vegan men. American Journal of Clinical Nutrition, v. 82, n. 2, p. 327-34, 2005.

SIMOPOULOS, A.P. Omega-3 fatty acids and athletics. Current Sports Medicine Reports, v. 6, n. 4, p. 230-6, 2007.

SIMOPOULOS, A.P. The omega-6/omega-3 fatty acid ratio, genetic variation, and cardiovascular disease. Asia Pacific Journal of Clinical Nutrition, v. 17, n. SUPPL. 1, p. 131-4, 2008.

SOLIS, M.Y.; et al. Effect of age, diet, and tissue type on PCr response to creatine supplementation. Journal of Applied Physiology (Bethesda, Md. : 1985), v. 123, n. 2, p. 407-14, 2017.

THOMAS, D.T.; BURKE, L.M.; ERDMAN, K.A. Nutrition and athletic performance. Medicine and Science in Sports and Exercise, v. 48, n. 3, p. 543-68, 2016.

TROMMELEN, J.; BETZ, M.W.; VAN LOON, L.J.C. The muscle protein synthetic response to meal ingestion following resistance-type exercise. Sports Medicine, v. 49, n. 2, p. 185-97, 2019.

VAN VLIET, S.; et al. Achieving optimal post-exercise muscle protein remodeling in physically active adults through whole food consumption. Nutrients, v. 10, n. 2, 2018.

WILLIAMS, C.M.; BURDGE, G. Long-chain n–3 PUFA: plant v. marine sources. Proceedings of the Nutrition Society, v. 65, n. 1, p. 42-50, 2006.

13

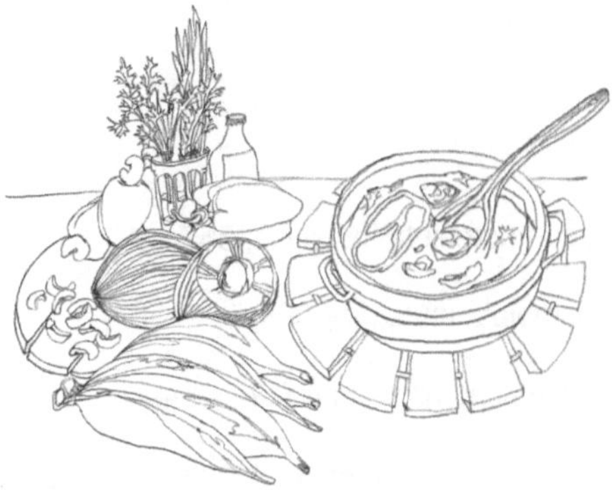

DIETA VEGETARIANA, IMUNIDADE E MICROBIOTA INTESTINAL

Ana Carolina Franco de Moraes
Angela Vince Saunders

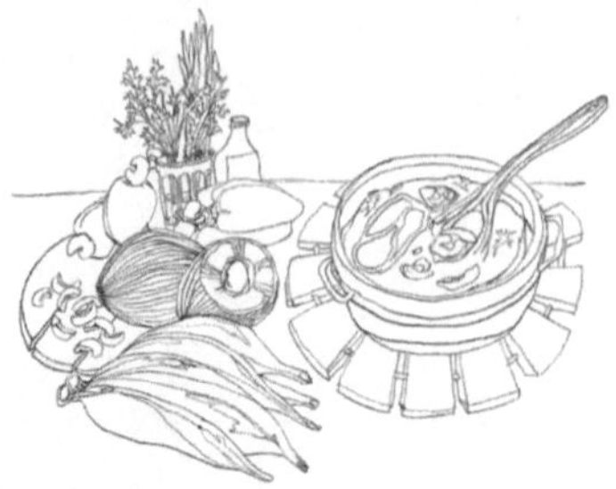

SUMÁRIO

ASPECTOS GERAIS DA MICROBIOTA INTESTINAL

Nos últimos anos têm se acumulado evidências de que a microbiota intestinal (anteriormente chamada de flora intestinal) influencia as condições de saúde. No corpo humano existem mais de 100 trilhões de microrganismos, incluindo bactérias (que dominam), fungos, vírus e *Archaea*. Por microbiota intestinal entende-se o agrupamento de microrganismos que vivem em uma convivência majoritariamente harmoniosa no intestino do hospedeiro, enquanto o microbioma intestinal representa o genoma total desses microrganismos. Esses genes fornecem a informação necessária para que as células microbianas produzam proteínas e enzimas do metabolismo que se associam à geração de vários metabólitos importantes, incluindo hormônios, neurotransmissores e moléculas de inflamação. Essa atividade metabólica microbiana e as moléculas subsequentes produzidas podem ser chamadas de metaboloma.

Os dois maiores filos presentes na microbiota intestinal humana são *Bacteroidetes* e *Firmicutes* (Conlon e Bird, 2015). Embora os gêneros benéficos *Bifidobacterium* e *Lactobacillus* sejam amplamente estudados e reconhecidos, outros gêneros têm chamado a atenção da comunidade científica, assim como *Ruminococcus bromii, Roseburia intestinalis, Eubacterium rectale* e *Faecalibacterium prausnitzii* (Gibson et al., 2017). Estudos indicam que cada indivíduo é único, com uma combinação distinta de espécies microbianas intestinais, mas que de maneira geral tendem a apresentar um dos três enterótipos de gênero já identificados: *Bacteroides, Prevotella* ou *Ruminococcus*. Vale destacar que enterótipos são agrupamentos comuns de bactérias presentes na microbiota intestinal humana e que cada um deles se associa a diferentes capacidades de usar nutrientes específicos que podem interferir no risco de doenças (de Moraes et al., 2017; Wu et al., 2012).

Em contraste com o genoma humano, o microbioma intestinal está sujeito a mudanças ao longo da vida. Isso acontece porque esse é um ecossistema diverso e fortemente afetado por diversos fatores, incluindo os ambientais, como alteração na dieta e uso de antibióticos. Desde o nascimento, a alimentação e o meio ambiente influenciarão a composição bacteriana tanto positivamente quanto negativamente, sendo os três primeiros anos de vida cruciais para o desenvolvimento desse ecossistema. O tipo de parto irá determinar a primeira colonização do intestino. No parto vaginal espera-se ter maior exposição aos *Lactobacillus* – pois estão em grande quantidade na vagina –, enquanto na cesariana é comum encontrar espécies presentes na pele materna, assim como *Staphylococcus* e *Streptococcus* (Conlon e Bird, 2015). O leite materno é uma importante fonte de oligossacarídeos que irá estimular o crescimento de diversas bactérias, especialmente *Bifidobacterium*, reduzindo o risco de gastroenterite e eczema atópico nos lactentes (Conlon e Bird, 2015).

BENEFÍCIOS DA MICROBIOTA INTESTINAL

Considerando que as bactérias intestinais afetam a saúde geral e que nossa alimentação tem efeito significativo no perfil dessas bactérias, é interessante entender alguns dos mecanismos pelos quais a microbiota intestinal pode beneficiar o hospedeiro.

Quebra das fibras alimentares e produção de ácidos graxos de cadeia curta (AGCC)

Um dos papéis fundamentais de nossa microbiota intestinal é a fermentação de polissacarídeos não digeríveis no intestino grosso. AGCC, principalmente butirato, propionato e acetato, são produtos finais desse processo que atuam como principal fonte de energia para as células epiteliais intestinais. Adicionalmente, os AGCC interferem no pH do cólon que, ao ser reduzido, limita o crescimento de bactérias potencialmente patogênicas (Singh et al., 2017).

Estudos indicam que o baixo consumo de fibras se associa diretamente à menor diversidade bacteriana e menor produção de AGCC. O butirato é a fonte preferível de energia dos colonócitos, além de ser essencial para a manutenção da integridade intestinal e modulação da inflamação intestinal (Singh et al., 2017). Bactérias reconhecidamente produtoras de butirato são *F. prausnitzii, E. rectale e Roseburia* spp. (Conlon e Bird, 2015). O proprionato e o acetato seguem para o fígado, onde atuam como substratos para gliconeogênese e lipogênese. O acetato também é substrato para a biossíntese de colesterol, enquanto o propionato inibe a síntese de colesterol e diminui triglicerídeos hepáticos (Conlon e Bird, 2015).

Regulação da fome e saciedade

A microbiota intestinal também pode influenciar o comportamento alimentar por meio do eixo intestino-cérebro via diversos mecanismos que incluem produção de neurotransmissores (serotonina, dopamina e ácido γ-aminobutírico – GABA) ou ativação do eixo HPA (hipotálamo-hipófise-adrenal), entre outros (Cani et al., 2019; Portune et al., 2017).

Os AGCC ligam-se aos receptores acoplados à proteína G (GPR41 e GPR43) das células L enteroendócrinas, promovendo a secreção do peptídeo YY (PYY) e do peptídeo semelhante a glucagon 1 (GLP-1) (Cândido et al., 2018). O PYY, no nível central, inibe neurônios orexígenos do núcleo arqueado, induzindo saciedade (Cani et al., 2019), enquanto o GLP-1 estimula a secreção de insulina pelas células beta, auxiliando no controle glicêmico, e é considerado anorexígeno (Cândido et al., 2018; Cani et al., 2019).

Garantia da integridade do sistema imunológico

O intestino também é importante para o desenvolvimento de respostas imunes. Além de influenciar respostas imunológicas localizadas, as bactérias intestinais têm efeitos mais amplos, contribuindo para a imunidade inata e adaptativa. O epitélio intestinal é formado por uma camada única de células, cobertas por uma camada de muco. A camada externa desse muco é colonizada por bactérias comensais e a camada interna contém imunoglobulina A e peptídeos antimicrobianos que impedem a interação das bactérias com as células epiteliais (Dollé et al., 2016; Portune et al., 2017).

As células de Paneth, que residem nas criptas do intestino delgado, contribuem para a imunidade inata e função da barreira epitelial ao secretar grandes quantidades de peptídeos antimicrobianos que regulam a microbiota no lúmen intestinal. Por sua vez, células caliciformes produzem mucinas que formam uma camada protetora do epitélio intestinal, de modo a evitar o contato direto com microrganismos presentes no lúmen. A barreira epitelial intestinal e os outros mecanismos da imunidade inata controlam a carga bacteriana disponível na interface entre lúmen e epitélio. Inclusive, evidências sugerem que bactérias intestinais são capazes de regular o metabolismo e a imunidade por meio de um mecanismo dependente da imunoglobulina A (Dollé et al., 2016).

Manutenção da barreira intestinal

A microbiota intestinal saudável se associa a uma maior barreira física da mucosa intestinal que favorece a proteção contra a invasão de patógenos e o aumento da permeabilidade intestinal. O butirato fortalece as junções epiteliais apertadas intestinais (ocludinas e zonula occludens-1) por aumentar a secreção de *glucagon-like peptide* 2 (GLP-2) cossecretado com GLP-1, melhorando a função de barreira. Além disso, esse AGCC também aumenta a motilidade intestinal e diminui a inflamação e o estresse oxidativo (Portune et al., 2017).

Vale destacar que a síndrome do intestino permeável, caracterizada pelo afrouxamento das junções epiteliais apertadas no intestino, promove o aumento da translocação bacteriana ou de seus metabólitos que predispõem à inflamação crônica de baixo grau, doença hepática gordurosa não alcoólica e disfunção mitocondrial, entre outros (Conlon e Bird, 2015).

Extração de energia e nutrientes

Novas pesquisas sugerem que a microbiota intestinal tem potencial para aumentar a extração de energia dos alimentos, favorecendo assim o ganho de peso, principalmente naqueles indivíduos com disbiose intestinal. A disbiose é caracterizada pelo desbalanço das bactérias intestinais acompanhado de maior população de bactérias potencialmente patogênicas e redução da diversidade bacteriana (Cândido et al., 2018; Cani et al., 2019).

A microbiota intestinal também sintetiza certas vitaminas, como as do complexo B e vitamina K. Algumas bactérias têm propriedades biossintéticas para diferentes vitaminas, assim como a *Bifidobacterium* para vitaminas K, B12, biotina, folato e tiamina ou *Lactobacillus* para cobalamina e outras vitaminas do complexo B (Tomova et al., 2019).

INFLUÊNCIA DA ALIMENTAÇÃO NA COMPOSIÇÃO DA MICROBIOTA INTESTINAL

A dieta é um importante instrumento para modular a estrutura e a função da microbiota intestinal humana, bem como para alterar o tipo e a quantidade de metabólitos bacterianos produzidos com potencial impacto na saúde metabólica e mental (Sanz et al., 2018). Proteínas, gorduras, carboidratos digeríveis e não digeríveis, assim como probióticos, polifenóis e ômega-3, causam mudanças na composição microbiana com efeitos secundários sobre os vários marcadores imunológicos e metabólicos do hospedeiro (Singh et al., 2017). A seguir discutiremos os efeitos significativos dos macronutrientes (proteínas, gorduras e carboidratos) e de alguns compostos com efeitos prebióticos.

Proteína

A maior parte da digestão enzimática proteica ocorre no intestino delgado, mas cerca de 10 a 12% das proteínas presentes em uma dieta tipicamente ocidental atingem o intestino grosso, onde serão metabolizadas pelas bactérias (Conlon e Bird, 2015; Sanz et al., 2018; Portune et al., 2017). Em comparação à fermentação de fibras, a fermentação de proteínas produz AGCC em menor quantidade acompanhados por aminoácidos de cadeia ramificada, amônia, aminas, sulfeto de hidrogênio, fenóis e indol (Portune et al., 2017). As bactérias proteolíticas pertencem principalmente aos gêneros *Bacteroides, Clostridium, Propionibacterium, Fusobacterium, Streptococcus* e *Lactobacillus* (Portune et al., 2017).

Em excesso, a fermentação bacteriana das proteínas resulta na produção de diversos produtos de putrefação que se associam ao desenvolvimento e progressão do câncer colorretal e das doenças inflamatórias intestinais (Conlon e Bird, 2015). Além da produção de metabólitos, a fermentação proteica também se associa a alguns compostos neuroativos (serotonina, histamina, óxido nítrico e GABA) que regulam ansiedade, humor, cognição, saciedade e imunidade, mas ainda com mecanismos não totalmente compreendidos (Sanz et al. 2018; Portune et al., 2017).

Embora a dieta rica em proteínas seja associada ao aumento da saciedade, evidências indicam que também poderia ter papel deletério em alguns órgãos e tecidos (Sanz et al. 2018). Nesse sentido, uma dieta hiperproteica e pobre em carboidrato mostrou-se capaz de afetar a composição da microbiota intestinal e dos ácidos graxos em homens obesos. Após um período de quatro semanas, a dieta resultou em menor número de bactérias produtoras de butirato (*Roseburia/Eubacterium*), com consequente diminuição na produção de butirato e, ainda, aumento da produção de aminoácidos de cadeia ramificada (Russell et al., 2011).

Recentemente, o metabolismo microbiano intestinal da L-carnitina e colina passou a ser amplamente estudado. Esses compostos presentes especialmente em carnes e ovos resultam na formação de trimetilamina (TMA), que sob a ação da flavina monooxigenase 3 hepática (FMO3) é convertida a N-óxido de trimetilamina (TMAO). A concentração plasmática de TMAO é determinada pela variação genética, dieta e composição da microbiota intestinal (Koeth et al., 2013; Wu et al., 2019). Além das carnes, peixes, crustáceos e ovos, esse composto é encontrado em menor quantidade nos cereais integrais, soja e alguns vegetais (Wu et al., 2019). Estudos sugerem que a concentração de TMAO se associa ao aumento do risco cardiovascular por reduzir o transporte reverso de colesterol, estimular a formação de células espumosas e aumentar a agregação plaquetária (Koeth et al., 2013; Wu et al., 2019).

Considerando que a proteína da ervilha (origem vegetal) se associou ao aumento da produção de AGCC, enquanto a proteína de origem animal elevou a população de bactérias bile-tolerantes (*Bacteroides, Alistipes* e *Bilophila*) e reduziu algumas bactérias produtoras de butirato (*Roseburia* e *Eubacterium rectale*) (Singh et al., 2017), é importante avaliar a quantidade e qualidade de proteína ofertada, particularmente para fins de gerenciamento de peso (Conlon e Bird, 2015; Sanz et al., 2018).

Gordura

Evidências sugerem que um dos motivos que associam a dieta ocidental ao aumento do risco de doença cardiovascular, obesidade e diabetes tipo 2 é o excesso de gordura saturada e trans aliado a menor quantidade de gordura mono e poli-insaturada (Singh et al., 2017). Nos últimos anos, têm-se adicionado a esse conhecimento os efeitos que dietas com alto teor de gordura podem exercer sobre a microbiota intestinal, particularmente quanto à redução da diversidade bacteriana e alterações nos níveis de família, gênero e espécie (Cândido et al., 2018).

A gordura saturada promove a diminuição da integridade das proteínas de junção celular, favorecendo a ativação direta de uma resposta inflamatória. Bactérias Gram-negativas apresentam lipopolissacarídeo (LPS) em sua membrana externa (Cani et al., 2008) e têm seu crescimento estimulado a partir da exposição crônica a esse tipo de gordura (Cani et al., 2019; Franco-de-Moraes et al., 2017). O LPS se liga a *toll-like receptors* (TLRs), especialmente o TLR4, e desencadeia uma inflamação via sistema imune inato. A ativação do fator nuclear Kappa β (NF-κβ), a partir da estimulação do TLR, culmina com a produção de diversos mediadores inflamatórios, incluindo o fator de necrose tumoral alfa (TNF-α) e a interleucina 6 (IL-6) que comprometem a sinalização insulínica e induzem resistência à insulina (Cani et al., 2008). A microbiota do indivíduo obeso tem uma maior permeabilidade intestinal e maior população de bactérias Gram-negativas. Juntos, esses fatores favorecem a ocorrência de endotoxemia metabólica, caracterizada por uma alta concentração de LPS circulante. O reconhecimento da relação entre dieta com alto teor de gordura, microbiota intestinal e endotoxemia metabólica é recente e pode explicar em parte a manifestação e manutenção de um estado inflamatório subclínico que favorece o desenvolvimento da resistência à insulina e doenças associadas (Cândido et al., 2018; Singh et al., 2017).

As alterações mais comuns da microbiota diante da dieta rica em gordura são redução de *Actinobacteria e Bifidobacterium*, que exercem efeito essencial no controle da obesidade, somada ao crescimento de *Bacteroides, Bilophila wadsworthia* e *Desulfovibrio,* que são Gram-negativas e afetam a permeabilidade intestinal (David et al., 2014; Singh et al., 2017). Vale destacar que normalmente a dieta rica em gordura é acompanhada de baixo consumo de carboidratos e fibras, portanto justificaria o menor teor de substrato energético para algumas bactérias comensais (Singh et al., 2017). O excesso de gordura saturada também interfere na população da *Akkermansia muciniphila,* que é Gram-negativa, mas considerada simbionte por estimular a produção de mucina e diminuir a permeabilidade intestinal (Cândido et al., 2018; Everard et al., 2013).

Cada tipo de ácido graxo tem um efeito específico sobre a microbiota intestinal, afetando tanto a composição quanto a diversidade bacteriana (Portune et al., 2017). Em camundongos alimentados com óleo de peixe, observaram-se redução do ganho de gordura corporal e melhora da função de barreira do intestino aliadas à maior abundância de *Akkermansia, Lactobacillus* e *Bifidobacterium* quando comparados a animais alimentados com banha de porco, que apresentaram maior população de *Bilophila* e maior inflamação de baixo grau (Caesar et al., 2015).

Carboidrato

Os carboidratos são o componente dietético mais compreendido em relação à microbiota intestinal. Podem ser classificados segundo sua digestibilidade (digeríveis, parcialmente digeríveis ou não digeríveis), que irá influenciar diretamente na capacidade de ação sobre o conteúdo bacteriano. Ao contrário dos carboidratos digeríveis, carboidratos não digeríveis, como as fibras e o amido resistente, não são enzimaticamente quebrados no intestino delgado (Singh et al., 2017). A fibra dietética só pode ser dividida e fermentada por enzimas da microbiota que vivem no cólon. Essa relação "mutualista" faz com que algumas bactérias consigam produzir AGCC a partir desse processo de fermentação. Geralmente, bactérias que têm um metabolismo sacarolítico quase exclusivo, ou seja, nenhuma atividade proteolítica, podem ser consideradas potencialmente benéficas. Tal perfil metabólico é típico dos gêneros *Lactobacillus* e *Bifidobacterium*, conhecidos por seu envolvimento na modulação imunológica, prevenção do câncer e manejo de doenças inflamatórias intestinais (Singh et al., 2017).

Tanto os carboidratos digeríveis quanto os não digeríveis estimulam o crescimento de *Bifidobacterium* e suprimem a *Clostridia*, que é potencialmente patogênica. Mas somente os carboidratos não digeríveis estimulam o aumento desejável de *Lactobacillus*, *E. rectale* e *Roseburia*, que são produtores de butirato (Singh et al., 2017).

Algumas fibras dietéticas podem ter efeito prebiótico, ou seja, ser utilizadas como substrato para o crescimento de bactérias que conferem benefício ao hospedeiro ao produzirem AGCC, por exemplo (Gibson et al., 2017). Embora muitos microrganismos possam ser capazes de quebrar um determinado substrato, o importante é se há ou não algum benefício de saúde resultante dessa quebra. Anteriormente acreditava-se que somente polissacarídeos não digeríveis poderiam ter efeito prebiótico, mas atualmente reconhece-se que outras substâncias, assim como os polifenóis e ácidos graxos poli-insaturados, podem se encaixar nessa definição (Gibson et al., 2017). Prebióticos podem induzir a proliferação de *Bifidobacterium, Lactobacillus* (Gibson et al., 2017) e *Akkermansia muciniphila* (Everard et al., 2013), entre outras bactérias simbióticas, e ainda promover a melhora da tolerância à glicose, redução da endotoxemia metabólica, inibição do crescimento de patógenos e aumento da saciedade, dentre outros benefícios (Tomova et al., 2019).

Um estudo *in vitro* recente elucidou o mecanismo específico de ação dos carboidratos, especificamente das fibras dietéticas, na microbiota intestinal. O estudo constatou que as seguintes fibras têm efeitos prebióticos diversos: inulina, α-galacto-oligossacarídeos, β-galacto-oligossacarídeos, xilo-oligossacarídeos de espigas de milho e cana-de-açúcar e betaglucana da aveia. A betaglucana induziu o crescimento de *Prevotella* e *Roseburia* com um aumento concomitante na produção de propionato. Inulina e todos os oligossacarídeos tiveram um forte efeito bifidogênico. Além disso, foi observado um efeito dose-resposta para butirato quando exposto a betaglucana e inulina (Fehlbaum et al., 2018). Há também fortes evidências de que inulina, fruto-oligossacarídeos e galacto-oligossacarídeos aumentam o número de *F. prausnitzii*, bactéria reconhecidamente produtora de butirato (Portune et al., 2017). O amido resistente também tem sido considerado combustível para bactérias produtoras de butirato (Singh et al., 2017).

Polifenóis

Polifenóis são a classe mais abundante de fitonutrientes de interesse para a saúde intestinal. As catequinas, flavonoides, flavonas/isoflavonas, antocianinas, pro-antocianinas e ácidos fenólicos são antioxidantes conhecidos que ajudam a prevenir inflamações crônicas e doenças. Fontes comuns incluem frutas, nozes, sementes, legumes, chá, cacau e vinho (Singh et al. 2017). Recentemente têm sido considerados potenciais prebióticos por atingirem o cólon e serem utilizados como substrato pela microbiota (Gibson et al., 2017). Os flavonoides do cacau e as amêndoas aumentam a abundância relativa de *Bifidobacterium* e *Lactobacillus* (Conlon e Bird, 2015), ao mesmo tempo em que reduzem *Clostridia* spp. (Singh et al., 2017).

A suplementação com resveratrol aumentou a abundância de *Lactobacillus* e *Bifidobacterium* e reduziu a expressão de genes associados à síntese de ácidos graxos, adipogênese e lipogênese em camundongos alimentados com dieta rica em gordura (Alves-Santos et al., 2020; Xu et al., 2020). Além disso, o extrato de cranberry, um potente polifenol, foi associado à melhora da tolerância à insulina acompanhada de um aumento na proporção de *Akkermansia muciniphila* (Alves-Santos et al., 2020).

Ácidos graxos poli-insaturados ômega-3 (n-3 PUFA)

O impacto dos ácidos graxos poli-insaturados ômega-3 na microbiota intestinal ainda é pouco compreendido (Costantini et al., 2017). Alguns estudos indicam que perante a suplementação desses ácidos graxos há uma diminuição na abundância de *Faecalibacterium* e aumento de *Bacteroidetes* e bactérias produtoras de butirato (família *Lachnospiraceae*). Estudos em animais mostram que esses ácidos graxos podem aumentar as bactérias supressoras de LPS (*Bifidobacterium*) e diminuir as bactérias produtoras de LPS (*Enterobacterium*), evitando o fenômeno da endotoxemia (Costantini et al., 2017). Recentemente, um aumento na abundância da família *Akkermansiaceae* foi encontrado em humanos suplementados com quatro gramas de ácidos graxos ômega-3 por oito semanas (Costantini et al., 2017).

INFLUÊNCIA DOS PADRÕES ALIMENTARES NA MICROBIOTA INTESTINAL E SAÚDE

As bactérias presentes na microbiota intestinal respondem rapidamente ao tipo de dieta e quantidade de fibras dietéticas consumidas (David et al., 2014). Acredita-se que a dieta habitual de longo prazo seja o principal fator de alteração da composição e atividade da microbiota intestinal. Várias dietas populares, como a ocidental e as vegetarianas ou veganas têm sido estudadas por sua capacidade de modular a microbiota intestinal (Singh et al. 2017) e serão discutidas a seguir.

Dieta ocidental

Uma dieta tipicamente ocidental, pobre em fibras e rica em proteína animal e gordura saturada tem se associado à diminuição da diversidade bacteriana, bem como dos gêneros benéficos *Bifidobacterium e Eubacterium* spp. (Singh et al., 2017). A alta quantidade de calorias consumida no padrão alimentar ocidental contribui para o acúmulo de gordura corporal, que desencadeia inflamação e resistência à insulina, envolvidos na gênese das doenças cardiometabólicas (Conlon e Bird, 2015; Franco-de-Moraes et al., 2017).

Além dos efeitos amplamente estudados do excesso de gordura saturada sobre a microbiota intestinal, pesquisas indicam que o TMAO produzido a partir de alta ingestão de L-carnitina e colina é dependente dos tipos de bactérias intestinais. A maior concentração de TMAO nos onívoros (Koeth et al., 2013; Wu et al., 2019) quando comparados a veganos, mesmo após sobrecarga de L-carnitina, demonstra que ao não consumirem de forma habitual alimentos ricos nesses compostos, os indivíduos com dieta baseada em vegetais, especialmente os vegetarianos estritos ou veganos, não apresentariam bactérias necessárias para a metabolização de L-carnitina e colina em TMA, confirmando a hipótese de que a microbiota intestinal tem papel relevante no risco de DCV aterosclerótica via elevação de TMAO circulante (Koeth et al., 2013). Sugere-se que a adesão a uma dieta rica em frutas e vegetais e pobre em proteínas de origem animal, assim como as vegetarianas, poderia reduzir a concentração de TMAO por afetar a do TMA e remodelar a microbiota intestinal (Tomova et al., 2019).

Dieta vegetariana/vegana

Dietas vegetarianas e veganas bem planejadas são ricas em fibras, fitonutrientes e gorduras insaturadas. Essas características têm sido associadas a um melhor perfil de risco cardiometabólico quando comparadas à dieta tipicamente ocidental (Singh et al., 2017; de Moraes et al., 2017). O termo "vegetariano estrito" ou "vegano" tem sido atribuído aos consumidores apenas de alimentos vegetais (vegetais, frutas, grãos, feijões e nozes) sem qualquer produto de origem animal, enquanto os ovolactovegetarianos podem comer ovo ou produtos lácteos (de Moraes et al., 2017).

São diversas as evidências de que uma dieta rica em fibras apresenta benefícios significativos para a saúde. Pensando na população bacteriana, é sabido que o consumo adequado de fibras se associa ao aumento da abundância do gênero *Prevotella*, pertencente ao filo *Bacteroidetes* (de Moraes et al., 2017; Wu et al., 2012). Estudo que buscou associar enterótipos à dieta confirmou relação entre o enterótipo rico em *Prevotella* (enterótipo 2) e dietas ricas em fibras. Em contraste, a dieta ocidental associou-se ao enterótipo *Bacteroides* (Wu et al., 2012). Um estudo brasileiro com onívoros, ovolactovegetarianos e vegetarianos estritos que buscou as associações entre composição da microbiota intestinal, estado inflamatório e resistência à insulina, confirmou maior prevalência de indivíduos vegetarianos estritos no enterótipo *Prevotella* e encontrou menores concentrações de LDL-colesterol neste mesmo enterótipo (de Moraes et al., 2017). Nessa mesma linha, crianças africanas que consumiam dieta rica em fibras e proteínas de origem vegetal apresentaram menor abundância de bactérias da família *Enterobacteriaceae* (*Shigella* e *Escherichia coli*), maior proporção de *Bacteroidetes* (*Prevotella*) e menor de *Firmicutes* quando comparadas às crianças italianas com dieta pobre em fibras e rica em proteína de origem animal, açúcar e gordura (De Filippo et al., 2010).

A identificação de maior abundância de bactérias produtoras de butirato (*Roseburia* e *Faecalibacterium*) nos vegetarianos quando comparados a onívoros, associada à menor adiposidade corporal e melhores parâmetros metabólicos e inflamatórios, é compatível com a ação anti-inflamatória associada ao butirato via inibição do NF-κB (Franco-de-

-Moraes et al., 2017). Ao comparar uma dieta baseada em alimentos de origem animal (rica em carne, ovos e queijo) com uma dieta baseada em alimentos vegetais (rica em grãos, frutas, verduras e legumes), pesquisadores concluíram que o tipo de dieta apresenta efeito específico sobre a produção de AGCC e proliferação de microrganismos. A dieta rica em alimentos animais resultou em concentração significativamente menor de produtos de fermentação de carboidratos e maior de produtos de fermentação de aminoácidos, que ao serem correlacionados com a abundância bacteriana, indicaram relações diretas com microrganismos putrefativos, assim como *Alistipes putredinis*, *Bilophila wadsworthia* e *Bacteroides* spp., enquanto a dieta rica em alimentos vegetais se associou diretamente com microrganismos sacarolíticos que produzem butirato (*Roseburia*, *E. rectale* e *F. prausnitzii*) (David et al., 2014).

Estudo realizado com adultos de diferentes hábitos alimentares (onívoros, ovolactovegetarianos e vegetarianos estritos) revelou que a abundância de *Akkermansia muciniphila* é inversamente associada ao risco cardiometabólico, especialmente quanto à homeostase da glicose (Greer et al., 2016). Interessantemente, essa abundância é significativamente menor nos onívoros. Além disso, observou-se que há um aumento da população de *A. muciniphila* à medida que os alimentos vegetais são incluídos, sugerindo que essa bactéria prefere alimentos ricos em fibras e polifenóis como substrato.

CONSIDERAÇÕES FINAIS

O microbioma intestinal é uma vasta e complexa nova área de pesquisa, com possibilidades de aplicação em todas as fases da vida, desde a infância até a velhice. Uma vez que o consumo de fibras é considerado uma preocupação real em todas as faixas etárias, elaborar estratégias para que os indivíduos aumentem sua ingestão é fundamental. Ao longo dos últimos anos, acumularam-se evidências de que os benefícios que as dietas de longo prazo ricas em vegetais e fibras trazem à saúde se devem em parte à modulação da microbiota intestinal.

Evidências indicam que o consumo de dietas vegetarianas em comparação com a dieta onívora resulta em composição microbiana intestinal distinta, particularmente com o aumento da abundância de bactérias benéficas, que por sua vez influenciam processos envolvidos na patogênese de várias doenças crônicas. O reconhecimento de que o metabolismo da maioria dos componentes alimentares depende da microbiota intestinal abriu uma janela de oportunidade para melhorar o prognóstico dessas doenças usando estratégias nutricionais dirigidas para modificar e sustentar um perfil favorável de microbiota intestinal. Nesse sentido, o vegetarianismo parece representar uma estratégia promissora para induzir esse perfil bacteriano benéfico, ao menos para aqueles indivíduos afetados por doenças dependentes de dietas não saudáveis, como as cardiometabólicas.

TAKE HOME MESSAGES

1. A microbiota intestinal influencia as condições de saúde por meio da produção de vários metabólitos importantes. Um de seus principais papéis é a fermentação de fibras dietéticas que produz ácidos graxos de cadeia curta. Esses compostos agem na regulação da fome e da saciedade, influenciando o comportamento alimentar via eixo intestino-cérebro, além de serem fonte de energia para as células epiteliais intestinais, interferirem na função barreira intestinal e limitarem o crescimento de bactérias potencialmente patogênicas.
2. Outros benefícios importantes da microbiota saudável incluem a síntese de vitaminas (como as do complexo B e a vitamina K) e a manutenção da integridade do sistema imunológico, contribuindo para a imunidade inata e adaptativa.
3. Proteínas, gorduras e carboidratos levam a alterações na composição microbiana. O excesso de proteína pode resultar na produção de produtos de putrefação associados ao câncer colorretal e doenças inflamatórias intestinais. A gordura saturada promove a redução da integridade das proteínas de junção celular e o aumento de LPS circulante, ativando uma resposta inflamatória que favorece o desenvolvimento da resistência à insulina e das doenças associadas. Carboidratos são o combustível preferido para a produção de AGCC, especialmente de butirato.
4. Polifenóis e ômega-3 promovem alterações na composição microbiana que geram benefício à saúde e, portanto, têm sido considerados prebióticos.
5. A microbiota intestinal responde rapidamente ao tipo de dieta e quantidade de fibras dietéticas consumidas. A dieta ocidental, tipicamente baixa em fibras e rica em proteína animal e gordura saturada, se associa à redução da diversidade bacteriana e da integridade da barreira intestinal, aumentando a resposta inflamatória. O metabolismo intestinal de L-carnitina e colina influencia a concentração de TMAO associada ao risco cardiovascular, ao passo que as dietas vegetarianas e veganas, tipicamente ricas em fibras, fitonutrientes e gorduras insaturadas, estão associadas a maior diversidade bacteriana e produção de AGCC. Dietas vegetarianas e veganas bem planejadas representam uma estratégia promissora para melhorar o perfil bacteriano de um indivíduo e reduzir o risco de várias condições de saúde, como doenças cardíacas e inflamação crônica.

REFERÊNCIAS

ALVES-SANTOS, A.M.; et al. Prebiotic effect of dietary polyphenols: A systematic review. J Funct Foods, v. 74, p. 104169, 2020.

CAESAR, R.; et al. Crosstalk between gut microbiota and dietary lipids aggravates WAT inflammation through TLR signaling. Cell Metab, v. 22, p. 658-68, 2015.

CÂNDIDO, F.G.; et al. Impact of dietary fat on gut microbiota and low-grade systemic inflammation: mechanisms and clinical implications on obesity. Int J Food Sci Nutr, v. 69, p. 125-43, 2018.

CANI P.D.; et al. Microbial regulation of organismal energy homeostasis. Nat Metab, v. 1, p. 34-46, 2019.

CANI, P.D.; et al. Role of gut microflora in the development of obesity and insulin resistance following high-fat diet feeding. Pathol Biol (Paris), v. 56, p. 305-9, 2008.

CONLON, M.A.; BIRD, A.R. The impact of diet and lifestyle on gut microbiota and human health. Nutr, v. 7, n. 1, p. 17-44, 2015.

COSTANTINI, L.; et al. Impact of omega-3 fatty acids on the gut microbiota. Int J Mol Sci, v. 18, n. 12, p. 2645, 2017.

DAVID, L.A.; et al. Diet rapidly and reproducibly alters the human gut microbiome. Nature, v. 505, n. 7484, p. 559-63, 2014.

DE FILIPPO, C.; et al. Impact of diet in shaping gut microbiota revealed by a comparative study in children from Europe and rural Africa. Proc Natl Acad Sci USA, v. 107, p. 14691-96, 2010.

DE MORAES, A.C.F.; et al. Enterotype may drive the dietary-associated cardiometabolic risk factors. Front Cell Infect Microbiol, v. 7, p. 47, 2017.

DOLLÉ, L.; et al. Policing of gut microbiota by the adaptive immune system. BMC Med, v. 14, p. 27, 2016.

EVERARD, A.; et al. Cross-talk between Akkermansia muciniphila and intestinal epithelium controls diet-induced obesity. Proc Natl Acad Sci, v. 110, n. 22, p. 9066-71, 2013.

FEHLBAUM, S.; et al. In vitro fermentation of selected prebiotics and their effects on the composition and activity of the adult gut microbiota. Int J Mol Sci, v. 19, 2018.

FRANCO-DE-MORAES, A.C.; et al. Worse inflammatory profile in omnivores than in vegetarians associates with the gut microbiota composition. Diabetol Metab Syndr, v. 9, p. 1-8, 2017.

GIBSON, G.R.; et al. Expert consensus document: The International Scientific Association for Probiotics and Prebiotics (ISAPP) consensus statement on the definition and scope of prebiotics. Nat Rev Gastroenterol Hepatol, v. 14, n. 8, p. 491-502, 2017.

GREER, R.L.; et al. Akkermansia muciniphila mediates negative effects of IFNγ on glucose metabolism. Nat Commun, v. 7, p. 1-13, 2016.

KOETH, R.A.; et al. Intestinal microbiota metabolism of L-carnitine, a nutrient in red meat, promotes atherosclerosis. Nat Med, v. 19, n. 5, p. 576-85, 2013.

PORTUNE, K.J.; et al. Gut microbiota, diet and obesity-related disorders – the good, the bad and the future challenges. Mol Nutr Food Res, v. 61, n. 1, 2017.

RUSSELL, W.R.; et al. High-protein, reduced-carbohydrate weight-loss diets promote metabolite profiles likely to be detrimental to colonic health. Am J Clin Nutr, v. 93, n. 5, p. 1062-72, 2011.

SANZ, Y.; et al. Towards microbiome-informed dietary recommendations for promoting metabolic and mental health: opinion papers of the MyNewGut project. Clin Nutr, v. 37, p. 2191-7, 2018.

SINGH, R.K.; et al. Influence of diet on the gut microbiome and implications for human health. J Transl Med, v. 15, p. 73, 2017.

TOMOVA, A.; et al. The effects of vegetarian and vegan diets on gut microbiota. Front Nutr, v. 6, p. 47, 2019.

WU, G.D.; et al. Linking long-term dietary patterns with gut microbial enterotypes. Science, v. 334, n. 6052, p. 105-8, 2012.

WU, W.K.; et al. Identification of TMAO-producer phenotype and host-diet-gut dysbiosis by carnitine challenge test in human and germ-free mice. Gut, v. 68, p. 1439-49, 2019.

XU, Y.; et al. Function of Akkermansia muciniphila in obesity: interactions with lipid metabolism, immune response and gut systems. Front Microbiol, v. 11, p. 1-12, 2020.

14

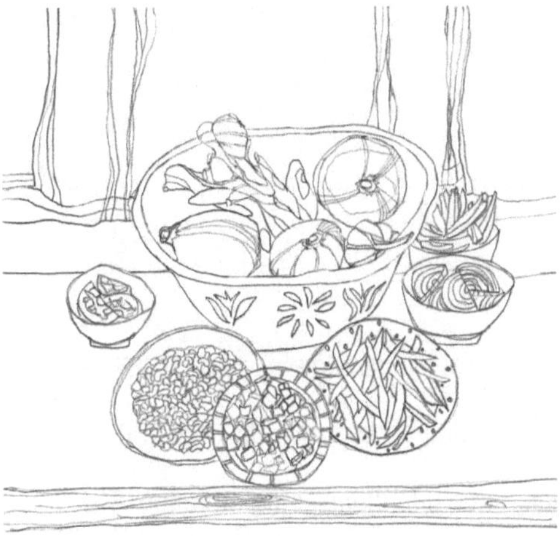

SUPLEMENTAÇÃO ALIMENTAR PARA O VEGETARIANO

Mariana V. M. B. Pimentel
Carolina V. M. B. Pimentel
Maria Fernanda Elias

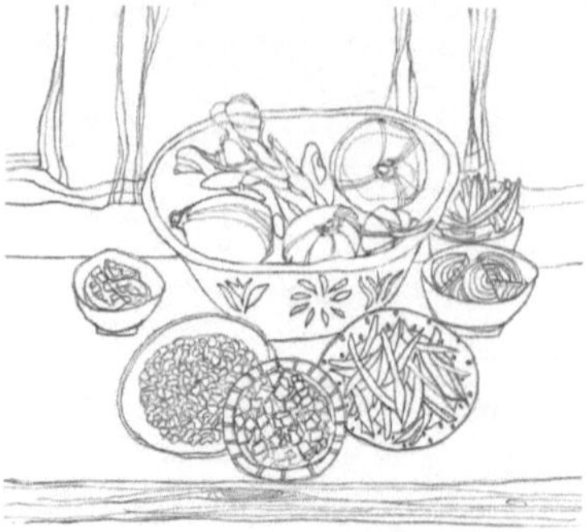

SUMÁRIO

INTRODUÇÃO

A suplementação alimentar tem o objetivo de complementar a alimentação do indivíduo com nutrientes, substâncias bioativas, enzimas e probióticos. Quando a dieta está inadequada ou restringe algum grupo alimentar, a oferta dos nutrientes pode ser prejudicada, podendo gerar lacunas e carências nutricionais.

Além dessas condições, as diferentes fases da vida como gestação, infância e idade avançada promovem alterações fisiológicas que exigem ajustes na dieta para atender a demanda metabólica.

O crescimento dos adeptos das dietas vegetarianas se reflete no aumento das pesquisas realizadas nos últimos anos, assim como consensos e diretrizes sobre suplementação e adequação alimentar para essa população. Nesse sentido, o mercado de suplementos alimentares destinados a esse público também retrata crescimento.

A suplementação alimentar é uma estratégia eficiente e necessária para alguns indivíduos, porém deve fazer parte de uma dieta equilibrada, diversificada e planejada.

A adoção das dietas vegetarianas, quando adequada nutricionalmente, promove benefícios à saúde do indivíduo, principalmente se é acompanhada de um estilo de vida saudável.

NECESSIDADES NUTRICIONAIS DE SUPLEMENTAÇÃO

A adoção de dietas vegetarianas vem crescendo entre os brasileiros. De acordo com a pesquisa do IBOPE realizada em 2018, 14% da população brasileira acima de 16 anos se declara vegetariana. Entre os motivos que levam o indivíduo a adotar esse padrão dietético estão a ética e o cuidado em relação aos animais, saúde, religião, impacto ambiental, alergia ou intolerância alimentar e influência de outras pessoas, entre outros (Hargreaves et al., 2020). Existem diferentes padrões de dietas vegetarianas. Desde as mais restritivas, que excluem todos os alimentos de origem animal, até as mais flexíveis, que consomem algum tipo de carne em quantidade reduzida (Hargreaves et al., 2020).

Diante da variedade do padrão alimentar, Clarys et al. (2014) compararam a qualidade nutricional das diferentes dietas, veganas, vegetarianas, semivegetarianas, pescovegetarianas e onívoras, de 1.475 indivíduos. Verificaram que quanto mais restritiva é a ingestão de alimentos de origem animal, menor é a ingestão calórica e de proteínas, enquanto a ingestão de fibras é maior e o perfil de gorduras é melhor. Em relação à ingestão de micronutrientes, cálcio, vitamina D e vitamina B12 se destacam devido à baixa oferta ou ausência, no caso da vitamina B12, nos alimentos de origem vegetal (Clarys et al., 2014).

Apesar da ingestão limitada de macros e micronutrientes em alguns indivíduos, as dietas vegetarianas estão associadas com melhores benefícios à saúde comparadas às dietas onívoras (Clarys et al., 2014; Oussalah et al., 2020). Diversos estudos prospectivos e de coorte demonstram que as dietas vegetarianas promovem melhor proteção cardiovascular, menor risco de alguns tipos de câncer e prevenção de doenças crônicas como diabetes e dislipidemia comparadas às dietas onívoras. Importante destacar que as dietas vegetarianas também estão associadas a um estilo de vida mais saudável que envolve atividade física regular, baixo ou nenhum consumo de álcool e tabaco, que são fatores benéficos independentes para prevenção de doenças (McEvoy et al., 2012; Orlich e Fraser, 2016).

Os alimentos de origem vegetal são capazes de fornecer os macros e micronutrientes essenciais, exceto vitamina B12. No entanto, para que o indivíduo atinja as necessidades nutricionais é necessário que a dieta vegetariana seja planejada e variada para garantir os nutrientes necessários, pois a carência nutricional pode ocorrer devido à restrição e/ou quantidade inadequada de ingestão alimentar (CRN, 2015). Importante ressaltar que alguns nutrientes, como os minerais ferro, zinco e cálcio podem ser menos biodisponíveis na dieta vegetariana devido aos níveis de fitato e polifenóis presentes nos alimentos vegetais que prejudicam a absorção desses nutrientes. No entanto, o planejamento da dieta que envolve combinações de alimentos e estratégias de preparo pode aumentar a biodisponibilidade e absorção desses minerais (Gibson et al., 2010).

A carência de alguns micronutrientes, principalmente da vitamina B12, é preocupante sobretudo entre os grupos mais vulneráveis como crianças, gestantes e idosos (Oussalah et al., 2020). Nesse sentido, a suplementação de vitamina B12 é mandatória para esses grupos e para todos os vegetarianos que não consomem alimentos de origem animal (Slywitch, 2021).

Os suplementos alimentares possuem o objetivo de complementar a alimentação do indivíduo, oferecendo nutrientes ou não nutrientes (Anvisa, 2018c). As necessidades nutricionais são individuais e, em caso de inadequação nutricional, o profissional habilitado deverá avaliar e prescrever a suplementação adequada para determinado indivíduo.

É importante identificar as carências nutricionais, pois a insuficiência de alguns micronutrientes pode ser considerada fator de risco para determinadas doenças (Padovani et al., 2006). Como exemplos, a deficiência de ferro pode ocasionar alguns tipos de anemia, a de cálcio e vitamina D pode prejudicar a saúde óssea e a de zinco afetar o sistema imune e antioxidante endógeno (Iguacel et al., 2019; Oussalah et al., 2020). Uma metanálise avaliou o impacto das dietas onívioras, veganas e vegetarianos na densidade mineral óssea e no risco de fraturas em indivíduos acima de 25 anos. O estudo concluiu que os adeptos das dietas vegetarianas e veganas possuem maior risco de fratura e menor densidade mineral óssea. Entretanto, outras características, como nível de atividade física do indivíduo, tempo de adoção da dieta, idade e sexo, podem influenciar diretamente esse resultado (Iguacel et al., 2019). Nesse sentido, o planejamento individual da dieta e o uso de suplementos e alimentos fortificados torna-se uma estratégia importante para auxiliar na adequação de ingestão de cálcio para manutenção da saúde óssea.

De acordo com estudos recentes de coorte prospectivos, os vegetarianos e veganos possuem melhor padrão dietético relacionado ao consumo de frutas, verduras, legumes e menor ingestão de açúcar e álcool (Papier et al., 2019). Esse perfil variado da dieta favorece a ingestão proteica e de ácidos graxos mono e poli-insaturados (Papier et al., 2019; Clarys et al., 2014). Entretanto, a ingestão dos ácidos graxos poli-insaturados ômega-3 é limitada no reino vegetal, principalmente dos ácidos graxos eicosapentaenoico (EPA) e docosahexaenoico (DHA), que são encontrados predominantemente em alimentos de origem animal. Apesar do organismo realizar conversão metabólica do ácido alfalinolênico

(ALA) em EPA e DHA, a suplementação direta de EPA e DHA torna-se interessante para melhor aproveitamento e aporte desses ácidos graxos que estão associados com a saúde cardiovascular, entre outros benefícios (Burdge et al., 2017).

Diante disso, destaca-se que os alimentos de origem vegetal são capazes de ofertar todos os nutrientes essenciais para o organismo, com exceção da vitamina B12. No entanto, é fundamental que a dieta faça parte de um contexto de estilo de vida saudável para que os benefícios a saúde sejam evidentes. Quando a dieta vegetariana é deficiente, monótona e restritiva deve-se ter atenção na ingestão de alguns nutrientes além da vitamina B12, como o ferro, zinco, vitamina D, cálcio, proteínas e ômega-3. E nesse sentido, a suplementação e a fortificação dos alimentos é uma estratégia eficaz e recomendada pelos profissionais e diretrizes de saúde.

SUPLEMENTAÇÃO NOS DIFERENTES CICLOS DA VIDA

As diferentes fases da vida promovem alterações fisiológicas e metabólicas que demandam maior ou menor consumo de determinados macros e micronutrientes. As recomendações de ingestão diária desses nutrientes são calculadas de acordo com o sexo e a faixa etária do indivíduo. Além dessas condições, o nível de atividade física, o estado fisiológico, como gestação e lactação, e o gasto energético também influenciam e necessitam de ajustes nutricionais (Padovani et al., 2006).

A nutrição infantil é uma preocupação mundial, pois a desnutrição na infantil pode acarretar problemas de saúde e aumento de risco de doenças crônicas não transmissíveis na vida adulta. Segundo a Organização Mundial da Saúde (OMS), sobrepeso, baixa estatura e baixo peso estão associados à má nutrição infantil e em 2020 cerca de 200 milhões de crianças, ao redor do mundo, abaixo de 5 anos estavam nessas condições (WHO, 2021). Nesse sentido, a preocupação com a nutrição nos primeiros mil e cem dias, período que envolve a pré-concepção, gestação e os dois primeiros anos de vida da criança, tem sido alvo de estudos e atualizações nas recomendações nutricionais para gestantes e crianças (Pimentel, 2019).

Independentemente do padrão dietético, as políticas públicas garantem a suplementação de ácido fólico e ferro durante a pré-gestação e gestação para garantir o aporte desses nutrientes e prevenir má formação fetal e outros desfechos negativos para mãe e bebê. Além desses nutrientes, a OMS recomenda a suplementação de múltiplos nutrientes em gestantes para melhores desfechos pré-natais. No entanto, a suplementação deve ocorrer após crítica investigação clínica e dietética da gestante.

As gestantes e as crianças vegetarianas estão sujeitas à inadequação de ingestão dos mesmos nutrientes que os adultos, como vitamina B12, zinco, ferro, ômega-3 e vitamina D quando a dieta não é planejada e diversificada. Porém, devido à condição fisiológica e demanda metabólica, as gestantes e as crianças, vegetarianas ou onívoras, estão mais expostas ao risco de carência nutricional, tornando-se populações com maior vulnerabilidade (Costa-Rodrigues et al., 2018; Peretti et al., 2020). Estudos que avaliaram a segurança das dietas vegetarianas em gestantes e crianças concluíram que a adoção do padrão alimentar vegetariano é segura e que os benefícios à saúde se estendem a todos os indivíduos, mesmo durante os períodos de maior demanda metabólica, como a gestação e infância (Costa-Rodrigues et al., 2018; Peretti et al., 2020). No entanto, os ajustes nutricionais são necessários de acordo com a fase gestacional e idade da criança e devem ser realizados com acompanhamento e planejamento profissional.

Diante da vulnerabilidade desses grupos populacionais, a suplementação alimentar torna-se importante ferramenta para prevenção de carências nutricionais e garante o aporte dos nutrientes necessários.

Os indivíduos acima de 60 anos e as mulheres na menopausa também fazem parte do grupo populacional vulnerável para carência nutricional (Agostini et al., 2018). A maior parte dos idosos brasileiros apresenta ingestão inadequada de micronutrientes como vitaminas E, D, A, B6 e minerais cálcio e magnésio (Fisberg et al., 2013) e a disfagia e a anorexia, condições associadas ao envelhecimento e a doenças crônicas, favorecem a desnutrição nessa população (Payne et al., 2017). Além disso, a partir dos 60 anos ocorrem alterações na composição corporal que resultam na redução de peso e perda de massa muscular. Devido a essas condições, a OMS recomenda suplementação oral para aumento da ingestão calórica, proteica e de micronutrientes em idosos com o objetivo de diminuir o risco de sarcopenia, osteoporose e melhorar o sistema imune, desde que seja personalizada e com acompanhamento profissional (WHO, 2017a).

É consenso entre os profissionais de saúde que os idosos possuem ingestão inadequada de alguns nutrientes e que a suplementação de múltiplos nutrientes como vitamina D, complexo B, ômega-3 e vitamina E pode oferecer benefícios adicionais na função cognitiva e saúde óssea (Blumberg et al., 2018). Poucos estudos avaliaram a carência nutricional *versus* o padrão dietético nessa população. No entanto, Deriemaeker et al. (2011) compararam os padrões nutricionais e físicos de idosos (acima de 65 anos) vegetarianos e não vegetarianos e concluíram que não há impacto negativo na saúde dos idosos e que o risco de carência nutricional pode ocorrer nos dois padrões dietéticos.

Em resumo, nota-se que a necessidade de suplementação alimentar ocorre entre os grupos vulneráveis e é substancialmente influenciada pela idade e pelo sexo quando comparado ao padrão dietético planejado e com acompanhamento profissional. De acordo com a Sociedade Vegetariana Brasileira (2018), Academy of Nutrition and Dietetics (2016) e a American Dietetic Association; Dietitians of Canada (2013), a alimentação vegetariana é adequada em todas as fases da vida e, como qualquer outra dieta, requer ajustes nutricionais e cuidados alimentares.

TIPOS DE SUPLEMENTOS E TENDÊNCIAS DE MERCADO

O mercado de suplementos alimentares para vegetarianos e veganos tem crescido consideravelmente nos últimos anos, não apenas pelo número maior de pessoas que aderem a esses estilos de dieta, mas também porque existe maior amplitude de conhecimento sobre a necessidade de garantir a ingestão diária recomendada de alguns nutrientes essenciais por esses indivíduos por meio de outras fonte que não os alimentos.

Dietas restritivas tendem a acarretar lacunas nutricionais se não forem muito bem planejadas, segundo a Mayo Clinic (2020). No caso de dietas veganas e vegetarianas, ocorre atenção especial para a ingestão diária adequada de vitamina D (especialmente nos casos em que não há exposição solar diária sem uso de bloqueador solar e/ou alimentação com baixa ingestão de gorduras), vitamina B12, ácidos graxos poli-insaturados de cadeia longa (ômega-3 EPA e DHA – ácido eicosapentaenoico e ácido docosaexaenoico) e proteínas.

Segundo dados de instituto de pesquisa Mintel (2020), a porcentagem de lançamentos globais de suplementos com alegação vegetariana saltou de 8% em 2015 para 14% em 2019. Seguindo a mesma tendência de crescimento, os suplementos com alegação vegana ou livre de insumos animais evoluiu ainda mais, passando de 8% para 17% no mesmo período.

Suplementos com alegações botânicas, herbais, orgânicas, livres de organismos geneticamente modificados (GMO), livres de glúten, isentos de lactose e outras alegações como "rótulo limpo" (*clean label*), "baseado em plantas" (*plant-based*) e "livres de" (*free-from*) também ganharam mais espaço nos últimos 5 anos entre os públicos vegetarianos e veganos, e também na população em geral.

Com relação aos formatos de suplementos disponíveis no mercado, as cápsulas e os tabletes ainda são as versões mais consumidas. Entretanto, suplementos em pó, líquidos e formatos mais inovadores, como gomas mastigáveis e pastilhas, tendem a ganhar espaço à medida em que entregam maior variedade e praticidade aos consumidores (NSH, 2020).

Pensando no público vegano, é fundamental que, além de observar a lista de ingredientes, observe-se o cuidado de incluir cápsulas sem gelatina no processo produtivo (*gelatin-free capsules*).

Ao discutir os tipos de suplementos para vegetarianos, não resta dúvida de que a preocupação em cobrir as lacunas nutricionais para vitamina D, vitamina B12, ômega-3 EPA e DHA e proteínas é o fator número 1, também referido como suplementação "rede de segurança". Nesse sentido, discute-se que a maior adesão da população mundial a dietas baseadas em plantas, vegetarianas e veganas é um dos fatores que acarretaria o aumento do consumo de suplementos e a prescrição de suplementos nutricionais por profissionais de saúde.

Uma pesquisa realizada no Brasil mostrou um aumento de 7 pontos percentuais na prescrição de suplementos por médicos, nutricionistas e farmacêuticos em um período de 5 anos. Em 2020, 51% dos brasileiros que consomem suplementos relataram que houve prescrição por um profissional da área da saúde (ABIAD, 2020). Por outro lado, 23% dos brasileiros consomem suplementos por decisão própria, pois entendem que dietas restritivas e de eliminação podem gerar carências nutricionais.

Entretanto, essa não é a única razão que leva os brasileiros vegetarianos a consumirem suplementos alimentares. De maneira geral, indivíduos que seguem dietas vegetarianas e veganas são mais atentos à saúde e à adoção de um estilo de vida saudável que promova a qualidade de vida. E os aspectos relacionados à saúde, como "manutenção da saúde em geral" ou "otimizar o sistema imunológico", são a razão que leva 85% dos brasileiros a consumirem suplementos alimentares.

Principais preocupações e alegações de saúde

Ao avaliar os lançamentos globais de suplementos entre os anos de 2015 e 2020, observa-se maior preocupação dos consumidores para (em ordem decrescente): saúde imunológica (com crescimento significativo em 2020), otimização da energia, benefícios antioxidantes, sistemas nervoso e neurológico, saúde dos ossos, saúde cardiovascular, saúde digestiva, pele/unha/cabelo e gerenciamento de peso (Mintel, 2020)

De maneira geral, alegações de saúde já bem estabelecidas (como saúde dos ossos e saúde do coração) permanecerão populares no mercado de suplementos alimentares e crescerão por meio de inovações nos próximos anos. Essa tendência se manterá para o mercado de suplementos de maneira geral e em produtos com apelo vegetariano.

Ao mesmo tempo, algumas alegações que eram consideradas já estabelecidas voltaram a ganhar destaque e renovação a partir de 2020, com destaque para saúde imunológica e saúde dos olhos. Esse fato coincide com a pandemia de COVID-19, quando a população passou a buscar ativamente produtos que auxiliassem na otimização da imunidade e a relatar maior fadiga visual e preocupação com a saúde dos olhos, devido ao maior tempo de exposição à luz azul proveniente de telas de computadores e celulares. Nutrientes de atenção em dietas vegetarianas, conforme já discutido anteriormente – como vitamina D e ômega-3 EPA e DHA – são fundamentais tanto para a manutenção do sistema imunológico como para a saúde visual, o que exige atenção redobrada no cenário atual e futuro.

Sobre a saúde dos olhos – preocupação usualmente associada com os ciclos de vida mais avançados devido à degeneração relacionada à idade –, houve uma mudança radical ocasionada pelo aumento do uso de telas eletrônicas pelas crianças e pela popularidade dos jogos de computadores, especialmente entre os adolescentes. Enquanto as crianças passaram a ser expostas às telas de celulares, *tablets* e computadores de forma cada vez mais prematura, os adolescentes aumentaram seu tempo de exposição à luz azul devido aos jogos eletrônicos.

Evidência científica sugere que o uso excessivo de dispositivos eletrônicos, especialmente no período noturno, pode interferir na qualidade do sono e gerar efeitos negativos a outros aspectos de saúde associados ao ritmo circadiano (Ramsey, 2019). Nesse sentido, suplementos alimentares que auxiliem a neutralizar ou minimizar esses efeitos serão considerados como benefícios em tendências emergentes.

Considerando ainda as consequências físicas e psicológicas da COVID-19, suplementos alimentares que visam promover a saúde emocional (qualidade do sono, manutenção do estresse e relaxamento) e otimizar a saúde mental (incluindo cognição, foco e memória) ganharam destaque e permanecerão sendo uma tendência a longo prazo. Conforme mencionado anteriormente, é importante garantir a adequação de ingestão de vitamina B12 em dietas vegetarianas, já que as vitaminas do complexo B estão diretamente relacionadas com a saúde neurológica (Rashid et al., 2020)

O espectro amplo do bem-estar emocional e mental é frequentemente associado a uma abordagem mais holística de saúde e os suplementos alimentares passam a integrar esse mercado com soluções de ingredientes nootrópicos.

O termo "nootrópicos" inicialmente se referia a compostos químicos que atendiam a critérios muito específicos, embora na atualidade seja usado para denominar qualquer substância natural ou sintética que possa ter um impacto positivo nas habilidades mentais. Os nootrópicos são também conhecidos como "drogas inteligentes" e ganham popularidade entre os grupos mais jovens (Suliman et al., 2016).

Muitos nootrópicos já são habitualmente consumidos e incorporados na rotina em diferentes culturas, como por exemplo a cafeína, o ginkgo biloba, a creatina, o *Panax quinquefolius* (*american ginseng*) e a *ashwagandha* (*Withania somnifera*). Observa-se que as fontes dos princípios ativos nootrópicos permitem a adesão de indivíduos que adotam dietas vegetarianas. Somado a isso, uma pesquisa recente apontou que 18% dos consumidores norte-americanos com idades entre 18 e 34 anos estão interessados em novos ingredientes nootrópicos aplicados a produtos voltados para o desempenho físico (Mintel, 2020).

Apesar das populações mais jovens serem consumidores ávidos por novidades no mercado de suplementos alimentares, outro grupo de consumidores muito atentos às soluções voltadas para a saúde mental e emocional são aqueles com 55 anos ou mais. No Brasil, 47% dos consumidores com mais de 55 anos consomem suplementos multivitamínicos com o objetivo de envelhecer de forma mais saudável e ativa.

Outro grupo de alegação de saúde que vem ganhando destaque no mercado de suplementos alimentares nos últimos anos e que seguirá como tendência no futuro, ampliando o leque de opções para vegeterianos e veganos, é o que oferece soluções focadas nos primeiros 1.000 dias, com cuidados a prevenir deficiências nutricionais e garantir o adequando desenvolvimento físico e neurológico do bebê.

Além do consumo tradicional de multivitamínicos na fase da gestação e primeiros 1.000 dias, passam a ser incorporados outros componentes fundamentais, como o ômega-3 DHA, que começam a ser suplementados antes mesmo da gestação e mantidos no período da lactação (De Almeida et al., 2014). Já é possível encontrar no mercado opções de DHA 100% vegetais, provenientes de algas e comercializadas em cápsulas livres de gelatina.

Ainda sobre os aspectos relacionados à gestação, o aumento da idade materna em alguns países pode impulsionar a demanda por suplementos alimentares que apoiem a fertilidade, tanto feminina como masculina.

Outras tendências em suplementos alimentares estão relacionadas ao eixo cérebro-intestino, à medida que a comunicação dessa estrutura começa a atingir os consumidores com foco na ciência e benefícios relacionados a prebióticos, probióticos e posbióticos.

O conhecimento sobre a ação dos prebióticos e probióticos para a manutenção da saúde gastrointestinal foi a porta de entrada para o consumo desses compostos na América Latina e em todo o mundo, assim como para o estabelecimento dessa categoria no mercado. Nos últimos anos, a comunicação científica sobre o eixo cérebro-intestino e a evidência da essencialidade da normobiose como alvo potencial para prevenção e tratamento de ansiedade e depressão, por exemplo, deu um novo posicionamento e impulsionou o crescimento da categoria.

Preocupações de saúde emergentes e novos ingredientes

Ano a ano, aspectos relacionados à poluição e à sustentabilidade vêm ganhando atenção expressiva em países da Europa, o que seguramente impactará em oportunidades futuras para o mercado de suplementos, com produtos visando confrontar potenciais efeitos tóxicos com impacto na saúde.

A expectativa a curto prazo é que a sustentabilidade se tornará um fator de rastreamento básico para consumidores atentos à saúde e qualidade de vida, ao invés de um argumento clássico de venda. Essa tendência certamente ganhará adeptos vegetarianos e veganos.

O avanço das tecnologias de segurança e de plataformas digitais irá encorajar os produtores de suplementos a fornecerem transparência total da cadeia de suprimentos, incluindo informações sobre técnicas de processamento, origem da matéria-prima, benefícios éticos e cuidados ambientais.

Muitas empresas de ingredientes já garantem aspectos de qualidade, rastreabilidade, confiabilidade e sustentabilidade por meio de selos e marcas que refletem esse compromisso, entretanto, a preocupação crescente do consumidor final irá transferir um cuidado ainda maior para os fabricantes de produtos terminados.

A transparência de informação também terá impacto na escolha de excipientes e corantes, por exemplo, o que levará os fabricantes de suplementos a oferecer opções naturais ou vegetais, sempre que possível. Lembrando que as próximas gerações irão exigir transparência em todas as áreas da cadeia de abastecimento de um produto e não apenas nos ingredientes.

Ao explorar os ingredientes que emergem como tendência, o canabidiol (CBD) – segundo composto bioativo mais prevalente da *cannabis* – atrai um número cada vez maior de consumidores que buscam alternativas para medicamentos com isentos de prescrição.

Dentre as principais condições associadas ao uso de CBD entre consumidores nos Estados Unidos e Reino Unidos estão: alívio de dores crônicas e temporárias, diminuição do estresse, promoção de relaxamento, redução de quadros de ansiedade e manutenção de transtornos do sono.

Apesar da Organização Mundial da Saúde afirmar que em humanos o CBD não exibe efeitos indicativos de qualquer abuso ou potencial de dependência, os aspectos regulatórios seguem como principais entraves para comercialização no momento (WHO, 2017b).

Outros ingredientes botânicos, considerados como "superalimentos" nos segmentos de alimentos e bebidas, também vêm ganhando espaço no mercado de suplementos alimentares para vegetarianos, utilizados tanto de forma isolada ou em combinação com vitaminas e minerais. Nesse mercado, destacam-se espirulina, chá verde, linhaça, acerola, açaí, cúrcuma, groselha e cogumelos.

Avanços em nutrição personalizada

Apesar do discurso sobre a busca pela personalização não ser considerado uma tendência nova, os consumidores esperam receber um nível de especificidade cada vez maior quando o assunto é nutrição, saúde e suplementação.

A possibilidade de obter um conhecimento mais aprofundado sobre a biologia individual, a partir da popularização de testes de saúde caseiros, exigirá a entrega de produtos e dietas cada vez mais diferenciados e individualizados. Os fabricantes de suplementos alimentares podem ter uma vantagem excepcional nesse mercado, apoiando os profissionais de saúde a personalizarem suas prescrições em um grau superior, tanto em termos de ingredientes e doses, como também de formatos e métodos de consumo.

Para se ter uma ideia, 68% dos consumidores do Reino Unido dizem estar interessados em utilizar testes de saúde caseiros para identificar possíveis deficiências nutricionais. A mesma porcentagem de consumidores nos Estados Unidos afirma estar interessada na personalização de suplementos multivitamínicos com ingredientes específicos para suas necessidades.

Seguindo essa tendência, a quantidade global de pedidos de famílias de patentes associadas a tecnologias de soluções dietéticas baseadas no DNA saltou de 1 solicitação anual em 2000 para 23 solicitações anuais em 2019, representando um caminho sólido na evolução da personalização dietética para o futuro da saúde.

Como escolher um bom suplemento alimentar?

É fundamental que o público vegano observe o produto, além da lista de ingredientes. Alguns produtos possuem selos de certificação vegana que podem ser obtidos após criteriosa avaliação da origem de todos os ingredientes presentes na formulação.

Diante do crescimento do mercado acompanhado pelo número de novos produtos lançados por ano, torna-se cada vez mais desafiador prescrever e indicar alternativas para o paciente. A Figura 1 indica os principais pontos de atenção ao prescrever e indicar uma marca de suplemento alimentar.

A prescrição de um suplemento nutricional deve ser realizada de forma individualizada de acordo com a necessidade de cada paciente e deve seguir as recomendações e resoluções do respectivo conselho de classe profissional. Essas resoluções, de forma geral, orientam os profissionais a (i) realizar prescrições com rigor técnico-científico; (ii) respeitar as listas de constituintes autorizados para uso em suplementos alimentares presentes na Instrução Normativa (IN n. 28/18), insumos aprovados pela Anvisa e disponíveis nas farmácias de manipulação; (iii) respeitar os limites de *upper level* (UL), limites máximos autorizados pela Anvisa na IN n. 28/18 e, nos casos não disponíveis, se basearem em referências com alto nível de evidências para segurança e eficácia; e (iv) não manifestar preferência de marcas e indicar várias alternativas oferecidas pelo mercado.

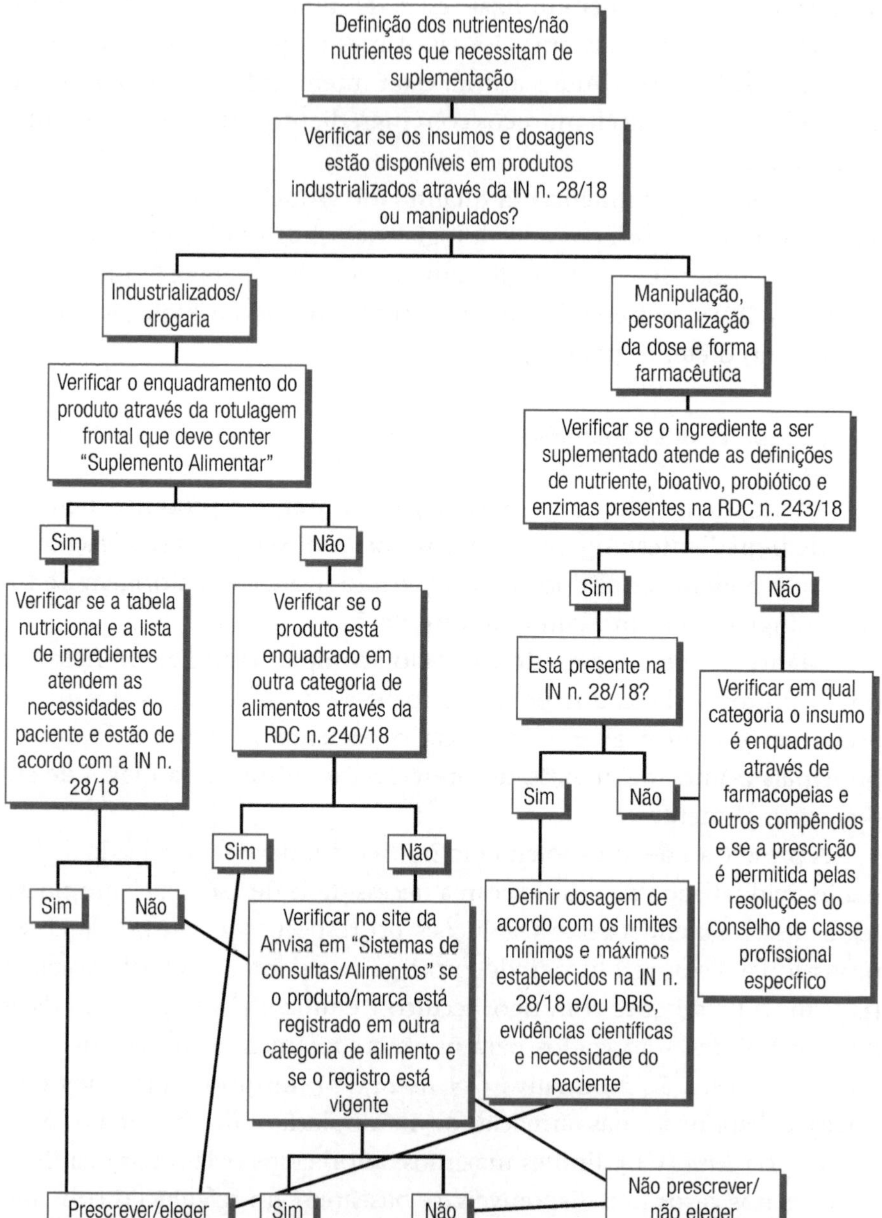

FIGURA 1 Definição dos nutrientes/não nutrientes que necessitam de suplementação.

TAKE HOME MESSAGES

1. Dietas restritivas tendem a acarretar lacunas e carências nutricionais, se não forem muito bem planejadas.
2. Os suplementos alimentares garantem o aporte de nutrientes e auxiliam na prevenção de carências nutricionais mais comuns em dietas vegetarias, como vitamina D, vitamina B12, ômega-3 EPA e DHA, zinco e proteínas.
3. As diferentes fases da vida promovem alterações metabólicas que demandam ajustes nutricionais.
4. O mercado de suplementos alimentares com alegações vegetarianas saltou de 8% em 2015 para 14% em 2019, oferecendo novas possibilidades para profissionais prescritores e para indivíduos atentos à nutrição, saúde e qualidade de vida.
5. Eleger um suplemento alimentar é um desafio para o profissional devido ao grande número de produtos, marcas e alegações de saúde.
6. Saúde imunológica, diminuição do estresse e da qualidade do sono, sustentabilidade e nutrição personalizada são algumas das tendências que impulsionarão o mercado de suplementos alimentares nos próximos anos.

REFERÊNCIAS

ABIAD – ASSOCIAÇÃO BRASILEIRA DA INDÚSTRIA DE ALIMENTOS PARA FINS ESPECIAIS E CONGÊNERES. Pesquisa de mercado sobre consumo de suplementos alimentares no Brasil. Abril, 2020.

AGOSTINI, D.; et al. Muscle and bone health in postmenopausal women: role of protein and vitamin D supplementation combined with exercise training. Nutrients, v. 10, n. 8, p. 1103, 2018.

ANVISA. Instrução Normativa – IN n. 28, de 26 de julho de 2018. Estabelece as listas de constituintes, de limites de uso, de alegações e de rotulagem complementar dos suplementos alimentares. 2018a.

ANVISA. Resolução da Diretoria Colegiada – RDC n. 243, de 26 de julho de 2018. Dispõe sobre os requisitos sanitários dos suplementos alimentares. 2018b.

ANVISA. Resolução n. 656, de 15 de junho de 2020. Dispõe sobre a prescrição dietética, pelo nutricionista, de suplementos alimentares e dá outras providências. 2018c.

BLUMBERG, J.B.; et al. The use of multivitamin/multimineral supplements: a modified delphi consensus panel report. Clinical Therapeutics, v. 40, n. 4, p. 640-57, 2018.

BURDGE, C.G.; et al. Long-chain n-3 PUFA in vegetarian women: a metabolic perspective. Journal of Nutritional Science, v. 6, e58, p. 1, 2017.

CONSELHO FEDERAL DE FARMÁCIA. Resolução n. 661, de 25 de outubro de 2018. Dispõe sobre o cuidado farmacêutico relacionado a suplementos alimentares e demais categorias de alimentos na farmácia comunitária, consultório farmacêutico e estabelecimentos comerciais de alimentos e dá outras providências.

CRN – CONSELHO REGIONAL DE NUTRICIONISTAS. Vegetarianismo. Parecer Técnico CRN-3 n. 11/2015. 2015.

COSTA-RODRIGUES, J.; et al. Vegetarianism during pregnancy: risks and benefits. Trends in Food Science & Technology, v. 79, p. 28-34, 2018.

DE ALMEIDA, C.A.; FILHO, D.; MELLO, E.; BERTOLUCCI, P.; FALCAO, M. I Consenso da Associação Brasileira de Nutrologia sobre recomendações de DHA durante gestação, lactação e infância. International Journal of Nutrology, 2014.

FISBERG, R.M.; et al. Ingestão inadequada de nutrientes na população de idosos do Brasil: Inquérito Nacional de Alimentação 2008-2009. Revista de Saúde Pública, v. 47, p. 222s-230s, 2013.

GIBSON, R.S.; BAILEY, K.B.; GIBBS, M.; FERGUSON, E.L. Phytate, iron, zinc, and calcium concentrations in plant-based complementary foods. Food and Nutrition Bulletin, v. 31, n. 2 (supplement), 2010.

HARGREAVES, S.M.; NAKANO, E.Y.; ZANDONADI, R.P. Brazilian Vegetarian Population – Influence of type of diet, motivation and sociodemographic variables on quality of life measured by specific tool (VEGQOL). Nutrients, v. 12, n. 5, p. 1406, 2020.

IBOPE. Pesquisa de opinião pública sobre vegetarianismo. Abril de 2018. Disponível em: https://www.svb.org.br/images/Documentos/JOB_0416_VEGETARIANISMO.pdf.

IGUACEL, I.; et al. Veganism, vegetarianism, bone mineral density, and fracture risk: a systematic review and meta-analysis. Nutrition Reviews, v. 77, n. 1, p. 1-18, 2019.

MAYO CLINIC. Nutrition and healthy eating. Vegetarian diet: How to get the best nutrition. Agosto, 2020

MCEVOY, T.C.; TEMPLE, N.; WOODSIDE, V.J. Vegetarian diets, low-meat diets and health: a review. Public Health Nutrition, v. 15, n. 12, p. 2287-94, 2012.

MINTEL. The future of vitamins, minerals & supplements: 2020. Global Annual Review: what's now and what's next for vitamins, minerals and supplements. Janeiro, 2020.

NHS. Oxfordshire. Calcium for bone – in a vegan diet. Disponível em: https://www.ouh.nhs.uk/osteoporosis/documents/calcium-for-vegans.pdf.

NSH – NATIONAL INSTITUTES OF HEALTH. OFFICE OF DIETARY SUPPLEMENTS. What you need to know: dietary supplements. Setembro, 2020.

ORLICH, M.J.; FRASER, G.E. Vegetarian diets in the Adventist Health Study 2: a review of initial published findings. Am J Clin Nutr, v. 100(suppl), p. 353S-8S, 2014.

PADOVANI, R.M.; et al. Dietary reference intakes: aplicabilidade das tabelas em estudos nutricionais. Revista de Nutrição, v. 19, n. 6, p. 741-60, 2006.

PAPIER, K.; et al. Comparison of major protein-source foods and other food groups in meat-eaters and non-meat-eaters in the EPIC-Oxford cohort. Nutrients, v. 11, p. 824, 2019.

PAYNE, M.A.; MORLEY, J.E. Dysphagia: a new geriatric syndrome. Journal of the American Medical Directors Association, v. 18, n. 7, p. 555-7, 2017.

PERETTI, N.; et al. Vegetarian diet in children and adolescents: A health benefit?. Arch Pediatr, v. 27, n. 4, p. 172-5, 2020.

PIMENTEL, C. A nutrição ideal, da pré-concepção à amamentação. In: ALMEIDA, N.A.; PIMENTEL, C.; FONSECA, B. E. Além da Nutrição. São Paulo: Editora Luiz Martins, 2019. p. 21-45.

RAMSEY, D. Will blue light from electronic devices increase my risk of macular degeneration and blindness? Harvard Health Blog. Abril, 2019.

RASHID, S.; MEIER, V.; PATRICK, H. Review of vitamin B12 deficiency in pregnancy: a diagnosis not to miss as veganism and vegetarianism become more prevalent. Eur J Haematol, 2020.

SLYWITCH, E. Vitamina B12 e vegetarianismo. Disponível em https://www.svb.org.br/205-vegetarianismo/saude/artigos/132-vitamina-b12-e-vegetarianismo, 2021.

SULIMAN, N.A.; MAT TAIB, C.N.; MOHD MOKLAS, M.A.; ADENAN, M.I.; HIDAYAT BAHARULDIN, M.T.; BASIR, R. Establishing natural nootropics: recent molecular enhancement influenced by natural nootropic. Evid Based Complement Alternat Med, 2016.

WHO – WORLD HEALTH ORGANIZATION. Expert Committee on Drug Dependence Thirty-ninth Meeting. Cannabidiol (CBD) pre-review report. Novembro, 2017b.

WHO – WORLD HEALTH ORGANIZATION, et al. WHO antenatal care recommendations for a positive pregnancy experience: nutritional interventions update: multiple micronutrient supplements during pregnancy. 2020.

WHO – WORLD HEALTH ORGANIZATION. Integrated care for older people – Guidelines on community-level interventions to manage declines in intrinsic capacity. 2017a.

WHO – WORLD HEALTH ORGANIZATION. Levels and trends in child malnutrition. Disponível em: https://www.who.int/data/gho/data/themes/topics/joint-child-malnutrition-estimates-unicef-who-wb, 2021.

WHO – WORLD HEALTH ORGANIZATION. Nutritional interventions update: Multiple micronutrient supplements during pregnancy. 2020.

PARTE 4

DOENÇAS E IMPLICAÇÕES CLÍNICO-NUTRICIONAIS

15

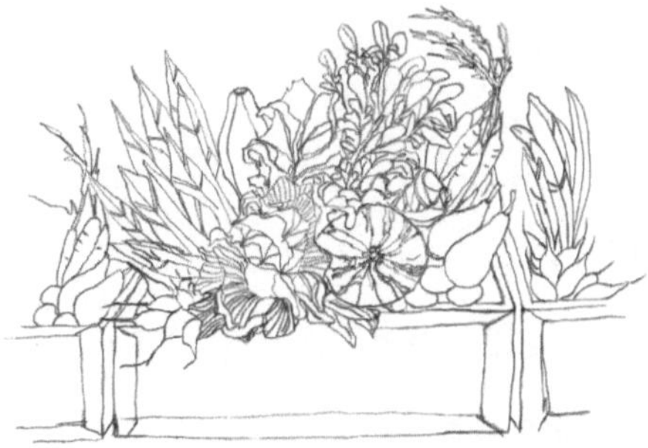

VEGETARIANISMO E OBESIDADE

Everton Padilha Gomes
Kátia Regina Maruyama Gomes
María Elena Acosta Enríquez

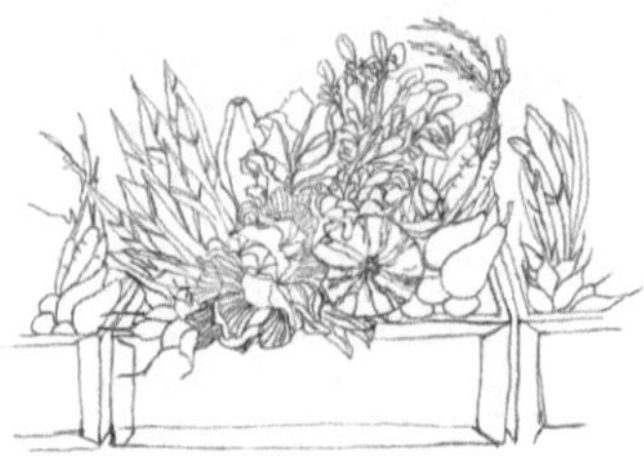

SUMÁRIO

INTRODUÇÃO

As características da vida contemporânea e sua adaptação aos diversos estilos de vida têm contribuído para o desenvolvimento de doenças relacionadas a atividades não saudáveis, como sedentarismo, ausência de horários definidos para o descanso adequado, má qualidade do sono (Pourreza et al., 2021), trabalhar em espaços fechados, consumir alimentos processados e ultraprocessados (Poti, 2017) amplamente disponíveis no mercado, convivência com meios contaminados de diversas formas e atividades automatizadas que oferecem vantagens para o dia a dia. Esses e muitos outros fatores associados têm afetado os hábitos alimentares da população em geral, o que tem gerado um desequilíbrio entre a ingestão e o gasto de energia, levando a um aumento progressivo da prevalência de sobrepeso e obesidade e sua correspondente morbimortalidade, principalmente de doenças cardiovasculares e doenças endócrino-metabólicas (Kumar et al., 2021; Fresan e Sabaté, 2019; FAO, 2017).

Por outro lado, a disponibilidade e a variedade de recursos alimentares têm contribuído para a seleção e adoção de dietas adaptadas às necessidades e gostos de cada indivíduo. Ocorre o fenômeno denominado transição alimentar, que tem facilitado o planejamento da dieta diária para diferentes modalidades, criando a oportunidade de estabelecer tendências na dieta selecionada.

Atualmente, a adoção de dietas vegetarianas tem ganhado aceitação pela população, devido aos benefícios reconhecidos e descritos na literatura, como proporcionar melhor qualidade de vida, redução da prevalência de doenças crônicas não transmissíveis (DCNT) e maior longevidade (García-Maldonado et al., 2019).

O relatório da Comissão Eat Lancet (Eat Lancet Commission, 2013) descreve, em seu modelo de alimentação planetária, as recomendações para organizar a distribuição de alimentos; o guia alimentar sugere que a dieta diária seja baseada em cereais, leguminosas, frutas, vegetais e nozes e reduzir notavelmente a contribuição de alimentos de origem animal. As recomendações desse relatório levam ao cuidado com o meio ambiente e a sustentabilidade alimentar.

Portanto, à medida que se observa o impacto do estilo de vida no meio ambiente e na saúde, são gerados comportamentos de responsabilidade e compromisso para a manutenção de um estilo de vida saudável permanente, no qual a alimentação desempenha um papel importante tanto na manutenção da saúde como do estado nutricional, de forma que no contexto atual representa uma necessidade para cada indivíduo devido ao aumento do sobrepeso, obesidade e outras doenças como hipertensão, diabetes, doenças cardiovasculares, dislipidemia, câncer; de interesse e ampla importância no contexto da saúde pública (OPS, 2019).

A obesidade representa um problema de saúde pública global, devido à carga de doenças que acarreta e à deterioração da qualidade de vida das pessoas afetadas. Na maioria dos casos com diagnóstico de obesidade, o tratamento é baseado na modificação do estilo de vida, como uma intervenção de primeira linha (Younossi et al., 2021), adaptado às diferentes circunstâncias e crises de vida, como confinamento devido à pandemia derivada de COVID-19 (Robinson et al., 2021); no entanto, em alguns casos, são necessários tratamentos farmacológicos (Davies et al., 2018) e alguns autores relatam que o manejo adequado de pacientes obesos resulta em benefícios metabólicos além da perda de peso (Tchang et al., 2021; Bray et al., 2021).

Portanto, a adoção de estilos de vida saudáveis representa e continua sendo a melhor estratégia para prevenir doenças (Zhang et al., 2021).

De acordo com o relatório da Organização Mundial da Saúde, a obesidade é considerada uma doença crônica que afeta 650 milhões de adultos no mundo. A avaliação de seu impacto na saúde revelou mais de 200 complicações possíveis em nível sistêmico (WHO, 2021). Embora a prevalência global da obesidade pudesse permitir definir essa doença como uma pandemia sem a real atenção que merece até agora, os autores sugerem aprofundar o estudo dos determinantes que promovem a obesidade e as manifestações clínicas particulares em cada caso.

A obesidade está presente na população global, independentemente de região, raça, nível socioeconômico, ambiente ou condição pessoal, embora nas últimas décadas tenha apresentado um aumento maior nos países menos desenvolvidos, aliado à modificação de hábitos e padrões alimentares voltados ao consumo de alimentos processados e ultraprocessados (Díaz e Glaves, 2020).

Ao se analisar diferentes abordagens do contexto fisiopatológico do processo de obesidade, ele ocorre de forma lenta e incidental, partindo de um excesso de peso não levado em consideração pela pessoa afetada, até levar a um notável aumento de peso, associado a outras alterações de saúde, como hipertensão arterial, hiperglicemia e até transtornos alimentares e de comportamento obsessivo. Nesse contexto, o impacto das dietas selecionadas pelo indivíduo é identificado como uma medida imediata para iniciar o processo de redução de peso. Existem várias tendências para o manejo, tratamento e controle da obesidade, entre elas, dietas da moda (Remde et al., 2021) ou hábitos alimentares extremos, adoção de dietas veganas e vegetarianas com suas respectivas modalidades ou o aumento de dietas com diminuição de proteína e aumento de gordura, além da inclusão de frutas e vegetais na alimentação diária, para quem não os consome regularmente. Quando essas dietas atendem características como ser adequada, suficiente, balanceada, completa e segura, oferecem resultados viáveis para quem as adota, porém na maioria das vezes a seleção da dieta não é a mais adequada, levando a extremos na alimentação e sua consequente deterioração nutricional, daí a importância de oferecer orientações alimentares de acordo com as necessidades de cada pessoa.

O objetivo deste capítulo é identificar, descrever e discutir aspectos relacionados ao que se denomina vegetarianismo, conceito que implica hábitos de consumo de fontes alimentares de origem vegetal, daí a importância do uso do termo "dietas vegetarianas" para evitar colocar o leitor em tendências de dieta da moda ou filosofias tendenciosas relacionadas a extremos na alimentação; e, por outro lado, apresentar a obesidade como uma doença crônica não transmissível de importância e atenção à saúde pública global, à luz das recentes evidências científicas disponíveis sobre o assunto.

DIETAS VEGETARIANAS

De acordo com o posicionamento da American Dietetic Association, as dietas vegetarianas bem planejadas são saudáveis e nutricionalmente benéficas para a saúde, prevenção e tratamento de doenças, além de serem recomendadas em diferentes fases e condições de vida (Craig e Mangels, 2009).

Desde o início do novo milênio, maior ênfase tem sido dada por parte da população à adoção de dietas saudáveis e sustentáveis, a fim de manter o cuidado com o meio ambiente e permitir agilidade no consumo dos alimentos individualmente, bem como no cuidado e proteção dos animais, ou seleção específica de alimentos que incluem aqueles de origem vegetal, como frutas, vegetais, cereais e derivados, leguminosas e sementes oleaginosas, e laticínios, ovos e peixes, de acordo com o padrão alimentar (Rojas et al., 2017).

Este último envolve a avaliação da produção e geração de produtos cárneos, atividade considerada impulsionadora sindêmica, devido ao aumento da produção de carnes entre 1961 e 2014, e o consumo médio de carnes e derivados entre 20 e 43 kg por pessoa por pessoa ao ano, o que leva a um longo período de desmatamento para sustentar a pecuária e resulta no efeito estufa.

Por outro lado, a escolha de uma dieta vegetariana reduz o consumo de alimentos ricos em proteínas associadas a lipídios, colesterol (LDL) e triglicerídeos, enquanto as dietas onívoras contêm uma proporção de lipídios diferente das dietas vegetarianas (Teixeira et al., 2006).

As dietas vegetarianas bem planejadas contêm grande quantidade de fibras, compostos biológicos que beneficiam o funcionamento do organismo. Esse composto é encontrado em cereais, grãos e sementes, frutas, verduras e legumes (Teixeira et al., 2006); entre os legumes mais utilizados no planejamento e na preparação de dietas vegetarianas está a soja. Esse alimento possui altas concentrações de fitoestrógenos (Sridevi et al., 2021), estruturas vegetais com funções semelhantes às dos estrógenos no metabolismo celular e na síntese de energia. Essas substâncias atuam nos adipócitos e hepatócitos por meio de ações hiperglicêmicas e termogênicas, contribuindo para a oxidação dos ácidos graxos, e diminuem a concentração de triacilgliceróis, aumentam os níveis séricos de HDL, reduzem a insulinemia e mantêm o controle da resistência à insulina, contribuem para o controle do apetite e definem a composição corporal. São uma importante fonte de arginina e glicina, aminoácidos necessários à síntese do glucagon, o que dificulta o aumento da massa corporal de alguns indivíduos, além de fornecer vitaminas e minerais provenientes de frutas e vegetais.

São constantes os desafios no planejamento adequado de uma dieta vegetariana, principalmente no que se refere à aparente deficiência de proteínas e algumas vitaminas, como B2 e B12 (Teixeira et al., 2007).

É importante estabelecer a relação entre as dietas vegetarianas e a manutenção do peso e até mesmo a síndrome metabólica.

A adesão à dieta ovolactovegetariana contribui para a redução do peso corporal, circunferência da cintura, IMC, glicemia e perfil lipídico, durante intervenções de três meses (Garousi et al., 2021; Acosta et al., 2019); mesmo na idade adulta, fornece proteção para evitar o risco de obesidade sarcopênica (Chen et al., 2021).

O estudo *Adventist Health Study-2* (AHS-2) relata que o IMC foi menor em vegetarianos (25,7 kg/m^2), intermediário em semivegetarianos (27,6 kg/m^2) e maior em não vegetarianos (29,9 kg/m^2).

EPIDEMIOLOGIA DA OBESIDADE

Desde 1975, a obesidade no mundo triplicou, em grande parte devido à urbanização acelerada de países desenvolvidos e em desenvolvimento, com a migração e o deslocamento das áreas rurais para as cidades, por motivos familiares, trabalhistas ou pela busca de melhores oportunidades de vida. A partir da década de 1980, foram introduzidas novas técnicas de produção de alimentos de fácil consumo, com a desvantagem de oferecer maior ingestão calórica, além da ampla disponibilidade de bebidas carbonatadas. Essa nova oferta alimentar transcendeu fronteiras, regiões e contextos familiares, independentemente do desenvolvimento socioeconômico e dos padrões culturais alimentares (OMS, 2021; OPAS, 2015).

Atualmente, grande parte da população vive em países onde o sobrepeso e a obesidade são responsáveis por ampla morbimortalidade. Entre o período de 1980 a 2013, a prevalência global de sobrepeso e obesidade aumentou 28% em adultos (de 857 milhões para 2,1 bilhões), estimando-se que 37% dos homens e 38% das mulheres apresentam índice de massa corporal superior a 25 kg/m^2 (OPAS, 2015; OMS, 2021).

Segundo dados das Nações Unidas, há referência de que pelo menos 50% das pessoas com obesidade residem em países como Estados Unidos, China, Índia, Rússia, Brasil, México, Egito, Alemanha, Paquistão e Indonésia. Já na Europa, observa-se uma tendência de aumento nos últimos vinte anos.

Se persistirem as condições e os estilos de vida pouco saudáveis, até o ano de 2030, período de avaliação dos Objetivos de Desenvolvimento Sustentável, a população global terá dobrado a prevalência atual, sendo as mulheres, seguidas das crianças e adolescentes, os mais afetados pela obesidade independentemente de idade ou raça.

Segundo relatórios da Organização Mundial da Saúde referentes ao ano de 2016, mais de 340 milhões de crianças e adolescentes entre 5 e 19 anos apresentavam sobrepeso ou obesidade, enquanto em 2020 mais de 39 milhões de crianças com menos de 5 anos de idade estavam com sobrepeso ou obesas (OMS, 2021).

No Brasil, alguns estudos mostram uma aparente redução na incidência de doenças cardiovasculares, porém a avaliação populacional (Ministério da Saúde, 2019) pelo SIVITEL, 2019 (Sistema de Vigilância de Fatores de Risco e Proteção para Doenças Crônicas) identificou o aumento na prevalência de sobrepeso e obesidade em todos os estratos da população, além de detectar, como na maioria dos países latino-americanos, a coexistência de desnutrição e deficiências de micronutrientes, que contribuem para a deterioração contínua da saúde e o desenvolvimento de complicações de quem sofre de obesidade independentemente da idade.

Por outro lado, as condições de vida modificadas pelas mudanças climáticas, caracterizadas pelo aumento das temperaturas superficiais globais e alteração das chuvas, afetam a qualidade e a acessibilidade dos alimentos ricos em micronutrientes, além de políticas públicas com diversas implicações sociais, econômicas e o contexto ecológico, que motivam a modificação dos padrões alimentares da população (Alonso et al., 2012; Semba et al., 2021;).

FISIOPATOLOGIA DA OBESIDADE

É considerada uma doença crônica causada por desregulações metabólicas que promovem o acúmulo de adiposidade, o que gera diversas complicações como resistência à insulina, alterações no metabolismo de carboidratos, proteínas e gorduras, além de danos a receptores e sinalização celular (Tchang et al., 2021).

A interação de vários fatores genéticos, epigenéticos, metabólicos, endócrinos, comportamentais e culturais contribuem para o desenvolvimento da obesidade (Wang et al., 2021).

A obesidade é diagnosticada a partir de um índice de massa corporal (IMC) superior a 30, obtido pela divisão do peso atual em quilogramas pela altura, em metros ao quadrado. A obesidade abdominal ou central tem sido associada a várias doenças e distúrbios metabólicos, com alta prevalência de morbimortalidade.

Estes incluem hiperinsulinemia, resistência à insulina, diabetes tipo 2, hipertensão, dislipidemia, doença arterial coronariana, apneia do sono, osteoartrite, gota, doença da vesícula biliar e o desenvolvimento de alguns tipos de câncer (tireoide, próstata, mama, endométrio, ovário e colo uterino) e outros associados. Por esse motivo, é importante promover ações de detecção oportuna dessas doenças.

FATORES GENÉTICOS

Evidências científicas indicam que fatores genéticos desempenham um papel importante na determinação da predisposição de um indivíduo para ganho de peso e obesidade. Genes suscetíveis à obesidade são identificados por estudos de associação do genoma (GWAS) como responsáveis pelo desenvolvimento da obesidade humana e por alterações no controle e regulação do apetite.

Nesse processo está envolvida a leptina, hormônio produzido pelo tecido adiposo que atua no hipotálamo, responsável por sinalizar e modular o estado nutricional do indivíduo e outras funções corporais. Esse hormônio ajusta o armazenamento, equilíbrio e gasto de energia corporal, a regulação neuroendócrina e o metabolismo de carboidratos e ácidos graxos, entre outros (Di Mauro et al., 2021).

FATORES AMBIENTAIS

Nas últimas décadas, fatores ambientais e epigenéticos (agentes externos que modulam a região gênica) são as principais causas da obesidade. Genes associados à obesidade apresentam mecanismos de regulação gênica relacionados a fatores ambientais, nível de estresse, presença de alguns hormônios e dieta rica em proteínas e gorduras, entre outros.

DIETA

A combinação de fatores como consumo excessivo de carboidratos e alimentos ultraprocessados (Poti, 2017) mostra uma correlação positiva para o desenvolvimento e a manutenção da obesidade. Populações com maior disponibilidade de consumo de carne apresentam aumento contínuo na prevalência de sobrepeso, obesidade e outras doenças. No estudo de Petermann et al. (2021), daqueles que consumiam carne, 94,7% de sua coorte tinha maior chance de desenvolver obesidade.

As proteínas desempenham um papel vital no metabolismo, na manutenção do equilíbrio de fluidos e ácido-base e na síntese de anticorpos. São classificadas em proteínas de origem animal (incluem carne, peixe, aves, ovos e laticínios) e proteínas de origem vegetal (incluem legumes, nozes, sementes e cereais). Entre as recomendações atuais, uma dieta ótima atualmente envolve a substituição da carne por proteínas de origem vegetal, com sua recomendação diária de gasto energético total apenas entre 10% a 15% ou o equivalente de 0,5 a 0,8 grama por quilo de peso ideal por dia (Zhubi-Bakija et al., 2021).

A análise fornecida pela Food and Agriculture Organization das Nações Unidas mostrou uma associação positiva entre a prevalência de obesidade entre crianças e adultos e o consumo de carne (FAO, 2017).

EVIDÊNCIAS

Uma vez que o consumo de produtos de origem animal está relacionado ao desenvolvimento da obesidade, é necessário identificar a relação entre o consumo de alimentos cárneos e a incidência de obesidade, bem como identificar a relação entre as intervenções no estilo de vida voltadas ao consumo de mais frutas e vegetais associadas à redução de peso.

Estudos que correlacionam fatores associados ao estilo de vida e obesidade sugerem que os padrões alimentares vegetarianos estão associados a um perfil favorável de fatores de risco metabólicos (MRF) e menor risco de síndrome metabólica (SM) (Rizzo et al., 2011). Ao identificar a dieta consumida, a dieta vegetariana foi associada a níveis reduzidos de triglicérides, colesterol total e colesterol LDL quando comparada ao consumo de dieta onívora (De Biase et al., 2007). Em relação às gorduras mono e poli-insaturadas abundantes na dieta vegetariana, elas apresentam menos efeitos nocivos e é possível determinar diferenças nos metabólitos no plasma e na urina ao modificar a dieta de onívora para vegetariana (Wang et al., 2021). A literatura descreve amplamente que o consumo de proteínas de origem animal está significativamente relacionado ao desenvolvimento de doenças crônicas.

No Brasil, o estudo de coorte ADVENTO (Análise da Dieta e Estilo de Vida na Prevenção de Eventos Cardiovasculares em Adventistas do Sétimo Dia) incluiu 1.404 pacientes entre março de 2013 e agosto de 2016. Destes, 239 eram vegetarianos estritos, 617 ovolactovegetarianos e 548 onívoros. Ao analisar a avaliação antropométrica segundo dieta e peso, são apresentados valores significativos ($p < 0,001$); a média do grupo onívoro foi superior à do grupo vegetariano estrito ($p < 0,001$) e do ovolacto. O grupo vegetariano ($p < 0,001$) foi superior ao do grupo vegetariano estrito ($p < 0,001$).

Dentre os hábitos alimentares, destaca-se o consumo de frutas e vegetais, que é maior em vegetarianos estritos e ovolactovegetarianos. Orlich et al. (2013) descreveram os padrões dietéticos vegetarianos dos participantes do *Adventist Health Study-2* (AHS-2); entre os alimentos de origem vegetal mais consumidos por várias categorias de vegetarianos (vegetarianos estritos, ovolactovegetarianos e dietas intermediárias, como peixe-vegetariano e semivegetariano), incluem: frutas, vegetais, abacates, batatas (não fritas), grãos inteiros, vegetais, alimentos à base de soja, nozes e sementes quando comparados com participantes não vegetarianos.

Da mesma forma, foi observado em estudos chilenos que índice de massa corporal, peso, circunferência da cintura e pressão sistólica e diastólica são menores na população com dieta vegetariana do que em não vegetarianos.

Por outro lado, foi encontrada uma relação da dieta vegetariana com as características da microbiota intestinal e os estímulos de fatores inflamatórios (Moraes, 2016).

É importante ressaltar que uma dieta à base de frutas e vegetais contribui para reduzir a densidade energética e manter o equilíbrio e o perfil cardiometabólico. Os gêneros *Roseburia* e *Faecalibacterium*, bactérias responsáveis pela produção de butirato em vegetarianos, foram identificados na microbiota de vegetarianos, e foram associados a uma diminuição na proporção de gordura corporal e diversos efeitos metabólicos; bem como modulando as ações nas incretinas e com a regulação da motilidade intestinal (Beam et al., 2021; Guetterman et al., 2021).

No estudo da dieta adventista, isso se relaciona ao efeito das dietas ricas em gordura saturada no sistema cardiovascular. Os adventistas onívoros mostraram um perfil de risco cardiometabólico mais alto do que os vegetarianos. Sabe-se que uma dieta rica em proteínas e gorduras de origem animal promove o aumento de bactérias envolvidas nos mecanismos fisiopatológicos das doenças cardiometabólicas (Wang et al., 2021).

O estudo de metanálise Tran et al. (2020) avaliou os resultados de estudos controlados randomizados. O consumo de uma dieta vegetariana estrita e com baixo teor de gordura foi comparado com uma dieta onívora em participantes com sobrepeso, diabetes tipo 2 e/ou doença cardiovascular. Os resultados mostraram redução de peso entre os participantes e sugerem que as dietas vegetarianas são capazes de modificar o peso em alguns grupos de pacientes, somados a outros fatores pessoais. Em dietas com restrição de gordura seguida de ingestão energética reduzida, podem levar à perda de peso.

Uma dieta com teor significativo de fibras solúveis e insolúveis e menor proporção de gorduras e proteínas contribui para menor ingestão energética, maior efeito térmico dos alimentos e perda contínua de peso, além de contribuir para a composição da microbiota intestinal e a redução dos níveis de N-óxido de trimetilamina (TMAO).

Por fim, os autores sugerem que, embora haja evidências suficientes dos efeitos benéficos das dietas vegetarianas no controle do peso, ainda existem várias lacunas nas recomendações específicas para o processo de cuidado nutricional para perda de peso.

Existem diversas orientações alimentares relacionadas às dietas restritivas, a partir das quais é possível estabelecer a prescrição alimentar com base nas características pessoais de cada paciente e sua resposta somática.

É necessário orientar a população sobre as características da variedade das dietas vegetarianas e sua contribuição nutricional para evitar deficiências de energia e nutrientes.

Em geral, as referências bibliográficas concordam sobre a importância de modificar o estilo de vida e garantir uma alimentação adequada para cada pessoa, de acordo com sua disponibilidade de alimentos e recursos econômicos, gostos e preferências.

CONCLUSÕES

A obesidade é uma doença cada vez mais prevalente e limitante para a sociedade, e quando associada a uma série de fatores de risco, predispõe a população a apresentar comorbidades e mortalidade associadas ao estilo de vida. Estudos observacionais e de intervenção referem-se à importância da restrição calórica e do consumo alimentar variado para se atingir a redução de peso desejada, além da realização de atividade física programada e aplicação de outros elementos do estilo de vida. Por se tratar de uma doença multifatorial que gera complicações, é necessário atender aos primeiros sinais e oferecer acompanhamento e automonitoramento contínuos.

No entanto, sua abordagem não se limita à ingestão alimentar; além disso, são considerados elementos do ambiente alimentar e da cultura com o objetivo de manter a saúde, controlar o peso e reduzir outros fatores de risco relacionados ao estilo de vida.

Vários estudos relatam que quem consome dietas vegetarianas tem menor risco de desenvolver cardiometabolismo, diabetes, hipertensão, dislipidemia e alguns tipos de câncer (Djekic et al., 2020).

Em geral, os efeitos protetores das dietas vegetarianas se manifestam mais nos homens do que nas mulheres, sendo necessário estudar o efeito da dieta alimentar e sua relação com a composição corporal e características fenotípicas e de gênero.

Estudos prospectivos sobre padrões alimentares vegetarianos e mudanças no peso corporal, obesidade e distúrbios neurológicos são escassos, razão pela qual um maior número de ensaios de intervenção dietética é necessário sobre os efeitos de dietas vegetarianas em condições de obesidade, diabetes, hipertensão e doenças cardiovasculares para estabelecer diretrizes e recomendações significativas para o planejamento e a prescrição dietética (Le e Sabaté, 2014).

TAKE HOME MESSAGES

1. A obesidade é uma doença multifatorial com aumento contínuo de sua incidência no mundo.
2. A obesidade está associada a várias doenças metabólicas que causam aumento de doenças cardiovasculares e múltiplas falhas.
3. A obesidade é o resultado do aumento da inflamação sistêmica.
4. As prevalências de obesidade no mundo estão relacionadas ao estilo de vida, aliado à seleção de alimentos ricos em carboidratos, gorduras saturadas, trans e produtos de origem animal.
5. O quadro de obesidade é reversível com o estabelecimento de novos hábitos alimentares e um estilo de vida saudável em geral. A obesidade é uma doença multifatorial com aumento contínuo de sua incidência no mundo.
6. A obesidade está associada a várias doenças metabólicas que causam aumento de doenças cardiovasculares e múltiplas falhas.
7. A obesidade é o resultado do aumento da inflamação sistêmica.
8. As prevalências de obesidade no mundo estão relacionadas ao estilo de vida, aliado à seleção de alimentos ricos em carboidratos, gorduras saturadas, trans e produtos de origem animal.
9. O quadro de obesidade é reversível com o estabelecimento de novos hábitos alimentares e um estilo de vida saudável em geral.

REFERÊNCIAS

ACOSTA, E.M.E.; URIBE, S.F.J.; BAEK, J.; SIERRA, A.J.P.; CARRILLO, G. Association between life-style behaviors and health outcomes in Adventist and non-Adventist adolescents in Mexico: a pilot study. BMC Public Health, v. 19, n. 1, p. 1705, 2019.

ALONSO-SPILSBURY, M.; RAMÍREZ-NECOECHEA, R.; TAYLOR-PRECIADO, J.J. El cambio climático y su impacto en la producción de alimentos de origen animal REDVET. Revista Electrónica de Veterinaria, v. 13, n. 11, p. 1-25, 2012.

BEAM, A.; CLINGER, E.; HAO, L. Effect of diet and dietary components on the composition of the gut microbiota. Nutrients, v. 13, n. 8, p. 2795, 2021.

BRAY, G.A.; RYAN, D.H. Evidence-based weight loss interventions: Individualized treatment options to maximize patient outcomes. Diabetes Obes Metab, v. 23, Suppl 1, p. 50-62, 2021.

CHEN, F.; XU, S.; CAO, L.; WANG, Y.; CHEN, F.; TIAN, H.; et al. A lacto-ovo-vegetarian dietary pattern is protective against sarcopenic obesity: a cross-sectional study of elderly Chinese people. Nutrition, v. 91-92, p. 111386, 2021.

CRAIG, W.J.; MANGELS, A.R. American Dietetic Association. Position of the American Dietetic Association: vegetarian diets. J Am Diet Assoc, v. 109, n. 7, p. 1266-82, 2009.

DAVIES, M.J.; D'ALESSIO, D.A.; FRADKIN, J.; KERNAN, W.N.; MATHIEU, C.; MINGRONE, G.; et al. Management of hyperglycemia in type 2 diabetes, 2018. A consensus report by the American Diabetes Association (ADA) and the European Association for the Study of Diabetes (EASD). Diabetes Care, v. 41, n. 12, p. 2669-701, 2018.

DE BIASE, S.G.; FERNANDES, S.F.; GIANINI, R.J.; DUARTE, J.L. Vegetarian diet and cholesterol and triglycerides levels. Arq Bras Cardiol, v. 88, p. 35-9, 2007.

DIAZ, M.C.; GLAVES, A. Relationship between consumption of processed, ultra--processed foods and cancer risk: a systematic review. Rev Chil Nutr, v. 47, n. 5, p. 808-21, 2020.

DI MAURO, A.; TUCCINARDI, D.; WATANABE, M.; DEL TORO, R.; MONTE, L.; GIORGINO, R.; et al. The Mediterranean diet increases glucagon-like peptide 1 and oxyntomodulin compared with a vegetarian diet in patients with type 2 diabetes: a randomized controlled cross-over trial. Diabetes Metab Res Rev, v. 37, n. 6, p. e3406, 2021.

DJEKIC, D.; SHI, L.; BROLIN, H.; CARLSSON, F.; SÄRNQVIST, C.; SAVOLAINEN, O.; et al. Effects of a vegetarian diet on cardiometabolic risk factors, gut microbiota, and plasma metabolome in subjects with ischemic heart disease: a randomized, crossover study. J Am Heart Assoc, v. 9, n. 18, p. e016518, 2020.

EAT LANCET COMMISSION. Healthy diets from sustainable foos systems – Food Planet Health. 2013. Disponível em: https://eatforum.org/content/uploads/2019/07/EAT-Lancet_Commission_Summary_Report.pdf.

FAO. La nutrición y los sistemas alimentarios. Un informe del grupo de alto nivel de expertos en seguridad alimentaria y nutrición del comité de seguridad alimentaria Mundial. Roma, 2017. Disponível em: http://www.fao.org/3/I7846ES/i7846es.pdf.

FRESÁN, U.; SABATÉ, J. Vegetarian diets: planetary health and its alignment with human health. Adv Nutr, v. 10, Suppl_4, p. S380-S388, 2019.

GARCÍA-MALDONADO, E.; GALLEGO-NARBÓN, A.; VAQUERO, M.P. ¿Son las dietas vegetarianas nutricionalmente adecuadas? Una revisión de la evidencia científica. Nutr Hosp, v. 36, n. 4, p. 950-61, 2019.

GAROUSI, N.; TAMIZIFAR, B.; POURMASOUMI, M.; FEIZI, A.; ASKARI, G.; CLARK, C.C.T.; et al. Effects of lacto-ovo-vegetarian diet vs. standard-weight-loss diet on obese and overweight adults with non-alcoholic fatty liver disease: a randomised clinical trial. Arch Physiol Biochem, v. 9, p. 1-9, 2021.

GUETTERMAN, H.M.; HUEY, S.L.; KNIGHT, R.; FOX, A.M.; MEHTA, S.; et al. Vitamin B-12 and the gastrointestinal microbiome: a systematic review. Advances in Nutrition, 2021.

KUMAR, S.; BEHL, T.; SACHDEVA, M.; SEHGAL, A.; KUMARI, S.; KUMAR, A.; et al. Implicating the effect of ketogenic diet as a preventive measure to obesity and diabetes mellitus. Life Sci, v. 264, p. 118661, 2021.

LE, L.T.; SABATÉ, J. Beyond meatless, the health effects of vegan diets: findings from the Adventist Cohorts. Nutrients, v. 6, n. 6, p. 2131-47, 2014.

MORAES, A.C.F. Análise da microbiota intestinal em adultos com hábitos alimentares distintos e de associações com a inflamação e resistência à insulina. 2016. Tese (Doutorado em Nutrição em Saúde Pública). São Paulo, Faculdade de Saúde Pública, Universidade de São Paulo, 2016.

OMS – Organizaciòn Mundial de la Salud. Objetivos de desarrollo sostenible. 2021. Disponível em: https://www.un.org/sustainabledevelopment/es/objetivos-de-desarrollo-sostenible/.

OPAS (Organización Panamericana de la Salud). Alimentos y bebidas ultraprocesados en América Latina: ventas, fuentes, perfiles de nutrientes e implicaciones normativas. Washington D.C., 2015. Disponível em: http://www.audyn.org.uy/sitio/repo/arch/OPSCONSUMODEUPPENLATINOAMERICA_ESP.pdf.

OPAS (Organización Panamericana de la Salud). Plan de acción para la prevención de la obesidad en la niñez y la adolescencia (2014-2019). 53.° Consejo Directivo. 66ª sesión del Comité Regional de la OMS para las Américas. Disponível em: https://www.paho.org/hq/index.php?option=com_content&view=article&id=9774:2014-53rd-directing-council&Itemid=40507&lang=es.

ORLICH, M.J.; SINGH, P.N.; SABATÉ, J.; JACELDO-SIEGL, K.; FAN, J.; KNUTSEN, S.; et al. Vegetarian dietary patterns and mortality in Adventist Health Study 2. JAMA Intern Med, v. 173, n. 13, p. 1230-8, 2013.

PETERMANN-ROCHA, F.; PARRA-SOTO, S.; GRAY, S.; ANDERSON, J.; WELSH, P.; GILL, J.; et al. Vegetarians, fish, poultry, and meat-eaters: who has higher risk of cardiovascular disease incidence and mortality? A prospective study from UK Biobank. Eur Heart J, v. 21, n. 12, p. 1136-43, 2021.

POTI, J.M.; BRAGA, B.; QIN, B. Ultra-processed food intake and obesity: what really matters for health-processing or nutrient content?. Curr Obes Rep, v. 6, n. 4, p. 420-31, 2017.

POURREZA, S.; KHADEMI, Z.; MIRZABABAEI, A.; YEKANINEJAD, M.S.; SADEGHNIIAT-HAGHIGHI, K.; NAGHSHI, S.; et al. Association of plant-based diet index with inflammatory markers and sleep quality in overweight and obese female adults: a cross-sectional study. Int J Clin Pract, v. 75, n. 9, p. e14429, 2021.

REMDE, A.; DETURK, S.N.; ALMARDINI, A.; STEINER, L.; WOJDA, T. Plant-predominant eating patterns – how effective are they for treating obesity and related cardiometabolic health outcomes? A systematic review. Nutr Rev, 2021.

RIZZO, N.S.; SABATÉ, J.; JACELDO-SIEGL, K.; FRASER, G.E. Vegetarian dietary patterns are associated with a lower risk of metabolic syndrome: The Adventist Health Study 2. Diabetes Care, v. 34, n. 5, p. 1225-7, 2011.

ROBINSON, E.; BOYLAND, E.; CHISHOLM, A.; HARROLD, J.; MALONEY, N.G.; MARTY, L.; et al. Obesity, eating behavior and physical activity during COVID-19 lockdown: a study of UK adults. Appetite, v. 156, p. 104853, 2021.

ROJAS ALLENDE, D.; FIGUERAS DÍAZ, F.; DURÁN AGUERO, S. Ventajas y desventajas nutricionales de ser vegano o vegetariano. Artìculo original. Rev Chil Nutr, v. 44, n. 3, 2017.

SEMBA, R.; AZKARI, S.; GIBSON, S.; BLOEM, M.W.; KRAEMER, K. The potential impact of climate change on the micronutrient-rich food supply. Advances in Nutrition, 2021.

SRIDEVI, V.; NAVEEN, P.; KARNAM, V.S.; REDDY, P.R.; ARIFULLAH, M. Beneficiary and adverse effects of phytoestrogens: a potential constituent of plant-based diet. Curr Pharm Des, v. 27, n. 6, p. 802-15, 2021.

TCHANG, B.G.; SAUNDERS, K.H.; IGEL, L.I. Best practices in the management of overweight and obesity. Med Clin North Am, v. 105, n. 1, p. 149-74, 2021.

TEIXEIRA, R.C.M.A; MOLINA, M.C.B; FLOR, D.S.; ZANDONADE, E.; MILL, J.G. Estado nutricional e estilo de vida em vegetarianos e onívoros – Grande Vitória – ES. Revista Brasileira de Epidemiologia, v. 9, n. 1, p. 131-43, 2006.

TEIXEIRA, R.C.M.A; MOLINA, M.C.B; FLOR, D.S.; ZANDONADE, E.; MILL, J.G. Risco cardiovascular em vegetarianos e onívoros: um estudo comparativo. Arquivo Brasileiro de Cardiologia, v. 89, n. 4, p. 237-44, 2007.

TRAN, E.; DALE, H.F.; JENSEN, C.; LIED, G.A. Effects of plant-based diets on weight status: a systematic review. Diabetes Metab Syndr Obes, v. 13, p. 3433-48, 2020.

WANG, N.C.; BAGHERI, M.; OLSZEWSKI, T.; FRIESE, K.A.; SMITH, H.M.; ROBLES, M.E.; et al. New-onset vegetarian diet shows differences in fatty acid metabolites in European American and African American women. Nutr Metab Cardiovasc Dis, v. 31, n. 8, p. 2436-48, 2021.

WANG, Y.B.; SHIVAPPA, N.; HÉBERT, J.R.; PAGE, A.J.; GILL, T.K.; MELAKU, Y.A. Association between dietary inflammatory index, dietary patterns, plant-based dietary index and the risk of obesity. Nutrients, v. 13, n. 5, p. 1536, 2021.

WHO. Obesity and overweight factsheet. 2021. Disponível em: https://www.who.int/en/news-room/fact-sheets/detail/obesity-and-overweight. Acesso em: julho 2021.

YOUNOSSI, Z.M.; COREY, K.E.; LIM, J.K. AGA clinical practice update on lifestyle modification using diet and exercise to achieve weight loss in the management of nonalcoholic fatty liver disease: expert review. Gastroenterology, v. 160, n. 3, p. 912-8, 2021.

ZHANG, Y.B.; PAN, X.F.; CHEN, J.; CAO, A.; XIA, L.; ZHANG, Y.; et al. Combined lifestyle factors, all-cause mortality and cardiovascular disease: a systematic review and meta-analysis of prospective cohort studies. J Epidemiol Community Health, v. 75, n. 1, p. 92-9, 2021.

ZHUBI-BAKIJA, F.; BAJRAKTARI, G.; BYTYÇI, I.; MIKHAILIDIS, D.P.; HENEIN, M.Y.; LATKOVSKIS, G.; et al.; International Lipid Expert Panel (ILEP). The impact of type of dietary protein, animal versus vegetable, in modifying cardiometabolic risk factors: a position paper from the International Lipid Expert Panel (ILEP). Clin Nutr, v. 40, n. 1, p. 255-76, 2021.

16

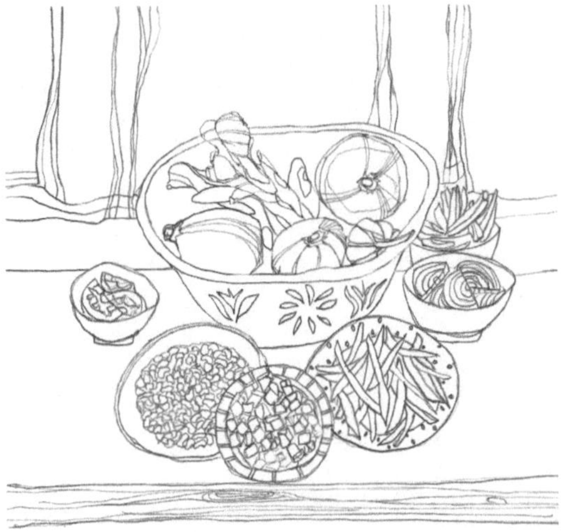

VEGETARIANISMO E DOENÇAS CRÔNICAS: DIABETES, HIPERTENSÃO E SÍNDROME METABÓLICA

Eric Slywitch
Camilla Oliveira D. de Araújo
Nágila Raquel T. Damasceno

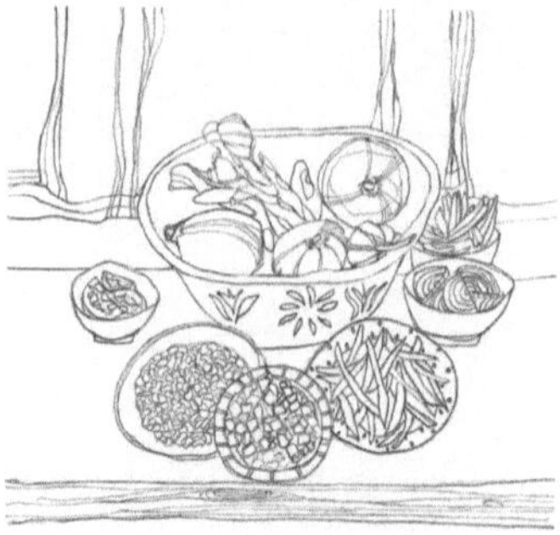

SUMÁRIO

INTRODUÇÃO

Obesidade, dislipidemias, diabetes e hipertensão isolados ou clinicamente combinados na forma de síndrome metabólica impactam diretamente no desenvolvimento das doenças cardiovasculares, no aumento do risco de eventos clínicos e na mortalidade. Em conjunto, essas condições representam a principal causa de mortalidade em nível mundial - 38% (OMS, 2021).

A base fisiopatológica do **diabetes** (DM), **hipertensão arterial sistêmica** (HAS) e **síndrome metabólica** (SMet) apresenta a resistência à insulina, os processos inflamatórios e as reações oxidativas como uma tríade comum, intimamente relacionada ao desenvolvimento dessas doenças. Tendo por base esses conhecimentos, torna-se mais atrativo avaliar o papel de determinantes ambientais sobre a história natural dessas doenças. Nesse contexto, a dieta, seja enquanto padrão alimentar, consumo de alimentos específicos ou por meio da modulação promovida por determinados nutrientes, tem sido foco de grande atenção científica.

O padrão vegetariano e suas variações, inserido no conjunto das dietas *plant-based*, tem sido adotado por um número crescente de indivíduos; fato que tem contribuído para ampliar as evidências científicas sobre seus benefícios na manutenção e recuperação da saúde, assim como no manejo de diversas doenças.

Este capítulo convida o leitor a percorrer uma trajetória pautada nas mais robustas e atuais evidências científicas sobre diabetes, hipertensão e síndrome metabólica, tendo as dietas vegetarianas como guia para as ações preventivas e adjuvantes no manejo clínico dessas doenças, tanto em nível individual como coletivo.

DIABETES MELLITUS (DM)

Segundo a International Diabetes Federation, DM é uma doença crônica decorrente da incapacidade de produzir insulina ou da menor habilidade do organismo em utilizar a insulina produzida (IDF, 2019). Cerca de 9,3% da população mundial, entre 20-79 anos de idade, tem

DM e 90% desses indivíduos têm DM do tipo 2 (DM2) e vivem em países desenvolvidos (IDF, 2019). O diagnóstico laboratorial de diabetes é feito quando atende um ou mais dos seguintes critérios: hemoglobina glicada (HbA1C) ≥ 6,5% ou glicemia de jejum ≥ 126 mg/dL analisada em dois dias diferentes ou glicemia > 200 mg/dL após 2 h de ingestão oral de 75 g de glicose ou glicemia ao acaso ≥ 200 mg/dL em pacientes com sintomas clássicos de hiperglicemia (ADA, 2021).

A **resistência à insulina** (RI) consiste na dificuldade das células corporais que captam glicose via transportador de glicose tipo 4 (GLUT4) de transportarem a glicose para o meio intracelular. Devido à persistência de concentrações sanguíneas de glicose elevadas, ocorre aumento na produção de insulina, enquanto houver quantidade suficiente de células betapancreáticas capazes de produzir esse hormônio. Assim, a RI se caracteriza pelo aumento da glicemia e consequente aumento da insulinemia.

O DM2 se manifesta frequentemente após a quarta década de vida e cerca de 80% dos indivíduos são obesos. Dos pacientes com DM2, 80% também têm SMet (IDF, 2019).

No entendimento atual, são 11 vias distintas que levam à disglicemia e seu conhecimento favorece condutas mais personalizadas. Alterações nas células alfa (com menor produção de glucagon) e betapancreática (com maior produção de insulina), bem como nas funções gástricas (alteração da sua cinética de esvaziamento), intestino delgado (alteração de hormônios intestinais e microbiota) e rins (alteração nos cotransportadores de glicose – SGLT2), além da redução do efeito incretínico (mediado por hormônios entéricos) levam à hiperglicemia. Alterações no tecido adiposo (acúmulo, especialmente visceral), músculo periférico (sarcopenia) e fígado (acúmulo lipídico) levam à RI. Alterações no sistema imune e inflamação em células beta do pâncreas levam à falência na produção de insulina. Alteração do sistema nervoso central leva ao aumento de ingestão alimentar e da secreção de adrenalina, podendo contribuir para o aumento do aporte de glicose sérica e do peso corporal, refletindo em RI por aumento de adiposidade central (Schwartz et al., 2016).

O estilo de vida e a alimentação têm relação direta com a prevenção e com o melhor controle metabólico do DM2, podendo reduzir o risco para essa condição em 58% (Knowler et al., 2002).

É muito conhecido o efeito positivo (na prevenção e no tratamento de DM2) de se manter o índice de massa corporal (IMC) em valores adequados com baixa adiposidade visceral, boa massa muscular com a prática regular de atividades físicas e hábitos alimentares saudáveis, como evitar o uso de gorduras trans e saturadas, utilizar fibras (alimentos integrais) e, dentro dos grupos alimentares, preferir o uso de verduras e legumes, cereais integrais, leguminosas e iogurte e evitar ao máximo consumo de carne vermelha e processada (Ley et al., 2014).

Grandes estudos populacionais sugerem que as gorduras da dieta alteram a sensibilidade à insulina, sendo as gorduras saturadas as que mais afetam negativamente o metabolismo da insulina (Marshall et al., 1994; Feskens et al., 1995; Vessby et al., 2001). Dentre seus diversos efeitos metabólicos, as gorduras saturadas estimulam os receptores *toll-like* 2 e 4, levando à produção de TNF-alfa, que favorece a RI por alterar o aminoácido de fosforilação intracelular (de tirosina para serina), afetando a sinalização para o deslocamento do transportador de glicose insulina-dependente GLUT4 para a membrana celular (Estadella et al., 2013).

A carne vermelha, processada ou não, tem efeitos deletérios ao controle glicêmico, aumentando o grau de RI e ocasionando maior lesão de células betapancreáticas. Seus compostos agem de várias formas, causando desde inflamação sistêmica, aumento na produção de radicais livres, menor resposta do músculo e tecido adiposo perante a insulina produzida, redução na capacidade de produzir insulina pelo pâncreas e elevação da liberação hepática de glicose, dentre outras. Isso ocorre devido ao seu elevado conteúdo de aminoácidos de cadeia ramificada, gorduras saturadas, produtos de glicação avançada, ferro heme, nitrosaminas, nitrito de sódio e compostos N-nitrosos, assim como pela maior presença de fosfatidilcolina e carnitina, aumentando a produção de trimetilamina (TMA) e N-óxido de trimetilamina (TMAO), após conversão hepática (Kim et al., 2015).

Uma metanálise de estudos observacionais mostrou forte associação do consumo de carnes com a incidência de DM2. Para cada incremento no consumo de 100 g de carne vermelha por dia, o aumento no risco se elevou em 17%; para cada 50 g/dia de carne processada, esse risco aumentou para 37%. Especificamente para o consumo de bacon, observou-se que o consumo de 2 fatias/dia eleva o risco de DM2 para praticamente 100%. Esse incremento de alimentos de origem animal pode ser até mais deletério que o consumo de bebidas açucaradas, onde uma porção ao dia levou ao aumento de 26% no risco de DM2 (Neuenschwander et al., 2019).

A menor prevalência de diabetes em populações vegetarianas foi intensamente estudada e demonstrada na literatura científica. Grande parte dos estudos populacionais comparando dados de saúde de vegetarianos e onívoros foi feita em populações adventistas, pois esse grupo tende a ter índices de tabagismo e consumo de álcool baixos e elevada prática de atividade física (Snowdon e Phillips, 1985; Fraser, 1999; Tonstad et al., 2013).

Estudos de revisão baseados em grandes populações mostram que a prevalência de DM2 em vegetarianos é de 34% a 75% menor que a observada em onívoros (Snowdon e Phillips, 1985; Tonstad et al., 2009; Le e Sabaté, 2014; Satija et al., 2016; Vang et al., 2008).

Devido ao fato de estudos populacionais apresentarem limitações do ponto de vista da causalidade, o entendimento dos efeitos reais do vegetarianismo sobre o controle glicêmico ganha mais importância ao compararmos a alimentação vegetariana com a onívora utilizando estudos clínicos controlados aleatorizados e quando ambas as dietas são planejadas.

Temos 9 publicações de alta qualidade, além de 2 revisões sistemáticas com metanálise e um estudo no qual o próprio paciente foi o controle. Em conjunto, esses estudos mostram efeitos positivos na saúde de indivíduos diabéticos ao adotarem uma dieta vegetariana estrita bem planejada, quando comparados aos onívoros com a mesma condição clínica mantendo uma dieta balanceada (Tabela 1).

TABELA 1 Síntese de estudos controlados sobre dieta vegetariana e perfil glicêmico

Referência	Características da amostra	Tempo de intervenção	Desenho	Conclusão
Nicholson et al., 1999	11 indivíduos diabéticos	12 semanas	Estudo aleatorizado. O grupo vegano (n = 7) recebeu uma dieta baixa em gorduras (10-15% das kcal como proteína, < 10% gorduras e o restante de carboidratos complexos não refinados) ou uma dieta onívora (n = 4) "baixa em gorduras" (55-50% das kcal como carboidratos, < 30% como gorduras, 10-15% como proteínas e 200 mg de colesterol/dia).	< Glicemia no grupo vegetariano.
Barnard et al., 2005	64 mulheres diabéticas na menopausa (IMC 26-44 kg/m^2)	14 semanas	Estudo aleatorizado. Participantes foram randomizadas para seguir uma dieta vegana baixa em gorduras (10% gordura, 15% proteínas e 75% carboidratos) ou uma dieta baseada no NCEP (< 30% gorduras, sendo < 7% saturadas, 15% proteínas e > 55% carboidratos). Ambos os grupos não tiveram restrição na quantidade de alimentos consumidos e foram orientados para manter o padrão de atividade física.	< Peso no grupo vegetariano.
Barnard et al., 2006	99 indivíduos diabéticos	22 semanas	Estudo aleatorizado. 49 participantes seguiram a dieta vegana de baixo teor de gordura (75% da energia como carboidratos, 15% como proteínas e < 10% como gorduras) e 50 indivíduos seguiram a preconizada pela ADA (15-20% da energia como proteína e a soma de gordura monoinsaturada e carboidratos correspondente a 60-70% da energia, sendo a gordura saturada < 7%).	> Controle glicêmico no grupo vegetariano. < Dislipidemias no grupo vegetariano.

(continua)

TABELA 1 Síntese de estudos controlados sobre dieta vegetariana e perfil glicêmico (*continuação*)

Referência	Características da amostra	Tempo de intervenção	Desenho	Conclusão
Barnard et al., 2009	99 indivíduos diabéticos	74 semanas	Estudo aleatorizado. 49 indivíduos seguiram dieta vegana e 50 a preconizada pela ADA.	> Controle glicêmico no grupo vegetariano. < Dislipidemias no grupo vegetariano.
Kahleova et al., 2011	72 indivíduos diabéticos (DM2)	24 semanas	Estudo aleatorizado. As duas dietas eram isocalóricas, com restrição de 500 kcal/dia (após mensuração por calorimetria indireta). Todas as dietas foram oferecidas aos participantes, sendo a vegana constituída por 60% da energia como carboidratos, 15% de proteínas e 25% de gorduras. A dieta onívora era constituída por 50% da energia como carboidratos, 20% de proteínas e 30% de gorduras (< 7% saturada). Após 12 semanas foi acrescentada atividade física aeróbica, com programa de prescrição feito após teste ergoespirométrico.	> Sensibilidade à insulina no grupo vegetariano. > Redução na gordura visceral no grupo vegetariano. > Produção de adiponectina no grupo vegetariano. > *Status* antioxidante no grupo vegetariano.
Mishra et al., 2013	211 indivíduos diabéticos, onívoros, idade > 18 anos e IMC 25 kg/m^2	18 semanas	Estudo aleatorizado. 94 indivíduos do grupo vegano e 117 do grupo controle. Dieta vegana baixa em gorduras, sem limite na quantidade ingerida, e suplementação com vitamina B12. O grupo controle foi orientado a não mudar a dieta.	< Peso corporal no grupo vegetariano. < Valores lipídicos no grupo vegetariano. > Controle glicêmico nos indivíduos com DM2 do grupo vegetariano.

(*continua*)

TABELA 1 Síntese de estudos controlados sobre dieta vegetariana e perfil glicêmico (*continuação*)

Referência	Características da amostra	Tempo de intervenção	Desenho	Conclusão
Lee et al., 2016	93 indivíduos diabéticos, onívoros, idade entre 30-70 anos, em uso de hipoglicemiantes orais por pelo menos 6 meses e HbA1C entre 6% e 11%	12 semanas	Estudo aleatorizado. 46 indivíduos seguiram dieta vegana e 47 seguiram dieta preconizada pela Associação Coreana de Diabetes. O grupo vegano podia comer à vontade os alimentos indicados, constituídos sempre por alimentos integrais, *in natura* e não processados. Essa dieta não foi planejada como uma dieta baixa em gorduras. O grupo onívoro foi orientado a manter uma dieta de restrição calórica baseada em seu peso corporal, distribuída em 50-60% da energia como carboidratos, 15-20% como proteínas e < 25% como gorduras, sendo < 7% saturadas.	> Controle glicêmico no grupo vegetariano.
Kahleova et al., 2017	74 indivíduos diabéticos	6 meses	Estudo aleatorizado. As duas dietas eram restritas em 500 kcal/dia. A vegetariana estrita foi seguida por 37 indivíduos, sendo 60% da energia proveniente de carboidratos, 15% de proteínas e 25% de gorduras. Havia limite de uso de até 1 porção de iogurte desnatado/dia, caso não conseguissem seguir o plano alimentar vegano. A dieta controle (n = 37), onívora, foi baseada nas orientações da Associação Europeia para Estudos de Diabetes (50% da energia de carboidratos, 20% de proteínas e <10% de gorduras, sendo < 7% saturada e ≤ 200 mg de colesterol.	< Gordura fascial no grupo vegetariano.

(continua)

TABELA 1 Síntese de estudos controlados sobre dieta vegetariana e perfil glicêmico (*continuação*)

Referência	Características da amostra	Tempo de intervenção	Desenho	Conclusão
Kahleova et al., 2019	75 indivíduos com sobrepeso e obesidade (IMC entre 28 e 40 kg/m²) onívoros e sem diabetes	16 semanas	Estudo aleatorizado. Um dos grupos (n = 38) adotou uma dieta vegana baixa em gorduras (69,6% de carboidrato, 17,5% de gordura e 12,26% de proteína), sendo a ingestão de gordura total entre 20-30 g, de forma a garantir o consumo de ácidos graxos essenciais, reduzindo o consumo de ácidos graxos trans e saturados *com* aumento relativo no consumo de ácidos graxos ômega-3 e 6. O outro grupo seguiu uma dieta onívora planejada com 46,6% de carboidratos, 35% de gorduras e 16,9% de proteínas (n = 37).	< Tecido adiposo no grupo vegetariano. < Resistência à insulina no grupo vegetariano. > Secreção de insulina no grupo vegetariano.

ADA: American Diabetes Association ou Associação Americana de Diabetes; IMC: índice de massa corporal; NCEP: *National Cholesterol Education Program*.

Além desses estudos controlados, há um estudo realizado em 2014 que merece destaque (McDougall et al., 2014). Os autores realizaram uma intervenção alimentar em 1.615 indivíduos (563 homens e 1.052 mulheres), que fizeram todas as refeições sob supervisão médica, nutricional, psicológica e de chefs de cozinha. Dos indivíduos que seguiram o programa, 64% tinham história de hipercolesterolemia, 39,6% de hipertensão, 79,5% referiam uso de pelo menos um medicamento para diabetes, hipertensão ou dislipidemia. Cerca de 71,6% deles estavam acima do peso. Os dados da coleta foram obtidos de 2002 a 2011 nos pacientes internados em um hotel, na Califórnia, seguindo o programa dietético do autor (*The McDougall Program*), que propõe uma dieta vegetariana estrita contendo 80% do aporte energético na forma de carboidratos, 10% como proteínas e até 10% como gorduras. Após 7 dias de intervenção seguindo essa dieta, os participantes apresentaram os seguintes resultados com redução de: 1,4 kg de peso, 22 mg/dL de colesterol total, 16 mg/dL de LDLc, 8 mmHg de pressão arterial sistólica e 4 mmHg de diastólica, 17 mg/dL de glicemia (nos participantes que começaram com glicemia > 126 mg/dL), 8 mg/dL de glicemia (nos que tinham glicemia entre 100 e 126 mg/dL), sendo todas as modificações significativas.

Há também duas revisões sistemáticas com metanálises sobre dieta vegetariana e controle glicêmico, onde foram selecionados indivíduos com idade superior a 20 anos, glicemia de jejum e HbA1C como desfecho, e intervenções com duração de mais de 4 semanas. Foram excluídos os estudos que não eram originais, duplicados, aqueles onde o DM não era do tipo 2, múltiplas intervenções e estudos sem controle. De 477 estudos identificados, apenas 6 foram incluídos nesse critério, incluindo 255 participantes, com idade média de 42,5 anos. Os autores concluíram que a dieta vegetariana melhorou o controle de DM2 (Yokoyama et al., 2014).

Em uma revisão sistemática de ensaios clínicos randomizados, Papamichou et al. (2019) mostraram que as dietas vegetarianas, vegana e mediterrânea são as mais efetivas no controle glicêmico de indivíduos com DM2.

Em sintonia com essa revisão, o consenso da Associação Americana de Endocrinologistas Clínicos da Faculdade Americana de Endocrinologia sobre manejo de DM2 recomenda uma dieta vegetariana estrita como sendo eficaz no controle de glicemia de indivíduos com DM2 (Garber et al., 2020).

HIPERTENSÃO ARTERIAL SISTÊMICA (HAS)

A hipertensão arterial sistêmica (HAS) é uma doença crônica não transmissível (DCNT) definida por elevação dos níveis pressóricos, em que os benefícios do tratamento (não medicamentoso e/ou medicamentoso) superam os riscos. Trata-se de uma condição multifatorial, que depende de fatores genéticos/epigenéticos, ambientais e sociais, caracterizada por elevação persistente da **pressão arterial** (PA), ou seja, PA sistólica (PAS) maior ou igual a 140 mmHg e/ou PA diastólica (PAD) maior ou igual a 90 mmHg, medida com a técnica correta, em pelo menos duas ocasiões diferentes, na ausência de medicação anti-hipertensiva. Os fatores de risco para HAS incluem genética, idade, sexo, etnia, sobrepeso/obesidade, consumo de sódio e potássio, sedentarismo, álcool, além de fatores socioeconômicos, uso de alguns fármacos e drogas ilícitas e apneia obstrutiva do sono.

A HAS está associada a 45% das mortes por doença arterial coronariana (DAC) e insuficiência cardíaca (IC) e 51% das mortes por doença cerebrovascular (Brasil, 2020).

Além do tratamento farmacológico, a dieta está inserida no conjunto de orientações não farmacológicas com comprovada eficácia no controle pressórico. Neste contexto, a dieta DASH (do inglês *Dietary Approaches to Stop Hypertension* ou "Abordagem Dietética para Interromper a Hipertensão") e os padrões vegetariano, nórdico e mediterrâneo têm mostrado efeitos positivos no manejo da HA (Gay et al., 2016; Ndanuko et al., 2016). Em 2018, Pergola e D'Alessandro compararam a eficácia de vários padrões dietéticos sobre o controle pressórico e verificaram que os padrões nutricionalmente adequados foram efetivos no controle da pressão arterial. No contexto das dietas vegetarianas, os nutrientes e compostos presentes podem exercer múltiplas ações positivas sobre o controle pressórico, seja individualmente ou em conjunto. Apesar desses estudos mostrarem papel positivo desses padrões de dieta, duas revisões sistemáticas com metanálises recentes mostraram resultados negativos (Picasso et al., 2019; Viguilioul et al., 2019).

Esses resultados conflitantes têm motivado a realização de **revisões** visando obter um grau de evidência científico mais robusto entre dietas vegetarianas e controle pressórico. Em uma revisão sistemática e metanálise, Yokoyama et al. (2014) examinaram a associação entre pressão arterial e dietas vegetarianas. Preencheram os critérios de seleção 39 estudos, sendo 7 ensaios clínicos (n = 311 indivíduos) e 32 estudos observacionais (n = 21.604 indivíduos). Os ensaios clínicos mostraram que, comparado às dietas onívoras, o padrão vegetariano promoveu redução da PAS em –4,8 mmHg (IC95%= –6,6 a –3,1) e PAD em –2,2 mmHg (IC95%= –3,5 a –1,0), enquanto os estudos observacionais também mostraram eficácia: PAS = –6,9 mmHg (IC95% = –9,1 a –4,7) e PAD = –4,7 mmHg (IC95% = –6,3 a –3,1).

Em 2020, a revisão guarda-chuva de Sukhato et al. selecionou 50 **revisões sistemáticas** e **metanálises** baseadas em ensaios clínicos aleatorizados e controlados, onde foram incluídos diversos padrões dietéticos. A dieta DASH apresentou o melhor perfil na redução da PAS (de –3,20 a –7,62 mmHg) e da PAD (de –2,50 a –4,22 mmHg), seguido por nórdico, portfólio e com baixo teor de sal. As dietas vegetarianas (independentemente dos tipos analisados), **mediterrânea, paleolítica**, pobre em carboidratos, de baixo índice glicêmico e pobres em gorduras apresentaram resultados inconsistentes.

O padrão dietético **DASH** prevê um consumo elevado de frutas, hortaliças, laticínios com baixo teor de gorduras e cereais integrais, com um consumo moderado de oleaginosas (castanha-de-caju, castanha-do-Brasil, nozes, avelãs, macadâmia, amêndoas e pistache) e redução no consumo de gorduras, doces e bebidas com adição de açúcar e carnes vermelhas e processadas. Importante destacar que o efeito protetor da dieta DASH resulta da combinação de diversos nutrientes que atuam diretamente (redução de sódio e elevado teor de cálcio, magnésio e potássio) e indiretamente (elevada quantidade de fibras e redução no colesterol e gorduras saturadas). Evidências mostram ainda que a associação da dieta DASH com a restrição de sódio intensificou o efeito isolado das duas intervenções dietéticas, em que a PAS reduziu em 11,5 mmHg nos indivíduos hipertensos e 7,1 mmHg nos normotensos (Sacks et al., 2001).

É importante destacar que os padrões dietéticos que têm apresentado resultados mais consistentes sobre seus benefícios na prevenção e tratamento da HAS apresentam várias características em comum e que as divergências encontradas em alguns estudos refletem diretamente a complexidade da relação entre dieta e hipertensão e influência de outros determinantes ambientais (poluição ambiental, nível educacional, acesso ao sistema de saúde) e de estilo de vida (tabagismo, consumo de álcool, sedentarismo, nível de estresse). Acrescenta-se que as dietas vegetarianas, para promoverem efeitos positivos sobre a saúde, devem ser nutricionalmente adequadas às condições fisiológicas ou clínicas individuais, onde a exclusão parcial ou total de carnes, ovos e laticínios representa uma característica diferencial das dietas onívoras, mas não uma condição única para obter os benefícios do padrão vegetariano no controle pressórico.

SÍNDROME METABÓLICA (SMET)

Segundo Carvalho (2005), a síndrome metabólica (SMet) é um transtorno complexo que cursa com RI, deposição de gordura na região central do corpo, alterações no metabolismo lipídico e no controle pressórico (Carvalho, 2005). Os dados epidemiológicos com relação à SMet são bastante heterogêneos e dependem diretamente dos critérios de classificação utilizados. Em estudos realizados com populações do México, Estados Unidos e países da Ásia, a prevalência varia entre 12,4 e 28,5% em homens e 10,7 a 40,5% em mulheres (Junqueira et al., 2011).

No Brasil, segundo a Sociedade Brasileira de Diabetes (SBD), para o diagnóstico, são apontados os seguintes critérios detalhados na Tabela 2 (SBD, 2019-2020).

Além desses critérios para o diagnóstico da SMet, outros parâmetros são comuns no exame físico de pacientes com SMet, como *acantose nigricans* (manifestação cutânea indicadora de RI, com hiperpigmentação de aspecto aveludado e espessamento das regiões flexurais do pescoço, das axilas e da região inguinal), doença hepática gordurosa não alcoólica, microalbuminúria e hiperuricemia, embora não façam parte do diagnóstico de SMet (Carvalho, 2005; SBD, 2019-2020).

TABELA 2 Critérios de classificação de síndrome metabólica (SMet)

Parâmetros	NCEP	IDF 2006	OMS 1999
Obrigatório		CA: ≥ 94 cm (homens) ou ≥ 80 cm (mulheres) 90 cm em homens asiáticos	Resistência à insulina avaliada *in vivo* por teste de *clamp* euglicêmico-hiperinsulinêmico), intolerância à glicose ou *diabetes mellitus*
Número de anormalidades	≥ 3	≥ 2	≥ 2
Glicose	≥ 100 mg/dL ou tratamento farmacológico	≥ 100 mg/dL ou diagnóstico de diabetes	
HDL-c	< 40 mg/dL (homens) < 50 mg/dL (mulheres)	< 40 mg/dL (homens) < 50 mg/dL (mulheres)	< 35 mg/dL (homens) < 40 mg/dL (mulheres)
Triglicerídeos	≥ 150 mg/dL ou tratamento farmacológico	≥ 150 mg/dL ou tratamento farmacológico	≥ 150 mg/dL
Obesidade	CA ≥ 102 cm em homens ou ≥ 88 cm em mulheres		RCQ > 0,9 em homens ou > 0,85 em mulheres ou IMC ≥ 30 kg/m^2
Pressão arterial	≥ 130/85 mmHg ou tratamento farmacológico	≥ 130/85 mmHg ou tratamento farmacológico	≥ 140/90 mmHg

Fonte: SBD, 2019-2020. OMS: Organização Mundial de Saúde; IDF: *International Diabetes Federation* ou Federação Internacional de Diabetes; NCEP: *National Cholesterol Education Program* ou Programa Nacional de Educação sobre Colesterol; RCQ: relação cintura-quadril; IMC: índice de massa corporal; CA: circunferência abdominal.

A obesidade central é caracterizada pelo acúmulo de gordura visceral na região abdominal e é a principal característica da SMet, tendo forte relação com a hiperinsulinemia devido ao aumento de glicose sanguínea, presença de HAS associada ao aumento do hormônio angiotensina, aumento de citocinas inflamatórias e dislipidemia, com aumento de triglicerídeos (TG) e/ou redução de HDL-c (Figura 1). O aumento do TG resulta em mudança na homeostase sanguínea, aumentando o risco de eventos cardiovasculares, enquanto as baixas concentrações do colesterol HDL reduzem o transporte reverso de colesterol, assim como as ações anti-inflamatória, antiplaquetária, antioxidante e vasodilatadora associadas a essa lipoproteína (Hansel et al., 2004).

Tanto a prevenção como o tratamento da SMet e de suas comorbidades tem como um dos importantes pilares a adoção de uma dieta saudável e atividade física regular. Essa alimentação deve (SBD, 2019-2020):

- Favorecer a manutenção de um peso adequado.
- Reduzir o consumo de gorduras saturadas e trans e aumentar o consumo de gorduras poli-insaturadas e monoinsaturadas.
- Aumentar o consumo de frutas, hortaliças, cereais integrais e leguminosas.
- Reduzir a ingestão de açúcar de adição e sódio.

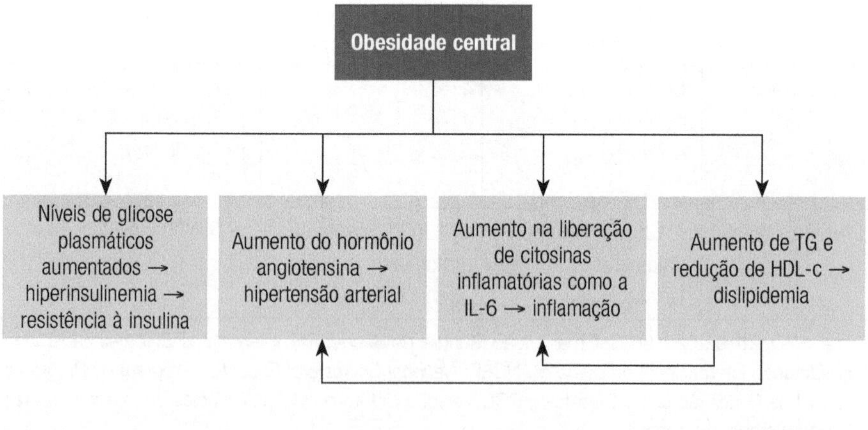

FIGURA 1 Relação da obesidade central com os componentes da síndrome metabólica (SMet) e papel sinérgico entre eles. IL-6: interleucina-6.

Além desse importante pilar quanto à alimentação, também há metas de tratamento visando a redução dos valores de PA, aumento do HDL-c e redução dos triglicerídeos.

O padrão alimentar ocidental, caracterizado pelo consumo de carnes processadas, alimentos industrializados e carboidratos refinados, promove um ambiente celular pró-inflamatório, enquanto o padrão alimentar considerado saudável, caracterizado pelo consumo de frutas, hortaliças e grãos integrais, promove um ambiente celular anti-inflamatório. A adoção de um determinado padrão alimentar impactará diretamente no risco de desenvolvimento de SMet, uma vez que a inflamação está presente de modo transversal em todos os componentes da SMet (Lopez-Garcia et al., 2004; Nettleton et al., 2006).

Além da contribuição inflamatória da dieta, padrões alimentares também podem interferir na RI. Enquanto alguns estudos mostram que o aumento no consumo de carne vermelha e processada leva ao quadro de RI, outros mostram que apenas a carne processada apresenta essa relação (Aprelini et al., 2019).

Segundo a Pesquisa de Orçamento Familiar (POF) 2018-2019, as carnes processadas aparecem em 3ª posição na categoria de alimentos processados mais consumidos pela população brasileira (IBGE, 2018-2019). Esse resultado reforça estudos prévios que mostraram que a carne vermelha e a carne processada, em especial, são consumidas no Brasil em quantidades superiores às recomendadas pelo *World Cancer Research Fund*, que são de 43 g/dia de carne vermelha e quantidade mínima de carne processada (Aprelini et al., 2019).

Apesar da dificuldade dos estudos em estabelecer uma relação de causalidade entre o consumo de carne vermelha processada ou não e desfechos na saúde, a literatura aponta que o consumo de carne vermelha, carne processada e seus compostos está relacionado ao desenvolvimento de doenças como doença hepática gordurosa não alcóolica (DHGNA), alguns tipos de cânceres e SMet (Kim e Je, 2018; Zelber-Sagi et al., 2018; McEvoy et al., 2021).

Em contrapartida, estudos observacionais populacionais que investigam o consumo de dietas vegetarianas ou ovolactovegetarianas têm mostrado uma menor incidência de doenças, como a SMet, entre os vegetarianos mais restritos (McEvoy et al., 2012).

No estudo observacional realizado por Navarro et al. (2018), observou-se que indivíduos adeptos da dieta vegetariana apresentaram menor índice de massa corporal (IMC), pressão arterial, colesterol total, LDL-c, apolipoproteína B, glicose e hemoglobina glicada e escore de risco de Framingham quando comparados aos onívoros. De modo contrário, a prevalência de SMet foi maior entre os onívoros.

Nos padrões de dietas vegetarianas, o consumo de frutas, verduras e legumes é significativamente superior ao observado no padrão onívoro. Ensaios clínicos e metanálises têm mostrado que o consumo de frutas e vegetais é inversamente associado aos componentes da SMet e menores valores de proteína C-reativa (PCR) (Esmaillzadeh et al., 2006; Shin et al., 2015).

Uma coorte retrospectiva conduzida na população tailandesa avaliou diferentes tipos de padrões de dietas vegetarianas (vegana, lactovegetariana, pescovegetariana) e não vegetariana e sugeriu que o padrão vegano não reduziu o risco de SMet quando comparado aos demais padrões (Shang et al., 2011). De modo semelhante, uma coorte prospectiva na população da Coreia do Sul encontrou que os indivíduos com aderência ao padrão vegetariano, mas com alta ingestão de carboidratos refinados, açúcares e alimentos salgados, apresentaram elevado risco de SMet (Kim et al., 2020).

Uma metanálise baseada em ensaios clínicos aleatorizados e estudos observacionais teve por objetivo avaliar a associação entre dietas vegetarianas com a SMet e seus componentes. Os resultados mostraram que a dieta vegetariana não foi associada com os componentes da SMet em comparação com a dieta não vegetariana. Por outro lado, os estudos observacionais descreveram que a dieta vegetariana foi associada com menores valores de pressão arterial, glicemia de jejum, circunferência da cintura e de HDL-c (Picasso et al., 2019).

Outro estudo com delineamento semelhante avaliou o impacto das dietas vegetarianas em desfechos de saúde e descreveu redução do colesterol total, LDL-colesterol e HDL-colesterol. Outro resultado relevante foi a influência desse padrão de dieta na microbiota intestinal, ressaltando que a composição da microbiota se relaciona com os desfechos de saúde. Um estudo com a técnica de metabolômica avaliou indivíduos saudáveis veganos e onívoros e encontrou perfis discriminantes entre os grupos, onde mostra que o grupo onívoro apresentou metabólitos como lipídios e aminoácidos que são resultado da ação da microbiota de alimentos de origem animal. Um terceiro ponto trazido pelo trabalho é o desenvolvimento e manutenção de um ambiente inflamatório, que se associa com doenças crônicas como a SMet, por alguns padrões de dieta, como a dieta onívora. Neste caso, marcadores inflamatórios como proteína C-reativa (PCR), lipopolissacarídeos (LPS), interleucina 10 (IL-10) e fator de necrose tumoral alfa (TNF-α) mostraram aumento gradativo entre os padrões de dieta vegetariano, ovolactovegetariano e onívoro. O desenvolvimento de DM também é um ponto sensível ao padrão de dieta adotado pelo indivíduo. Estudos apontam de forma consistente que em indivíduos não diabéticos vegetarianos os valores de glicose de jejum são significativamente mais baixos que nos indivíduos não diabéticos onívoros. Além disso, em indivíduos com diagnóstico de DM tipo 2, o padrão de dieta vegetariano é associado a valores menores de hemoglobina glicada (HbA1c) e glicose em jejum (Oussalah et al., 2020).

TAKE HOME MESSAGES

1. Dietas vegetarianas, sobretudo veganas, baseadas em alimentos naturais e integrais, com elevado teor de fibras e carboidratos complexos (de baixo índice glicêmico), normal ou baixa em gorduras, melhoram o controle glicêmico, reduzem a resistência à insulina de indivíduos diabéticos tipo 2 e aumentam a sensibilidade à insulina de não diabéticos.
2. O impacto positivo das dietas vegetarianas sobre o controle do peso contribui para a prevenção e o manejo da hipertensão, diabetes e demais componentes da SMet.
3. Menor ingestão de gorduras totais e saturadas, maior ingestão de carboidratos complexos, de baixo índice glicêmico e maior ingestão de fibras, além da menor ingestão ou exclusão de carnes são características da dieta vegetariana estrita importantes no controle glicêmico de indivíduos diabéticos, hipertensos e com SMet.
4. A alimentação vegetariana, sobretudo vegetariana estrita, é mais efetiva para a prevenção e o tratamento do DM2 do que a onívora.
5. Dietas vegetarianas variadas e nutricionalmente adequadas às necessidades fisiológicas individuais promovem inquestionáveis benefícios à saúde.

REFERÊNCIAS

ADA – American Diabetes Association. *Diagnosis*. Disponível em: https://www.diabetes.org/a1c/diagnosis. 2021. Acesso em 17 de janeiro de 2021.

APRELINI, C.; LUFT, V.C.; et al. Consumo de carne vermelha e processada, resistência insulínica e diabetes no Estudo Longitudinal de Saúde do Adulto (ELSA-Brasil). *Revista Panamericana de Salud Publica = Pan American Journal of Public Health*, v. 43, 2019.

BARNARD, N.D.; COHEN J., et al. A low-fat vegan diet and a conventional diabetes diet in the treatment of type 2 diabetes: a randomized, controlled, 74-wk clinical trial. Am *J Clin Nutr*, v. 89, n. 5, p. 1588S-1596S, 2009.

BARNARD, N.D.; COHEN, J.; et al. A low-fat vegan diet improves glycemic control and cardiovascular risk factors in a randomized clinical trial in individuals with type 2 diabetes. *Diabetes Care*, v. 29, n. 8, p. 1777-83, 2006.

BARNARD, N.D.; SCIALLI, A.R.; et al. The effects of a low-fat, plant-based dietary intervention on body weight, metabolism, and insulin sensitivity. *Am J Med*, v. 118, n. 9, p. 991-7, 2005.

BRASIL. MINISTÉRIO DA SAÚDE. DATASUS/MS/SVS/CGIAE. *Sistema de Informações sobre Mortalidade SIM*. Disponível em: http://tabnet.datasus.gov.br/cgi/tabcgi.exe?sim/cnv/ obt10uf.def/2017-CID 10-Capitulos I00-I99; http://tabnet.datasus.gov.br/cgi/tabcgi.exe?ibge/cnv/poptuf.def. Acesso em 19 de abr 2020.

CARVALHO, M.H.C.; BRANDÃO, A.P.; et al. Sociedade Brasileira de Hipertensão/Sociedade Brasileira de Cardiologia/Sociedade Brasileira de Endocrinologia e Metabologia/Sociedade Brasileira de Diabetes. I Diretriz brasileira de diagnóstico e tratamento da síndrome metabólica. *Arq Bras Cardiol*, v. 84, supl 1, p. 3-28, 2005.

ESMAILLZADEH, A.; KIMIAGAR, M. Fruit and vegetable intakes, C-reactive protein, and the metabolic syndrome. *The American Journal of Clinical Nutrition*, v. 84, n. 6, p. 1489-97, 2006.

ESTADELLA, D.; NASCIMENTO, C.M.P.O.; et al. Lipotoxicity: effects of dietary saturated and transfatty acids. *Mediators Inflamm*, v. 2013, p. 137579, 2013.

FESKENS, E.J.; VIRTANEN, S.M.; et al. Dietary factors determining diabetes and impaired glucose tolerance. A 20-year follow-up of the Finnish and Dutch cohorts of the Seven Countries Study. *Diabetes Care*, v. 18, n. 8, p. 1104-12, 1995.

FRASER, G.E. Associations between diet and cancer, ischemic heart disease, and all--cause mortality in non-Hispanic white California Seventh-day Adventists. *Am J Clin Nutr*, v. 70, n. 3, p. 532S-538S, 1999.

GARBER, A.J.; HANDELSMAN, Y., et al. Consensus Statement by the American Association of Clinical Endocrinologists and American College of Endocrinology on the Comprehensive Type 2 Diabetes Management Algorithm - 2020 Executive Summary. *Endocr Pract*, v. 26, n. 1, p. 107-39, 2020.

GAY, H.C., RAO, S.G., VACCARINO, V., ALI, M.K. Effects of different dietary interventions on blood pressure: systematic review and meta-analysis of randomized controlled trials. *Hypertension*, v. 67, n. 4, p. 733-9, 2016.

HANSEL, B., GIRAL, P., NOBECOURT, E., et al. Metabolic syndrome is associated with elevated oxidative stress and dysfunctional dense high-density lipoprotein particles displaying impaired antioxidative activity. *J Clin Endocrinol Metab*, v. 89, n. 10, p. 4963-71, 2004.

IDF - International Diabetes Federation. IDF Diabetes Altas. 2019. Disponível em https://diabetesatlas.org/upload/resources/material/20200302_133351_IDFATLAS9e-final-web.pdf. Acesso em 17 de janeiro de 2021.

JUNQUEIRA, C.L.C.; COSTA, G.M.; et al. Síndrome metabólica: o risco cardiovascular é maior que o risco dos seus componentes isoladamente? *Rev Bras Cardiol*, v. 24, n. 5, p. 308-15, 2011.

KAHLEOVA, H.; HLOZKOVA, A.; et al. Fat quantity and quality, as part of a low-fat, vegan diet, are associated with changes in body composition, insulin resistance, and insulin secretion. A 16-week randomized controlled trial. *Nutrients*, v. 11, n. 3, 2019.

KAHLEOVA, H.; KLEMENTOVA, M.; et al. The effect of a vegetarian vs conventional hypocaloric diabetic diet on thigh adipose tissue distribution in subjects with type 2 diabetes: a randomized study. *J Am Coll Nutr*, v. 36, n. 5, p. 364-9, 2017.

KAHLEOVA, H.; MATOULEK, M.; et al. Vegetarian diet improves insulin resistance and oxidative stress markers more than conventional diet in subjects with Type 2 diabetes. *Diabet Med*, v. 28, n. 5, p. 549-59, 2011.

KIM, H.; LEE, K.; et al. Plant-based diets and incident metabolic syndrome: results from a South Korean prospective cohort study. *PLoS Medicine*, v. 17, n. 11, 2020.

KIM, Y.; JE, Y. Meat consumption and risk of metabolic syndrome: results from the korean population and a meta-analysis of observational studies. *Nutrients*, v. 10, n. 4, p. 390, 2018.

KIM, Y.; KEOGH, J.; et al. A review of potential metabolic etiologies of the observed association between red meat consumption and development of type 2 diabetes mellitus. *Metabolism*, v. 64, n. 7, p. 768-79, 2015.

KNOWLER, W.C.; BARRETT-CONNOR, E.; et al. Reduction in the incidence of type 2 diabetes with lifestyle intervention or metformin. *N Engl J Med*, v. 346, n. 6, p. 393-403, 2002.

LE, L.T.; SABATE, J. Beyond meatless, the health effects of vegan diets: findings from the Adventist cohorts. *Nutrients*, v. 6, n. 6, p. 2131-47, 2014.

LEE, Y.M.; KIM, S.A.; et al. Effect of a brown rice based vegan diet and conventional diabetic diet on glycemic control of patients with type 2 diabetes: a 12-week randomized clinical trial. *PLoS One*, v. 11, n. 6, p. e0155918, 2016.

LEY, S.H.; HAMDY, O.; et al. Prevention and management of type 2 diabetes: dietary components and nutritional strategies. *Lancet*, v. 383, n. 9933, p. 1999-2007, 2014.

LOPEZ-GARCIA, E.; SCHULZE, M.B. Major dietary patterns are related to plasma concentrations of markers of inflammation and endothelial dysfunction. *The American Journal of Clinical Nutrition*, v. 80, n. 4, p. 1029-35, 2004.

MARSHALL, J.A.; HOAG, S.; et al. Dietary fat predicts conversion from impaired glucose tolerance to NIDDM2. The San Luis Valley Diabetes Study. *Diabetes Care*, v. 17, n. 1, p. 50-6, 1994.

MCDOUGALL, J.; THOMAS, L.E.; et al. Effects of 7 days on an ad libitum low-fat vegan diet: the McDougall Program cohort. *Nutr J*, v. 13, p. 99, 2014.

MCEVOY, C.T.; TEMPLE, N.; et al. Vegetarian diets, low-meat diets and health: a review. *Public Health Nutrition*, v. 15, n. 12, p. 2287-94, 2012.

MISHRA, S.; XU, J.; et al. A multicenter randomized controlled trial of a plant-based nutrition program to reduce body weight and cardiovascular risk in the corporate setting: the GEICO study. *Eur J Clin Nutr*, v. 67, n. 7, p. 718-24, 2013.

NAVARRO, J.; ANTONIAZZI, L.; et al. Prevalence of metabolic syndrome and Framingham Risk Score in apparently healthy vegetarian and omnivorous men. *Arquivos Brasileiros de Cardiologia*, v. 110, n. 5, p. 430-7, 2018.

NDANUKO, R.N.; TAPSELL, L.C.; CHARLTON, K.E.; NEALE, E.P.; BATTERHAM, M.J. Dietary patterns and blood pressure in adults: a systematic review and meta-analysis of randomized controlled trials. *Adv Nutr*, v. 7, n. 1, p. 76-89, 2016.

NETTLETON, J.A.; STEFFEN, L.M.; et al. Dietary patterns are associated with biochemical markers of inflammation and endothelial activation in the Multi-Ethnic Study of Atherosclerosis (MESA). *The American Journal of Clinical Nutrition*, v. 83, n. 6, p. 1369-79, 2006.

NEUENSCHWANDER, M.; BALLON, A.; et al. Role of diet in type 2 diabetes incidence: umbrella review of meta-analyses of prospective observational studies. *BMJ*, v. 366, p. l2368, 2019.

NICHOLSON, A.S.; SKLAR, M.; et al. Toward improved management of NIDDM2: A randomized, controlled, pilot intervention using a low fat, vegetarian diet. *Prev Med*, v. 29, n. 2, p. 87-91, 1999.

OMS. Cardiovascular diseases (CVDs). World Health, 2021. Disponível em: <Organizationhttps://www.who.int/news-room/fact-sheets/detail/cardiovascular-diseases-(cvds)> Acesso em: 03 fevereiro 2022.

OUSSALAH, A.; LEVY, J.; et al. Health outcomes associated with vegetarian diets: An umbrella review of systematic reviews and meta-analyses. *Clin Nutr*, v. 39, n. 11, p. 3283-307, 2020.

PAPAMICHOU, D.; PANAGIOTAKOS, D. B.; et al. Dietary patterns and management of type 2 diabetes: A systematic review of randomised clinical trials. *Nutr Metab Cardiovasc Dis*, v. 29, n. 6, p. 531-43, 2019.

PERGOLA, G, D'ALESSANDRO, A. Influence of mediterranean diet on blood pressure. *Nutrients*, v. 10, n. 1700, p. 1-6, 2018.

PICASSO, M.C.; LO-TAYRACO, J.A.; et al. Effect of vegetarian diets on the presentation of metabolic syndrome or its components: A systematic review and meta--analysis. *Clinical nutrition (Edinburgh, Scotland)*, v. 38, n. 3, p. 1117-32, 2019.

SACKS, F.M.; SVETKEY, L.P.; VOLLMER; W.M.; APPEL, L.J.; BRAY, G.A.; HARSHA, D.; et al. Effects on blood pressure of reduced dietary sodium and the Dietary Approaches to Stop Hypertension (DASH) diet. DASH-Sodium Collaborative. Research Group. *N Engl J Med*, v. 344, p. 3-10, 2001.

SATIJA, A.; BHUPATHIRAJU, S.N.; et al. Plant-based dietary patterns and incidence of type 2 diabetes in us men and women: results from three prospective cohort studies. *PLoS Med*, v. 13, n. 6, p. e1002039, 2016.

SCHWARTZ, S.S.; EPSTEIN, S.; et al. The time is right for a new classification system for diabetes: rationale and implications of the beta-cell-centric classification schema. *Diabetes Care*, v. 39, n. 2, p. 179-86, 2016.

SHANG, P.; SHU, Z.; et al. Veganism does not reduce the risk of the metabolic syndrome in a Taiwanese cohort. *Asia Pacific Journal of Clinical Nutrition*, v. 20, n. 3, p. 404-10, 2011.

SHIN, J.Y.; KIM, J.Y.; et al. Effect of fruits and vegetables on metabolic syndrome: a systematic review and meta-analysis of randomized controlled trials. *International Journal of Food Sciences and Nutrition*, v. 66, n. 4, p. 416-25, 2015.

SNOWDON, D.A.; PHILLIPS R.L. Does a vegetarian diet reduce the occurrence of diabetes? *Am J Public Health*, v. 75, n. 5, p. 507-12, 1985.

SOCIEDADE BRASILEIRA DE DIABETES. Diretrizes da Sociedade Brasileira de Diabetes 2019-2020. [Internet]. 2019 [citado 2021 mar 20]. Disponível em: https://www.diabetes.org.br/profissionais/images/DIRETRIZES-COMPLETA-2019-2020.pdf. Acesso em 22 de fevereiro de 2021.

SUKHATO, K.; AKKSILP, K.; et al. Efficacy of different dietary patterns on lowering of blood pressure level: an umbrella review. *The American Journal of Clinical Nutrition*, v. 112, n. 6, p. 1584-98, 2020.

TONSTAD, S.; BUTLER, T.; et al. Type of vegetarian diet, body weight, and prevalence of type 2 diabetes. *Diabetes Care*, v. 32, n. 5, p. 791-6, 2009.

TONSTAD, S.; STEWART, K.; et al. Vegetarian diets and incidence of diabetes in the Adventist Health Study-2. *Nutr Metab Cardiovasc Dis*, v. 23, n. 4, p. 292-9, 2013.

VANG, A.; SINGH, P.N.; et al. Meats, processed meats, obesity, weight gain and occurrence of diabetes among adults: findings from Adventist Health Studies. *Ann Nutr Metab*, v. 52, n. 2, p. 96-104, 2008.

VESSBY, B.; UUSITUPA, M.; et al. Substituting dietary saturated for monounsaturated fat impairs insulin sensitivity in healthy men and women: The KANWU Study. *Diabetologia*, v. 44, n. 3, p. 312-9, 2001.

VIGUILIOUK, E.; KENDALL, C.W.; KAHLEOVÁ, H.; RAHELIC, D.; SALAS-SALVADÓ, J.; CHOO, V.L.; et al. Effect of vegetarian dietary patterns on cardiometabolic risk factors in diabetes: a systematic review and meta-analysis of randomized controlled trials. Clin Nutr, v. 38, n. 3, p. 1133-45, 2019.

YOKOYAMA, Y.; BARNARD, N.D.; et al. Vegetarian diets and glycemic control in diabetes: a systematic review and meta-analysis. *Cardiovasc Diagn Ther*, v. 4, n. 5, p. 373-82, 2014.

ZELBER-SAGI, S.; IVANCOVSKY-WAJCMAN, D.; et al. High red and processed meat consumption is associated with non-alcoholic fatty liver disease and insulin resistance. *Journal of Hepatology*, v. 68, n. 6, p. 1239-46, 2018.

17

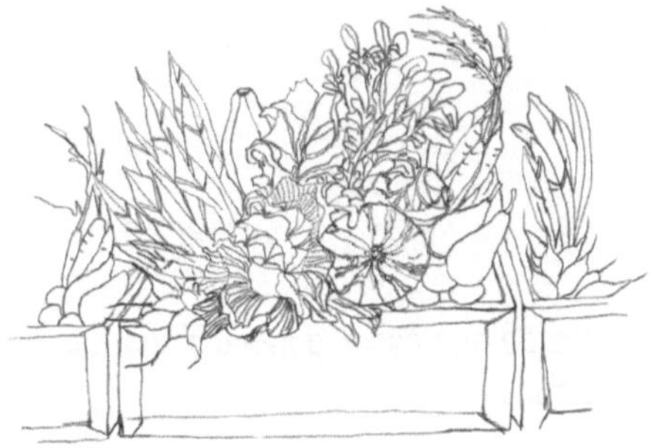

VEGETARIANISMO E DOENÇA CARDIOVASCULAR

Julio C. Acosta-Navarro
Luiza Antoniazzi
Valeria Sandrim
Naiara Cinegaglia

▶ SUMÁRIO

INTRODUÇÃO

A doença cardiovascular aterosclerótica é a principal causa de morte e incapacidade em nível mundial e prevê-se que essa situação permaneça além de 2040 (Foreman et al., 2018). Com gênese de natureza multifatorial, envolvendo predisposição genética e fatores relacionados ao estilo de vida, os elevados níveis de colesterol da lipoproteína de baixa densidade (LDL-c) são o pivô do desenvolvimento, da progressão e dos desfechos dessas doenças. A alimentação vegetariana, com suas características de composição de macro e micronutrientes e os decorrentes processos fisiológicos e metabólicos modificados a partir desta dieta, traz uma potencial ferramenta de prevenção e tratamento das doenças cardiovasculares (DCV).

Embora as artérias coronarianas sejam as mais afetadas, artérias de qualquer órgão podem ser comprometidas, traduzindo-se clinicamente em doenças cujo curso evolutivo é imprevisível, podendo variar desde uma condição assintomática até um estado debilitante ou mortal. As manifestações dessa condição sistêmica podem se expressar em nível cardíaco como a doença coronariana, em nível cerebral como acidente vascular isquêmico e em nível periférico como doença arterial obstrutiva periférica. Nesse sentido, qualquer esforço para descobrir alguma forma de amenizar esse problema mundial é importante. As pesquisas sobre a dieta e a aterosclerose constituem um deles, talvez o mais importante de todos.

EVIDÊNCIA DOS EFEITOS DA NUTRIÇÃO VEGETARIANA SOBRE FATORES DE RISCO CARDIOVASCULAR

Evidências de estudos com grupos adventistas, comparando os efeitos das dietas pescovegetarianas, ovolactovegetarianas e veganas em relação às dietas onívoras, mostram que as taxas de hipertensão, diabetes e obesidade diminuíram gradualmente à medida que as pessoas se alimentavam à base de plantas, sendo que os veganos apresentaram menores riscos para essas doenças (Le e Sabaté, 2014).

Neste capítulo serão analisadas brevemente as relações entre padrões alimentares vegetarianos e fatores de risco cardiovascular como dislipidemia, hipertensão arterial, obesidade, diabetes e síndrome metabólica. Mais detalhes podem ser encontrados nos Capítulos "Vegetarianismo e obesidade" e "Vegetarianismo e doenças crônicas: diabetes, hipertensão e síndrome metabólica".

Dislipidemia

Em 1954, Mervyn Hardinge publicou os resultados de seus estudos de doutorado realizados em Harvard, estabelecendo um marco inicial na pesquisa clínica sobre vegetarianismo e avaliando o estado nutricional de 86 ovolactovegetarianos, 26 vegetarianos estritos e 88 onívoros adultos, adolescentes e gestantes. Ele descobriu que o colesterol sérico dos adultos vegetarianos tendeu a ser menor que o dos onívoros, sendo os vegetarianos estritos o grupo com níveis mais baixos (valores médios de colesterol sérico para vegetarianos estritos: 205 mg/dL; ovolactovegetarianos: 250; onívoros: 290 mg/dL) (Hardinge e Stare, 1954). Os pesquisadores queriam saber, na época, se a ingestão contínua de colesterol exógeno (proveniente de gorduras animais) ao longo dos anos contribuiria para o aumento gradual do colesterol sérico. Toor et al. (1957) relataram que imigrantes judeus iemenitas recém-chegados a Israel, com dieta predominantemente vegetariana, tinham níveis de colesterol sérico mais baixos do que os imigrantes iemenitas anteriores, que acabaram adotando uma dieta israelense, semelhante à ocidental. Em 1961, o pesquisador russo Glazunov, com base em dados de saúde de diversas cidades da antiga União Soviética, mostrou uma clara interdependência entre o consumo de gordura animal, o colesterol sérico e a incidência de infarto do miocárdio.

As frações lipídicas totais em vegetarianos foram pesquisadas pela primeira vez por Sacks e sua equipe (Sacks et al., 1975). Os níveis médios de colesterol total (CT) para vegetarianos e onívoros foram de 126 e 184 mg/dL, respectivamente; para a LDL-c, os números foram 73 e 118 mg/dL; para o colesterol da lipoproteína de muito baixa densidade (VLDL-c), 11,8 e 17,2 mg/dL; para o colesterol da lipoproteína de alta densidade (HDL-c), 42 e 49 mg/dL; e para triglicerídeos, 59 e 86 mg/dL. As diferenças nos níveis de colesterol sérico atribuíveis à dieta vegetariana podem estar presentes já na infância, como demonstra o estudo de Ruys e Hickie (1976), da Universidade de Nova Gales do Sul, na Austrália. O estudo relata que em 183 adolescentes vegetarianos, entre 12 e 17 anos, o nível médio de colesterol sérico foi de 161 mg/dL; o nível médio do grupo de adolescentes da população geral australiana foi de 199 mg/dL.

O padrão alimentar vegetariano pode ter variações nos tipos de alimentos vegetais e também variar entre a inclusão ou não de lácteos e ovos, resultando em composições nutricionais diferentes.

Recentemente, a tentativa de se classificar o conjunto das escolhas alimentares como padrões alimentares vegetarianos saudáveis, incluindo maior consumo de cereais integrais, verduras e legumes, oleaginosas, leguminosas e óleos vegetais; e não saudáveis, incluindo maior consumo de sucos de frutas, cereais refinados, tubérculos, bebidas açucaradas, doces e sobremesas, tem mostrado também impacto distintivo sobre os desfechos avaliados (Hemler et al., 2019).

Apesar disso, em geral populações vegetarianas avaliadas em estudos nacionais (Guimarães et al., 2018; Hargreaves et al., 2020) e internacionais (Orlich et al. 2014) revelam melhores marcadores de qualidade com maior consumo de frutas, verduras, legumes, alimentos integrais, oleaginosas e menor consumo de refrigerantes e alimentos processados do que a população não vegetariana. Em termos de composição nutricional, dietas vegetarianas geralmente são baixas em gordura total e ácidos graxos saturados e trans e ricas em fibras e fitoquímicos (Rizzo et al., 2013). Tal composição pode ser responsável pelo melhor perfil de lipoproteínas observado entre vegetarianos em comparação com não vegetarianos (Wang et al., 2015; Acosta-Navarro et al., 2017).

No campo das DCV, contribuímos com pesquisas na América Latina e constatamos que os indivíduos semivegetarianos apresentam valores intermediários de marcadores de risco cardiovascular entre vegetarianos e onívoros. No Estudo de Lima (Acosta-Navarro et al., 1998a; Acosta-Navarro et al., 1998b), ao analisar 105 vegetarianos, 34 semivegetarianos e 45 onívoros peruanos, constatamos que 2,9% dos vegetarianos são hipertensos, comparados a 5,9% dos semivegetarianos e 13,3% no grupo de onívoros, e que os índices de CT/HDL-c e LDL-c/HDL-c (quanto mais alto, maior o risco cardiovascular) eram menores nos vegetarianos e semivegetarianos do que nos onívoros.

Recentemente, demonstramos em um grupo de 44 vegetarianos e 44 onívoros brasileiros menores valores de CT, LDL-c, não HDL-c e triglicerídeos entre vegetarianos quando comparados com não vegetarianos, valores apresentados na Tabela 1.

TABELA 1 Valores das frações de colesterol e triglicerídeos de vegetarianos e onívoros brasileiros

	Vegetarianos (n = 44)	Onívoros (n = 44)	p
CT	180,1 ± 40,5	202,7 ± 35,3	0,003
LDL-c	110,0 ± 33,2	128,5 ± 32,4	0,005
Não HDL-c	132,5 ± 43,2	157,3 ± 36,6	0,002
Triglicerídeos	112,2 ± 72,2	143,9 ± 64,0	0,005
HDL-c	47,6 ± 9,3	45,5 ± 11,6	0,17

Fonte: Acosta-Navarro et al., 2017.

Indivíduos da religião adventista têm sido extensamente avaliados para mensurar o efeito da dieta vegetariana, uma das recomendações dessa religião, sobre os desfechos clínicos.

Em uma amostra de 592 homens e mulheres negros participantes do *Adventist Health Study-2* (AHS-2) (Fraser et al., 2015), foi observado que comparados ao onívoros, os grupos de vegetarianos/veganos apresentaram risco 58% menor de ter CT alto, e 46% menor de ter LDL-c alto, independentemente de outras diferenças de idade, sexo, escolaridade, atividade física e subestudo.

Além da análise de resultados de estudos específicos, pode-se contar com uma evidência científica mais abrangente ao se analisar os resultados de metanálises conduzidas com estudos avaliados quanto ao seu rigor metodológico.

Wang et al. (2015) incluíram em uma metanálise 11 estudos conduzidos com ovolactovegetarianos e veganos, analisados de forma conjunta. Yokoyama et al. (2017) também realizaram uma metanálise incluindo indivíduos que seguiam padrão alimentar vegetariano por pelo menos 4 semanas. Em ambas as metanálises foi observada associação negativa do padrão alimentar vegetariano com as frações do colesterol, dentre elas o LDL-c, exceto para triglicerídeos. Esses dados demonstram claramente o efeito positivo da dieta vegetariana sobre o perfil lipídico.

Hipertensão arterial

Dietas com quantidades suficientes de cereais integrais, frutas, verduras e legumes, leguminosas e oleaginosas são apresentadas como recomendações dietéticas para controle da pressão arterial (Strilchuk et al., 2020).

Em estudo transversal realizado no Brasil com 44 vegetarianos que seguiam esse padrão alimentar por pelo menos 4 anos e 44 onívoros, Acosta-Navarro et al., 2017, observaram menor pressão arterial sistólica (PAS) nos vegetarianos (119,5 mmHg) comparados aos onívoros (129,2 mmHg) e também menor pressão arterial diastólica (PAD) (75,2 x 83,9 mmHg).

Em amostra de 500 adultos brancos participantes do AHS-2 foi observada associação negativa com PAS e PAD para os ovololactovegetarianos comparados aos onívoros (Pettersen et al., 2012).

Em um estudo transversal incluindo 407 mulheres negras e 185 homens negros que seguiam a religião adventista (AHS-2), foi observado que as chances dos indivíduos ovolactovegetarianos/veganos desenvolverem hipertensão foi 44% menor quando comparados aos não vegetarianos, sendo esse um achado importante na população negra, na qual a prevalência de hipertensão é alta (Fraser et al., 2015).

Em um estudo de coorte com 3.423 taiwaneses onívoros e 686 vegetarianos, acompanhados em média por 1,6 ano, os vegetarianos apresentaram 34% menor risco de hipertensão independentemente de idade e sexo (Chuang et al., 2016).

Uma metanálise de 40 estudos com 12.619 veganos e 179.630 onívoros mostrou menores valores de PAS (–2,56 mmHg) e PAD (–1,33 mmHg) nos veganos (Benatar et al., 2018).

No *"Sao Paulo Study"* (Acosta-Navarro et al., 2006; Acosta-Navarro e Caramelli, 2010), avaliando 65 vegetarianos, 30 semivegetarianos e 41 onívoros, encontramos pressão sanguínea e prevalência de hipertensão menor nos indivíduos vegetarianos em comparação com onívoros, ficando os semivegetarianos em uma posição intermediária.

Obesidade

Em estudo transversal com homens adultos aparentemente saudáveis, a média de índice de massa corporal (IMC) observada foi menor para os vegetarianos em comparação aos onívoros (23,1 e 27,3 kg/m^2, respectivamente). Além disso, a composição corporal era diferente entre os grupos, sendo que os vegetarianos apresentavam menor percentual de massa gordurosa (19,3% *versus* 23,5%) e maior percentual de massa magra (80,5% *versus* 76,8%) medidas por bioimpedância, comparadas com os onívoros, respectivamente (Acosta-Navarro et al., 2016).

Em um estudo de intervenção com mulheres na pós-menopausa, a adoção de uma dieta vegetariana estrita com baixo teor de gordura levou a uma perda de peso significativa apesar de não haver limites para consumo em termos de porções e de calorias. A perda de peso média do grupo seguindo dieta vegana foi de 5,8 kg, comparada com o grupo controle, de 3,8 kg (Barnard et al., 2005).

Um ensaio randomizado com 291 funcionários de uma companhia dos EUA dividiu os participantes entre dois grupos. O primeiro grupo seguia dieta vegetariana estrita com baixo teor de gordura, recebia suporte semanal em grupo e tinha opções no restaurante do trabalho; o segundo grupo não realizava mudanças dietéticas. Após 18 semanas, a média de redução do peso corporal foi de 2,9 kg para o grupo seguindo dieta vegetariana estrita e de 0,06 kg para o grupo controle (Mishra et al., 2013).

Diabetes mellitus

Um dos grandes mitos da dieta vegetariana é a possível falta de proteína que poderia ocorrer pelo não consumo de carnes, alimento com alto teor de proteína de origem animal. Isso já é comprovadamente um mito, uma vez que a oferta proteica de origem vegetal é absolutamente suficiente para suprir as necessidades humanas (vide Capítulo 3, "Energia e macronutrientes"). Apesar disso, há uma tendência de que os vegetarianos, apesar de atenderem suas necessidades, possam manter um consumo de proteína mais baixo comparados aos onívoros e consequentemente ter um maior percentual do valor calórico total vindo dos demais macronutrientes, especialmente o carboidrato. Tal fato poderia levantar a hipótese da possível influência negativa desse padrão de distribuição de macronutrientes sobre a glicemia. Porém, o contrário tem sido demonstrado por diferentes estudos.

Um estudo com participantes do AHS-2 (15.200 homens e 26.187 mulheres) observou menor incidência de *diabetes mellitus* (DM) em grupos de vegetarianos estritos (0,54%), ovolactovegetarianos (1,08%) e semivegetarianos (0,92%) em relação aos onívoros (2,12%) (Tonstada et al., 2013).

Uma revisão sistemática e metanálise com 9 estudos que incluíram no total 307.099 participantes, com incidência de DM em 23.544 indivíduos, mostrou associação inversa entre maior adesão ao padrão alimentar à base de vegetais e essa doença crônica em comparação aos indivíduos com menor adesão (Qian et al., 2019). Outra revisão sistemática e metanálise conduzida por Lee e Park (2017) incluindo 13 artigos e 14 estudos mostrou que a chance de DM em vegetarianos comparados aos onívoros foi 27,4% menor.

Síndrome metabólica

Após saber das associações entre a adoção de dietas vegetarianas e melhores perfis de fatores de risco como hipertensão arterial, dislipidemia e DM, que são componentes da síndrome metabólica (SM), já era de se esperar que os vegetarianos apresentem menor incidência dessa síndrome. E é isso que os estudos mostram.

Em um estudo com 773 participantes do AHS-2, a chance de apresentar SM foi 56% menor entre os vegetarianos (Rizzo et al., 2011). No estudo CARVOS, a prevalência de SM nos homens avaliados foi de 15,9% (n = 7) nos vegetarianos e 52,3% (n = 23) nos onívoros (p < 0,001) (Acosta-Navarro et al., 2018).

Por outro lado, uma metanálise de estudos randomizados e observacionais que avaliaram a associação entre dieta vegetariana e síndrome metabólica verificou ausência de associação entre padrão alimentar vegetariano e SM, porém houve associação com os componentes avaliados isoladamente: redução de 4,18 mmHg na PAS, de 3,03 mmHg na PAD, de 0,26 mmol/L na glicemia de jejum e de 1,63 cm na circunferência da cintura (Picasso et al., 2019). Dessa forma, a adesão ao padrão alimentar vegetariano é considerada como um fator de prevenção indireto para SM (Kahleova et al., 2018).

EVIDÊNCIA DOS EFEITOS DA NUTRIÇÃO VEGETARIANA SOBRE INCIDÊNCIA, PREVALÊNCIA E MORTALIDADE POR DOENÇAS CARDIOVASCULARES

Cardiopatia coronariana

Evidência epidemiológica

A evidência epidemiológica sugere que fatores alimentares desempenham um papel principal na maior incidência de cardiopatia coronariana nas sociedades ocidentais, em comparação com sociedades menos avançadas ou populações com dietas predominantemente vegetarianas. Walker e Gregoratos, em 1967, observaram 2.450 homens brancos condenados a muitos anos de prisão na África do Sul, os quais foram mantidos durante cinco anos com uma dieta de aborígenes bantos, com baixo teor de gordura animal. Houve somente três casos de infarto do miocárdio. Entre a população de Johanesburgo com a mesma idade, esse número foi oito vezes maior (Walker e Gregoratos, 1967). A associação entre o consumo de certos alimentos e o risco de infarto agudo do miocárdio foi examinada por Gramenzi e colaboradores (Gramenzi et al., 1990) em 287 mulheres que receberam alta da Unidade Coronariana de trinta hospitais italianos e 649 mulheres controles. Descobriram que o risco aumentou conforme era maior o consumo de carne, hambúrguer, manteiga e gordura total. O risco diminuiu com o maior consumo de vegetais.

Populações que seguem dietas tradicionais à base de plantas, por exemplo, na África rural ou na Ásia, têm baixa prevalência de cardiopatia coronariana (Mendis, 2017). O primeiro grande estudo a analisar os padrões alimentares vegetarianos nos EUA foi realizado entre os Adventistas do Sétimo Dia, e descreveu uma relação dose-resposta clara entre o consumo de carne e o risco de cardiopatia coronariana (Snowdon et al., 1984). O estudo EPIC-Oxford mostrou um risco 32% menor de cardiopatia coronariana para vegetarianos em comparação com os onívoros (Crowe et al., 2013). Uma metanálise de 8 estudos prospectivos mostrou que os padrões alimentares vegetarianos reduziram o risco de eventos de cardiopatia coronariana em 40% e 16% para estudos com populações adventistas e não adventistas, respectivamente, em comparação com padrões alimentares onívoros (Kwok et al., 2014). O risco reduzido para cardiopatia coronariana em vegetarianos também foi confirmado por uma revisão sistemática e metanálise de 2017 de 86 estudos transversais e 10 estudos prospectivos de coorte (Dinu et al., 2017).

Outra revisão sistemática e metanálise de estudos prospectivos de coorte foi realizada por Glenn et al. (2019) em sete estudos envolvendo 197.737 participantes e 8.430 eventos. O padrão dietético vegetariano foi associado com menor incidência de doença coronariana (razão de risco: 0,72; 95% IC: 0,61-0,85). Oussalah et al. (2020) realizaram uma revisão guarda-chuva de revisões sistemáticas e metanálises, tendo concluído que dietas vegetarianas estão associadas com menor risco de doença isquêmica do coração.

No "*Sao Paulo Study*" (Acosta-Navarro et al., 2006; Acosta-Navarro e Caramelli, 2010), avaliando 65 vegetarianos, 30 semivegetarianos e 41 onívoros, calculando o escore de Framingham que mede a probabilidade da ocorrência de um evento coronariano nos próximos dez anos que resulte em morte súbita, os vegetarianos tinham menos chances de desenvolver futuramente essa fatalidade comparados aos onívoros.

Evidência em animais de experimentação

Os primeiros estudos nutricionais sobre aterosclerose foram realizados em 1907 por Garnier e Simão, que haviam observado alterações patológicas no fígado de coelhos alimentados com carne bovina ou equina, e por D'Amato, o qual relatou lesões arteriais e necrose hepática e renal em cães alimentados com carne podre em um período de 2 a 16 semanas. Posteriormente, Ignatowski assumiu que as toxinas liberadas durante a digestão da carne poderiam ser aterogênicas (Kritchevsky, 1995). Por outro lado, tem chamado muito a atenção o fato de não ser possível produzir aterosclerose em animais carnívoros (cachorro, gato, leão, tigre), independentemente de quanta gordura ou colesterol esteja disponível na dieta (Roberts, 1995); no entanto, o homem e animais herbívoros como porcos, galinhas e macacos são vulneráveis a tal doença, quando alimentados com dietas ricas em gorduras saturadas e colesterol.

Wissler et al. (1983) realizaram um experimento em que as lesões ateroscleróticas de macacos rhesus machos adultos produzidas por uma dieta rica em calorias, colesterol e gordura saturada, semelhante à dieta onívora ocidental, foram comparadas com lesões em macacos similares alimentados com uma dieta "prudente", pobre em gordura, colesterol e calorias. O experimento teve duração de dois anos. Eles descobriram que os animais alimentados com uma dieta do tipo ocidental tinham níveis de colesterol sanguíneo mais elevados que os animais alimentados com a dieta "prudente" (383 contra 199 mg/dL, respectivamente). Em animais com a dieta ocidental, a gravidade das lesões ateroscleróticas aórticas e coronarianas foi seis vezes maior, e a frequência, quatro vezes. Esse problema foi confirmado pela autópsia de 46% dos animais com a dieta ocidental e 7% dos animais com a dieta "prudente".

Doença arterial periférica

Em um estudo caso-controle, Katsouanni et al. (1991) avaliaram cem pacientes com doença arterial oclusiva periférica e cem controles, e constataram que o consumo de gordura saturada e colesterol aumentava o risco da doença, enquanto fibra, vitamina C e gorduras poli-insaturadas diminuíam esse risco. O estudo arterial de Edimburgo (Donnan et al., 1993), que incluiu 1.592 pessoas entre 55 e 74 anos, examinou a relação entre um indicador de doença arterial oclusiva periférica, o índice de pressão tornozelo-braquial e fatores alimentares. O maior consumo de fibras, vitamina E e vitamina C foi associado a índices mais elevados (bom prognóstico); o maior consumo de carne e derivados foi associado a índices mais baixos (mau prognóstico). No grande "Estudo de risco de aterosclerose em comunidades" (Tell et al., 1994), realizado entre 1987 e 1989, do qual participaram 5.907 homens e 7.241 mulheres com idade entre 45 e 64 anos, recrutados em quatro estados dos Estados Unidos, mediu-se a espessura da parede arterial (um indicador de aterosclerose) e pesquisou-se sua relação com fatores alimentares. Após o ajuste para idade e ingestão de energia, as gorduras animais, saturada e monoinsaturada e o colesterol foram associados positivamente com a espessura da parede, enquanto as gorduras vegetais e poli-insaturadas foram inversamente relacionadas.

Nosso Projeto CARVOS tinha como objetivo verificar se a dieta vegetariana poderia estar relacionada a um melhor perfil de doença vascular subclínica, avaliada pela rigidez arterial e propriedades funcionais e estruturais das artérias carótida. Nesse estudo transversal, 44 vegetarianos e 44 onívoros, homens aparentemente saudáveis, por volta de 35 anos de idade foram avaliados para dados antropométricos: pressão arterial, lipídios sanguíneos, glicose, proteína C-reativa, rigidez arterial determinada pela velocidade de onda de pulso carótida-femoral (PWV), espessura da íntima-média carótida (c-IMT) e distensibilidade. Os vegetarianos apresentaram menor índice de massa corporal e menores valores de pressão arterial sistólica e diastólica, CT, LDL-c e colesterol não HDL, apolipoproteína B, glicose e valores de hemoglobina glicada, em comparação com indivíduos onívoros. Marcadores de estrutura e função vascular foram diferentes entre vegetarianos e onívoros: menor velocidade de onda de pulso (PWV): 7,1 ± 0,8 m/s *versus* 7,7 ± 0,9 m/s; menor espessura da íntima média da artéria carótida (c-IMT): 593 ± 94 *versus* 661 ± 128 μm, respectivamente. Após uma análise de regressão linear multivariada, uma dieta vegetariana foi independente e negativamente associada a PWV. A dieta vegetariana estava associada a um perfil biomarcador de DCV mais favorável e melhores parâmetros vasculares, tanto estruturais como funcionais (Acosta-Navarro et al., 2017).

Insuficiência cardíaca

Dietas ricas em verduras, legumes e frutas e pobres em carne também estão associadas à redução da incidência de insuficiência cardíaca (IC). Um estilo de vida saudável, incluindo alto índice de alimentação saudável alternativa, enfatizando o consumo de alimentos vegetais integrais, esteve associado a uma redução de 77% na incidência de IC em 84.537 mulheres na pós-menopausa do estudo observacional da Iniciativa de Saúde da Mulher (Agha et al., 2014). Uma análise multivariada desse estudo demonstrou um efeito protetor da baixa ingestão de colesterol e alta ingestão de fibras (Bellin et al., 2011). No Estudo de Saúde dos Médicos I (1982-2008), um estudo prospectivo de coorte utilizando dados de 20.900 homens saudáveis na linha de base, o consumo de cereais, frutas e legumes no café da manhã foi associado a menor risco de morte por IC (Djoussé et al., 2009). Um grande estudo prospectivo finlandês analisando dados de > 38.000 homens e mulheres confirmou a importância do consumo de vegetais na prevenção de IC (Wang et al., 2011).

Doença cerebrovascular

Duas metanálises prospectivas confirmaram associação inversa entre consumo de hortaliças e frutas e risco de acidente vascular encefálico (AVE), enquanto o consumo de carne processada e carne vermelha esteve associado a risco aumentado de AVE (Bechthold et al., 2019) Uma metanálise dose-resposta mostrou que adicionar mais uma parte da carne à dieta de um indivíduo aumentou as chances de acidente vascular isquêmico em 24% (Yang et al., 2016). Dado que os alimentos vegetais diminuem o risco de AVE, enquanto a carne vermelha e a carne processada o aumentam, seria esperado menor risco de mortalidade por AVE em vegetarianos, e de fato, vários estudos prospectivos sugeriram benefício da dieta vegetariana em relação à mortalidade cardiovascular.

Apesar desses achados, configurou-se na literatura um dilema a respeito do efeito das dietas vegetarianas sobre a doença cerebrovascular (Fraser, 2003). Uma metanálise de sete estudos de coorte com um total de 124.706 participantes encontrou uma redução não significativa de 12% na mortalidade por doenças cerebrovasculares em vegetarianos comparados com onívoros (Huang et al., 2012). Resultado semelhante foi obtido por Kwok et al. (2014), avaliando coortes vegetarianas adventistas e não adventistas, e também por Dinu et al. (2017) e Oussalah et al. (2020). De modo surpreendente, dados do estudo EPIC-Oxford revelaram risco 20% maior para AVE total para vegetarianos (incluindo veganos) em comparação aos consumidores de carne, sendo a maior parte dos casos de AVE do tipo hemorrágico (Tong et al., 2019). Outros estudos, porém, apresentam resultados conflitantes, como é o caso de duas coortes de Taiwan nas quais a dieta vegetariana foi associada com menor risco de AVE isquêmico e hemorrágico (Chiu et al., 2020).

Recentemente, pesquisadores de Harvard analisaram a associação de índices de dieta à base de vegetais e dieta vegetariana com o risco de AVE total, isquêmico e hemorrágico. Os autores reportaram associação de uma dieta à base de vegetais saudável com menor risco de AVE total. Tal dieta não foi associada com AVE do tipo hemorrágico. Ainda que com baixo número de vegetarianos nessa coorte, essa dieta também não foi associada com o risco de AVE total (Baden et al., 2021).

Mortalidade por doenças cardiovasculares

Phillips et al. (1978) mostraram os resultados de um estudo prospectivo iniciado em 1960 e que se estendeu por seis anos, com 24.044 membros de um grupo adventista, maiores de 35 anos. As taxas de mortalidade por cardiopatia coronariana para os grupos etários de 35 a 64 anos e para os acima de 65 anos foram de 28% e 50%, respectivamente, taxas equivalentes às dos mesmos grupos etários da população da Califórnia em geral. Além disso, observaram que o risco de cardiopatia coronariana fatal foi três vezes maior para os onívoros, quando comparados aos vegetarianos. Esse mesmo grupo foi acompanhado até 1980, quando Snowdon et al. (1988) apresentou os resultados finais do estudo: dentro dessa população, o consumo de carne estava associado positivamente à mortalidade por todas as causas de morte combinadas (em homens), cardiopatia coronariana (em homens e mulheres) e diabetes (em homens). Um estudo prospectivo semelhante foi realizado na Grã-Bretanha por Burr e Butland (1998), no qual um grupo de 10.896 pessoas, das quais 4.671 eram vegetarianas e 6.225 onívoras, foram acompanhadas a partir de 1973, por um período de dez a doze anos. Observou-se que a mortalidade por cardiopatia coronariana foi menor entre vegetarianos. Na Alemanha, Chang e seu grupo de pesquisadores

(Chang et al., 1993) acompanharam durante onze anos 1.904 vegetarianos em relação ao risco de morte, e observaram, ao final, que aqueles com maior frequência de atividade física demonstraram 50% menos risco por todas as causas do que aqueles com menor frequência de atividade física. Além disso, tanto a duração na prática como o grau de vegetarianismo (estrito contra ovolactovegetarianos) demonstraram efeito sobre a mortalidade por todas as causas; quanto maior a duração do vegetarianismo, menor o risco, indicando um efeito protetor real desse estilo de vida.

Vários estudos prospectivos avaliaram a mortalidade cardiovascular em vegetarianos. Uma metanálise de 2012 de Huang e colaboradores, que incluiu sete estudos com um total de 124.706 participantes, mostrou uma mortalidade menor por doença coronariana em vegetarianos (risco relativo = 0,71), em comparação com os onívoros (Huang et al., 2012).

Em uma revisão sistemática com metanálise envolvendo estudos observacionais transversais e prospectivos de coorte, Dinu et al. (2017) não encontraram resultados significantes para mortalidade por doença cardiovascular total. Esses achados foram coincidentes com os obtidos na revisão sistemática e metanálise publicada por Kwok et al. (2014).

Em 2018, a mortalidade cardiovascular foi revisitada no AHS-2, em uma população de 81.337 homens e mulheres através da análise de fatores proteicos derivados da dieta, por análise fatorial. Escores elevados do fator proteico "carne" foram associados com maior risco de morte por doença cardiovascular (Tharrey et al., 2018).

Em 2019, pesquisadores do *EPIC-Oxford Study* encontraram taxas de morte por doença isquêmica do coração 13% e 22% inferiores às dos consumidores de carne entre consumidores de peixe (mas não de carne) e vegetarianos (incluindo veganos), respectivamente. Outra revisão sistemática e metanálise de estudos prospectivos de coorte foi realizada por Glenn et al. (2019) em sete estudos envolvendo 197.737 participantes e 8.430 eventos. Nesse estudo, o padrão dietético vegetariano foi associado com menor mortalidade por doença coronariana (razão de risco: 0,72; 95% IC: 0,61-0,85), mas não foi associado com a mortalidade total por doença cardiovascular (incluindo todas as formas de doença cardiovascular, doença coronariana e derrame).

A adesão ao índice de dieta saudável à base de vegetais também foi associada com risco 18% menor de mortalidade cardiovascular na população em geral, participante do estudo norte-americano ARIC (Risco de Aterosclerose em Comunidades) (Kim et al., 2019). A melhora da qualidade da dieta à base de vegetais ao longo de 12 anos foi associada com menor risco de mortalidade cardiovascular, enquanto o maior consumo de alimentos à base de vegetais menos saudáveis foi associado com maior risco de mortalidade cardiovascular (Baden et al., 2019).

EVIDÊNCIAS DE EFEITOS TERAPÊUTICOS NO PACIENTE COM DOENÇA CARDIOVASCULAR

São extensos os resultados sobre a capacidade da adesão ao padrão alimentar vegetariano em prevenir alterações da saúde. A dúvida é se uma intervenção seria capaz de melhorar padrões já alterados, como em indivíduos com diagnósticos de doenças crônicas.

Para testar tal hipótese, diversos estudos têm se proposto a executar intervenções. A adesão a uma dieta *plant-based* por 4 semanas causou melhora em marcadores de risco cardiovascular como pressão arterial e frações do colesterol e promoveu redução do número de medicamentos utilizados, de 2,6 para 1,6 unidade/dia (Najjar et al., 2015).

Em um ensaio clínico randomizado com pacientes com aterosclerose, foi demonstrado que a adesão ao padrão alimentar vegetariano com baixo teor de gordura combinado com abandono do tabagismo, controle do estresse, prática de atividade física e apoio social, por um ano, foi capaz de reduzir o diâmetro da estenose na artéria coronariana de 40 para 37,8%, enquanto no grupo controle houve aumento, de 42,7 para 46,1% (Ornish et al., 1990). Outro estudo do mesmo grupo demonstrou diminuição da estenose arterial coronariana ainda maior para os indivíduos que sustentaram adesão ao padrão alimentar vegetarianos e do estilo de vida por 5 anos (redução de 3,1%) e no grupo controle o aumento foi ainda maior (aumento de 11,8%) (Ornish et al., 1998).

Foi relatada regressão na aterosclerose em estudo realizado com 123 indivíduos que apresentavam doença arterial coronariana documentada por angiografia, após seguirem dieta vegetariana com baixo teor de gordura. A adesão a esse programa também incluiu prática de exercícios aeróbios e meditação (Gupta et al., 2011). Em um estudo com 198 pacientes com doença arterial coronariana, 22% (n = 39) dos que apresentaram adesão a dieta livre de produtos animais e gorduras adicionadas mostraram reversão completa da condição inicial (Esselstyn et al., 2014).

Não menos dignos de nota são os efeitos do padrão alimentar estritamente baseado em vegetais, com ênfase no uso de alimentos integrais (do inglês *whole-food plant-based* ou WFPB) e seus resultados positivos sobre o perfil lipídico, composição corporal, sensibilidade à insulina, aumento do metabolismo pós-prandial e redução de peso corporal em indivíduos com excesso de peso portadores ou não de comorbidades, observados em ensaios clínicos controlados e randomizados (Wright et al., 2017; Kahleova et al., 2018; Kahleova et al., 2019; Kahleova et al., 2020; Kahleova et al., 2021).Os efeitos da dieta vegetariana como forma de tratamento não se limitam a fatores de risco como pressão arterial, colesterol e aterosclerose. Um homem de 79 anos com IC com fração de ejeção de 35% e que apresentou dispneia aos esforços por três meses, tendo recebido indicação de cirurgia de revascularização, se negou a passar pelo procedimento e aderiu ao programa *Cardiac Wellness Program at Montefiore Health System*, que monitorava e orientava os pacientes e adotarem dieta WFPB. Ele aderiu também à prática de exercícios aeróbios e ioga. Após 2 meses de acompanhamento, sua fração de ejeção havia passado para 50% e seus sintomas melhoraram (Choi et al., 2017). Em outro caso clínico, um homem de 60 anos com angina típica recusou terapia medicamentosa, exames invasivos e adotou dieta WFPB. Em semanas, os sintomas de angina melhoraram, com redução do peso corporal, pressão arterial e níveis de colesterol acompanhados até 2 anos (Massera et al., 2015).

MECANISMOS DA NUTRIÇÃO VEGETARIANA

Natureza multifatorial das doenças cardiovasculares

A manifestação das DCV se dá através de aumento da pressão sanguínea, agregação de plaquetas, hiperlipidemia, diabetes, sobrepeso e obesidade (WHO, 2017).

Os benefícios da dieta à base de plantas podem ocorrer através do balanço e das quantidades consumidas de macro e micronutrientes. O maior consumo de fibras, fitoquímicos e antioxidantes, acompanhado do baixo consumo de gordura total, gordura saturada e de sódio observado nos vegetarianos, está associado com a diminuição da pressão sanguínea e dos valores de IMC, cujos fatores diminuem o risco de DCV (Li, 2011).

Diversas evidências apontam que uma escolha dietética equilibrada à base de plantas pode modular essas condições maléficas à saúde, prevenindo o aumento da pressão sanguínea e reduzindo o risco de hipertensão através da diminuição dos índices de obesidade, inflamação e resistência à insulina (Kahleova et al., 2018).

Macronutrientes na prevenção e no controle das doenças cardiovasculares

Em relação aos macronutrientes presentes no padrão alimentar vegetariano, destacam-se os carboidratos complexos, gordura mono e poli-insaturada e proteínas.

Os carboidratos estão intimamente relacionados a obesidade, diabetes e subsequentes doenças cardiometabólicas (Sievenpiper, 2020). As dietas de baixo carboidrato (do inglês *low carb*) e cetogênica têm sido propostas como interessante estratégia para a redução dos níveis de hemoglobina glicada e triglicerídeos, aumento do colesterol HDL-c, perda de peso e diminuição da pressão arterial (Dening e Islam, 2020). Na dieta *low carb*, há redução de 26-45% de carboidrato na ingestão total de calorias; o restante de energia é adquirido na forma de gorduras e proteínas. Ainda mais restrita em carboidratos, a dieta cetogênica é caracterizada pelo consumo de carboidrato menor que 10% na ingestão total de calorias diária (Dening e Islam, 2020). Entretanto, estudos clínicos mostraram que não houve redução de peso ao adotar uma dieta de baixo carboidrato ou cetogênica em longo prazo, quando comparada com uma dieta rica em carboidrato (Hall et al., 2015; Hall et al., 2016; Rychter et al., 2020). Em um estudo incluindo indivíduos com sobrepeso e obesos, a dieta de baixo carboidrato afetou negativamente a dilatação mediada por fluxo, sugerindo que seguir uma dieta de baixo carboidrato a longo prazo e com maior teor de gordura saturada pode prejudicar a função endotelial e aumentar o risco de aterosclerose (Wycherley et al., 2010). Logo, a qualidade de carboidrato e não a quantidade deve ser considerada, principalmente quando se refere à saúde cardiovascular. O padrão dietético vegetariano que tipicamente inclui cereais integrais, leguminosas e raízes vegetais como boas fontes de carboidrato (Melina et al., 2016) pode ser favorável para a prevenção das DCV.

Além disso, a presença de fibras dietéticas é uma característica evidente no padrão alimentar vegetariano e elas estão presentes nos legumes, verduras, cereais integrais, leguminosas e frutas (Kahleova et al., 2017). As fibras apresentam papel importante na redução do colesterol, nos níveis de lipídeos e glicose no sangue, que por sua vez estão associados à perda de peso, diminuição da pressão sanguínea e redução da formação de placas, prevenindo o desenvolvimento de DCVs (Kahleova et al., 2017). Sais presentes na bile se ligam às fibras solúveis no intestino, aumentando o bolo fecal para então serem excretados, diminuindo a absorção de glicose no intestino e a síntese de colesterol hepático modulado pela insulina (Gunness e Gidley, 2010).

Estudo de intervenção demonstrou os efeitos das dietas à base de plantas, com diferentes ofertas de carboidratos, na perda de peso e na diminuição de risco cardiovascular (Jenkins et al., 2014). Em um período de 6 meses, 19 pacientes hiperlipidêmicos foram submetidos a uma dieta ovolactovegetariana com alto teor de carboidrato (denominado grupo *high-carb*), contendo 58% das calorias de carboidratos, 16% de proteína e 25% de gordura (cereais integrais e ricos em fibras e produtos lácteos com baixo teor de gordura). No outro grupo avaliado, 20 indivíduos foram submetidos a uma dieta vegana com baixo teor de carboidrato (grupo *low-carb*), incluindo 26% de carboidrato, 31% de proteína vegetal e 43% de gordura, principalmente óleos vegetais. Os resultados mostraram que o valor de IMC foi significativamente menor no grupo *low-carb* em relação ao grupo *high-carb*. Além disso, o grupo *low-carb* perdeu em média 6,9 kg de peso corporal e o grupo *high-carb* perdeu 5,8 kg desde o início da intervenção dietética. Ambos os tratamentos levaram à redução nos níveis de PCR (proteína C-reativa, um marcador inflamatório), HbA1c, glicose em jejum, insulina, resistência à insulina, pressão sistólica e diastólica, sendo que nenhuma diferença significativa entre os grupos foi observada. Entretanto, a redução nos níveis de CT, LDL-c e ApoB foi mais significativa no grupo vegano *low-carb*, além de apresentarem menor risco de doença coronariana, quando comparado ao grupo *high-carb*. Ainda no grupo vegano *low-carb*, o consumo de proteína vegetal e de óleo foi associado com a redução na concentração de LDL-c (Jenkins et al., 2014), sendo que essa redução não foi observada em outros estudos com dietas *low-carb* que utilizam alimentos de origem animal como fonte de proteína e gordura (Foster et al., 2010).

As gorduras dietéticas podem afetar o sistema cardiovascular através de seus efeitos no metabolismo das lipoproteínas, resistência à insulina, hemostasia e função vascular (Hall, 2009). De acordo com a literatura, o colesterol dietético eleva as concentrações séricas de CT e LDL-c, principalmente ao se referir à gordura saturada, o que prejudica a função vascular, enquanto a gordura mono e a poli-insaturada são benéficas, melhoram a sensibilidade à insulina e diminuem os fatores de risco cardiometabólicos (Hall, 2009; Kahleova et al., 2017). Assim, os efeitos protetores das dietas à base de vegetais também podem ser explicados pelo consumo reduzido de gordura saturada e colesterol, uma vez que as carnes, ovos e laticínios são as principais fontes de colesterol e gordura saturada (Wang et al., 2015). Como mostrado em um estudo de metanálise, uma dieta livre de carne pode reduzir significativamente as concentrações sanguíneas de CT e LDL-c, diminuindo o risco de DCVs (Wang et al., 2015). Ao comparar a qualidade nutricional de diferentes padrões dietéticos em um grupo amostral de 1.475 indivíduos, Clarys et al. (2014) observaram que os veganos tiveram menor ingestão de energia total, maior ingestão de gordura poli-insaturada e menor consumo de colesterol, de gordura total e saturada em relação aos onívoros (Clarys et al., 2014).

Em relação às proteínas, observa-se um gradiente de consumo: onívoros > pescovegetarianos > ovolactovegetarianos > veganos (Mariotti e Gardner, 2019). Porém, esse gradiente pode variar, por exemplo, em uma população adventista, na qual o consumo de proteína animal é baixo e o de proteínas vegetais ocorre em torno de 60%, ao passo que em uma dieta padrão na população de países ocidentais o consumo de proteína de origem vegetal é de aproximadamente 30% (Mariotti e Gardner,

2019). Ainda que o consumo de proteínas se mostre menor no padrão alimentar vegetariano comparado ao onívoro, a ingestão de proteínas presentes em uma variedade de alimentos vegetais fornece a quantidade suficiente de aminoácidos essenciais quando a ingestão calórica é adequada (Melina et al., 2016). Alguns achados na literatura indicam que a maior ingestão de proteínas vegetais e menor de proteínas animais contribui para a diminuição do risco de DCV e mortalidade pela doença (Bernstein et al., 2010; Micha et al., 2010; Tharrey et al., 2018). Um estudo observacional com 26 anos de acompanhamento incluindo 84.136 mulheres (*Nurse's Health Study*) mostrou que a substituição de uma porção de aproximadamente 85 g de carne vermelha por proteínas vegetais de diferentes fontes de alimento resultou na diminuição do risco de DCV entre 13-30% (Bernstein et al., 2010). Um outro estudo incluindo 81.337 homens e mulheres (*Adventist Health Study-2*) observou forte associação entre o consumo de proteína animal e mortalidade por DCV, enquanto o consumo de proteínas vegetais (incluindo castanhas e sementes) se mostrou protetor (Tharrey et al., 2018). Em contrapartida, Micha e colaboradores mostraram em metanálise que somente o consumo de carne processada, e não de carne vermelha total, foi associado ao aumento do risco de DCV em 45% (Micha et al., 2010). Entretanto, deve-se considerar que independentemente da fonte de proteína animal e vegetal a ser escolhida, outros nutrientes e substâncias são consumidos concomitantemente no "pacote de proteínas", como fibras, magnésio, potássio e ácidos graxos saturados (Mariotti e Gardner, 2019). Logo, a fonte proteica parece ser mais importante do que a quantidade de proteína consumida, uma vez que a proteína de origem animal tende a ser acompanhada por gordura saturada e colesterol, enquanto proteínas vegetais são acompanhadas por fibras e compostos fenólicos (Mariotti e Gardner, 2019).

Consumo de micronutrientes nas dietas à base de plantas e potenciais mecanismos protetores nas doenças cardiovasculares

Os micronutrientes são representados por vitaminas e minerais e estão envolvidos em diversos mecanismos importantes na proteção cardiovascular, como inibição da oxidação de LDL-c, aumento da produção de óxido nítrico (NO – importante vasolitador) e proteção das células que circundam o vaso sanguíneo (endotélio) (Rychter et al., 2020). Dentro do padrão alimentar vegetariano, e principalmente no vegano, é importante enfatizar a importância do acompanhamento de micronutrientes como o ferro e o zinco (Benzie e Wachtel-Galor, 2010).

A deficiência nutricional de ferro é bastante comum na população em geral, mas isso não quer dizer que vegetarianos são os mais propensos a ter deficiência de ferro do que os onívoros. No padrão alimentar vegetariano, o consumo de ferro se dá através de cereais, leguminosas, castanhas, sementes, verduras, legumes e frutas, que são fontes de ferro não heme, cujas biodisponibilidade e absorção podem ser prejudicadas na presença de inibidores (p.ex., fitatos, oxalatos e taninos presentes em cereais, vegetais, legumes, chás e café) ou facilitadas pela ação de promotores (p.ex., vitamina C e ácidos orgânicos presentes em frutas, verduras e legumes) (Li, 2011). Já o ferro heme, presente principalmente em carne vermelha, é pouco afetado pelos fatores dietéticos, o que pode explicar essa diminuição de ferro encontrada em vegetarianos comparados aos onívoros (Li, 2011). Estudos sugerem que elevada concentração de ferro no sangue pode levar à aterosclerose, muito provavelmente pela formação de radicais livres que lesam as paredes vasculares (Kiechl et al., 1997; Tuomainen et al., 2003).

Assim como o ferro, a biodisponilibidade de zinco presente em alimentos de origem animal é maior que nos alimentos de fontes vegetais, onde a presença de proteínas, fibras insolúveis, fitatos, ferro, cálcio e potássio pode inibir sua absorção (Li, 2011). A literatura tem mostrado que o zinco tem funções cardioprotetoras, com importante papel na produção e atividade do NO, facilitando as atividades vasoativas do NO, além de apresentar atividades antioxidantes e anti-inflamatórias que auxiliam a manutenção da integridade e função da parede vascular (Zalewski et al., 2019).

Relação das dietas à base de plantas com os mecanismos de defesa antioxidante, disfunção endotelial e microbiota intestinal

A proteção cardiovascular observada nos vegetarianos em relação aos onívoros levanta a hipótese de que parte desses benefícios possa ser atribuída à alta quantidade de antioxidantes provenientes dos alimentos vegetais que esses indivíduos consomem. A defesa antioxidante no organismo envolve tanto componentes endógenos como a glutationa e heme-oxigenase quanto componentes exógenos dietéticos, incluindo vitamina A, vitamina C, vitamina E, carotenoides e polifenóis, os quais são capazes de diminuir ou inibir a produção de espécies reativas de oxigênio (EROs), impedindo o aumento descontrolado de estresse oxidativo (Poljsak et al., 2013, Ayer et al., 2016). Falhas no sistema de proteção antioxidante e a diminuição da biodisponibilidade de óxido nítrico (responsável pelo relaxamento dos vasos sanguíneos) têm sido associadas à disfunção endotelial – um dos principais mecanismos envolvidos nos processos patofisiológicos das DCVs (Montezano et al., 2015). Além disso, já foi relatado que o alto consumo de carne vermelha e processada aumenta a produção de estresse oxidativo e de moléculas inflamatórias, comprometendo a função endotelial, enquanto o oposto é visto quando se consome uma grande quantidade de verduras, legumes, frutas e cereais integrais (Kahleova et al., 2018). De modo interessante, os fitoesteróis ou esteróis vegetais são substâncias com estruturas semelhantes ao colesterol, sendo que estudos conduzidos em animais e humanos já relataram que essas substâncias contêm propriedades anti-inflamatórias e apresentam efeitos positivos na coagulação, função plaquetária e função endotelial, além de estarem associadas à redução do risco de DCVs e mortalidade pela doença (Kahleova et al., 2017). Logo, um padrão alimentar à base de plantas pode beneficiar o sistema vascular.

Diante desse contexto, estudo recente mostrou que o alto consumo de alimentos ricos em antioxidantes presentes no padrão alimentar vegetariano pode prevenir o aumento descontrolado de estresse oxidativo (Cinegaglia et al., 2020). Neste estudo, os pesquisadores avaliaram a concentração de heme-oxigenase-1 (HO-1) presente no plasma de onívoros e vegetarianos, bem como o efeito do plasma desses indivíduos em células endoteliais cultivadas em laboratório, uma vez que essas células compõem a camada interna dos vasos sanguíneos (Cinegaglia et al., 2020). Os resultados mostraram que a concentração de HO-1 estava aumentada nos onívoros quando comparados com os vegetarianos. Ao avaliar o efeito dos diferentes padrões dietéticos em células endoteliais, foi observado que o plasma dos onívoros, mas não o dos vegetarianos, induziu um aumento nos níveis de HO-1 e de óxido nítrico, além de estimular a produção de moléculas que indicam estresse oxidativo e morte celular. A produção de HO-1 no organismo é estimulada quando há excesso de estresse oxidativo nas células, inflamação crônica e hipertensão, entre outros estados patológicos (Idriss et al., 2010). Apesar dos onívoros incluídos no estudo não se encaixarem no grupo de risco cardiovascular, o aumento de HO-1 presente no plasma e a indução de HO-1 *in vitro* vista neste grupo dietético chamou a atenção dos pesquisadores. A produção de HO-1 é induzida primariamente pelo seu substrato – o ferro heme, encontrado em carne vermelha e peixes, o que pode justificar os achados do estudo no grupo onívoro. Como sugerido pelos autores, fatores circulatórios presentes no plasma dos onívoros (como moléculas oxidantes e inflamatórias) podem estar promovendo um ambiente oxidativo, estimulando a defesa antioxidante e a produção de óxido nítrico como um mecanismo de proteção das células para minimizar os efeitos deletérios do estresse oxidativo (Cinegaglia et al., 2020).

Outra via pela qual as dietas à base de plantas podem favorecer a saúde cardiovascular envolve a microbiota intestinal. Um exemplo inclui nutrientes como fosfatidilcolina e carnitina presentes em grandes quantidades em produtos de origem animal como a carne vermelha, carne suína e peixe; tais nutrientes são metabolizados por microrganismos intestinais, produzindo N-óxido de trimetilamina (do inglês, *Trimethylamine-N-oxide*, TMAO), um composto orgânico com características pró-aterogênicas, inflamatórias e associado ao aumento de risco cardiovascular (Kahleova et al., 2018; Satija e Hu, 2018). Estudo prévio revelou que vegetarianos, e principalmente veganos, produzem menos TMAO que os onívoros, mostrando importante papel do padrão alimentar vegetariano na redução do risco de DCVs (Koeth et al., 2013).

Por fim, as dietas à base de vegetais, se compostas por uma ampla variedade de nutrientes, são ferramentas eficazes na prevenção e controle das DCV.

CONCLUSÕES

Indivíduos seguindo padrão alimentar vegetariano apresentam menores valores de diversos fatores de risco cardiovascular como CT e LDL-colesterol, pressão arterial e glicemia, assim como menor prevalência de hipertensão arterial, dislipidemia, *diabetes mellitus* e sobrepeso/obesidade. Adicionalmente à menor prevalência de DCV como doença coronariana, doença cerebrovascular, doença vascular periférica e insuficiência cardíaca, também é observada uma menor mortalidade por essas doenças. Vale ressaltar que o balanço das quantidades consumidas de macro e micronutrientes, bem como o maior consumo de fibras, fitoquímicos e antioxidantes, acompanhado do baixo consumo de gordura total, gordura saturada e de sódio observado nos vegetarianos contribui para o perfil encontrado nestes indivíduos.

Neste capítulo apresentamos os aspectos mais relevantes do efeito da dieta vegetariana sobre DCV, trazendo, além do perfil clínico dos participantes de pesquisas, os mecanismos biológicos relacionados a esse padrão.

É importante contextualizar que as vantagens da dieta vegetariana quanto à prevenção e ao tratamento de DCV devem ser apreciadas no contexto de seus benefícios em outras doenças metabólicas como *diabetes mellitus*, insuficiência renal, doenças metabólicas como câncer de cólon, prevenção de pandemias bacterianas e virais incluindo COVID-19, assim como as mudanças fisiológicas, bioquímicas e genéticas a longo prazo, levando a uma melhor condição de saúde e longevidade nos indivíduos vegetarianos comparados aos onívoros.

TAKE HOME MESSAGES

1. Indivíduos vegetarianos apresentam menores fatores de risco de doenças cardiovasculares, expressos em menor pressão arterial, menores taxas de colesterol total, LDL-c e glicemia, assim como menor prevalência de dislipidemia, hipertensão arterial, *diabetes mellitus*, obesidade e síndrome metabólica.
2. Estudos prospectivos e de coorte têm apresentado resultados variados sobre as associações das dietas vegetarianas com doença cerebrovascular e efeitos protetores das dietas vegetarianas para doença isquêmica do coração, incidência e mortalidade por doença coronariana. Dietas ricas em vegetais e pobres em carne também estão associadas à redução da incidência de insuficiência cardíaca (IC).
3. A dieta vegetariana tem demostrado efeitos terapêuticos sobre doenças cardiovasculares desenvolvidas, como doença coronariana e insuficiência cardíaca, representando uma excelente opção adicional ao tratamento farmacológico, intervencionista por via hemodinâmica ou cirúrgico.
4. Os efeitos favoráveis da dieta vegetariana têm sua base fisiológica na composição de macronutrientes (menor quantidade de gorduras saturadas e colesterol dietético), micronutrientes (maior teor de fibra dietética), presença de antioxidantes; por outro lado, esses efeitos favoráveis envolvem outros mecanismos, como influência sobre agregação plaquetária, disfunção endotelial e microbiota intestinal.
5. As vantagens da dieta vegetariana quanto à prevenção e tratamento de doenças cardiovasculares tem que ser apreciadas no contexto de seus benefícios sobre outras doenças metabólicas, como *diabetes mellitus*, insuficiência renal, doenças metabólicas como câncer de cólon, prevenção de pandemias bacterianas e virais, incluindo COVID-19, assim como as mudanças fisiológicas, bioquímicas e genéticas a longo prazo, levando a uma melhor condição de saúde e longevidade nos indivíduos vegetarianos comparados aos onívoros.

REFERÊNCIAS

ACOSTA-NAVARRO, J.C.; et al. Healthier body composition in vegetarian men compared to omnivorous men. J Nutr Food Sci, v. 6, n. 4, p. 1-7, 2016.

ACOSTA-NAVARRO, J.C.; et al. Prevalência de síndrome metabólica e escore de risco de Framingham em homens vegetarianos e onívoros aparentemente saudáveis. Arq Bras Cardiol, v. 110, n. 5, p. 430-7, 2018.

ACOSTA-NAVARRO, J.; et al. Blood pressure, blood lipids and other biochemical parameters among vegetarian, semi-vegetarian and omnivorous Peruvians: The Lima Study. J Am Coll Cardiol, v. 31, p. 373, 1998a.

ACOSTA-NAVARRO, J.; et al. Pressão sanguínea, perfil lipídico e outros parâmetros bioquímicos entre peruanos vegetarianos, semivegetarianos e onívoros: o Estudo de Lima. An Paul Med Cirurg, p. 87-101, 1998b.

ACOSTA-NAVARRO, J.; et al. Reduced subclinical carotid vascular disease and arterial stiffness in vegetarian men: The CARVOS Study. International Journal of Cardiology, v. 230, p. 562-6, 2017.

ACOSTA-NAVARRO, J.; et al. Vegetarians and semi-vegetarians are less exposed to cardiovascular risk factors. Int J Atheroscler, p. 48-54, 2006.

ACOSTA-NAVARRO, J.; CARAMELLI, B. Vegetarians from Latin America. Am J Cardiol, v. 105, n. 5, p. 902, 2010.

AGHA, G.; et al. Healthy lifestyle and decreasing risk of heart failure in women: the Women's Health Initiative observational study. J Am Coll Cardiol, v. 64, n. 17, p. 1777-85, 2014.

AYER, A.; et al. Heme oxygenases in cardiovascular health and disease. Physiol Rev, v. 96, n. 4, p. 1449-508, 2016.

BADEN, M.Y.; et al. Changes in plant-based diet quality and total and cause-specific mortality. Circulation, v. 140, n. 12, p. 979-91, 2019.

BADEN, M.Y.; et al. Quality of plant-based diet and risk of total, ischemic, and hemorrhagic stroke. Neurology. 2021, v. 96, n. 15, p. e1940-e1953, 2021.

BARNARD, N.D.; et al. The effects of a low-fat, plant-based dietary intervention on body weight, metabolism, and insulin sensitivity. The American Journal of Medicine, v. 118, p. 991-7, 2005.

BECHTHOLD, A.; et al. Food groups and risk of coronary heart disease, stroke and heart failure: a systematic review and dose-response meta-analysis of prospective studies, v. 59, n. 7, p. 1071-90, 2019.

BELLIN, R.J.P.; et al. Diet quality and the risk of cardiovascular disease: the Womens's Health Initiative (WHI). Am J Clin Nutr, v. 94, n. 1, p. 49-57, 2011.

BENATAR, J.R.; STEWART, R.A.H.. Cardiometabolic risk factors in vegans; A meta-analysis of observational studies PLoS One, v. 13, n. 12, p. e0209086, 2018.

BENZIE, I.F.F.; WACHTEL-GALOR, S. Vegetarian diets and public health: biomarker and redox connections. Antioxid Redox Signal, v. 13, p. 1575-9, 2010.

BERNSTEIN, A.M.; et al. Major dietary protein sources and risk of coronary heart disease in women. Circulation, v. 122, p. 876-83, 2010.

BURR, M.L.; BUTLAND B.K. Heart disease in british vegetarians. Am J Clin Nutr, v. 48, suppl.3, p. 830-2, 1998.

CHANG, C.; et al. Dietary and lifestyle determinants of mortality among german vegetarians. Int J Epidemiol, v. 22, n. 2, p. 228-36, 1993.

CHIU, T.H.T.; et al. Vegetarian diet and incidence of total, ischemic, and hemorrhagic stroke in 2 cohorts in Taiwan. Neurology, v. 94, n. 11, p. e1112-e1121, 2020.

CHOI, E.Y.; et al. A plant-based diet and heart failure: case report and literature review. J Geriatr Cardiol, v. 14, n. 5, p. 375-8, 2017.

CHUANG, S.Y.; et al. Vegetarian diet reduces the risk of hypertension independent of abdominal obesity and inflammation: a prospective study. J Hypertens, v. 34, n. 11, p. 2164-71, 2016.

CINEGAGLIA, N.; et al. Association of omnivorous and vegetarian diets with antioxidant defense mechanisms in men. J Am Heart Assoc, v. 9, n. 12, p. e015576, 2020.

CLARYS, P.; et al. Comparison of nutritional quality of the vegan, vegetarian, semi-vegetarian, pesco-vegetarian and omnivorous diet. Nutrients, v. 6, n. 3, p. 1318-32, 2014.

CROWE, F.L.; et al. Key risk of hospitalization or death from ischemic heart disease among British vegetarians and nonvegetarians: results from the EPIC-Oxford cohort study. Am J Clin Nutr, v. 97, n. 3, p. 597-603, 2013.

DENING, J.; ISLAM S.M.S. Defining a low carbohydrate diet: Proposal for a standardized consensus of carbohydrate intake (Carb-Cal Model). Diabetes Res Clin Pract, v. 166, p. 108284, 2020.

DINU, M.R.; et al. Vegetarian, vegan diets and multiple health outcomes: a systematic review with meta-analysis of observational studies. Crit Rev Food Sci Nutr, v. 57, n. 17, p. 3640-9, 2017.

DJOUSSÉ, L.; et al. Relation between modifiable lifestyle factors and lifetime risk of heart failure. JAMA, v. 302, n. 4, p. 394-400, 2009.

DONNAN, P.T.; et al. Diet as factor for peripheral arterial disease in the general population: The Edinburgh artery study. Am J Clin Nutr, v. 57, p. 917-21, 1993.

ESSELSTYN, C.B.; et al. A way to reverse CAD? J Fam Pract, v. 63, n. 7, p. 356-64, 2014.

FOREMAN, K.J.; et al. Forecasting life expectancy, years of life lost, and all-cause and cause-specific mortality for 250 causes of death: reference and alternative scenarios for 2016-40 for 195 countries and territories. Lancet, v. 392, n. 10159, p. 2052-90, 2018.

FOSTER, G.D.; et al. Weight and metabolic outcomes after 2 years on a low-carbohydrate versus low-fat diet: a randomized trial. Ann Intern Med, v. 153, p. 147-57, 2010.

FRASER, G.; et al. Vegetarian diets and cardiovascular risk factors in black members of the Adventist Health Study-2. Public Health Nutr, v. 18, n. 3, p. 537-45, 2015.

FRASER, G.E. Protection from stroke by eating animal foods? Surely not! Intl J Epidem, v. 32, p. 543-5, 2003.

GLENN, A.J.; et al. Relation of vegetarian dietary patterns with major cardiovascular outcomes: a systematic review and meta-analysis of prospective cohort studies. Front Nutr, v. 6, p. 80, 2019.

GRAMENZI, A.; et al. Association between certain foods and risk of acute myocardial infartion in women. Br Med J, v. 300, n. 6727, p. 771-3, 1990.

GUIMARÃES, F.C.O.; et al. Alimentos consumidos por adventistas expostos a diferentes padrões dietéticos vegetarianos. Revista Brasileira de Pesquisa em Saúde/ Brazilian Journal of Health Research, v. 19, n. 2, p. 92-9, 2018.

GUNNESS, P.; GIDLEY, M.J. Mechanisms underlying the cholesterol-lowering properties of soluble dietary fibre polysaccharides. Food Funct, v. 1, n. 2, p. 149-55, 2010.

GUPTA, S.K.; et al. Regression of coronary atherosclerosis through healthy lifestyle in coronary artery disease patients – Mount Abu open heart trial. Indian Heart J, v. 63, n. 5, p. 461-9, 2011.

HALL, K.D.; et al. Calorie for calorie, dietary fat restriction results in more body fat loss than carbohydrate restriction in people with obesity. Cell Metab, v. 22, p. 427-36, 2015.

HALL, K.D.; et al. Energy expenditure and body composition changes after an isocaloric ketogenic diet in overweight and obese men. Am J Clin Nutr, v. 104, p. 324-33, 2016.

HALL, W.L. Dietary saturated and unsaturated fats as determinants of blood pressure and vascular function. Nutr Res Rev, v. 22, n. 1, p. 18-38, 2009.

HARDINGE, S. Nutritional studies of vegetarians. I. Nutritional, physical and laboratory studies. J Clin Nutr, v. 2, p. 83-8,1954.

HARGREAVES, S.M.; et al. Brazilian vegetarians diet quality markers and comparison with the general population: A nationwide cross-sectional study. PLoS One, v. 15, n. 5, p. e0232954, 2020.

HEMLER, E.C.; HU, F.B. Plant-based diets for cardiovascular disease prevention: all plant foods are not created equal. Current Atherosclerosis Reports, v. 21, p. 18, 2019.

HUANG, T.; et al. Cardiovascular disease mortality and cancer incidence in vegetarians: a meta-analysis and systematic review. Ann Nutr Metab, v. 60, n. 4, p. 233-40, 2012.

IDRISS, N.K.; et al. Plasma haemoxygenase-1 in coronary artery disease. A comparison with angiogenin, matrix metalloproteinase-9, tissue inhibitor of metalloproteinase-1 and vascular endothelial growth factor. Thromb Haemost, v. 104, p. 1029-37, 2010.

JENKINS, D.J.A.; et al. Effect of a 6-month vegan low-carbohydrate ('Eco-Atkins') diet on cardiovascular risk factors and body weight in hyperlipidaemic adults: a randomised controlled trial. BMJ Open, v. 4, p. e003505, 2014.

KAHLEOVA H.; LEVIN, S.; BARNARD, N. Cardio-metabolic benefits of plant-based diets. Nutrients, v. 9, n. 8, p. 848, 2017.

KAHLEOVA, H.; et al. A plant-based diet in overweight individuals in a 16-week randomized clinical trial: metabolic benefits of plant protein. Nutr Diabetes, v. 8, n. 1, p. 58, 2018.

KAHLEOVA, H.; et al. Effect of a low-fat vegan diet on body weight, insulin sensitivity, postprandial metabolism, and intramyocellular and hepatocellular lipid levels in overweight adults: a randomized clinical trial. JAMA New Open, v. 3, n. 11, p. e2025454, 2020.

KAHLEOVA, H.; et al. Fat quantity and quality, as part of a low-fat, vegan diet, are associated with changes in body composition, insulin resistance, and insulin secretion. A 16-week randomized controlled trial. Nutrients, v. 11, n. 3, p. 615, 2019.

KAHLEOVA, H.; LEVIN, S.; BARNARD, N.D. Vegetarian dietary patterns and cardiovascular disease. Progress in Cardiovascular Diseases, v. 61, p. 54-61, 2018.

KATSOUANNI, K.; et al. Diet and peripheral arterial occlusive disease: the role of poly-, mono-, and saturated fatty acids. Am J Epidemiol, v. 133, p. 24-31, 1991.

KIECHL, S.; et al. Body iron stores and the risk of carotid atherosclerosis: prospective results from the Bruneck study. Circulation, v. 96, n. 10, p. 3300-7, 1997.

KIM, H.; et al. Plant-based diets are associated with a lower risk of incident cardiovascular disease, cardiovascular disease mortality, and all-cause mortality in a general population of middle-aged adults. J Am Heart Assoc, v. 8, n. 16, p. e012865, 2019.

KOETH, R.A.; et al. Intestinal microbiota metabolism of L-carnitine, a nutrient in red meat, promotes atherosclerosis. Nat Med, v. 19, n. 5, p. 576-85, 2013.

KRITCHEVSKY, D. Dietary protein, cholesterol and atherosclerosis: a review of the early history. J Nutr, v. 125, p. 589S-93S, 1995.

KWOK, C.S.; et al. Vegetarian diet, seventh day Adventists and risk of cardiovascular mortality: a systematic review and meta-analysisInt. J Cardiol, v. 176, n. 3, p. 680-6, 2014.

LE, L.T.; SABATÉ, J. Beyond meatless, the health effects of vegan diets: findings from the Adventist cohorts. Nutrients, v. 6, n. 6, p. 2131-47, 2014.

LEE, Y.; PARK, K. Adherence to a vegetarian diet and diabetes risk: a systematic review and meta-analysis of observational studies. Nutrients, v. 9, p. 603, 2017.

LI, D. Chemistry behind vegetarianism. J Agric Food Chem, v. 59, n. 3, p. 777-84, 2011.

MARIOTTI, F.; GARDNER, C.D. dietary protein and amino acids in vegetarian diets – a review. Nutrients, v. 11, p. 2661, 2019.

MASSERA, D.; et al. A whole-food plant-based diet reversed angina without medications or procedures. Case Rep Cardiol, v. 2015, p. 978906, 2015.

MELINA, V; CRAIG, W.; LEVIN, S. Position of the Academy of Nutrition and Dietetics: Vegetarian Diets. J Acad Nutr Diet, v. 116, n. 12, p. 1970-80, 2016.

MENDIS, S. Global progress in prevention of cardiovascular disease. Cardiovasc Diagn Ther, v. 7, suppl 1, p. S32-S38, 2017.

MICHA, R.; WALLACE, S.K.; MOZAFFARIAN, D. Red and processed meat consumption and risk of incident coronary heart disease, stroke, and diabetes mellitus: a systematic review and meta-analysis. Circulation, v. 121, p. 2271-83, 2010.

MISHRA, S.; et al. A multicenter randomized controlled trial of a plant-based nutrition program to reduce body weight and cardiovascular risk in the corporate setting: the GEICO study. European Journal of Clinical Nutrition, v. 67, p. 718-24, 2013.

MONTEZANO, A.C.; et al. Oxidative stress and human hypertension: vascular mechanisms, biomarkers, and novel therapies. Can J Cardiol, v. 31, p. 631-41, 2015.

NAJJAR, R.S.; et al. A defined, plant-based diet utilized in an outpatient cardiovascular clinic effectively treats hypercholesterolemia and hypertension and reduces medications. Clinical Cardiology, v. 41, p. 307-13, 2015.

ORLICH, M.J.; et al. Patterns of food consumption among vegetarians and non-vegetarians. Br J Nutr, v. 112, n. 10, p. 1644-53, 2014.

ORNISH, D.; et al. Can lifestyle changes reverse coronary heart disease? The Lancet, v. 336, p. 129-33, 1990.

ORNISH, D.; et al. Intensive lifestyle changes for reversal of cardiovascular heart disease. JAMA, v. 280, n. 23, 1998.

OUSSALAH, A.; et al. Health outcomes associated with vegetarian diets: An umbrella review of systematic reviews and meta-analyses. Clin Nutr, v. 39, n. 11, p. 3283-307, 2020.

PETTERSEN, B.J.; et al. Vegetarian diets and blood pressure among white subjects: results from the Adventist Health Study-2 (AHS-2). Public Health Nutr, v. 15, n. 10, p. 1909-16, 2012.

PHILLIPS, R.L.; et al. Coronary heart disease mortality among Seventh-day Adventists with differing dietary habits: a preliminary report. Am J Clin Nutr, v. 31, p. S191-S198, 1978.

PICASSO, M.C.; et al. Effect of vegetarian diets on the presentation of metabolic syndrome or its components: A systematic review and meta-analysis. Clinical Nutrition, v. 38, p. 1117-32, 2019.

POLJSAK, B.; ŠUPUT, D.; MILISAV, I. Achieving the balance between ROS and antioxidants: when to use the synthetic antioxidants. Oxid Med Cell Longev, v. 2013, p. 956792, 2013.

QIAN, F.; et al. Association between plant-based dietary patterns and risk of type 2 diabetes – a systematic review and meta-analysis. JAMA Intern Med, v. 179, n. 10, p. 1335-44, 2019.

RIZZO, N.S.; et al. Vegetarian dietary patterns are associated with a lower risk of metabolic syndrome. Diabetes Care, v. 34, p. 1225-7, 2011.

RIZZO, N.S.; et al. Nutrient profiles of vegetarian and nonvegetarian dietary patterns. J Acad Nutr Diet, v. 113, n. 12, n.1610-9, 2013.

ROBERTS, W.C. Preventing and arresting coronary atherosclerosis. Am Heart J, v. 30, p. 580-600, 1995.

RUYS, J.; HICKIE, J.B. Serum cholesterol and triglyceride levels in Australian adolescent vegetarians. Br Med J, v. 2, n. 6027, p. 87, 1976.

RYCHTER, A.M.; et al. Non-systematic review of diet and nutritional risk factors of cardiovascular disease in obesity. Nutrients, v. 12, n. 3, p. 814, 2020.

SACKS, F.M.; et al. Plasma lipids and lipoproteins in vegetarians and controls. N Eng J Med, v. 292, n. 22, p. 1148-51, 1975.

SATIJA, A.; HU, F.B. Plant-based diets and cardiovascular health. Trends Cardiovasc Med, v. 28, n. 7, p. 437-41, 2018.

SIEVENPIPER, J.L. Low-carbohydrate diets and cardiometabolic health: the importance of carbohydrate quality over quantity. Nutr Rev, v. 78, suppl 1, p. 69-77, 2020.

SNOWDON, D.A. Animal product consumption and mortality because of all causes combined, coronary heart disease, stroke, diabetes and cancer in Seventh-day Adventists. Am J Clin Nutr, v. 48, p. 739-48, 1988.

SNOWDON, D.A.; PHILLIPS R.L.; FRASER, G.E. Meat consumption and fatal ischemic heart disease. Prev Med, v. 13, n. 5, p. 490-500, 1984.

STRILCHUK, L.; et al. Dietary interventions in blood pressure lowering: current evidence in 2020. Kardiologia Polska, v. 78, n. 7-8, p. 659-66, 2020.

TELL, G.; et al. Dietary fat intake and carotid artery wall thichness: the atherosclerosis risk in communities (ARIC) study. Am J Epidemiol, v. 139, p. 979-89, 1994.

THARREY, M.; et al. Patterns of plant and animal protein intake are strongly associated with cardiovascular mortality: the Adventist Health Study-2 cohort. Int J Epidemiol, v. 47, n. 5, p. 1603-12, 2018.

TONG, T.Y.N.; KEY, T.J. Vegetarian diets and risk of hospitalisation or death with diabetes in British adults: results from the EPIC-Oxford study. Nutr Diabetes, v. 9, n. 1, p. 7, 2019.

TONSTADA, S.; et al. Vegetarian diets and incidence of diabetes in the Adventist Health Study-2. Nutr Metab Cardiovasc Dis, v. 23, n. 4, p. 292-9, 2013.

TOOR, M.; et al. Serum lipids and atherosclerosis among yemenite immigrants to Israel. Lancet, v. 272, p. 1270, 1957.

TUOMAINEN, T-P.; et al. Serum ferritin concentration is associated with plasma levels of cholesterol oxidation products in man. Free Radic Biol Med, v. 35, n. 8, p. 922-8, 2003.

WALKER, W.J.; GREGORATOS, G. Myocardial infarction in young men. Am J Cardiol, v. 19, p. 339, 1967.

WANG, F.; et al. Effects of vegetarian diets on blood lipids: a systematic review and meta-analysis of randomized controlled trials. J Am Heart Assoc, v. 4, p. e002408, 2015.

WANG, Y.; et al. Lifestyle factors in relation to heart failure among Finnish men and women. Circ Heart Fail, v. 4, n. 5, p. 607-12, 2011.

WHO – WORLD HEALTH ORGANIZATION. Cardiovascular diseases (CVDs). 2017. Disponível em: https://www.who.int/news-room/fact-sheets/detail/cardiovascular--diseases-(cvds). Acesso em: 9 de março de 2021.

WISSLER, R.W.; et al. Arterial lessions and blood lipids in rhesus monkeys (Macaca mulatta) dfed human diets. Exp Mol Pathol, v. 38, n. 1, p. 117-36, 1983.

WRIGHT, N.; et al. The BROAD study: A randomised controlled trial using a whole food plant-based diet in the community for obesity, ischaemic heart disease or diabetes. Nutr Diabetes, v. 7, n. 3, p. e256, 2017.

WYCHERLEY, T.P.; et al. Long-term effects of weight loss with a very low carbohydrate and low fat diet on vascular function in overweight and obese patients. J Intern Med, v. 267, n. 5, p. 452-61, 2010.

YANG, C.; et al. Red meat consumption and the risk of stroke: a dose-response meta--analysis of prospective cohort studies. J Stroke Cerebrovasc Dis, v. 25, n. 5, p. 1177-86, 2016.

YOKOYAMA, Y.; LEVIN, S.M.; BARNARD, N.D. Association between plant-based diets and plasma lipids: a systematic review and meta-analysis. Nutrition Reviews, v. 75, n. 9, p. 683-98, 2017.

ZALEWSKI, P.D.; et al. Roles for endothelial zinc homeostasis in vascular physiology and coronary artery disease. Crit Rev Food Sci Nutr, v. 59, n. 21, p. 3511-25, 2019.

18

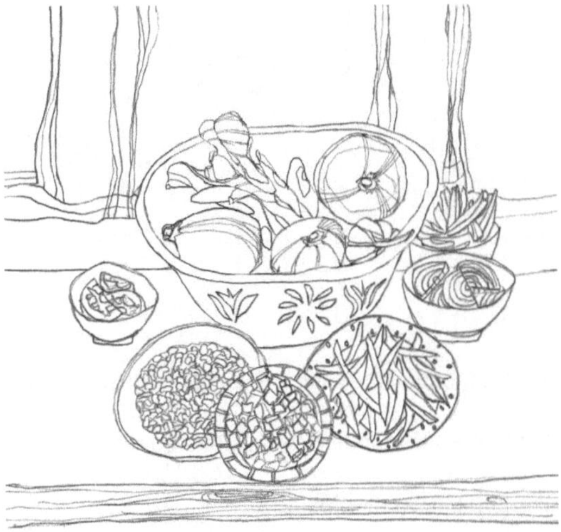

VEGETARIANISMO E SAÚDE MENTAL

Naomi Vidal Ferreira
Eunice Leme Vidal
Marcia C. T. Martins

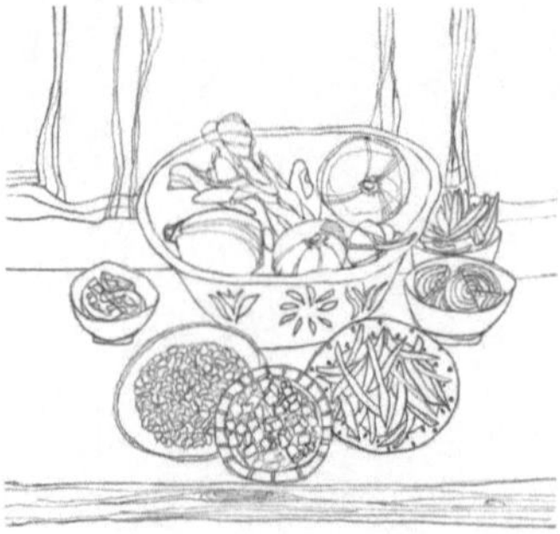

▶ SUMÁRIO

INTRODUÇÃO

As taxas de mortalidade têm experimentado uma importante redução ao redor do mundo e a expectativa de vida das populações tem aumentado, levando ao envelhecimento delas. Essas mudanças demográficas são acompanhadas por mudanças nas causas de adoecimento e incapacidade, fazendo com que as doenças crônicas aumentem. O envelhecimento populacional também representa um aumento importante das doenças neurodegenerativas, como a demência, devido ao envelhecimento cerebral. Aproximadamente 50 milhões de pessoas ao redor do mundo vivem com demência, e esse número deve aumentar para 152 milhões em 2050. A demência tem impactos negativos sobre o indivíduo e sua família, bem como sobre a economia dos países, uma vez que os gastos globais estimados com a demência se aproximam de 1 trilhão de dólares por ano (Livingston et al., 2020).

Os transtornos mentais também representam uma causa importante de adoecimento na atualidade. A depressão aparece entre as principais causas de incapacidade nos dias de hoje. Estima-se que 264 milhões de pessoas sejam afetadas pela depressão e pelas consequências desse transtorno. Mas a depressão não é o único transtorno mental que afeta as populações hoje. A literatura aponta que a depressão e os transtornos de ansiedade ocorrem, com frequência, de forma conjunta, o que agrava ainda mais suas consequências debilitantes sobre os indivíduos e a sociedade (Beesdo, 2010). Por conta disso, o peso econômico, social e de saúde pública que os transtornos mentais representam para as sociedades atualmente é grande, e está em crescimento em todos os países do mundo (GBD Collaborators, 2018).

Uma parcela importante da causa das afecções cerebrais é composta por fatores modificáveis. No que diz respeito à demência, por exemplo, os fatores de risco modificáveis (e em geral relacionados ao estilo de vida) respondem por aproximadamente 40% dos casos de demência ao redor do mundo – casos que, em teoria, poderiam ter sido prevenidos ou ao menos postergados (Livingston et al., 2020). Logo, o estilo de vida pode ser um importante aliado no combate aos transtornos mentais (Sánchez-Villegas et al., 2016).

Isso faz com que as abordagens preventivas e de tratamento geralmente incluam fatores do estilo de vida. Segundo Crous-Bou (2017), a maioria das estratégias preventivas disponíveis em saúde mental e cerebral depende do estilo de vida, sendo a dieta de particular relevância. Entre as soluções frequentemente ventiladas está a influência que as dietas vegetarianas exercem sobre os caminhos que levam aos transtornos mentais. De acordo com Marx e colaboradores (2017), existem diversas vias implicadas em transtornos mentais e que podem ser moduladas pela composição da dieta e pela ação de compostos nutracêuticos, amplamente presentes nas dietas à base de vegetais.

As Diretrizes Dietéticas para Americanos de 2015 a 2020 (*Dietary Guidelines for Americans* – 2015-2020) recomendam a dieta vegetariana como um dos três padrões dietéticos saudáveis, junto com a dieta mediterrânea e com o padrão americano saudável de dieta (Kahleova e Katz, 2020). Vários dos mecanismos que explicam os efeitos benéficos das dietas à base de vegetais atuam sobre as doenças crônicas em geral, além de contribuírem para a promoção da saúde cerebral. Dentre eles estão o melhor *status* antioxidante e anti-inflamatório e um melhor perfil da microbiota intestinal (Satija e Hu, 2018). Diante disso, estudos têm relacionado o consumo de dietas à base de plantas com proteção à saúde cerebral e mental. Alguns aspectos da contribuição positiva dessas dietas serão analisados a seguir.

DIETA E CÉREBRO: MECANISMOS QUE PARTICIPAM DESSA RELAÇÃO

Evidências vêm se acumulando em favor da ação antioxidante e anti-inflamatória dos compostos presentes em alimentos e padrões dietéticos saudáveis baseados em vegetais (Crous-Bou, 2017), como dietas vegetarianas e a dieta mediterrânea sobre a saúde do cérebro. Os compostos bioativos incluem antioxidantes, compostos fenólicos, outros fitoquímicos e ácidos graxos insaturados. Em modelos animais, foi demonstrado que esses nutrientes aumentam a neurogênese, a plasticidade sináptica e a sobrevivência neuronal, reduzindo o estresse oxidativo e a neuroinflamação (Rajaram, 2019).

De fato, padrões dietéticos com alto teor de ácidos graxos poli-insaturados, fibras, frutas e hortaliças estão associados a baixos níveis de marcadores inflamatórios. Por outro lado, dietas com alta ingestão de carne vermelha, carnes processadas, doces, frituras e cereais refinados podem ter efeitos pró-inflamatórios, sendo que carnes altamente processadas parecem ter um impacto especialmente negativo (Dinan et al., 2019).

A inflamação de baixo grau, caracterizada por elevação de citocinas pró-inflamatórias e proteínas de fase aguda, está implicada na reincidência de depressão, esquizofrenia e transtorno bipolar (Marx et al., 2017). Diante disso, é comum que o tratamento contra a depressão seja acompanhado pela supressão de substâncias que estimulam os mecanismos inflamatórios (citocinas pró-inflamatórias) e pela diminuição da ativação do eixo hipotálamo-hipófise-adrenal (Dinan et al., 2019). A inflamação também é um fator de risco importante para as doenças neurodegenerativas. Níveis elevados de interleucina 6, fator de necrose tumoral e proteína C-reativa, marcadores importantes de estados inflamatórios, apresentam relação com a atrofia cerebral e com o agravamento da perda cognitiva (Chen et al., 2019). Do ponto de vista dos mecanismos de ação, o estresse oxidativo e um *status* pró-inflamatório podem afetar negativamente a produção mitocondrial de energia, bem como o seu tamanho e distribuição, em processos associados com depressão, esquizofrenia e transtorno bipolar. Compostos da dieta e nutracêuticos como coenzima Q10, ácido alfalipoico, carnitina, creatina, resveratrol e N-acetilcisteína (NAC) podem regular a função respiratória mitocondrial em modelos animais (Marx et al., 2017).

O estresse oxidativo e o nitrosativo estão implicados em várias doenças crônicas e parecem ser relevantes em doenças mentais. Populações esquizofrênicas e deprimidas apresentam altos níveis de marcadores de estresse oxidativo e baixos níveis de antioxidantes, como vitamina E, C, coenzima Q e glutationa, quando comparados com controles saudáveis, e a capacidade antioxidante em episódios agudos de depressão costuma estar ainda mais reduzida. Dada a abundância de compostos antioxidantes presentes em alimentos de origem vegetal, essa via pode ser modulada através da dieta (Marx et al., 2017).

A neurogênese, especialmente no hipocampo, está associada com aprendizagem, memória e regulação do humor, enquanto a neurogênese alterada está implicada em doença mental. O fator neurotrófico derivado do cérebro (do inglês *brain derived neurotrophic factor* ou BDNF) é mediador da neurogênese. Evidências apontam que a dieta rica em hortaliças e frutas é capaz de aumentar os níveis séricos de BDNF. Além disso, alguns nutrientes anti-inflamatórios também estimulam a neurogênese, como é o caso dos ácidos graxos ômega-3, polifenóis, vitamina E, enquanto dietas ricas em gorduras, energia e açúcar prejudicam o processo (Marx et al., 2017). Essa pode ser uma das razões pelas quais Crozier et al. (2019) verificaram que o consumo de uma dieta vegetariana durante a gravidez não representou risco aumentado de desenvolvimento neurocognitivo pobre entre as crianças nascidas dessas mães.

Outro importante agente mecanístico que pode participar na relação entre a dieta e o funcionamento mental é a microbiota intestinal. O eixo intestino-cérebro, através da microbiota intestinal, pode exercer um papel biológico importante em distúrbios cerebrais como a depressão, o autismo, a esquizofrenia e a doença de Parkinson. A dieta pode induzir a importantes alterações na diversidade e abundância da microbiota intestinal, afetando também a permeabilidade e integridade intestinal, promovendo inflamação sistêmica e afetando a suscetibilidade do hospedeiro também a doenças neurodegenerativas (Dinan e Cryan, 2017; Uniyal et al., 2021). O eixo intestino-cérebro atua ainda sobre as células do sistema imunológico, interferindo em cascatas fisiológicas e patológicas reguladas por essa via. Do ponto de vista das doenças neurodegenerativas, tem sido observado que o envelhecimento também leva a uma redução da diversidade microbiana do intestino; porém, idosos que mantêm uma boa diversidade microbiana intestinal costumam ser mais saudáveis.

Perante isso, o papel da microbiota intestinal sobre as doenças crônicas e neurodegenerativas é atualmente uma área de estudos em franco crescimento (Dinan e Cryan, 2017). Isso ocorre porque a alteração, ou desequilíbrio da microbiota intestinal, conhecida como disbiose, parece levar à alteração da permeabilidade da barreira hematoencefálica e provocar estados inflamatórios no sistema nervoso central (Rutsch et al., 2020). Esses estados, por sua vez, têm impactos sobre o comportamento e a reação a situações de estresse (Dinan et al., 2019).

Evidências obtidas a partir de estudos com animais indicam que a microbiota intestinal pode afetar a saúde mental através de múltiplas vias. Quando o microbioma do indivíduo está desequilibrado, ele também pode sofrer impactos negativos sobre seu sistema imunológico, ou seja, suas reações imunológicas podem ocorrer de forma inadequada. Além disso, se a perturbação da microbiota intestinal ocorre durante o início de sua vida, o neurodesenvolvimento do indivíduo pode ficar prejudicado. Esse cenário de reações imunológicas e neurodesenvolvimento inadequados parece participar na etiologia das doenças psiquiátricas, aumentando a suscetibilidade do indivíduo a tais males (Agorastos e Bozikas, 2019).

VEGETARIANISMO E ENFERMIDADES ASSOCIADAS AO ENVELHECIMENTO CEREBRAL

Pesquisadores têm observado relações importantes entre as dietas à base de plantas e a preservação do funcionamento cognitivo, bem como a prevenção da demência. Há diferentes caminhos que resultam em um sistema nervoso saudável ou não saudável, e na preservação ou na perda do desempenho cognitivo. No entanto, um fator está geralmente presente nas afecções neurológicas relacionadas ao envelhecimento: um estado inflamatório das células nervosas. Ao falar sobre a demência resultante da doença de Alzheimer, a forma mais comum de perda das funções cognitivas, Borsom e colaboradores (2020) afirmam que a neuroinflamação é determinante do agravamento do Alzheimer, e esclarecem que o mecanismo inflamatório passa pelo eixo microbiota-intestino-cérebro, novo alvo no tratamento dessa doença.

Outro agente que parece participar do processo de envelhecimento cerebral é o telômero, uma estrutura que recobre a extremidade do cromossomo, protegendo-o e prevenindo contra a perda do DNA genômico. O comprimento do telômero é um marcador de saúde ou doença, e seu encurtamento está relacionado à presença de doenças crônicas, como o câncer e as doenças cardiovasculares, e também ao processo de envelhecimento, sendo um marcador de expectativa de vida e relacionando-se ao aparecimento das doenças de Parkinson e Alzheimer (Crous-Bou et al., 2019; Capper et al., 2007). A inflamação e o estresse oxidativo podem acelerar o encurtamento do telômero; por outro lado, o consumo prolongado de dietas à base de plantas – devido às suas propriedades antioxidantes e anti-inflamatórias – pode contribuir com a prevenção do desgaste dessas estruturas.

Pesquisas têm demonstrado que o consumo de padrões alimentares ricos em vegetais e o consumo de sementes e carotenoides parecem favorecer a duração dos telômeros, o que pode trazer benefícios importantes para a longevidade e o envelhecimento saudável. Uma revisão sobre dieta e comprimento do telômero concluiu que compostos presentes em alimentos vegetais, como o folato, os polifenóis, as vitaminas C e E e a cúrcuma podem prevenir o atrito dos telômeros e preservar sua integridade (Paul, 2011).

Ashby-Mitchell e colaboradores (2015) avaliaram o efeito da dieta sobre o desempenho cognitivo de idosos do *Australian Diabetes, Obesity and Lifestyle Study* (AusDiab), um estudo longitudinal sobre diabetes, obesidade e estilo de vida realizado com a população australiana. Os pesquisadores observaram que o padrão alimentar à base de alimentos de origem vegetal teve efeitos positivos sobre o desempenho cognitivo, enquanto o padrão alimentar que se assemelhou à dieta ocidental teve efeitos negativos sobre a cognição.

Um estudo investigou a relação entre o consumo de carne e o risco de desenvolver demência em duas subpopulações vegetarianas do Estudo de Saúde Adventista (do inglês *Adventist Health Study* ou AHS), um estudo realizado na Califórnia com membros da comunidade religiosa de Adventistas do Sétimo Dia. A primeira subpopulação de vegetarianos foi pareada com participantes não vegetarianos com base em idade, sexo e local de moradia, e a segunda foi comparada com participantes não vegetarianos sem pareamento para nenhuma variável. Na subpopulação pareada, os participantes não vegetarianos apresentaram probabilidade duas vezes maior de desenvolver demência comparados com seus pares vegetarianos, e esse risco ficou ainda maior quando o consumo anterior de carne foi levado em consideração. Na subpopulação não pareada, não foi observada diferença significativa no risco de demência entre vegetarianos e não vegetarianos, mas a subpopulação não pareada apresentou poder estatístico limitado para verificar o efeito do consumo elevado de carne. Ambos os subestudos mostraram que os vegetarianos apresentaram uma tendência (apesar de não ser estatisticamente significativa) de início mais tardio de demência quando comparados aos não vegetarianos (Giem et al., 1993).

VEGETARIANISMO E SAÚDE MENTAL

A relação entre o consumo das dietas vegetarianas e à base de plantas e a saúde mental ainda precisa ser mais bem compreendida, pois os achados dos estudos apresentam inconsistência. Apesar dos mecanismos benéficos que as dietas à base de plantas têm sobre o cérebro, alguns estudos verificam efeitos positivos, outros observam efeitos negativos, já outras pesquisas não observam relação significativa entre o consumo de dietas vegetarianas e a saúde mental ou os transtornos mentais.

Esse cenário é explicado, pelo menos em parte, por Hargreaves e colaboradores (2021). Eles descrevem que adotar uma dieta vegetariana pode trazer benefícios que terão efeitos positivos sobre a saúde mental, como melhor saúde física, sentimentos positivos decorrentes de adotar uma atitude moral correta, sentimento de pertencimento (por pertencer à comunidade de vegetarianos) e redução do impacto sobre o meio ambiente. Por outro lado, existem aspectos da prática das dietas vegetarianas que podem fugir ao controle do indivíduo e, como consequência, ter efeitos negativos sobre sua saúde e qualidade de vida. Os fatores podem incluir o ambiente cultural e social em que a pessoa está inserida, aspectos econômicos, acesso limitado a uma variedade de alimentos à base de plantas ou mesmo a prática de dietas vegetarianas mal planejadas (p.ex., deficientes em certos aminoácidos, ácidos graxos ômega-3 de cadeia longa, vitamina B12, zinco e/ou ferro).

Efeitos positivos ou neutros das dietas vegetarianas

Um estudo chamado ATTICA (Yannakoulia et al., 2008), realizado na Grécia, avaliou a relação entre a ansiedade e os padrões dietéticos em uma população nacionalmente representativa de cidadãos. Nesse estudo, padrões dietéticos vegetarianos foram observados apenas nas mulheres que apresentavam os menores níveis de ansiedade. Essas mulheres consumiam menos carne e menos doces do que os demais participantes do estudo. Os pesquisadores observaram que o aumento no consumo de doces e de carnes e derivados apresentou relação com o aumento dos sintomas de ansiedade em mulheres. Por outro lado, o aumento no consumo de oleaginosas e de cereais apresentou relação com a diminuição dos sintomas de ansiedade em homens.

O consumo regular de vegetais, característica importante das dietas vegetarianas saudáveis, parece favorecer a saúde mental. Um estudo realizado com adolescentes do ensino médio no Japão avaliou os efeitos do consumo de vegetais sobre os sintomas depressivos (Tanaka e Hashimoto, 2019). Nesse estudo, foi observado que os adolescentes que consumiam verduras e legumes verdes e amarelos todos os dias tinham menos sintomas depressivos do que aqueles que não os consumiam nunca ou que os consumiam apenas uma a duas vezes por semana, o que sugere que o consumo regular desses alimentos pode ser importante na promoção da saúde mental de adolescentes.

Uma revisão sistemática buscou avaliar os efeitos de dietas vegetarianas e veganas sobre a saúde mental e cognitiva. Os pesquisadores incluíram 13 estudos observacionais e experimentais sobre o tema. Os resultados mostraram que os vegetarianos apresentavam menos sintomas de ansiedade; no entanto, eles também apresentavam maior risco de depressão (Iguacel et al., 2021).

Por outro lado, em uma outra revisão sistemática conduzida para avaliar o efeito do consumo de dietas vegetarianas sobre a depressão, a ansiedade e o estresse em estudos observacionais (transversais e longitudinais), os resultados foram diferentes. No total, foram incluídos 13 estudos, e os pesquisadores observaram que os resultados combinados não demonstraram associação entre o consumo de dietas vegetarianas e a depressão ou a ansiedade. Em relação ao estresse, os estudos não continham dados suficientes para realizar a análise combinada (Askari et al., 2020).

Medawar e colaboradores (2019), com o objetivo de estudar a relação entre as dietas à base de plantas e a saúde mental, realizaram uma revisão sistemática incluindo 32 ensaios clínicos e observaram efeitos positivos das dietas à base de plantas sobre o peso, o metabolismo energético e a inflamação sistêmica em indivíduos saudáveis, indivíduos obesos e pacientes diabéticos. Os pesquisadores não observaram evidências de efeitos causais positivos, nem negativos, dessas dietas sobre a saúde mental e neurológica, nem sobre as funções cognitivas, recomendando que novos estudos precisam ser realizados para avaliar o efeito de dietas à base de plantas sobre a saúde cerebral.

Efeitos negativos das dietas vegetarianas

Vimos até aqui estudos que, na sua maioria, mostraram efeitos positivos das dietas vegetarianas e à base de plantas sobre a saúde mental ou efeitos neutros. No entanto, existem estudos que verificam efeitos negativos dessas dietas sobre o cérebro e as afecções a ele relacionadas. Burkert e colaboradores (2014) avaliaram o efeito de dietas vegetarianas e não vegetarianas sobre a saúde, e verificaram que, apesar de os indivíduos que praticavam a dieta vegetariana apresentarem IMC mais baixo e menor frequência de consumo de álcool quando comparados aos não vegetarianos, eles também apresentaram taxas mais altas de câncer, alergias, transtornos mentais e pior qualidade de vida.

Um estudo avaliou a relação entre o consumo de uma dieta à base de plantas e o risco de depressão em idosos chineses. Os pesquisadores observaram que os homens idosos que consumiam a dieta à base de plantas apresentavam maior ocorrência de depressão e maior severidade dos sintomas depressivos do que os homens idosos que não praticavam essa dieta. Por outro lado, isso não foi observado nas mulheres idosas avaliadas (Cao et al., 2019).

Um estudo realizado na Austrália comparou a saúde de mulheres vegetarianas, semivegetarianas e não vegetarianas com idade entre 22 e 27 anos (Baines et al., 2007). Os pesquisadores observaram que as participantes vegetarianas e semivegetarianas tinham IMC mais baixo e praticavam mais exercícios do que as não vegetarianas. No entanto, as mulheres vegetarianas e semivegetarianas apresentaram maior frequência de depressão, níveis mais baixos de ferro no sangue e mais sintomas menstruais do que as não vegetarianas.

Outro estudo realizado com diversas populações buscou examinar a relação entre o vegetarianismo e a saúde mental ao longo do tempo. Nas populações dos Estados Unidos, da Rússia e da Alemanha, os pesquisadores não observaram relação entre o vegetarianismo e a saúde mental. Já na população chinesa, o vegetarianismo apresentou associação com leve aumento da ansiedade e da depressão ao longo do tempo (Lavallee et al., 2019).

Em uma revisão sistemática que avaliou a relação entre o consumo ou a abstenção da carne e a saúde psicológica, a maioria dos estudos avaliados (18 estudos) verificou que os participantes que se abstinham de consumir carne tinham saúde psicológica mais pobre. Por outro lado, uma pequena parte dos estudos avaliados (3 estudos) verificou que os participantes que se abstinham de consumir carne tinham melhores desfechos psicológicos. No entanto, essa revisão incluiu apenas estudos que avaliavam duas categorias de participantes: os que consumiam e os que se abstinham de carne; não foram incluídos estudos que avaliassem participantes praticantes de dietas com baixo consumo de carne e alto consumo de alimentos ricos em antioxidantes, como a dieta mediterrânea, por exemplo, e a qualidade da dieta consumida pelos participantes não foi avaliada (Dobersek et al., 2021).

Fatores relacionados à inconsistência entre os achados sobre dietas vegetarianas e desfechos de saúde mental

Como pode ser observado, a literatura apresenta inconsistência no que tange à relação entre as dietas vegetarianas e a saúde mental. Nesse sentido, é importante ressaltar que as pessoas escolhem seguir dietas vegetarianas por diversas razões, que incluem: questões de saúde e estilo de vida, crenças religiosas, valores éticos pessoais, identidade social, preocupações com o meio ambiente, restrições socioeconômicas, entre outras (Leitzmann, 2014). Isso faz com que consumir uma dieta vegetariana bem planejada não esteja presente entre as preocupações de todos os seus praticantes. Kahleova e Katz (2020), ao apresentar os efeitos benéficos das dietas à base de plantas, explicam que os benefícios apresentados dizem respeito a dietas vegetarianas de ótima qualidade (ou seja, bem planejadas e que ofereçam os nutrientes necessários para o indivíduo), não apenas à abstenção da carne. Nesse sentido, um estudo que avaliou a frequência de problemas de saúde mental em jovens verificou que os vegetarianos tinham deficiência de vitamina B12 e eram mais propensos a apresentar problemas neuropsiquiátricos e neurológicos (Kapoor et al., 2017), o que reforça o fato de que a qualidade da dieta, ou seja, sua capacidade de oferecer os macro e micronutrientes necessários ao indivíduo, precisa ser levada em consideração.

De fato, o aspecto nutricional relacionado ao adequado aporte calórico e de nutrientes-chave para promover as funções cerebrais e neurológicas – através de múltiplos processos cerebrais que afetam a regulação de vias de neurotransmissores, transmissão sináptica, fluidez de membranas e vias de transdução de sinais – é muitas vezes um problema entre os praticantes de dietas à base de plantas. Entre esses nutrientes estão vários que podem estar limitados em dietas vegetarianas mal planejadas, tais como ácidos graxos poli-insaturados ômega-3, vitamina B12, vitamina D, ferro, cálcio, zinco e até o total de calorias ingeridas (Marx et al., 2017).

Por isso, a Sociedade Vegana criou uma lista de nutrientes que merecem atenção especial dos praticantes dessa dieta, pois eles podem estar consumindo esses nutrientes de forma deficitária. Essa lista inclui: cálcio, ácidos graxos essenciais, iodo, ferro, proteínas e as vitaminas D e B12. A deficiência desses nutrientes pode explicar, em parte, a associação das dietas à base de plantas a piores desfechos em saúde mental (Martínez-Casamayor e Andreo-Martínez, 2021).

Além disso, alguns aspectos psicossociais resultantes da escolha de praticar o vegetarianismo também podem contribuir para a causa da inconsistência entre os achados dos estudos que avaliam o efeito das dietas à base de plantas sobre a saúde mental. Uma revisão sistemática (Torti, 2017) buscou avaliar o bem-estar psicológico de vegetarianos e verificou certa escassez de estudos sobre o assunto. Mas, dentre as publicações disponíveis, foi observado que os vegetarianos, apesar de experimentarem sentimentos de orgulho pessoal e paz mental por saber que os seus valores condiziam com sua prática, também experimentavam desafios e barreiras sociais, como o *bullying* e a falta de apoio dos amigos e familiares. Essas fontes de desconforto psicossocial também podem explicar, em parte, a relação negativa entre o vegetarianismo e a saúde mental que alguns estudos verificam. No entanto, os autores afirmam que, na perspectiva dos indivíduos que praticam uma dieta vegetariana, os benefícios ao bem-estar parecem suplantar as ameaças percebidas por eles.

DIETAS COM BAIXO CONSUMO DE CARNE

Além dos padrões dietéticos vegetarianos, existem padrões que são caracterizados por baixo consumo de carne, principalmente carne vermelha e carnes processadas. Alguns exemplos dessas dietas são a dieta mediterrânea, a dieta DASH, a dieta do Mar Báltico e as dietas pró-vegetarianas ou flexitarianas (Chen et al., 2019; Kheirouri e Alizadeh, 2021). Além disso, quem consome essas dietas também costuma apresentar outras características dietéticas positivas, como perfil lipídico saudável (baixo consumo de gorduras saturadas e consumo moderado a alto de gorduras insaturadas) e consumo moderado a alto de frutas, hortaliças, grãos e fibras (Chen et al., 2019).

A dieta mediterrânea tem sido amplamente estudada em relação a seus efeitos protetivos contra o envelhecimento cerebral e o declínio cognitivo, a doença de Alzheimer e a demência por todas as causas. Crous-Bou e colaboradores (2017) informam que estudos de desenho observacional têm apresentado resultados interessantes nesse sentido. Eles verificaram que o aumento da adesão a essa dieta apresenta associação com redução das taxas de declínio cognitivo, melhor desempenho cognitivo e redução das taxas de conversão de comprometimento cognitivo para doença de Alzheimer. Funções cognitivas como a memória, as funções executivas e as habilidades visuoconstrutivas parecem ser especialmente beneficiadas.

Além disso, estudos de desenho experimental também têm verificado resultados positivos. O estudo PREDIMED (do espanhol *Prevención con Dieta Mediterránea*) (Martinez-Lapiscina et al., 2013) verificou que uma intervenção com a dieta mediterrânea, com suplementação de azeite de oliva ou nozes, apresentou associação com a melhora do desempenho cognitivo. Um estudo experimental utilizou a dieta NU-AGE, uma variação personalizada da dieta mediterrânea, para auxiliar no combate aos efeitos cerebrais do envelhecimento. Do ponto de vista da cognição, foi observado que os participantes com maior adesão à dieta NU-AGE (com ênfase no consumo de grãos integrais, frutas, verduras, legumes, laticínios com baixo teor de gordura, peixe, carnes e aves magras, castanhas, azeite de oliva, suplemento de 10 μg de vitamina D e baixa ingestão de álcool, sódio e doces) apresentaram melhoras estatisticamente significantes no desempenho cognitivo após um ano de tratamento, comparados aos participantes que apresentavam os níveis mais baixos de adesão a essa dieta (Marseglia et al., 2018).

Além disso, as dietas caracterizadas por baixo consumo de carnes têm sido relacionadas a níveis reduzidos de marcadores inflamatórios no sangue, característica também conhecida como efeito anti-inflamatório, o que pode ter impactos positivos sobre a saúde mental (Chen et al., 2019). Diante disso, a ingestão da dieta mediterrânea que, além do consumo reduzido de carnes, também enfatiza a ingestão de azeite, grãos, vegetais, frutas, legumes e nozes, está associada com uma menor ocorrência de depressão quando comparada às dietas convencionais ingeridas em países europeus (Dinan et al., 2019).

CONCLUSÕES

Diante do que foi apresentado aqui, pode-se observar que a pesquisa envolvendo os efeitos das dietas vegetarianas ou à base de plantas apresenta efeitos protetivos contra o envelhecimento cerebral, as perdas cognitivas e a demência. Esses efeitos parecem estar relacionados à abstenção ou ao baixo consumo de carnes vermelhas e processadas e ao consumo enfatizado de vegetais.

Por outro lado, os resultados relativos ao efeito dessas dietas sobre a saúde mental e os transtornos mentais são mais inconsistentes. O padrão dietético vegetariano algumas vezes parece proteger contra transtornos mentais, e outras vezes parece associado à maior ocorrência de sintomas psicológicos e psiquiátricos,

Esse padrão inconsistente pode ser explicado, pelo menos em parte, pela deficiência no consumo de importantes nutrientes que têm impacto sobre a saúde mental, e aos desafios e barreiras sociais enfrentados por aqueles que decidem adotar um padrão dietético vegetariano. Nesse sentido, mais pesquisas precisam ser conduzidas, a fim de que essa relação seja mais bem compreendida.

TAKE HOME MESSAGES

1. Dietas vegetarianas saudáveis e bem planejadas fornecem ao organismo compostos bioativos com efeitos benéficos ao funcionamento cerebral com o potencial de aumentar a neurogênese, a plasticidade sináptica e a sobrevivência neuronal, reduzindo o estresse oxidativo e a neuroinflamação. Tais dietas induzem ao desenvolvimento de uma microbiota intestinal diversificada e rica em bactérias benéficas, podendo afetar positivamente o funcionamento cerebral através de múltiplas vias.
2. Os mecanismos cerebrais atuantes na relação entre as dietas vegetarianas saudáveis e o cérebro funcionam como agentes protetivos contra o envelhecimento cerebral e suas consequências. Esses mecanismos fazem com que as dietas vegetarianas saudáveis estejam associadas com proteção contra a perda cognitiva e a demência, o que também parece se aplicar a dietas com baixo consumo de carne como a dieta mediterrânea.
3. Do ponto de vista da saúde mental, os resultados de estudos epidemiológicos são até o momento inconsistentes: parte deles observa que as dietas vegetarianas oferecem benefícios, outros não encontram associação e outros ainda encontraram efeitos negativos. A qualidade da dieta consumida, no entanto, não é sempre verificada nesses estudos, e isso pode explicar pelo menos em parte a inconsistência nos achados, uma vez que dietas vegetarianas mal planejadas podem resultar em deficiências de nutrientes e compostos bioativos. Essas deficiências podem ter impactos negativos sobre a saúde mental.
4. A inconsistência nos achados referentes à saúde mental também pode ser explicada em parte pelas vivências emocionais e sociais que os vegetarianos experimentam. Se por um lado experimentam satisfação por respeitar os valores motivadores de sua decisão pessoal, por outro lado podem também enfrentar sentimentos de reduzido bem-estar por serem parte de um grupo minoritário. Essa ambiguidade de sentimentos também pode ter impactos sobre os achados dos estudos, resultando na relação negativa observada entre o consumo de dietas vegetarianas e a saúde mental.
5. Dietas à base de vegetais, assim como qualquer outro padrão alimentar, devem ser cuidadosamente planejadas para fornecer um aporte adequado de energia, nutrientes e compostos bioativos, garantindo um ótimo estado de saúde mental. Tais dietas devem ser ricas em cereais integrais, leguminosas, frutas, verduras, legumes, castanhas e sementes e pobres em cereais refinados, açúcar, sódio, gorduras totais e alimentos ultraprocessados. Cada caso deve ser avaliado para verificar a necessidade de suplementação de nutrientes (p.ex., vitamina B12).

REFERÊNCIAS

AGORASTOS, A.; BOZIKAS, V.P. Gut microbiome and adaptive immunity in schizophrenia. *Psychiatrike= Psychiatriki*, v. 30, n. 3, p. 189-92, 2019.

ASHBY-MITCHELL, K.; PEETERS, A.; ANSTEY, K.J. Role of dietary pattern analysis in determining cognitive status in elderly Australian adults. *Nutrients*, v. 7, n. 2, p. 1052-67, 2015.

ASKARI, M.; DANESHZAD, E.; DAROOGHEGI MOFRAD, M.; BELLISSIMO, N.; SUITOR, K.; AZADBAKHT, L. Vegetarian diet and the risk of depression, anxiety, and stress symptoms: a systematic review and meta-analysis of observational studies. *Crit Rev Food Sci Nutr*, v. 4, p. 1-11, 2020.

BAINES, S.; POWERS, J.; BROWN, W.J. How does the health and well-being of young Australian vegetarian and semi-vegetarian women compare with non-vegetarians? *Public Health Nutr*, v. 10, n. 5, p. 436-42, 2007.

BEESDO, K.; PINE, D.S.; LIEB, R.; WITTCHEN, H. Incidence and risk patterns of anxiety and depressive disorders and categorization of generalized anxiety disorder. *Arch Gen Psychiatry*, v. 67, n. 1, p. 47-57, 2010.

BORSOM, E.M.; LEE, K.; COPE, E.K. Do the bugs in your gut eat your memories? Relationship between gut microbiota and Alzheimer's disease. *Brain Sciences*, v. 10, n. 11, p. 814, 2020.

BURKERT, N.T.; et al. Nutrition and health – the association between eating behavior and various health parameters: a matched sample study. *PloS one*, v. 9, n. 2, p. e88278, 2014.

CAO, H-J.; et al. Adhering to a vegetarian diet may create a greater risk of depressive symptoms in the elderly male Chinese population. *Journal of Affective Disorders*, v. 243, p. 182-7, 2019.

CAPPER, R.; et al. The nature of telomere fusion and a definition of the critical telomere length in human cells. *Genes & Development*, v. 21, n. 19, p. 2495-508, 2007.

CHEN, X.; et al. Dietary patterns and cognitive health in older adults: a systematic review. *Journal of Alzheimer's Disease*, v. 67, n. 2, p. 583-619, 2019.

CROUS-BOU, M.; MINGUILLÓN, C.; GRAMUNT, N.; et al. Alzheimer's disease prevention: from risk factors to early intervention. *Alz Res Therapy*, v. 9, p. 71, 2017.

CROUS-BOU, M.; MOLINUEVO, J-L.; SALA-VILA, A. Plant-rich dietary patterns, plant foods and nutrients, and telomere length. *Advances in Nutrition*, v. 10, Supplement_4, p. S296-S303, 2019.

CROZIER, S.R.; et al. Vegetarian diet during pregnancy is not associated with poorer cognitive performance in children at age 6-7 years. *Nutrients*, v. 11, n. 12, p. 3029, 2019.

DINAN, T.G.; et al. Feeding melancholic microbes: MyNewGut recommendations on diet and mood. *Clinical Nutrition*, v. 38, n. 5, p. 1995-2001, 2019.

DINAN, T.G.; CRYAN, J.F. Gut instincts: microbiota as a key regulator of brain development, ageing and neurodegeneration. *The Journal of Physiology*, v. 595, n. 2, p. 489-503, 2017.

DOBERSEK, U.; WY, G.; ADKINS, J.; ALTMEYER, S.; KROUT, K.; LAVIE, C.J.; et al. Meat and mental health: a systematic review of meat abstention and depression, anxiety, and related phenomena. *Crit Rev Food Sci Nutr*, v. 61, n. 4, p. 622-35, 2021.

GBD 2017 DISEASE AND INJURY INCIDENCE AND PREVALENCE COLLABORATORS. Global, regional, and national incidence, prevalence, and years lived with disability for 354 diseases and injuries for 195 countries and territories, 1990-2017: a systematic analysis for the Global Burden of Disease Study 2017. *Global Health Metrics*, 2018.

GIEM, P.; BEESON, W.L.; FRASER, G.E. The incidence of dementia and intake of animal products: preliminary findings from the Adventist Health Study. *Neuroepidemiology*, v. 12, n. 1, p. 28-36, 1993.

HARGREAVES, S.M.; et al. Vegetarian diet: an overview through the perspective of quality of life domains. *International Journal of Environmental Research and Public Health*, v. 18, n. 8, p. 4067, 2021.

IGUACEL, I,; HUYBRECHTS, I.; MORENO, L.A.; MICHELS, N. Vegetarianism and veganism compared with mental health and cognitive outcomes: a systematic review and meta-analysis. *Nutr Rev*, v. 79, n. 4, p. 361-81, 2021.

KAHLEOVA, H.; KATZ, D.L. Vegetarian dietary patterns in the prevention and treatment of disease. *Frontiers in Nutrition*, v. 7, p. 92, 2020.

KAPOOR, A.; et al. Neuropsychiatric and neurological problems among vitamin B12 deficient young vegetarians. *Neurosciences Journal*, v. 22, n. 3, p. 228-32, 2017.

KHEIROURI, S.; ALIZADEH, M. MIND diet and cognitive performance in older adults: A systematic review. *Critical Reviews in Food Science and Nutrition*, p. 1-19, 2021.

LAVALLEE, K.; et al. Vegetarian diet and mental health: cross-sectional and longitudinal analyses in culturally diverse samples. *Journal of Affective Disorders*, v. 248, p. 147-54, 2019.

LEITZMANN, C. Vegetarian nutrition: past, present, future. *The American Journal of Clinical Nutrition*, v. 100, suppl_1, p. 496S-502S, 2014.

LIVINGSTON, G.; et al. Dementia prevention, intervention, and care: 2020 report of the Lancet Commission. *The Lancet*, v. 396, n. 10248, p. 413-46, 2020.

MARSEGLIA, A.; et al. Effect of the NU-AGE diet on cognitive functioning in older adults: a randomized controlled trial. *Frontiers in Physiology*, v. 9, p. 349, 2018.

MARTÍNEZ-CASAMAYOR, S.; ANDREO-MARTÍNEZ, P. Química de la alimentación vegana relacionada con la salud mental. 2021.

MARTINEZ-LAPISCINA, E.H.; et al. Virgin olive oil supplementation and long-term cognition: the PREDIMED-NAVARRA randomized, trial. *The Journal of Nutrition*, Health & Aging, v. 17, n. 6, p. 544-52, 2013.

MARX, W.; et al. Nutritional psychiatry: the present state of the evidence. Proceedings of the *Nutrition Society*, v. 76, n. 4, p. 427-36, 2017.

MEDAWAR, E.; et al. The effects of plant-based diets on the body and the brain: a systematic review. *Translational Psychiatry*, v. 9, n. 1, p. 1-17, 2019.

PAUL L. Diet, nutrition and telomere length. *J Nutr Biochem*, v. 22, n. 10, p. 895-901, 2011.

RAJARAM, S.; JONES, J.; LEE, G.J. Plant-based dietary patterns, plant foods, and age-related cognitive decline. *Advances in Nutrition*, v. 10, Supplement_4, p. S422-S436, 2019.

RUTSCH, A.; KANTSJÖ, J.B.; RONCHI, F. The gut-brain axis: how microbiota and host inflammasome influence brain physiology and pathology. *Frontiers in Immunology*, v. 11, p. 3237, 2020.

SÁNCHEZ-VILLEGAS, A.; et al. The association between the Mediterranean lifestyle and depression. *Clinical Psychological Science*, v. 4, n. 6, p. 1085-93, 2016.

SATIJA, A.; HU, F.B. Plant-based diets and cardiovascular health. *Trends in Cardiovascular Medicine*, v. 28, n. 7, p. 437-41, 2018.

TANAKA, M.; HASHIMOTO, K. Impact of consuming green and yellow vegetables on the depressive symptoms of junior and senior high school students in Japan. *Plos One*, v. 14, n. 2, p. e0211323, 2019.

TORTI, J.M.I. *The social and psychological well-being of vegetarians*: A focused ethnography. 2017.

UNIYAL, A.; et al. Immune-microbiome interplay and its implications in neurodegenerative disorders. *Metabolic Brain Disease*, p. 1-21, 2021.

YANNAKOULIA, M.; PANAGIOTAKOS, D.B.; PITSAVOS, C.; TSETSEKOU, E.; FAPPA, E.; PAPAGEORGIOU, C.; et al. Eating habits in relations to anxiety symptoms among apparently healthy adults. A pattern analysis from the ATTICA Study. *Appetite*, v. 51, n. 3, p. 519-25, 2008.

19

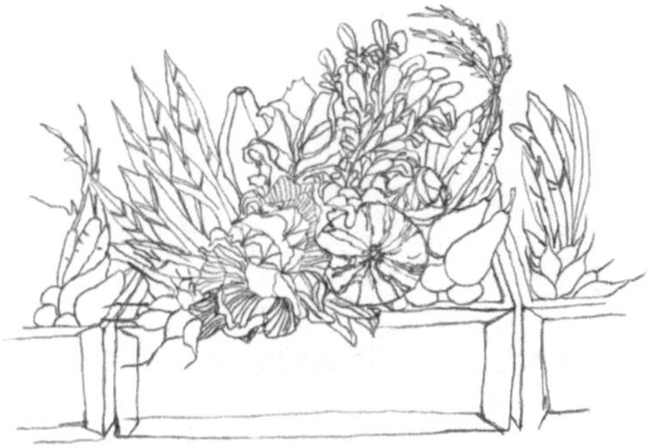

DIETAS VEGETARIANAS E DOENÇAS RENAIS

Mariana Menegusso Nogueira
Helnio Judson Nogueira
Cristiane Moraes
Laila Santos de Andrade

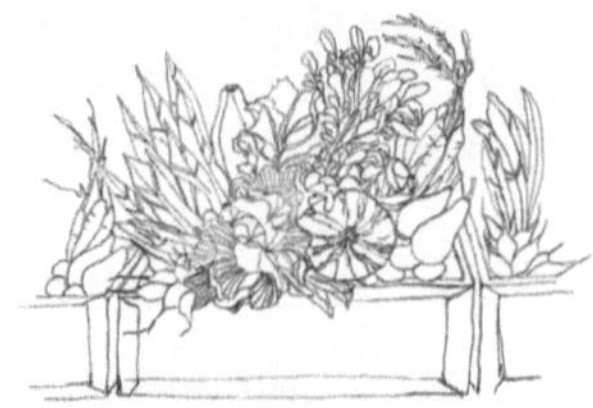

SUMÁRIO

INTRODUÇÃO

Todos os componentes do corpo, começando pela água, dependem dos rins. Cerca de 60% do peso dos homens e 50% das mulheres é água. Os rins produzem urina para manter o equilíbrio da água, do sódio, do potássio e de muitos outros elementos. Se os rins perdessem apenas essa função, as chances de sobrevida seriam pequenas. Quase todas as funções dos rins são vitais, conforme podemos ver:

- Regulam a concentração do sódio, potássio, fósforo, cálcio, magnésio;
- Mantêm o equilíbrio do pH do sangue, juntamente com pulmões e sistema tampão (ossos);
- Participam do controle da pressão arterial;
- Promovem a ativação da vitamina D3;
- Produzem o hormônio eritropoetina, que estimula a formação das células vermelhas do sangue;
- Excretam resíduos nitrogenados como a ureia, a creatinina, o ácido úrico e a amônia (única via de excreção desses elementos);
- Participam da gliconeogênese e do metabolismo da glicose, junto com o fígado;
- São fundamentais no metabolismo das proteínas de baixo peso molecular, como as cadeias leves de imunoglobulinas, hormônios peptídicos, incluindo a insulina, o hormônio do crescimento e a leptina (Carrero et al., 2020).

Mais de 1 em cada 10 adultos tem algum comprometimento renal e nos últimos 10 anos a mortalidade desses pacientes aumentou 31,7% (Chauveau et al., 2019). A doença renal crônica (DRC) não tem cura e custa muito caro para o paciente, para as famílias e para a saúde pública (Van Westing et al., 2020).

O declínio da função renal é uma condição clínica na qual os pacientes devem ser orientados a rever seu estilo de vida e, dentro desse contexto, há necessidade de mudança na dieta, pois a alimentação é um fator chave na prevenção e no tratamento da doença. Nesse cenário, a orientação dietética para o paciente com DRC deve ser individualizada e com foco nos hábitos e na realidade do paciente, pois sem um bom plano alimentar e orientação adequada, a tendência é a baixa adesão ao tratamento nutricional, sem variedade e com baixa ingestão de frutas, verduras e legumes, o que contribui para acelerar a progressão da doença renal crônica (Campbell e Carrero, 2016).

Na lesão renal aguda (LRA) e na doença renal crônica (DRC), várias funções dos rins encontram-se reduzidas ou paralisadas e, em consequência, a dieta precisa ser adaptada. A terapia nutricional tem como principais objetivos retardar o ritmo de progressão da doença e atenuar a sintomatologia urêmica e complicações metabólicas e hormonais, além de auxiliar na prevenção e no controle de alterações relacionadas ao estado nutricional. Em geral, é necessário ajustar a ingestão de fósforo, potássio, sódio, líquidos e adequar a ingestão de proteínas ao estádio da doença (Carrero et al., 2020) (Tabela 1).

Recentemente o mundo científico ganhou um aumento expressivo de estudos e publicações sobre os benefícios das dietas à base de plantas

TABELA 1 Estádios da doença renal crônica e recomendação de proteína da dieta

Estadios	TFG (mL/min/1,73 m²)	Albuminúria	Proteína (g/kg/dia)
1	≥ 90	Presente	0,8 a 1
2	89 a 60	Presente	0,8 a 1
3a	59 a 45	Presente ou ausente	0,55 a 0,60 Se diabetes: 0,8
3b	44 a 30	Presente ou ausente	0,55 a 0,60 Se diabetes: 0,8
4	29 a 15	Presente ou ausente	0,55 a 0,60 Se diabetes: 0,8
5	< 15 (não dependente de diálise)	Presente ou ausente	0,55 a 0,60 Se diabetes: 0,8
5	< 15 (hemodiálise e diálise peritoneal)	Presente ou ausente	1,0 a 1,2

TFG: taxa de filtração glomerular.
Fonte: KDIGO, 2013; KDIGO, 2020; KDOQI, 2020.

e vegetarianas para tratamento e prevenção de diversas doenças. Com isso, pesquisas sobre esses padrões alimentares e a DRC também começaram a surgir.

Há mais de cem anos já se suspeitava que comer carne poderia ser prejudicial para os rins. No entanto, estudos recentes, em indivíduos e populações diferentes, mostram que a dieta rica em proteínas causa hiperfiltração glomerular, o que aumentaria o risco de DRC e aceleraria a progressão da DRC preexistente (Kalantar-Zadeh et al., 2020).

Quanto maior o consumo de proteínas, especialmente as proteínas de origem animal, maior a chance de lesão dos rins saudáveis e pior a função dos rins doentes. Quanto maior a aderência a uma dieta *plant-based* saudável, ou a uma dieta vegetariana, melhores são os resultados renais a longo prazo (Chauveau et al., 2019).

Substâncias comuns em alimentos de origem animal que podem ter um efeito prejudicial na saúde dos rins incluem gorduras saturadas, sódio, fósforo, carga de ácido na dieta, um maior teor de proteína, produtos finais de glicação avançada, ferro heme e carnitina e colina, que levam à formação de N-óxido de trimetilamina (TMAO), um composto que contribui para a aterosclerose, doença cardiovascular e, possivelmente, doença renal (vide Capítulo "Dieta vegetariana, imunidade e microbiota intestinal") (Carrero et al., 2020; Ikizler et al., 2020). O menor consumo de carne reduz a produção de TMAO, gera menos inflamação, menos acidose, menos acúmulo de fósforo, menos resistência à insulina, menos diabetes, e consequentemente menos DRC (Adair e Bowden, 2020).

A hipertensão arterial e o diabetes são os grandes causadores de DRC. Os vegetarianos têm menos diabetes e menos hipertensão arterial, e consequentemente, têm menor risco de desenvolver DRC (Orlich et al., 2013).

Os pacientes que já têm DRC e adotam uma dieta de base vegetal vivem mais e são menos atingidos por todas as causas de morte (Chauveau et al., 2019).

Pontos-chave de novos conceitos de nutrição em DRC

O conceito de que só a proteína animal tem "alto valor biológico" não é real em dietas variadas. Não é válido considerar as proteínas vegetais como inferiores à proteína animal, em pessoas com ou sem DRC.

Alimentos diferentes são fontes melhores ou piores de cada um dos aminoácidos essenciais. Mas, graças à complementaridade de aminoácidos dos diversos alimentos, a maioria das dietas naturais não deixa de fornecer quantidades suficientes de aminoácidos essenciais. Isso só não é totalmente válido nas crianças até a idade pré-escolar.

Os aminoácidos das proteínas animais são diferentes dos aminoácidos das proteínas vegetais, tanto na sua digestibilidade quanto na disponibilidade. Isso não parece ser relevante quando existe alimento variado e suficiente para todos. Assim, não há evidências de que devam ser incluídos alimentos de origem animal para garantir um aporte proteico de "alto valor biológico" na dieta dos pacientes com DRC.

- Alimentos de origem vegetal são as únicas fontes de fibra dietética. Sabe-se que as fibras modulam a microbiota intestinal, gerando efeitos anti-inflamatórios e reduzindo as toxinas urêmicas. As gorduras vegetais, principalmente o azeite de oliva, têm efeitos anti-inflamatórios e antiaterogênicos.
- As dietas à base de vegetais têm baixa carga ácida e diminuem a acidose em pacientes com DRC, retardando a progressão da doença renal.
- O fitato presente em alimentos de origem vegetal se liga ao fósforo, dificultando a sua absorção. Por isso, as dietas à base de vegetais fornecem proteínas com menos fósforo.
- A hiperpotassemia pode ser uma complicação das dietas à base de vegetais na DRC. No entanto, privar os pacientes renais dos benefícios de tais dietas não parece ser a melhor solução. Existem técnicas para diminuir o potássio dos alimentos, além disso, é possível escolher vegetais com baixo teor de potássio (Carrero et al., 2020).

Neste capítulo será abordado o uso da alimentação à base de vegetais na prevenção e no tratamento das doenças renais, especialmente DRC em tratamento conservador (fase não dialítica), em terapia renal substitutiva (hemodiálise e diálise peritoneal e transplante) e em pacientes com nefrolitíase.

DOENÇA RENAL CRÔNICA – FASE NÃO DIALÍTICA

Um padrão alimentar caracterizado pela alta ingestão de alimentos de origem animal, cereais refinados, alimentos ultraprocessados e baixa ingestão de frutas, verduras e legumes tem sido associado a maior risco de doenças crônicas não transmissíveis (Hariharan et al., 2015). Em contrapartida, padrões alimentares vegetarianos saudáveis e à base de vegetais têm sido associados a menor incidência de doenças crônicas não transmissíveis, incluindo a DRC (Kim et al., 2019; Liu et al., 2019). Esses padrões alimentares também parecem ser uma alternativa benéfica no tratamento de pessoas com DRC na fase não dialítica (Carrero et al., 2020; Kalantar-Zadeh et al., 2020).

Acidose metabólica

Em uma análise com 1.486 adultos com DRC não dependentes de diálise, altos níveis de carga ácida da dieta estiveram associados com o aumento do risco de progressão da doença e entrada em diálise (Banerjee et al., 2015). Uma alimentação vegetariana saudável, devido à redução ou exclusão de alimentos de origem animal e aumento de alimentos de origem vegetal, apresenta uma carga ácida menor do que dietas baseadas em alimentos de origem animal, o que pode atenuar a acidose metabólica secundária à DRC e por consequência preservar a massa óssea e muscular e retardar a progressão da doença (Rodrigues Neto Angéloco et al., 2018). A acidose metabólica, além de levar à perda de massa óssea e muscular, parece acelerar a progressão da DRC (Goraya e Wesson, 2019).

Toxinas urêmicas

Diversos metabólitos derivados do metabolismo microbiano compõem o metaboloma sérico dos mamíferos, tais como o indoxil sulfato (IS), p-cresil sulfato (pCS) e TMAO. O IS e o pCS são provenientes da fermentação bacteriana de tirosina/fenilalanina e triptofano, respectivamente, e a TMAO do metabolismo microbiano de componentes alimentares, tais como L-carnitina, colina e betaína, presentes principalmente em alimentos de origem animal. A excreção desses metabólitos é dependente do funcionamento renal, sendo assim, a redução da função renal leva ao acúmulo desses compostos, o que vem sendo associado à inflamação, doença cardiovascular e maior risco de mortalidade.

Uma relação maior entre a ingestão de fibra e proteína tem sido associada a menores concentrações séricas de IS e pCS em indivíduos com DRC. Em indivíduos com função renal normal, a aderência a uma alimentação vegetariana esteve associada a menor excreção urinária de IS e pCS, refletindo uma menor produção desses metabólitos (Patel et al., 2012).

Nesse sentido, supõe-se que uma alimentação à base de vegetais, como a vegetariana, leve à redução na produção desses metabólitos, atenuando o seu acúmulo.

Fósforo

No que diz respeito à alimentação, o controle da hiperfosfatemia está além da quantidade de fósforo ingerida. Uma vez que a biodisponibilidade do mineral varia de acordo com a fonte alimentar, esta deve ser considerada. Grande parte dos alimentos ultraprocessados possuem aditivos à base de fósforo e o fósforo proveniente desses aditivos é facilmente absorvido. Por outro lado, os alimentos *in natura* e minimamente processados apresentam uma faixa ampla de biodisponibilidade, sendo o fósforo dos alimentos de origem animal mais biodisponível do que o fósforo proveniente dos alimentos de origem vegetal (D'Alessandro et al., 2015). Nessa lógica, uma alimentação vegetariana saudável tem potencial para contribuir com o controle da hiperfosfatemia secundária à DRC. De fato, em um estudo com indivíduos com DRC, não dependentes de diálise, a adesão, por uma semana, a uma dieta vegetariana saudável levou a redução no fósforo sérico e na excreção urinária de fósforo, quando comparada com uma dieta com predominância de proteína de origem animal, similar em relação à quantidade total de energia, proteína e fósforo (Moe et al., 2011).

Potássio

O potássio encontra-se amplamente distribuído nos alimentos, tanto nos alimentos de origem vegetal (frutas, hortaliças, leguminosas e oleaginosas) como nos alimentos de origem animal (laticínios e carnes em geral). Assim como o fósforo, a biodisponibilidade do potássio também varia a depender da fonte alimentar. A absorção do potássio proveniente de dietas à base de vegetais parece variar em torno de 50-60%, enquanto em dietas que enfatizam o consumo de alimentos de origem animal essa variação parece ser entre 70-90%. O potássio proveniente de aditivos utilizados em alimentos ultraprocessados apresenta uma taxa de absorção de 90% (Picard, 2019).

Dietas vegetarianas saudáveis apresentam uma quantidade elevada de potássio proveniente de alimentos de origem vegetal. A baixa biodisponibilidade do potássio nesse grupo de alimentos pode ser uma vantagem no caso da DRC, pois pode limitar o risco de causar hiperpotassemia. Além disso, supõe-se que o impacto benéfico de uma alimentação vegetariana sobre situações clínicas que contribuem para a hiperpotassemia, tais como a acidose metabólica e a constipação, também pode contribuir para limitar esse risco. Em um estudo com indivíduos com DRC no estádio 4, observou-se que o tratamento que consistia em aumentar a ingestão de frutas, verduras e legumes foi capaz de melhorar a acidose metabólica sem causar hiperpotassemia (Goraya et al., 2013).

Na realidade, até o momento, faltam evidências que relacionem o aumento na ingestão de alimentos de origem vegetal com o nível sérico de potássio, assim como ainda não está clara a relação entre o potássio dietético e a concentração sérica de potássio na DRC. Tem sido sugerido que o potássio dietético pode não ser o principal determinante do potássio sérico em pessoas com DRC (Ikizler et al., 2020; Ramos et al., 2020). Nessa perspectiva, antes das restrições alimentares para controle do potássio sérico, recomenda-se avaliar as situações clínicas que contribuem para a hiperpotassemia (acidose metabólica, constipação, deficiência de insulina e algumas medicações) e que quando modificadas podem contribuir para a redução da concentração sérica de potássio (Ikizler et al., 2020).

No que tange às orientações nutricionais, não há uma recomendação quantitativa de potássio dietético específica para pessoas com DRC. Quando necessário (nível sérico de potássio acima da faixa de normalidade + avaliação das situações clínicas que contribuem para a hiperpotassemia), as orientações devem ser feitas de modo individualizado, a partir de uma avaliação cuidadosa e integral da alimentação, a fim de manter o potássio sérico dentro da normalidade (Ikizler et al., 2020).

Por fim, apesar de ainda não estar claro o impacto de uma alimentação vegetariana sobre o nível sérico de potássio na DRC, todos os cuidados supramencionados contribuem para evitar restrições alimentares desnecessárias e não privar as pessoas com DRC dos potenciais benefícios de uma alimentação saudável baseada em vegetais, sem negligenciar o cuidado com o potássio sérico.

Estado nutricional

De acordo com o posicionamento da Academia de Nutrição e Dietética Americana (Melina et al., 2016), dietas vegetarianas, incluindo dietas vegetarianas estritas, planejadas adequadamente são saudáveis e adequadas do ponto de vista nutricional para todas as fases do ciclo de vida.

A partir dos estudos realizados até o momento com a população com DRC, a aderência a uma dieta vegetariana não impactou negativamente o estado nutricional. De fato, um bom estado nutricional foi mantido nos diferentes estádios da doença (Chauveau et al., 2019). Assim como para todos os pacientes com DRC, o acompanhamento frequente é essencial para evitar a subnutrição.

Apesar de não haver a recomendação de um padrão alimentar específico no tratamento de pessoas com DRC, o padrão alimentar vegetariano, assim como outros padrões à base de vegetais, é uma alternativa com potenciais benefícios para a saúde da população com DRC. No entanto, vale destacar que o padrão alimentar é parte de um conjunto complexo que constitui a alimentação e a nutrição humana. Na prática clínica, a fim de prezar por uma relação harmoniosa e prazerosa com a comida e promover o cuidado em saúde centrado na pessoa, as decisões em relação à alimentação devem ser tomadas de modo compartilhado com o paciente, levando em consideração as motivações, as preferências alimentares, o acesso, a disponibilidade dos alimentos e os significados que a comida tem para cada pessoa.

DOENÇA RENAL CRÔNICA – TERAPIA DIALÍTICA

Em diálise, há fortes indícios de que, apesar de uma necessidade maior de ingestão de proteína, os pacientes se beneficiariam de uma dieta vegetariana. Um estudo transversal de 2021 (Chen et al., 2021) avaliou a ingestão alimentar e a qualidade da dieta de 95 pacientes em hemodiálise por meio de recordatório alimentar de 24 horas, registro alimentar e dados bioquímicos para avaliar o estado nutricional dos pacientes. Em uma análise de subgrupo, pacientes vegetarianos tiveram IMC significativamente menor (20,92 kg/m^2 ± 2,50) do que o grupo onívoro (22,75 kg/m^2 ± 3,36; p=0,011). Resultados bioquímicos, incluindo ureia, creatinina, fósforo, albumina, taxa de proteína catabólica normalizada e 25 (OH) vitamina D foram significativamente menores no grupo vegetariano do que no grupo onívoros ($P < 0,05$). Colesterol total e níveis séricos de proteína C-reativa não diferiram entre os grupos vegetariano e onívoro.

Porém, quando o assunto é diálise e dieta vegetariana, é necessário ter atenção. O estudo supracitado (Chen et al., 2021) demonstrou que a ingestão energética, de proteína, gordura e vitamina D foi menor no grupo vegetariano em relação ao grupo onívoro ($P < 0,05$). Sabe-se que a maioria dos pacientes em diálise não atinge suas metas dietéticas. De acordo com os autores, o risco de uma dieta vegetariana pode superar os benefícios para pacientes em diálise. Uma consideração cuidadosa dos comportamentos alimentares é necessária para os pacientes em diálise para prevenir a desnutrição, mais ainda em vegetarianos.

Por outro lado, em um estudo transversal de vegetarianos e não vegetarianos em hemodiafiltração, aqueles que consumiam uma dieta estritamente vegetariana apresentaram níveis 47% a 67% mais baixos de IS e pCS, respectivamente (Kandouz et al., 2016). Outros estudos com pacientes em hemodiálise demonstraram achados semelhantes (Sirich et al., 2014; Wu et al., 2019).

Um estudo de análise retrospectiva baseada em uma coorte prospectiva (Liu et al., 2020) de 884 pacientes em diálise peritoneal examinou as associações entre a razão proteína vegetal/proteína total e a mortalidade por todas as causas e cardiovascular. A cada incremento de 10% na relação proteína vegetal/proteína total (média ao longo do tempo) foi associada redução de 71% (intervalo de confiança de 95% [IC 95%], 90%-14%) e 89% (IC 95%, 98%-29%) para mortalidade por todas as causas e mortalidade por doenças cardiovasculares, respectivamente. O estudo destacou que o efeito é ainda maior em mulheres acima de 60 anos sem hipoalbuminemia. A ingestão de proteína de origem vegetal e a razão proteína vegetal/proteína total foram 27,2 ± 8,3 g/dia e 53,1% ± 11,4% no início do estudo, respectivamente. Contudo, nesse estudo não houve avaliação sobre o tipo e a fonte de proteína vegetal.

Transplante renal

Pacientes com rim transplantado têm risco de declínio da função do enxerto e de mortalidade prematura, sendo a hipertensão um importante fator de risco para ambos. Para estudar a associação da dieta DASH (do inglês *Dietary Approaches to Stop Hypertension* ou Abordagem Dietética para Interromper a Hipertensão) com esses eventos adversos, Oste et al. (2018) realizaram um estudo de coorte prospectivo com 632 adultos transplantados. Os pesquisadores criaram um escore DASH (quando maior a pontuação, maior a adesão à dieta DASH). Durante o acompanhamento médio de 5,3 (intervalo interquartil, 4,1-6,0) anos, 119 (18,8%) pacientes apresentaram declínio da função renal, definido como um desfecho combinado de duplicação da creatinina sérica e falha do enxerto censurada por morte, e 128 (20,3%) morreram. Em análises de regressão de Cox, os transplantados no tercil mais alto do escore DASH tiveram menor risco de declínio da função renal (razão de risco [RR]: 0,57; IC 95%, 0,33-0,96, P = 0,03) e mortalidade por todas as causas (RR: 0,52; IC 95%, 0,32-0,83, P = 0,006) em comparação com o tercil mais baixo, independentemente de potenciais fatores de confusão. A adesão a uma dieta estilo DASH foi associada a um menor risco de declínio da função renal e mortalidade por todas as causas. Esses resultados sugerem que uma dieta saudável pode beneficiar o resultado de longo prazo em pacientes transplantados.

Outro estudo prospectivo (Nafar et al., 2009) analisou a dieta de 160 pacientes transplantados que preencheram um questionário de frequência alimentar. Nesse estudo, os pesquisadores tinham o objetivo de avaliar dieta e síndrome metabólica, um fator de risco para doenças cardiovasculares. Os autores do estudo aplicaram uma análise fatorial multivariada com as informações do questionário de frequência alimentar para identificar padrões de alimentos ingeridos. Três principais padrões dietéticos foram identificados: 1) gorduras e açúcares; 2) cereal integral; e 3) padrões de dieta mediterrânea com base em grupos de alimentos. Com ajustes de gênero e idade, a pontuação do padrão alimentar mediterrâneo teve menores chances de desenvolver síndrome metabólica (OR: 0,52; IC 95%, 0,21-1,24) do que aqueles no mais baixo tercil, já aqueles no tercil superior das gorduras e açúcares tiveram maior chance de desenvolver síndrome metabólica (OR: 1,29; 0,54-3,06) do que aqueles no tercil inferior.

De acordo com especialistas (Carrero et al., 2020) e a própria KDOQI (do inglês *Kidney Disease Outcomes Quality Initiative* ou Iniciativa de Qualidade em Resultados de Insuficiência Renal) desenvolvida pela Fundação Nacional do Rim norte-americana (Ikizler et al., 2020), evidências para riscos potenciais e benefícios de dietas à base de vegetais/vegetarianas em pacientes transplantados são indiretas. Sendo assim, sugere-se aplicar as informações de estudos em pacientes com DRC em tratamento conservador.

NEFROLITÍASE

Durante as últimas décadas, a frequência de nefrolitíase aumentou, chegando a atingir cerca de 10% da população mundial, com uma alta taxa de recorrência de até 50% em 5 anos (D'Alessandro et al., 2019). Além do sofrimento que impõe aos portadores desta condição, a doença renal calculosa traz também um pesado fardo econômico associado à necessidade de atendimentos de emergência, absenteísmo no trabalho e, eventualmente, necessidade de procedimentos cirúrgicos.

A alimentação, principalmente a dieta ocidental padrão, com alta carga de sódio, proteína, gordura, açúcar e baixo teor de fibras, é um dos mais importantes fatores envolvidos no aumento dos casos de litíase renal, já que a composição da urina é fortemente determinada pela dieta (Ferraro et al., 2020; Heilberg e Goldfarb, 2013). Além disso, a presença de nefrolitíase associa-se significativamente a outras comorbidades como hipertensão, diabetes, obesidade, síndrome metabólica e aumento da predisposição à DRC (Ferraro et al., 2020). Desta forma, deve-se olhar para essa doença de maneira abrangente, como sendo parte de uma desordem sistêmica altamente influenciada pela alimentação e pelo estilo de vida. A modificação na dieta e nos hábitos de vida é, portanto, pilar fundamental do tratamento clínico dos cálculos renais, somada ao aumento do consumo de líquido e uso de medicamentos, quando necessário (D'Alessandro et al., 2019; Nouvenne et al., 2014).

Um estudo prospectivo controlado mostrou que aumentar o consumo de água para gerar um volume urinário de aproximadamente 2,5 L/dia associou-se a uma redução na recorrência dos cálculos. Não existe uma recomendação exata para o consumo de água, mas aceita-se 30 mL/kg peso corporal/dia como sendo o mínimo a ser consumido. O ideal é que se atinja de 2 a 3 L/dia (Nouvenne et al., 2014).

Os tipos de cálculo renal

O tipo mais frequente de cálculo é o de cálcio, podendo ser de oxalato de cálcio (mais frequente) ou fosfato de cálcio, responsáveis por cerca de 75-85% do total de todos os cálculos. Em seguida vêm os cálculos de ácido úrico, cerca de 10%, e menos comuns são os cálculos de estruvita e cistina.

Apesar da maioria dos cálculos serem compostos por cálcio, a redução ou exclusão de fontes ricas em cálcio da dieta, como os laticínios, leva a um aumento aparentemente paradoxal na formação das pedras. Grandes estudos observacionais mostram que o baixo consumo de cálcio está associado a um aumento de 34% no risco de desenvolver cálculos renais. Essa associação inversa entre o cálcio da dieta e a incidência de pedras nos rins explica-se por um aumento secundário no oxalato urinário proveniente de uma hiperabsorção de oxalato livre no intestino durante o baixo consumo de cálcio (Heilberg e Goldfarb, 2013).

Outro fator ligado diretamente à excreção urinária de cálcio é o sódio. Quando se reduz o consumo de sódio, ocorre uma diminuição da eliminação de cálcio na urina, reduzindo a saturação da urina por este sal e a recorrência de cálculos de oxalato e fosfato de cálcio (Heilberg e Goldfarb, 2013).

O efeito da dieta onívora em relação à nefrolitíase

Sabe-se, há muito tempo, sobre o efeito do alto consumo de proteínas, que leva ao aumento da excreção de cálcio, independentemente de outros fatores nutricionais como consumo de sódio. A proteína da dieta, especialmente de origem animal, eleva o potencial de carga renal ácida (PRAL, do inglês *potencial renal acid load*), reduz o pH urinário e gera um estado de acidose metabólica crônica leve (Nouvenne et al., 2014). Proteínas animais aumentam ainda o metabolismo das purinas, contribuindo para uma maior eliminação urinária de ácido úrico, aumentando a chance de formação de cálculos de ácido úrico. As carnes brancas (peixes, frutos do mar, frango) têm PRAL semelhante ao da carne vermelha, bem como são equivalentes em quantidade de purinas (Ferraro et al., 2020).

O aumento no PRAL pelo maior consumo de proteína animal reduz a eliminação urinária de citrato, que age como um diluente na urina. Ele aumenta a solubilidade dos sais de cálcio e inibe o crescimento dos cristais de oxalato de cálcio, impedindo a formação e o crescimento dos cálculos (Heilberg e Goldfarb, 2013).

Acredita-se que o consumo de uma alimentação rica em proteína animal não derivada de laticínios e pobre em alimentos alcalinos seja deletério para os formadores de pedras nos rins, causando um balanço negativo de cálcio (Ferraro et al., 2020).

O efeito da dieta vegetariana

Dietas vegetarianas têm sido reconhecidas como protetoras contra a formação dos cálculos renais há anos e a prevalência de nefrolitíase em vegetarianos é estimada como sendo a metade da dos onívoros.

Frutas, verduras e legumes, componentes majoritários na dieta vegetariana saudável, contêm baixos teores de proteína e cloreto de sódio (Nouvenne et al., 2014). O consumo de frutas, verduras e legumes é fundamental para os formadores de cálculos renais pelo efeito alcalinizante e, consequentemente, pelo aumento do pH urinário (Ferraro et al., 2020). Outra vantagem das dietas à base de vegetais é o aporte de componentes inibidores da formação de pedras nos rins como magnésio, citrato e potássio (Nouvenne et al., 2014).

Frutas cítricas como laranja, limão, mexerica ou tangerina são fontes naturais de citrato e constituem uma alternativa dietética, não farmacológica à suplementação com citrato de potássio no manejo clínico da hipocitratúria, dos cálculos de ácido úrico e de cistina. Os melões – frutas não cítricas, porém alcalinas e ricas em potássio, citrato e malato – têm efeito semelhante no citrato urinário ao das frutas cítricas, apresentando-se como uma outra alternativa dietética no tratamento dos cálculos (Heilberg e Goldfarb, 2013).

Em estudos que avaliaram o impacto da troca de uma dieta onívora para uma vegetariana, com posterior análise da bioquímica urinária, foi demonstrado um aumento na excreção urinária de potássio, magnésio e citrato e redução na excreção de cálcio, diminuindo assim a supersaturação de oxalato e fosfato de cálcio (Nouvenne et al., 2014).

Entretanto, é importante ressaltar que o consumo de cálcio precisa ser mantido em uma faixa moderada a elevada, entre 800-1.200 mg/dia (Heilberg e Goldfarb, 2013). Por essa razão, as principais recomendações sobre dieta para prevenção de nefrolitíase incluem os laticínios na sua composição.

O efeito da dieta vegetariana estrita/vegana

Atualmente, há bastante controvérsia sobre a segurança da dieta vegetariana estrita/vegana em relação à propensão à formação de cálculos renais e não existe, que seja do nosso conhecimento, até o momento em que este capítulo está sendo escrito, nenhum estudo comparando diretamente o efeito deste tipo de alimentação na incidência de nefrolitíase.

Por um lado, acredita-se que, pelo fato de a dieta vegetariana estrita conter uma alta carga de oxalato e baixo teor de cálcio, ela poderia induzir a formação de pedras (Ferraro et al., 2020). Por outro lado, no entanto, a grande quantidade de fitato das leguminosas e cereais integrais poderia ter um efeito redutor na capacidade litogênica do oxalato, já que *in vitro*, o fitato inibe a cristalização e o crescimento de cálculos de cálcio (Heilberg e Goldfarb, 2013). É importante ressaltar também que apenas alguns poucos vegetais demonstraram significativo aumento na excreção urinária de oxalato, e só quando ingeridos regularmente, como espinafre, ruibarbo, beterraba e tomate. Além do mais, mesmo um consumo maciço de oxalato dietético resulta apenas em uma leve elevação da excreção urinária de oxalato. A hiperoxalúria, na verdade, é majoritariamente determinada por questões genéticas e, de forma menos importante, por fatores ambientais e geralmente afeta apenas uma pequena parcela dos formadores de cálculo (Nouvenne et al., 2014).

O efeito da dieta DASH

A dieta DASH, rica em vegetais e pobre em proteína animal, foi considerada a de menor risco para o surgimento de cálculos renais em três grandes coortes prospectivas. É estimado que consumir grandes quantidades de frutas, verduras e legumes, somado ao consumo de laticínios desnatados, é capaz de reduzir o risco de surgimento de cálculos em até 45% (Ferraro et al., 2020). Os indivíduos que seguiam uma dieta no padrão DASH tiveram um volume urinário maior e maior eliminação de citrato urinário que aqueles que não seguiam a dieta DASH nessas coortes (Nouvenne et al., 2014).

RECOMENDAÇÕES FINAIS

Uma dieta individualizada deve ser prescrita de acordo com os fatores de risco urinários, porém quase todos os formadores de pedra irão se beneficiar do aumento no consumo de líquido, uma dieta contendo 800-1.200 mg/dia de cálcio, redução no consumo de sódio e de proteína animal e aumento no consumo de frutas, verduras, legumes e cereais. Reduzir o consumo de açúcar também é recomendável (Heilberg e Goldfarb, 2013). De modo geral, com base nas evidências disponíveis, uma dieta vegetariana balanceada incluindo laticínios desnatados parece ser protetora para pacientes com nefrolitíase (Ferraro et al., 2020).

TABELA 2 Resumo das recomendações dietéticas de nutrientes para prevenção de cálculos renais

Cálcio	800-1.200 mg/dia
Oxalato	Evitar alimentos ricos
Sódio	2-3 g/dia (100 mEq)
Potássio	4 g/dia (120 mEq)
Proteína	0,8-1,0 g/kg/dia

Fonte: Heilberg e Goldfarb, 2013.

TAKE HOME MESSAGES

1. Os rins são órgãos vitais complexos, multifuncionais e seu bom funcionamento está diretamente relacionado à qualidade da alimentação.
2. A avaliação e o aconselhamento nutricionais devem ser parte integrante de todo tratamento de doenças renais.
3. A dieta vegetariana é segura, desde que orientada, e uma boa opção para prevenção do surgimento e tratamento das doenças renais nas suas diversas fases.
4. Não existe uma prescrição padrão e tampouco contraindicação absoluta para alimentos ricos em potássio para os portadores de doenças renais, devendo sempre haver individualização da dieta de acordo com o estádio, níveis séricos e preferências do paciente.
5. A dieta lactovegetariana rica em frutas e com consumo abundante de água parece ser útil na prevenção de recorrência de nefrolitíase.

REFERÊNCIAS

ADAIR, K.E.; BOWDEN, R.G. Ameliorating chronic kidney disease using a whole food plant-based diet. Nutrients, v. 12, n. 4, p. 1007-34, 2020.

BANERJEE, T.; CREWS, D.C.; WESSON, D.E.; TILEA, A.M.; et al. High dietary acid load predicts ESRD among adults with CKD. J Am Soc Nephrol, v. 26, n. 7, p. 1693-700, 2015.

CAMPBELL, K.L.; CARRERO, J.J. Diet for the management of patients with chronic kidney disease; it is not the quantity, but the quality that matters. J Ren Nutr, v. 26, n. 5, p. 279-81, 2016.

CARRERO, J.J.; GONZÁLEZ-ORTIZ, A.; AVESANI, C.M.; BAKKER, S.J.L.; et al. Plant-based diets to manage the risks and complications of chronic kidney disease. Nat Rev Nephrol, v. 16, n. 9, p. 525-42, 2020.

CHAUVEAU, P.; KOPPE, L.; COMBE, C.; LASSEUR, C.; et al. Vegetarian diets and chronic kidney disease. Nephrol Dial Transplant, v. 34, n. 2, p. 199-207, 2019.

CHEN, M.Y.; OU, S.H.; YEN, M.C.; LEE, M.S.; et al. Vegetarian diet in dialysis patients: A significant gap between actual intake and current nutritional recommendations. Medicine (Baltimore), v. 100, n. 6, p. e24617, 2021.

D'ALESSANDRO, C.; FERRARO, P.M.; CIANCHI, C.; BARSOTTI, M.; et al. Which diet for calcium stone patients: a real-world approach to preventive care. Nutrients, v. 11, n. 5, 2019.

D'ALESSANDRO, C.; PICCOLI, G.B.; CUPISTI, A. The "phosphorus pyramid": a visual tool for dietary phosphate management in dialysis and CKD patients. BMC Nephrol, v. 16, p. 9, 2015.

FERRARO, P.M.; BARGAGLI, M.; TRINCHIERI, A.; GAMBARO, G. Risk of kidney stones: influence of dietary factors, dietary patterns, and vegetarian-vegan diets. Nutrients, v. 12, n. 3, 2020.

GORAYA, N.; SIMONI, J.; JO, C.H.; WESSON, D.E. A comparison of treating metabolic acidosis in CKD stage 4 hypertensive kidney disease with fruits and vegetables or sodium bicarbonate. Clin J Am Soc Nephrol, v. 8, n. 3, p. 371-81, 2013.

GORAYA, N.; WESSON, D.E. Clinical evidence that treatment of metabolic acidosis slows the progression of chronic kidney disease. Curr Opin Nephrol Hypertens, v. 28, n. 3, p. 267-77, 2019.

HARIHARAN, D.; VELLANKI, K.; KRAMER, H. The western diet and chronic kidney disease. Curr Hypertens Rep, v. 17, n. 3, p. 16, 2015.

HEILBERG, I.P.; GOLDFARB, D.S. Optimum nutrition for kidney stone disease. Adv Chronic Kidney Dis, v. 20, n. 2, p. 165-74, 2013.

IKIZLER, T.A.; BURROWES, J.D.; BYHAM-GRAY, L.D.; CAMPBELL, K.L.; et al. KDOQI clinical practice guideline for nutrition in CKD: 2020 update. Am J Kidney Dis, v. 76, n. 3 Suppl 1, p. S1-S107, 2020.

KALANTAR-ZADEH, K.; KRAMER, H.M.; FOUQUE, D. High-protein diet is bad for kidney health: unleashing the taboo. Nephrol Dial Transplant, v. 35, n. 1, p. 1-4, 2020.

KANDOUZ, S.; MOHAMED, A.S.; ZHENG, Y.; SANDEMAN, S.; et al. Reduced protein bound uraemic toxins in vegetarian kidney failure patients treated by haemodiafiltration. Hemodial Int, v. 20, n. 4, p. 610-7, 2016.

KIDNEY DISEASE: IMPROVING GLOBAL OUTCOMES (KDIGO) CKD WORK GROUP. KDIGO clinical practice guideline for the evaluation and management of chronic kidney disease. Kidney Int Suppl, v. 3, p. 1-150, 2013.

KIDNEY DISEASE: IMPROVING GLOBAL OUTCOMES (KDIGO) DIABETES WORK GROUP. KDIGO 2020 clinical practice guideline for diabetes management in chronic kidney disease. Kidney Int, v. 98, n. 4S, p. S1-S115, 2020.

KIM, H.; CAULFIELD, L.E.; GARCIA-LARSEN, V.; STEFFEN, L M.; et al. Plant-based diets and incident CKD and kidney function. Clin J Am Soc Nephrol, v. 14, n. 5, p. 682-91, 2019.

LIU, H.W.; TSAI, W.H.; LIU, J.S.; KUO, K.L. Association of vegetarian diet with chronic kidney disease. Nutrients, v. 11, n. 2, 2019.

LIU, X.; HU, Z.; XU, X.; LI, Z.; et al. The associations of plant-based protein intake with all-cause and cardiovascular mortality in patients on peritoneal dialysis. Nutr Metab Cardiovasc Dis, v. 30, n. 6, p. 967-76, 2020.

MELINA, V.; CRAIG, W.; LEVIN, S. Position of the Academy of Nutrition and Dietetics: Vegetarian Diets. J Acad Nutr Diet, v. 116, n. 12, p. 1970-80, 2016.

MOE, S.M.; ZIDEHSARAI, M.P.; CHAMBERS, M.A.; JACKMAN, L.A.; et al. Vegetarian compared with meat dietary protein source and phosphorus homeostasis in chronic kidney disease. Clin J Am Soc Nephrol, v. 6, n. 2, p. 257-64, 2011.

NAFAR, M.; NOORI, N.; JALALI-FARAHANI, S.; HOSSEINPANAH, F.; et al. Mediterranean diets are associated with a lower incidence of metabolic syndrome one year following renal transplantation. Kidney Int, v. 76, n. 11, p. 1199-206, 2009.

NOUVENNE, A.; TICINESI, A.; MORELLI, I.; GUIDA, L.; et al. Fad diets and their effect on urinary stone formation. Transl Androl Urol, v. 3, n. 3, p. 303-12, 2014.

ORLICH, M.J.; SINGH, P.N.; SABATÉ, J.; JACELDO-SIEGL, K.; et al. Vegetarian dietary patterns and mortality in Adventist Health Study 2. JAMA Intern Med, v. 173, n. 13, p. 1230-8, 2013.

PATEL, K.P.; LUO, F.J.; PLUMMER, N.S.; HOSTETTER, T.H.; et al. The production of p-cresol sulfate and indoxyl sulfate in vegetarians versus omnivores. Clin J Am Soc Nephrol, v. 7, n. 6, p. 982-8, 2012.

PICARD, K. Potassium additives and bioavailability: are we missing something in hyperkalemia management? J Ren Nutr, v. 29, n. 4, p. 350-3, 2019.

RAMOS, C.I.; GONZÁLEZ-ORTIZ, A.; ESPINOSA-CUEVAS, A.; AVESANI, C.M.; et al. Does dietary potassium intake associate with hyperkalemia in patients with chronic kidney disease? Nephrol Dial Transplant, 2020.

RODRIGUES NETO ANGÉLOCO, L.; ARCES DE SOUZA, G.C.; ALMEIDA ROMÃO, E.; GARCIA CHIARELLO, P. Alkaline diet and metabolic acidosis: practical approaches to the nutritional management of chronic kidney disease. J Ren Nutr, v. 28, n. 3, p. 215-20, 2018.

SIRICH, T.L.; PLUMMER, N.S.; GARDNER, C.D.; HOSTETTER, T.H.; et al. Effect of increasing dietary fiber on plasma levels of colon-derived solutes in hemodialysis patients. Clin J Am Soc Nephrol, v. 9, n. 9, p. 1603-10, 2014.

VAN WESTING, A.C.; KÜPERS, L.K.; GELEIJNSE, J.M. Diet and kidney function: a literature review. Curr Hypertens Rep, v. 22, n. 2, p. 14, 2020.

WU, M.; CAI, X.; LIN, J.; ZHANG, X.; et al. Association between fibre intake and indoxyl sulphate/P-cresyl sulphate in patients with chronic kidney disease: Meta-analysis and systematic review of experimental studies. Clin Nutr, v. 38, n. 5, p. 2016-22, 2019.

20

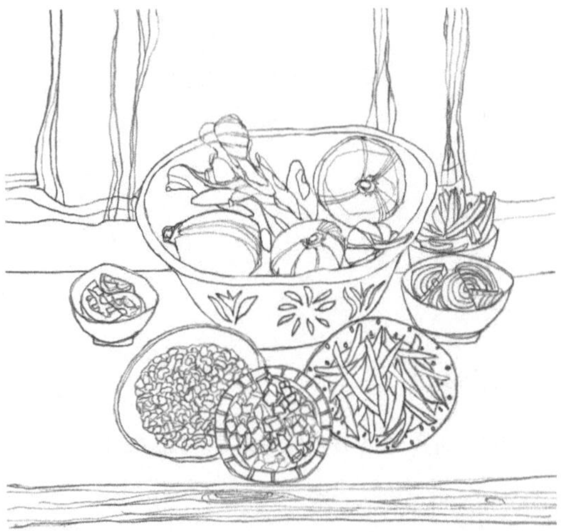

DIETAS VEGETARIANAS E CÂNCER

Marcia C. T. Martins
Rogério de Araújo Gusmão
Yessenia Tantamango-Bartley

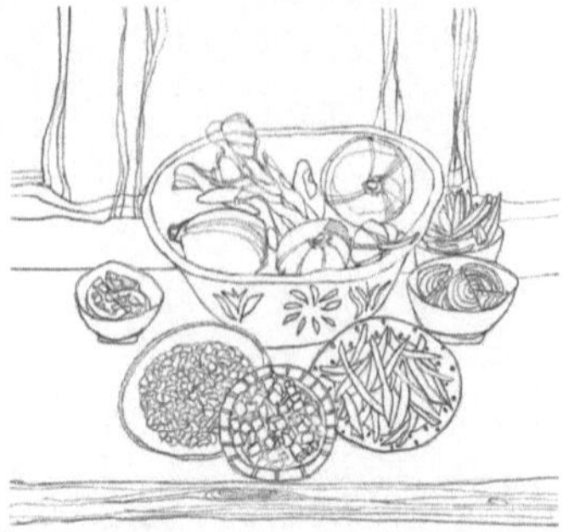

SUMÁRIO

INTRODUÇÃO

Câncer é o nome genérico empregado para um grupo de mais de 100 doenças distintas caracterizadas pelo crescimento descontrolado de células anormais no corpo. Avanços nos métodos de diagnóstico e de tratamento têm conseguido reduzir as taxas de mortalidade por câncer, principalmente em países desenvolvidos. Ainda assim, o câncer continua sendo uma das principais causas de doença e morte em todo o mundo.

De acordo com o estudo da Carga Global de Doença (*Global Burden of Disease* – GBD), o câncer e outras doenças crônicas não transmissíveis são amplamente reconhecidos como uma ameaça ao desenvolvimento global (GBD, 2019). Embora as doenças cardiovasculares ainda sejam a principal causa de morte ao redor do mundo, em países desenvolvidos o câncer causa o dobro de mortes dessas doenças (Mahase, 2019).

Em 2017, ocorreram 24,5 milhões de casos incidentes de câncer ao redor do mundo e 9,6 milhões de mortes por câncer. A maior parte dos anos de vida perdidos ajustados por incapacidade (*Disability Adjusted Life Years* – DALY) foi proveniente de anos de vida perdidos (97%) e apenas 3% vindos de anos vividos com incapacidade (GBD, 2019).

Os cânceres mais incidentes são de pulmão, mama, colorretal, próstata, estômago e fígado, sendo os homens mais afetados pelos cânceres de pulmão, próstata e colorretal e as mulheres mais afetadas por câncer de mama, colorretal e pulmão (*World Cancer Research Fund* – WCRF, 2018).

Os perfis epidemiológicos da carga de câncer no estudo GBD mostram grande heterogeneidade, reflexo de diferentes exposições a fatores de risco ambientais, econômicos, hereditários, de estilo de vida, além do acesso à triagem e ao diagnóstico (GBD, 2019).

A Organização Mundial da Saúde (OMS) estimou que a incidência global do câncer poderia ser reduzida em 30% a 50% com a implementação de estratégias de prevenção baseadas em evidências. Especialmente um IMC elevado, o baixo consumo de frutas, verduras e legumes, a falta de atividade física, o uso de álcool e o tabaco representam os cinco fatores de risco mais importantes na incidência de diversas neoplasias, juntamente com algumas infecções crônicas e a falta de prevenção e triagem do câncer (WHO, 2021).

DIETA E CÂNCER

Apesar das grandes dificuldades para se identificar as relações entre dieta e câncer por meio de estudos epidemiológicos e de intervenção, existem importantes evidências experimentais indicando associação entre fatores alimentares e nutricionais na prevenção do câncer (Mayne et al., 2016).

Estudos realizados há mais de 45 anos avaliaram associações entre o consumo de alimentos e nutrientes específicos e a incidência de câncer, tendo sido observadas fortes correlações. Especialmente o consumo de carne foi relacionado com câncer colorretal e o consumo de gordura foi associado aos cânceres de mama e de útero. As taxas de incidência foram muito mais altas em países ocidentais, com alto consumo de carnes e laticínios, em comparação aos países menos desenvolvidos, com baixo consumo desses alimentos. Tal observação levantou a hipótese de que o alto consumo de carne e de outros alimentos de origem animal possa aumentar o risco de alguns tipos de câncer (Armstrong e Doll, 1975).

À medida que a abordagem centrada em alimentos e nutrientes foi questionada por sua característica reducionista, estudos mais recentes passaram a se concentrar na avaliação de padrões alimentares, empregando também novas tecnologias e avanços em genética, epigenética e metabolômica, considerando também a influência da microbiota intestinal (Mayne et al., 2016; Murphy, 2020; Paul et al., 2015).

Estima-se atualmente que mudanças nos hábitos alimentares possam contribuir em 30 a 50% para evitar o aparecimento de vários tipos de câncer (Vineis e Wild, 2014). Estimativas mais recentes sugerem que cerca de 5% dos novos casos de câncer invasivo nos EUA são atribuídos a fatores relacionados com a dieta (Zhang et al., 2019).

Padrões alimentares baseados no consumo regular de alimentos de origem vegetal, como frutas, verduras e legumes (especialmente alho, cebola, hortaliças crucíferas, cenouras, tomate, cítricos), alimentos ricos em selênio, ácido fólico, vitaminas B12 e D, antioxidantes (p.ex.: carotenoides/licopeno) desempenham um papel protetor no surgimento do câncer, reduzindo o risco de câncer de mama, colorretal, câncer de próstata e câncer do pulmão. O alto consumo de alimentos ricos em fibras (p.ex., cereais integrais) pode reduzir a incidência de diferentes tipos de câncer (p.ex., câncer colorretal, câncer de pulmão, câncer de estômago, câncer de mama, câncer de esôfago e câncer oral) (WCRF, 2018; Mentella et al., 2019). Por outro lado, produtos de origem animal, ricos em gorduras, frequentemente cozidos em altas temperaturas podem aumentar a incidência de câncer, especialmente para cânceres colorretal, de estômago e de próstata (Aune et al., 2015; Song et al., 2015; Mentella et al., 2019).

Portanto, os estudos mostram que dietas à base de vegetais com consumo regular de frutas, verduras e legumes ricos em fibras e vitaminas e baixo consumo de carnes podem ser consideradas ótimas para a prevenção de câncer, especialmente os cânceres do trato digestório. Entre tais padrões alimentares figuram as dietas vegetarianas saudáveis e outros padrões alimentares à base de vegetais, como a dieta mediterrânea. Tais dietas afetariam o risco de câncer pela ausência/baixo teor de alimentos de origem animal, como carnes vermelhas e processadas ou pelo consumo relativamente alto de alimentos de origem vegetal, como cereais integrais, frutas, verduras, legumes e nutrientes e compostos bioativos, como as fibras alimentares (Mentella et al., 2019).

Desde 1997 o World Cancer Research Fund/American Institute for Cancer Research (WCRF/AICR) vem produzindo relatórios globais e recomendações baseadas em evidências sobre dieta e câncer. O terceiro e último destes documentos, publicado em 2018, enfatiza, entre outras orientações, uma alimentação baseada em alimentos de origem vegetal, com o consumo de pelo menos 5 porções diárias (de no mínimo 400 g) de hortaliças sem amido e de frutas variadas todos os dias, o consumo de cereais pouco processados e/ou leguminosas em todas as refeições, limitando o consumo de carne vermelha e evitando o consumo de carnes processadas. A orientação para pessoas que comem carne vermelha é o consumo inferior a três porções semanais (350 a 500 g de carne cozida por semana) e muito pouca ou nenhuma quantidade de carne processada (AICR, 2018).

Como a alimentação pode influenciar um câncer?

As evidências que relacionam alimentação, nutrição e câncer provêm de vários tipos de pesquisa, incluindo estudos de nutrição experimental realizados com animais, estudos mecanísticos, estudos ecológicos (estudos populacionais de correlação, úteis para a geração de hipóteses), estudos epidemiológicos analíticos observacionais (p.ex.: estudos de coorte do tipo caso-controle) e ensaios clínicos de intervenção dietética.

Por meio de estudos usando modelos de experimentação animal e culturas de células foi demonstrado que nutrientes e outros compostos presentes em alimentos podem afetar processos biológicos-chave envolvidos na regulação do crescimento celular e na carcinogênese. Os alimentos possuem uma matriz de alta complexidade, contendo numerosos compostos bioativos (incluindo a presença eventual de substâncias carcinogênicas) que interagem com processos celulares de forma complementar ou sinergística. Esses processos incluem aqueles que regulam a proliferação e a morte celular, a diferenciação e o ciclo celular, a expressão de oncogenes e de genes supressores de tumores, o reparo do DNA, a sinalização celular e outros fatores no ambiente celular (tais como fatores hormonais) que influenciam a expressão de genes. Desta forma, componentes bioativos podem interagir com a expressão de genes em múltiplos pontos. Não somente alimentos, nutrientes e compostos bioativos, mas também o estado nutricional (p.ex.: sobrepeso e obesidade) e a prática de atividade física/estilo de vida sedentário afetam tais processos celulares atuando sobre mecanismos pró-inflamatórios, anti-inflamatórios e imunológicos capazes de regular o crescimento tumoral (Mayne et al., 2016).

Apesar das evidências e recomendações sobre dieta e câncer, essa relação ainda é frequentemente vista com ceticismo. Um caminho promissor para o desenvolvimento de uma melhor compreensão do tema é a aplicação de novas tecnologias que integram dados "ômicos", como metabolômica, transcriptômica, proteômica, metagenômica, epigenética e genômica. Tal abordagem tem o potencial de melhorar a precisão da avaliação dietética através da descoberta de biomarcadores de nutrientes, alimentos e padrões alimentares, caracterizando a heterogeneidade metabólica individual em resposta à dieta e nutrientes e estudando os nutrientes com maior especificidade. A heterogeneidade metabólica individual em resposta à dieta e nutrientes está bem estabelecida e reflete amplas interações com genes, proteínas e metabólitos (Lampe, 2009). Fatores de confusão não medidos de tais interações podem contribuir para associações inconsistentes entre os componentes da dieta e o câncer. Portanto, espera-se que tais estudos possam renovar a confiança nas ligações entre dieta e câncer (Murphy, 2020).

Efeitos protetores das dietas à base de vegetais

Algumas evidências mecanicistas explicam efeitos protetores das dietas à base de vegetais sobre o câncer. A via protetora parece ser a redução dos efeitos adversos da carne e de outros produtos de origem animal aliada aos efeitos protetores dos alimentos de origem vegetal. A relevância potencial desses fatores varia entre os diferentes tipos de câncer.

Em 2015, o grupo de trabalho da IARC classificou a carne processada como carcinogênica e a carne vermelha como provavelmente carcinogênica para humanos, sendo o consumo dessas carnes associado com risco aumentado para câncer colorretal (Bouvart et al., 2015).

O consumo de carne por si só pode levar à resistência à insulina e hiperinsulinemia, ambas promovendo o crescimento de células tumorais (Grosso et al., 2013). O ácido n-glicolilneuramínico presente na carne vermelha pode acionar a resposta imune promovendo inflamação crônica e produção de espécies reativas de oxigênio que podem contribuir para a carcinogênese e progressão tumoral (Turesky, 2018).

Vários carcinógenos podem ser formados durante o processamento e a cocção das carnes. A defumação produz hidrocarbonetos policíclicos aromáticos e durante o processo de cura de carnes com nitrito ocorre a produção de compostos n-nitrosos. A cocção da carne em alta temperatura também produz aminas heterocíclicas, hidrocarbonetos policíclicos aromáticos carcinogênicos. A ingestão do ferro heme presente em altos níveis na carne vermelha também pode catalisar a formação de compostos n-nitrosos carcinogênicos e produtos de peroxidação lipídica no trato digestório. Várias dessas substâncias formam adutos de DNA que, se não forem reparados por sistemas enzimáticos, podem induzir mutações durante a divisão celular e levar ao desenvolvimento do câncer. Esses efeitos resultam em risco elevado de câncer colorretal, câncer de nasofaringe, câncer de pulmão, câncer pancreático, câncer de bexiga, câncer do esôfago e câncer de estômago. A cocção da carne em alta temperatura pode ainda aumentar a produção produtos avançados de glicação (AGEs), com vários efeitos promotores de câncer (Grosso et al., 2013; Turesky, 2018).

O consumo de peixe apresenta efeitos diversos sobre o risco de câncer. Ácidos graxos poli-insaturados de cadeia longa ômega-3 (ácido eicosapentaenoico, EPA e ácido docosahexaenoico, DHA) reduzem o crescimento das células tumorais e atuam na modulação da atividade do fator de transcrição e transdução de sinal, além de alterar o metabolismo do estrógeno, resultando em menor risco de câncer do fígado e colorretal. Por outro lado, aminas heterocíclicas e hidrocarbonetos policíclicos aromáticos podem ser formados quando o peixe é cozido ou grelhado como churrasco com produção de compostos mutagênicos, resultando em alto risco para câncer do estômago (Turesky, 2018).

Laticínios também apresentam efeitos opostos sobre o risco de câncer. Por um lado, bactérias produtoras de ácido lático e compostos presentes no leite como cálcio, vitamina D, ácido linoleico e lactoferrina inibem o desenvolvimento tumoral, resultando em menor risco de câncer de mama em mulheres pré-menopáusicas e pós-menopáusicas e de câncer colorretal. Por outro lado, alto nível de cálcio está relacionado com menor formação da forma biologicamente ativa da vitamina D, aumentando a proliferação celular e resultando em maior risco de câncer de próstata (Turesky, 2018).

Fatores protetores para o desenvolvimento do câncer presentes em dietas vegetarianas bem planejadas incluem macro e microelementos contidos nos alimentos ou produzidos em resposta a certos métodos de cocção. Fibra alimentar encontrada em cereais integrais, verduras, legumes e frutas, vitaminas antioxidantes e fitoquímicos contribuem para a redução da resistência à insulina, inibem a absorção do colesterol no intestino e a síntese do colesterol no fígado. Polifenóis e fitoquímicos presentes em dietas vegetarianas possuem efeito protetor e antioxidante. Vários alimentos de origem vegetal contribuem para a redução do risco de câncer com efeitos antioxidativos e anti-inflamatórios (p.ex.: frutas, verduras e azeite de oliva) (Turesky, 2018). Na Tabela 1 são descritos alimentos de origem vegetal, seus efeitos sobre o câncer e o risco de câncer para cada grupo.

TABELA 1 Grupos de alimentos de origem vegetal, efeitos sobre o câncer e risco de câncer para cada grupo

Alimento	Elementos	Funções	Câncer
Frutas, verduras e legumes	Antioxidantes e micronutrientes (carotenoides, vitamina C vitamina E, selênio, fibra alimentar, ditioltionas, glucosinolatos, polifenóis, inibidores de protease, compostos presentes em alho, alho-poró e cebola, esteroides vegetais e limoneno)	Efeito antitumorigênico	Menor risco de câncer epitelial, câncer do trato digestório, câncer de mama, câncer do trato genital feminino, câncer do trato urinário
Cereais integrais	Fornecem vários nutrientes: vitamina E, selênio, cobre, zinco, compostos bioativos (lignanas, fitoestrógenos, compostos fenólicos e fibra alimentar)	Propriedades anticarcinogênicas, como atividade antioxidativa Redução da resistência à isulina	Menor risco de câncer colorretal, câncer do trato aerodigestório superior, câncer de estômago, câncer ovariano e câncer renal
	Aflatoxina (micotoxina produzida por bolores da espécie *Aspergillus*)	Alta carga de mutação	Alto risco de câncer de fígado
Azeite de oliva	Polifenóis (oleuropeína e hidroxitirosol)	Atividade antioxidante, anti-inflamatória e efeitos mutagênicos	Menor risco de câncer colorretal, câncer de nasofaringe, câncer de pulmão, câncer pancreático e câncer de bexiga
	Ácido oleico, ácidos graxos poli-insaturados (PUFA), baixa taxa PUFA ômega-6/PUFA ômega-3	Efeito quimioprotetor	

Adaptada de Turesky, 2018.

Obesidade, câncer e dietas vegetarianas

A obesidade aumenta o risco para vários cânceres (adenocarcinoma de esôfago, meningioma, mieloma múltiplo, cânceres de tireoide, estômago, útero, colorretal, fígado, pâncreas, mama em mulheres pós-menopáusicas, endométrio, ovário, próstata, rim e linfoma não Hodgkin). Quatro principais sistemas foram relacionados com o desenvolvimento de câncer na obesidade: insulina, fator de crescimento semelhante à insulina-I (IGF-I), esteroides sexuais e adipocinas. Outros mecanismos foram propostos, incluindo: inflamação crônica, estresse oxidativo, interação entre células tumorais e adipócitos circundantes, migração de células do estroma adiposo, hipóxia induzida por obesidade, suscetibilidade genética compartilhada e prejuízo da função imune (De Pergola, 2013).

Vegetarianos de populações ocidentais apresentam menor índice de massa corporal (IMC) do que não vegetarianos, com menor prevalência de obesidade. O menor IMC de vegetarianos leva a uma redução no risco de câncer ocasionado pela obesidade. Entretanto, a magnitude de redução no risco de câncer não é proporcional à redução do IMC (Key, 2017).

DIETAS VEGETARIANAS, À BASE DE PLANTAS E RISCO DE CÂNCER

Poucos estudos científicos investigaram o risco de câncer em pessoas seguindo dietas vegetarianas e veganas. Embora as grandes populações de vegetarianos do mundo estejam vivendo no oriente, a maior parte das evidências atuais sobre incidência de câncer em vegetarianos provêm de estudos de coorte que acompanham Adventistas do Sétimo Dia dos EUA (Adventist Health Study-2, AHS-2); Orlich et al., 2015; Tantamango-Bartley et al., 2016) e vegetarianos no Reino Unido (*Epic-Oxford Study*, EPIC-Oxford e Oxford Vegetarian Study, OVS) (Key et al., 2014). Estudos asiáticos estão em andamento em Taiwan (*Tzu Chi Health Study*) e na Índia (*Indian Migration Study*), com poucos resultados sobre câncer até o momento (Chang et al., 2017; Orlich et al., 2019).

Os primeiros estudos publicaram dados de mortalidade por câncer entre vegetarianos californianos participantes do *Adventist Mortality Study* e do primeiro estudo de saúde adventista (*Adventist Health Study*) e vegetarianos da Alemanha (*Heidelberg Study*) e do Reino Unido (*Health Food Shoppers* e *Oxford Vegetarian Study*). A análise colaborativa desses cinco estudos prospectivos não encontrou diferenças significantes entre vegetarianos e não vegetarianos na mortalidade por cânceres de estômago, colorretal, de pulmão, de mama e de próstata (Key et al., 1999).

Alguns dados sobre incidência de câncer entre adventistas californianos não hispânicos vegetarianos foram publicados por Fraser (1999). O risco relativo para cânceres de cólon e de próstata foi maior entre não vegetarianos (risco relativo de 1,88 e 1,54, respectivamente). Maior frequência de consumo de carne vermelha também foi relacionada com maior risco de câncer de bexiga. O consumo de leguminosas foi inversamente associado com o risco de câncer de cólon e de câncer pancreático em não vegetarianos. O consumo mais elevado de frutas ou frutas secas foi associado com menor risco de câncer de pulmão, próstata e câncer pancreático.

Mais recentemente, estudos empregando escores alimentares pró-alimentação à base de plantas que refletem a contribuição relativa dos alimentos de origem vegetal mais e menos saudáveis *versus* alimentos de origem animal têm sido realizados para avaliar o risco de câncer em estudos prospectivos de coortes norte-americanas (Romanos-Nanclares et al., 2021), francesa (Kane-Diallo et al., 2018) e em estudos iranianos do tipo caso-controle (Sasanfar et al., 2021; Rigi et al., 2021; Payandeh et al., 2021).

Todos os cânceres combinados

Estudos feitos com populações vegetarianas sugeriram um risco de todos os tipos de câncer cerca de 10% inferior para vegetarianos e cerca de 20% mais baixo em veganos em comparação com não vegetarianos. Nas coortes do AHS-2 e do Reino Unido (OVS/EPIC-Oxford), o risco relativo para todos os cânceres combinados foi de 0,92 (IC 95%: 0,85-0,99) e 0,90 (IC 95%: 0,84-0,97) entre vegetarianos comparados com não vegetarianos, respectivamente. Para veganos, o risco relativo para todos os cânceres nestas coortes foi de 0,84 (IC 95%: 0,72-0,99) e 0,82 (IC 95%: 0,68-1,00), respectivamente (Key et al., 2014; Tantamango-Bartley et al., 2013).

Em uma revisão sistemática com metanálise de estudos prospectivos de coorte, Dinu et al. (2017) encontraram menor risco de incidência de todos os cânceres (RR 0,92; IC 95% 0,87-0,98) entre vegetarianos e veganos, sem resultados significantes para mortalidade por câncer.

Mais recentemente, o escore alimentar pró-alimentação à base de plantas foi associado com menor risco de todos os cânceres combinados (RR_{t3vst1}=0,85; IC 95%: 0,76-0,97) no estudo prospectivo de coorte francês *Nutri-Santé* (Kane-Diallo et al., 2018).

Cânceres do trato gastrointestinal

Câncer de trato gastrointestinal superior e do estômago

Evidências atuais não sugerem que o risco para esses cânceres seja diferente entre vegetarianos e não vegetarianos (Key et al., 2014; Key, 2017). Ainda que o risco de câncer de estômago tenha sido 60% menor entre vegetarianos (incluindo veganos das coortes do Reino Unido) quando comparados com não vegetarianos, os autores consideram que não se pode tirar conclusões em função do pequeno número de casos.

Câncer colorretal

Em vista da classificação anteriormente mencionada das carnes processadas como carcinogênicas e da carne vermelha como provavelmente carcinogênica para humanos fundamentada na associação com risco aumentado para câncer colorretal, seria esperado que vegetarianos tivessem menor risco de câncer colorretal. Entretanto, os achados não são consistentes.

Os primeiros estudos não encontraram evidência para risco reduzido (Key et al., 1999). Dois estudos mais recentes sugerem um risco menor em consumidores de peixe/pescovegetarianos (Key et al., 2014; Orlich et al., 2015), porém as observações nesse grupo são baseadas em apenas um pequeno número de casos e devem ser consideradas provisórias. Participantes do AHS-2 ovolactovegetarianos, veganos e semivegetarianos apresentaram redução de 18%, 16% e 8%, respectivamente. Ainda no AHS-2, o risco para câncer colorretal em vegetarianos comparados com não vegetarianos foi de 0,79 (IC 95%: 0,64-0,97), sendo 19% menor para câncer de cólon e 29% menor para câncer do reto (Orlich et al.,

2015). Uma análise de uma coorte holandesa não encontrou diferenças significantes no risco de câncer colorretal entre vegetarianos e consumidores regulares de carne (Gilsing et al., 2015).

Em uma metanálise de nove estudos prospectivos de cinco coortes, Godos et al. (2016) não encontraram associação significante entre dietas vegetarianas e o menor risco de câncer colorretal em comparação com dieta não vegetariana. Em contrapartida, menor risco de câncer colorretal foi associado com as dietas semivegetariana (RR 0,86, IC 95% 0,79-0,94) e pescovegetariana (RR 0,67, IC 95% 0,53-0,83) comparadas com a dieta não vegetariana, sem diferenças na análise de subgrupo por localização do câncer (cólon ou reto).

A ausência de uma clara redução de risco de câncer colorretal parece inconsistente com as conclusões da IARC, mas pode ser decorrente de um consumo de carne não suficientemente alto entre os indivíduos não vegetarianos participantes desses estudos a ponto de permitir a observação de diferenças detectáveis de risco em relação ao grupo de vegetarianos.

Câncer de pâncreas

Embora Appleby et al. (2016) tenha encontrado risco reduzido de mortalidade por câncer de pâncreas entre vegetarianos (razão de risco: 0,44, IC 95% 0,26-0,76), há pouca evidência sobre o risco de câncer de pâncreas em vegetarianos, com resultados não significantes para risco relativo nas coortes do Reino Unido (Key et al., 2014; Key, 2017).

Tantamango-Bartley (2014) agruparam diversos cânceres do trato gastrointestinal (incluindo esôfago, estômago, intestino delgado, cólon, fígado e ductos biliares, trato biliar, vesícula e pâncreas) e verificaram que vegetarianos apresentam risco 24% menor desses cânceres (razão de risco: 0,76; IC 95%: 0,63-0,90).

Câncer do pulmão

Os estudos disponíveis até o momento não encontraram diferenças significantes no risco de câncer de pulmão entre vegetarianos e não vegetarianos (Key, 2017).

Cânceres femininos

Câncer de mama

Estudos com populações vegetarianas não obtiveram diferenças no risco de câncer de mama comparado com não vegetarianas em coortes do Reino Unido (Key et al., 2014; Cade et al., 2010; Key, 2017) ou entre adventistas norte-americanas (Penniecook-Sawyers et al., 2016). A revisão de Godos et al. (2017) de nove estudos conduzidos em seis coortes confirmou esses achados. Mulheres veganas apresentaram risco consistentemente baixo, apesar de não significante (razão de risco 0,78; IC 95% 0,58-1,05, P = 0,09) no AHS-2 (Penniecook-Sayers et al., 2016). Acredita-se que essa vantagem seja possível, uma vez que veganos apresentam baixos níveis circulantes de IGF-1, positivamente associados com o risco de câncer de mama (Endogenous Hormones and Breast Cancer Collaborative Group, 2010). De fato, um estudo caso-controle realizado com mulheres taiwanesas mostrou que padrões alimentares ricos em carne vermelha/gordura e carne processada foram associados com o risco de câncer de mama (OR: 2,22; IC 95% 1,67-2,94, P < 0,001; OR: 1,49; IC 95% 1,09-2,04, P = 0,013, respectivamente). Dietas vegetarianas e alto consumo de isoflavonas de soja foram inversamente associados com o risco de câncer de mama, sendo que vegetarianos apresentaram maior consumo de isoflavonas do que não vegetarianos (Chang et al., 2017).

Recentemente, escores de dieta à base de vegetais global (PDI), saudável (hPDI) e não saudável (uPDI) foram utilizados para avaliar o risco de câncer de mama entre mulheres iranianas participantes de estudos do tipo caso-controle (Sasanfar et al., 2021; Rigi et al., 2021; Payandeh et al., 2021) e entre participantes dos estudos prospectivos norte-americanos *Nurse's Health Study* (NHS) e do NHSII (Romanos-Nanclares et al., 2021,) trazendo nova luz sobre a relação entre dietas à base de vegetais e câncer de mama.

No estudo iraniano de Sasanfar et al. (2021) não foram encontradas associações significantes entre a aderência aos escores PDI e uPDI e a chance de câncer de mama. Porém, escores mais elevados de hPDI foram inversamente associados ao risco de câncer de mama (OR 0,55; IC 95%: 0,37-0,82). Já no estudo iraniano de Rigi et al. (2021), indivíduos no quartil mais elevado de PDI tiveram chance 67% menor de câncer de mama do que os indivíduos no quartil mais baixo (OR 0,33; 95% IC 0,22-0,50). A maior aderência ao hPDI foi associada com chance 36% menor de câncer de mama em relação à aderência mais baixa (OR 0,64; IC 95% 0,43-0,94). Em contrapartida, a maior aderência ào uPDI resultou em chance 2,23 vezes maior de câncer de mama em comparação com mulheres no quartil inferior (OR 2,23; IC 95% 1,48-3,36). O efeito protetor das dietas à base de vegetais não foi verificado no estudo de Payandeh et al. (2021) em mulheres com IMC > 25.

No estudo norte-americano, as mulheres com maior aderência ao PDI e hPDI apresentaram risco modestamente menor de câncer de mama ($RR_{Q5vs.Q1}$, 0,89; IC 95%, 0,84-0,95 e $RR_{Q5vs.Q1}$, 0,89; IC 95%, 0,83-0,94, respectivamente). O estudo mostrou também fortes associações entre hPDI e cânceres de mama com receptores hormonais de estrogênio negativos ($RR_{Q5vs.Q1}$, 0,77; IC 95%, 0,65-0,90) (Romanos--Nanclares et al., 2021).

Esses importantes estudos provêm evidências de que a aderência a um padrão alimentar saudável à base de vegetais pode reduzir o risco de câncer de mama, especialmente para os tumores mais agressivos.

Câncer do endométrio, câncer cervical e câncer do ovário

Até o momento, há pouca evidência de que a composição da dieta influencie o risco desses cânceres. O câncer do endométrio é fortemente relacionado com fatores hormonais, sendo aumentado pela obesidade, que eleva a concentração de estrógenos. Estudos futuros são necessários para confirmar o possível risco aumentado de câncer cervical entre vegetarianas, já que uma menor triagem para esse câncer entre vegetarianas pode afetar a aferição do risco. Embora alguns estudos sugiram aumento do risco de câncer do ovário pelo alto consumo de gordura e laticínios e redução do risco pelo alto consumo de verduras e legumes, não foi observada diferença no risco desse câncer entre vegetarianas e não vegetarianas (Key et al., 2014; Key, 2017).

Câncer de próstata

Embora estudos sugiram que a dieta ocidental com alto consumo de carne vermelha, laticínios e gordura animal esteja relacionada com o desenvolvimento do câncer de próstata, dados até o momento são inconclusivos e indicam que mais estudos são necessários nesse tópico. Apesar de californianos vegetarianos participantes do primeiro Estudo de Saúde Adventista terem apresentado 35% de redução de risco de câncer de próstata (RR: 0,65; IC 95% 0,44-0,95) em comparação com não vegetarianos (Fraser, 1999), a recente metanálise de Godos et al. (2016) incluindo nove estudos prospectivos de cinco coortes não encontrou associação significante.

O risco de câncer de próstata está associado positivamente com níveis circulantes de IGF-1 e veganos apresentam baixas concentrações circulantes desse hormônio. Tal informação corrobora com os achados de risco relativo de em vegetarianos das coortes do Reino Unido de 0,61 (IC 95%: 0,31-1,20) e no AHS-2 de 0,66 (IC 95%: 0,50-0,87). Tais dados são consistentes com a hipótese de que veganos possam ter menor risco de câncer de próstata, mas ainda devem ser considerados preliminares, uma vez que estão baseados em apenas 68 casos em veganos (Key, 2017; Key et al., 2014; Tantamango-Bartley et al., 2016).

Câncer linfático e do tecido hematopoiético

Estudos sugerem que maior risco para esse grupo heterogêneo de cânceres esteja associado com o consumo de carne, entre outros fatores. De fato, nas coortes do Reino Unido, vegetarianos apresentaram menor risco relativo (0,64; IC 95%: 0,48-0,84). Vírus e compostos mutagênicos estão entre os possíveis mecanismos apontados para explicar essa associação, sendo que mais pesquisas ainda são necessárias (Key et al., 2014; Key, 2017).

Outros tipos de câncer

Outros tipos de câncer (melanoma, rim, bexiga e cérebro) foram também avaliados nas coortes do Reino Unido, sem encontrar evidências de diferença de risco entre vegetarianos e não vegetarianos. Entretanto, o número de casos foi baixo, requerendo mais pesquisas para determinar a influência das dietas vegetarianas sobre esses cânceres (Key et al., 2014; Key, 2017).

CONSIDERAÇÕES FINAIS

Apesar de apresentar poder de letalidade e incapacitação, o câncer é também uma doença passível de prevenção, sendo o estilo de vida e, mais especificamente, a dieta uma importante estratégia baseada em evidências. Durante os últimos anos acumularam-se evidências de que o padrão alimentar ótimo para a prevenção do câncer consiste em uma dieta baseada em alimentos de origem vegetal, com consumo regular de frutas, verduras e legumes, cereais pouco processados e leguminosas, limitando o consumo de carne vermelha e evitando carnes processadas.

As vias protetoras envolvidas na relação entre dieta e câncer incluem a ação de padrões alimentares, alimentos, nutrientes e compostos bioativos interagindo com processos celulares e afetando também mecanismos pró-inflamatórios, anti-inflamatórios e imunológicos capazes de regular o crescimento tumoral.

Evidências indicam que dietas vegetarianas exercem um efeito protetor para o risco de todos os cânceres combinados, com resultados variados e muitas vezes inconclusivos para cânceres isolados, geralmente decorrentes do pequeno volume de dados disponíveis e impossibilitando o estabelecimento de conclusões definitivas. Por esse motivo, mais estudos são ainda necessários tanto para populações vegetarianas ocidentais quanto orientais.

Recentes estudos empregando escores alimentares pró-alimentação à base de vegetais que refletem a contribuição relativa dos alimentos de origem vegetal (incluindo aqueles considerados mais ou menos saudáveis) têm trazido nova luz sobre a relação entre dietas à base de vegetais e câncer. Dentre estes, destacam-se as evidências mais robustas dos efeitos protetores das dietas à base de vegetais sobre o risco de câncer de mama, especialmente para tumores mais agressivos.

TAKE HOME MESSAGES

1. O câncer continua sendo uma das principais causas de morte ao redor do mundo, com incidência aumentando de modo significante entre países em desenvolvimento, conforme as populações adotam fatores de risco associados com a globalização e o desenvolvimento econômico. Entretanto, estima-se que a incidência do câncer possa ser reduzida de 30 a 50% com a implementação de mudanças de estilo de vida que incluem a dieta.
2. Várias hipóteses têm sido desenvolvidas para explicar a relação entre dieta e o risco de todos os cânceres globalmente e de diferentes tipos de câncer de modo isolado. Assim, a influência dos fatores alimentares na patogênese do câncer tem sido verificada em diferentes estudos epidemiológicos. Embora esses estudos apresentem alguns desafios, algumas associações parecem consistentes entre diferentes populações.
3. Dietas vegetarianas parecem conferir proteção para o risco global de câncer comparadas com dietas não vegetarianas. Quando são acessadas dietas específicas, as veganas parecem estar associadas a um maior decréscimo de risco global de cânceres e de cânceres femininos específicos em comparação às dietas não vegetarianas. Ademais, dietas veganas também podem oferecer proteção contra o câncer de próstata, embora a evidência seja ainda insuficiente.
4. Há evidência de que o consumo de carne (vermelha e branca) aumente de modo significante o risco de câncer de cólon. A associação pode ser mais forte com carnes processadas e métodos específicos de cocção empregados (p.ex.: altas temperaturas). O consumo de carne pode também aumentar o risco de câncer de próstata, bexiga e ovário.
5. O consumo mais frequente de verduras, legumes e leguminosas cozidas parece estar associado um risco diminuído de câncer de cólon. Embora os estudos feitos com populações vegetarianas não tenham encontrado evidências conclusivas sobre associações com câncer de mama, recentes estudos empregando escores de dieta à base de vegetais provêm evidências de que a aderência a um padrão alimentar saudável à base de vegetais pode reduzir o risco de câncer de mama, especialmente para os tumores mais agressivos.
6. A despeito dos importantes achados já disponíveis, as propriedades anticarcinogênicas dos alimentos ainda estão sendo exploradas. É possível que as interações entre vários nutrientes com propriedades anticarcinogênicas sejam capazes de explicar melhor esses achados. Devido às evidências inconclusivas observadas para determinados locais de câncer, é necessário que mais estudos epidemiológicos sejam desenvolvidos.

REFERÊNCIAS

AMERICAN INSTITUTE FOR CANCER RESEARCH (AICR). Continuous Update Project: Recommendations and public health and policy implications. 2018. Disponível em: https://www.wcrf.org/wp-content/uploads/2021/01/Recommendations.pdf. Acesso em 27/09/2021.

APPLEBY, P.N.; CROWE, F.L.; BRADBURY, KE.; TRAVIS, R.C.; KEY, T.J. Mortality in vegetarians and comparable nonvegetarians in the United Kingdom. *Am J Clin Nutr*, v. 103, n. 1, p. 218-30, 2016.

ARMSTRONG, B.; DOLL, R. Environmental factors and cancer incidence and mortality in different countries, with special reference to dietary practices. *Int J Cancer*, v. 15, n. 4, p. 617-31, 1975.

AUNE, D.; NAVARRO ROSENBLATT, D.A.; CHAN, D.S.; VIEIRA, A.R.; VIEIRA, R.; et al. Dairy products, calcium, and prostate cancer risk: a systematic review and meta-analysis of cohort studies. *Am J Clin Nutr*, v. 101, n. 1, p. 87-117, 2015.

BOUVARD, V.; LOOMIS, D.; GUYTON, K.Z.; GROSSE, Y.; GHISSASSI, F.E.; BENBRAHIM-TALLAA, L.; et al; INTERNATIONAL AGENCY FOR RESEARCH ON CANCER MONOGRAPH WORKING GROUP. Carcinogenicity of consumption of red and processed meat. *Lancet Oncol*, v. 16, n. 16, p. 1599-600, 2015.

CADE, J.E.; TAYLOR, E.F.; BURLEY, V.J.; GREENWOOD, D.C. Common dietary patterns and risk of breast cancer: analysis from the United Kingdom Women's Cohort Study. *Nutr Cancer*, v. 62, n. 3, p. 300-6, 2010.

CHANG, Y.J.; HOU, Y.C.; CHEN, L.J.; WU, J.H.; WU, C.C.; CHANG, Y.J.; et al. Is vegetarian diet associated with a lower risk of breast cancer in Taiwanese women? *BMC Public Health*, v. 17, n. 1, p. 800, 2017.

DE PERGOLA, G.; SILVESTRIS, F. Obesity as a major risk factor for cancer. *J Obes*, v. 2013, p. 291546, 2013.

ENDOGENOUS HORMONES AND BREAST CANCER COLLABORATIVE GROUP; KEY, T.J.; APPLEBY, P.N.; REEVES, G.K.; RODDAM, A.W. Insulin-like growth factor 1 (IGF1), IGF binding protein 3 (IGFBP3), and breast cancer risk: pooled individual data analysis of 17 prospective studies. *Lancet Oncol*, v. 11, n. 6, p. 530-42, 2010.

FRASER, G.E. Associations between diet and cancer, ischemic heart disease, and all-cause mortality in non-Hispanic white California Seventh-day Adventists. Am *J Clin Nutr*, v. 70, n. 3, p. 532S-538S, 1999.

GILSING, A.M.; SCHOUTEN, L.J.; GOLDBOHM, R.A.; DAGNELIE, P.C.; VAN DEN BRANDT, P.A.; WEIJENBERG, M.P. Vegetarianism, low meat consumption and the risk of colorectal cancer in a population based cohort study. *Sci Rep*, v. v. 5, p. 13484, 2015.

GLOBAL BURDEN OF DISEASE CANCER COLLABORATION; et al. Global, regional, and national cancer incidence, mortality, years of life lost, years lived with disability, and disability-adjusted life-years for 29 cancer groups, 1990 to 2017: a systematic analysis for the Global Burden of Disease Study. JAMA Oncol, v. 5, n. 12, p. 1749-68, 2019. Errata em: *JAMA Oncol*, v. 6, n. 3, p. 444, 2020.

GODOS, J.; BELLA, F.; SCIACCA, S.; GALVANO, F.; GROSSO, G. Vegetarianism and breast, colorectal and prostate cancer risk: an overview and meta-analysis of cohort studies. *J Hum Nutr Diet*, v. 30, n. 3, p. 349-59, 2017.

GROSSO, G.; BUSCEMI, S.; GALVANO, F.; MISTRETTA, A.; MARVENTANO, S.; LA VELA, V.; et al. Mediterranean diet and cancer: epidemiological evidence and mechanism of selected aspects. *BMC Surg*, v. 13, Suppl 2, p. S14, 2013.

KANE-DIALLO, A.; SROUR, B.; SELLEM, L.; DESCHASAUX, M.; LATINO-MARTEL, P.; HERCBERG, S.; et al. Association between a pro plant-based dietary score and cancer risk in the prospective NutriNet-santé cohort. *Int J Cancer*, v. 143, n. 9, p. 2168-76, 2018.

KEY, T.J.; APPLEBY, P.N.; CROWE, F.L.; BRADBURY, K.E.; SCHMIDT, J.A.; TRAVIS, R.C. Cancer in British vegetarians: updated analyses of 4998 incident cancers in a cohort of 32,491 meat eaters, 8612 fish eaters, 18,298 vegetarians, and 2246 vegans. *Am J Clin Nutr*, v. 100, Suppl 1, n. 1, p. 378S-85S, 2014.

KEY, T.J.; FRASER, G.E.; THOROGOOD, M.; APPLEBY, P.N.; BERAL, V.; REEVES, G.; et al. Mortality in vegetarians and nonvegetarians: detailed findings from a collaborative analysis of 5 prospective studies. *Am J Clin Nutr*, v. 70, n. 3, p. 516S-524S, 1999.

KEY, T. Cancer risk and vegetarian diets. In: MARIOTTI, F. Vegetarian and plant-based diets in health and disease prevention. London: Elsevier Academic Press, 2017.

LAMPE, J.W. Interindividual differences in response to plant-based diets: implications for cancer risk. *Am J Clin Nutr*, v. 89, n. 5, p. 1553S-1557S, 2009 May.

MAHASE, E. Cancer overtakes CVD to become leading cause of death in high income countries. *BMJ*, v. 366, p. l5368, 2019.

MAYNE, S., PLAYDON, M., ROCK, C. Diet, nutrition, and cancer: past, present and future. *Nat Rev Clin Oncol*, v. 13, p. 504-15, 2016.

MURPHY, R. An integrative approach to assessing diet-cancer relationships. *Metabolites*, v. 10, n. 4, p. 123. 2020.

ORLICH, M.J.; CHIU, T.H.T.; DHILLON, P.K.; KEY, T.J.; FRASER, G.E.; SHRIDHAR, K.; et al. Vegetarian epidemiology: review and discussion of findings from geographically diverse cohorts. *Adv Nutr*, v. 10, Suppl_4, p. S284-S295, 2019.

ORLICH, M.J.; SINGH, P.N.; SABATÉ, J.; FAN, J.; SVEEN, L.; BENNETT, H.; et al.

Vegetarian dietary patterns and the risk of colorectal cancers. *JAMA Intern Med*, v. 175, n. 5, p. 767-76, 2015.

PAUL, B., BARNES, S., DEMARK-WAHNEFRIED, W. et al. Influences of diet and the gut microbiome on epigenetic modulation in cancer and other diseases. *Clin Epigenet*, v. 7, p. 112, 2015.

PAYANDEH, N.; SHAHINFAR, H.; AMINI, M.R.; JAFARI, A.; SAFABAKHSH, M.; IMANI, H.; et al. The lack of association between plant-based dietary pattern and breast cancer: a hospital-based case-control study. *Clin Nutr Res*, v. 10, n. 2, p. 115-26, 2021.

PENNIECOOK-SAWYERS, J.A.; JACELDO-SIEGL, K.; FAN, J.; BEESON, L.; KNUTSEN, S.; HERRING, P.; et al. Vegetarian dietary patterns and the risk of breast cancer in a low-risk population. *Br J Nutr*, v. 115, n. 10, p. 1790-7, 2016.

RIGI, S.; MOUSAVI, S.M.; BENISI-KOHANSAL, S.; AZADBAKHT, L.; ESMAILLZADEH, A. The association between plant-based dietary patterns and risk of breast cancer: a case-control study. *Sci Rep*, v. 11, n. 1, p. 3391, 2021.

ROMANOS-NANCLARES, A.; WILLETT, W.C.; ROSNER, B.A.; COLLINS, L.C.; HU, F.B.; TOLEDO, E.; et al. Healthful and unhealthful plant-based diets and risk of breast cancer in U.S. women: Results from the Nurses' Health Studies. *Cancer Epidemiol Biomarkers Prev*, 2021.

SASANFAR, B.; TOORANG, F.; BOOYANI, Z.; VASSALAMI, F.; MOHEBBI, E.; AZADBAKHT, L.; et al. Adherence to plant-based dietary pattern and risk of breast cancer among Iranian women. *Eur J Clin Nutr*, 2021.

SONG, M.; GARRETT, W.S.; CHAN, A.T. Nutrients, foods, and colorectal cancer prevention. *Gastroenterology*, v. 148, n. 6, p. 1244-60.e16, 2015.

TANTAMANGO-BARTLEY, Y.; JACELDO-SIEGL, K.; FAN, J.; FRASER, G. Vegetarian diets and the incidence of cancer in a low-risk population. *Cancer Epidemiol Biomarkers Prev*, v. 22, n. 2, p. 286-94, 2013.

TANTAMANGO-BARTLEY, Y.; KNUTSEN, S.F.; KNUTSEN, R.; JACOBSEN, B.K.; FAN J.; BEESON W.L.; et al. Are strict vegetarians protected against prostate cancer? *Am J Clin Nutr*, v. 103, n. 1, p. 153-60, 2016.

TURESKY, R.J. Mechanistic evidence for red meat and processed meat intake and cancer risk: a follow-up on the International Agency for Research on Cancer Evaluation of 2015. *Chimia (Aarau)*, v. 72, n. 10, p. 718-24, 2018.

VINEIS, P.; WILD, C.P. Global cancer patterns: causes and prevention. *Lancet*, v. 383, p. 549-57, 2014.

WORLD CANCER RESEARCH FUND. Worldwide Cancer Data. Disponível em: https://www.wcrf.org/dietandcancer/worldwide-cancer-data/. 2018.

WORLD HEALTH ORGANIZATION. Cancer. Disponível em: www.who.int/news-room/fact-sheets/detail/cancer. Setembro de 2021.

ZHANG, F.F.; CUDHEA, F.; SHAN, Z.; MICHAUD, D.S.; IMAMURA, F.; EOM, H.; et al. Preventable cancer burden associated with poor diet in the United States. JNCI Cancer Spectr, v. 3, pkz034, 2019.

21

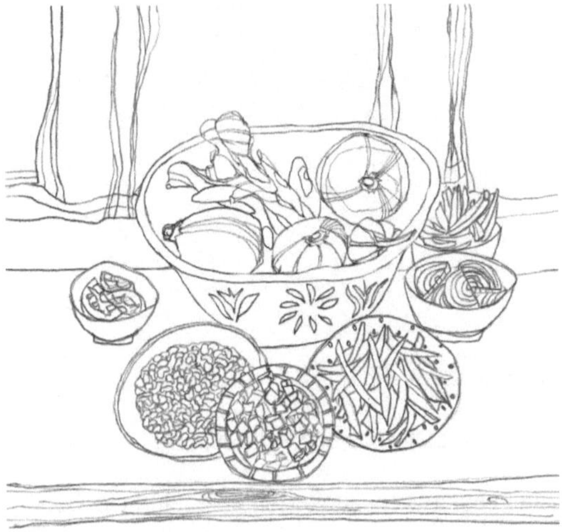

TRANSTORNOS ALIMENTARES E VEGETARIANISMO

Marle Alvarenga
Karin Louise Lenz Dunker

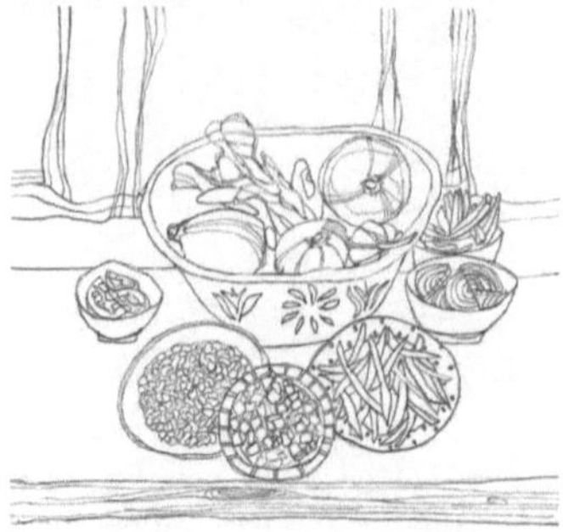

SUMÁRIO

INTRODUÇÃO

A adoção de uma dieta vegetariana tem obviamente várias razões, como discutido neste livro. Entretanto, além dos benefícios de saúde que podem estar associados a essa dieta – também discutidos nesta obra – existe o fato de que algumas pessoas adotam uma dieta vegetariana "mascarando" o início de um transtorno alimentar, e assim também existe um risco associado a esse padrão alimentar. O objetivo deste capítulo é apontar esse fato com os dados de literatura, para que profissionais de saúde possam reconhecer essa possibilidade no atendimento, no acompanhamento e na orientação de pessoas em relação a uma dieta vegetariana.

TRANSTORNOS ALIMENTARES

Transtornos alimentares (TA) são transtornos mentais que se definem por padrões de comportamentos alimentares inadequados que afetam negativamente a saúde física e mental do indivíduo. São classificados de acordo com o *Manual Diagnóstico e Estatístico de Transtornos Mentais* (DSM-5) em: anorexia nervosa (AN), bulimia nervosa (BN), transtorno de compulsão alimentar (TCA), transtorno de ruminação e transtorno alimentar evitativo/restritivo (TARE) e pica, sendo os três primeiros os de maior prevalência (APA, 2013). Na Tabela 1 apresentam-se os critérios de diagnóstico para esses quadros mais comuns e prevalentes.

Os padrões alimentares dos TA são reconhecidamente alterados, sendo que o medo em relação ao consumo de calorias e à qualidade da dieta, e o medo de engordar ou o desejo de ser muito mais magro são o distúrbio central e um dos pontos principais na etiologia principalmente da AN e BN (Alvarenga et al., 2020).

Alguns padrões alimentares inadequados incluem: restrição alimentar com objetivo de perda de peso; evitação e/ou restrição de determinados alimentos, especialmente os de maior conteúdo calórico, de gorduras, ou os altamente palatáveis; limitação na variedade de alimentos consumidos; reduzida flexibilidade na escolha dos alimentos; preferência por um consumo maior de alimentos de baixo valor calórico, como produtos com adoçantes artificiais, frutas e verduras; ingestão de grandes quantidades de bebidas não nutritivas, como água, refrigerantes *diet* e café para suprimir a fome e tentar reduzir os episódios de compulsão (Elran-Barak et al., 2015). Outros comportamentos alimentares transtornados incluem: horários irregulares para as refeições; grande envolvimento no preparo das refeições, desde a escolha das receitas até a elaboração dos cardápios procurando controlar ingredientes e preparo; uso excessivo de condimentos; superestimação do tamanho das porções; e insegurança sobre o quanto comer (Forbush e Hunt, 2014). O desejo característico dos TA por uma alimentação teoricamente saudável leva à restrição de alimentos de maior densidade energética, e muitas vezes também à adoção de uma dieta vegetariana.

TABELA 1 Critérios de diagnóstico para anorexia nervosa, bulimia nervosa e transtorno de compulsão alimentar

Anorexia nervosa
a. Restrição da ingestão de energia comparada às necessidades, levando a um baixo peso significante (BPS) no contexto da idade, sexo, trajetória de desenvolvimento e saúde física. BPS é definido como um peso que é menor do que o mínimo normal ou, para crianças e adolescentes, menos do que o mínimo esperado. b. Medo intenso do ganho de peso ou de se tornar gordo, ou comportamentos persistentes que interferem no ganho de peso – mesmo estando abaixo do peso. c. Perturbação no modo de vivenciar o peso, tamanho ou forma corporais; excessiva influência do peso ou forma corporais na maneira de se autoavaliar; negação da gravidade do baixo peso.
Bulimia nervosa
a. Episódios recorrentes do comer compulsivo (ingestão em pequeno intervalo de tempo, aproximadamente em 2 horas, de uma quantidade de comida claramente maior do que a maioria das pessoas comeria no mesmo tempo e nas mesmas circunstâncias) com sensação de perda de controle, de não conseguir parar de comer ou controlar o que e quanto come. b. Comportamentos compensatórios recorrentes (vômito autoinduzido, abuso de laxantes, diuréticos ou outras drogas, dieta restrita ou jejum ou, ainda, exercícios vigorosos). c. Frequência mínima: 1 vez por semana por 3 meses. d. Prejuízo na autoavaliação em função de peso e forma corporal.

(continua)

TABELA 1 Critérios de diagnóstico para anorexia nervosa, bulimia nervosa e transtorno de compulsão alimentar (*continuação*)

Transtorno da compulsão alimentar
a. Episódios recorrentes de compulsão alimentar, não associados ao uso regular de comportamentos compensatórios. b. Frequência mínima: 1 vez por semana durante 3 meses. c. Importante estresse em relação à compulsão associado a três ou mais critérios: comer maior quantidade e mais rapidamente que o normal; comer até sentir-se repleto; comer grandes quantidades de alimentos sem estar com fome; comer sozinho devido ao embaraço da quantidade que consome; sentir nojo de si mesmo, depressão ou culpa.

VEGETARIANISMO E TRANSTORNOS ALIMENTARES

Existe uma preocupação entre clínicos e pesquisadores se o vegetarianismo é psicologicamente saudável em pessoas com ou em risco de TA, questionando se seriam "parceiros do crime" (Sullivan e Damani, 2000). Sugere-se que esse padrão apresente restrições aceitas socialmente, podendo mascarar o desenvolvimento de um TA – assim, deve ser sinal de atenção principalmente quando o indivíduo considera como razão principal de adesão ao vegetarianismo o desejo de perder peso, controlar a forma corporal e evitar alimentos considerados "ruins", "proibidos" (Martins et al., 1999; Gilbody et al., 1999; Lindeman et al., 2000, Klopp et al., 2003; O'Connor, 2019). Hábitos alimentares rígidos e sujeitos a regras podem ter impacto na manutenção dos sintomas do TA, e a tentativa de restringir determinados tipos de alimentos, como a carne, pode precipitar o início de um TA em indivíduos suscetíveis (com história de doença mental na família, baixa autoestima, traços obsessivos e de controle) mesmo que a restrição inicial não seja motivada pelo peso e forma (Gilbody et al., 1999; Klopp et al., 2003; Bas et al., 2005; Trautmann et al., 2008; O'Connor et al., 2019).

A prevalência do vegetarianismo nos TA é descrita na literatura há algum tempo, e apesar da intensificação dos estudos, os resultados ainda não são consistentes em relação a uma possível associação. Estudos iniciais indicavam uma prevalência de vegetarianismo de 45-54,3% entre pacientes com AN (Kadambari et al., 1987; O'Connor et al., 1987), podendo ou não estar associado com sintomas de TA, como o medo pela gordura. Nos anos 2000, muitos estudos relacionaram o vegetarianismo com a restrição e sintomas de comer transtornado em adolescentes e adultos (Lindeman et al., 2000; Perry 2001; Klopp et al., 2003; Bas et al., 2005; Wilson et al., 2004; Fatima et al., 2018a; Paslakis et al., 2020), enquanto outros não encontraram diferenças ou ainda verificaram menores níveis de restrição ou sintomatologia de TA (Curtis e Comer 2006; Fisak et al., 2006; Timko et al., 2012; Heiss et al., 2018; Fatima et al., 2018b, Brytek-Matera et al., 2019; Norwood et al., 2019; Brytek-Matera, 2020).

Alguns trabalhos verificaram maiores práticas do vegetarianismo em mulheres com TA em tratamento. Bardone-Cone et al. (2012) verificaram em pacientes com história de TA maior propensão a terem sido vegetarianos no passado (52%), de serem vegetarianos atualmente (24%), e que os motivos principais da mudança estavam relacionados ao peso para 42% dessas pacientes (sendo que a maioria – 68% – relatou que o vegetarianismo esteve relacionado com o início do seu quadro de TA). Hansson (2011) também observou que o vegetarianismo foi mais prevalente em pacientes de 15 a 50 anos com AN. Zuromski et al. (2015) encontraram uma proporção considerável de pacientes em tratamento (34,8%) que já eram vegetarianos há algum tempo. Relatos de profissionais na prática clínica com TA também indicam o aumento nos últimos anos de pacientes veganos (O'Connor, 2019).

Zickgraf et al. (2020) apontam a necessidade de estudos com amostras maiores, pois acreditam que esse seja o principal limitante, e determinante de resultados inconclusivos. Neste estudo representativo com estudantes universitários americanos (n = 9.910), eles observaram que os vegetarianos motivados pela perda de peso apresentavam maiores níveis de restrição, supervalorização da forma/peso, insatisfação corporal e psicopatologia de TA comparados com os não vegetarianos.

A literatura também reforça a possibilidade de diferenças de problemas alimentares de acordo com os grupos de semivegetarianos, vegetarianos e veganos. Timko et al. (2012) observaram que os semi – que restringem parcialmente o consumo de carnes – tendem a apresentar maior padrão de restrição e desejo de controle de peso do que os outros grupos, assim como os flexitarianos, que consomem ocasionalmente carne (Forestell, 2018). Apesar dos resultados sugerirem a importância de acessar as motivações para perda de peso em indivíduos com sintomas de TA, para um melhor prognóstico do tratamento, Sergentanis et al. (2020), em sua revisão sistemática, recomendam cautela na interpretação dos resultados desses estudos. Alguns fatores relacionados ao desenho dos estudos indicam que não é possível determinar causalidade entre vegetarianismo e patologia alimentar (p. ex.: estudos transversais, de base populacional, com amostras pequenas, com uso de diferentes questionários, sem definição e medidas que avaliem adequadamente os subtipos de vegetarianismo).

TRANSTORNOS ALIMENTARES NO ADOLESCENTE VEGETARIANO

Atualmente observa-se um movimento pela alimentação vegetariana em diferentes grupos, incluindo adolescentes. Um estudo populacional conduzido pelo Vegetarian Resource Group em 2014 verificou que 4% dos jovens americanos de 8-18 anos eram vegetarianos (Vegetarian Resource Group, 2014). Adotar uma dieta vegetariana não é sinônimo de doença, mas como colocado anteriormente, a observação da relação entre vegetarianismo e TA tem se tornado uma preocupação especialmente com relação a esse grupo – e mulheres jovens –, que são população de risco para desenvolvimento de TA (Alvarenga et al., 2020). A restrição de carne e outros alimentos animais pode ser o começo da restrição alimentar.

Mesmo a questão geral da adoção de uma dieta vegetariana por adolescentes deve ser considerada com cuidado, uma vez que já se encontrou maior consumo de álcool entre os vegetarianos do que onívoros (Greene-Finestone et al., 2008). O clássico trabalho de Robinson-O'Brien et al. (2009) com uma grande coorte de adolescentes verificou que apesar deles terem uma melhor ingestão de frutas, verduras e menor propensão para excesso de peso, tinham também mais compulsão, perda de controle e comportamentos extremos para controle do peso corporal.

Worsley e Skrzypiec, já em 1997, sugeriram que o link entre vegetarianismo e TA poderia ser parte do desenvolvimento da identidade da menina adolescente. Em estudo com uma amostra representativa de adolescentes de 11-18 anos dos Estados Unidos (n = 4.746), os autores verificaram uma prevalência de 6% de vegetarianos. Observaram, neste grupo, uma frequência maior em meninas, e que elas apresentavam uma maior consciência sobre o peso e corpo, maior insatisfação corporal, e comportamentos de controle de peso (saudáveis e não saudáveis). Apresentavam ainda com maior frequência um diagnóstico de TA e maior tendência ao suicídio. Os meninos vegetarianos foram considerados de alto risco quanto ao uso de práticas de controle de peso não saudáveis – como jejum, comer pouco, utilizar substitutos alimentares, pular refeições e fumar, e práticas extremas, como vômitos autoinduzidos, usar medicação para emagrecer e laxantes (Perry et al., 2001).

Outro estudo com adolescentes vegetarianos observou uma maior frequência de episódios de compulsão alimentar com perda de controle (20%) comparados com a população não vegetariana (4,4%). Possíveis razões para esses comportamentos incluiriam o efeito que alimentos ricos em proteínas e gorduras (como as carnes) teriam na saciedade, podendo levar à sua restrição, ao descontrole no consumo de outros alimentos, principalmente fontes de carboidratos. Também foi observada uma maior frequência no uso de métodos extremos de controle de peso, com o uso de vômitos autoinduzidos, laxantes e diuréticos, podendo indicar sintomas ou risco de TA neste grupo (Robinson-O'Brien et al., 2009).

Outros estudos destacam a questão especialmente neste público, que é considerado de risco para desenvolvimento de TA dadas as questões da puberdade e adolescência, que passam por problemas de imagem corporal e busca de autonomia quanto às escolhas alimentares (Lindeman et al., 2000; Bas et al., 2005; Fatima et al., 2018a); assim, destaca-se a necessidade de observar com cuidado a escolha de uma dieta vegetariana entre adolescentes.

ORTOREXIA NERVOSA

Um outro fenômeno associado ao vegetarianismo é a ortorexia nervosa (ON), nome proposto em 1997 para descrever um comportamento caracterizado pela fixação por saúde alimentar, qualidade dos alimentos e pureza da dieta. A ON não é definida como um transtorno alimentar, mas tem sido estudada neste escopo por ser também caracterizada, assim como os TA, por crenças, pensamentos, sentimentos e comportamentos disfuncionais para com a alimentação (Martins et al., 2020). Há ainda a similaridade entre ON e TA quanto à dificuldade de convencer os indivíduos de que seu comportamento é inadequado – eles se consideram saudáveis e disciplinados (Martins et al., 2011).

E qual a relação da ON com o vegetarianismo? A questão é que a busca pela alimentação "saudável" característica do padrão ortoréxico muitas vezes se relaciona a modismos alimentares (hábitos alimentares alternativos, veganismo, vegetarianismo, macrobiótica etc.) e seus praticantes como público de risco (Martins et al., 2011).

Uma série de estudos já explorou essa relação e os resultados são heterogêneos, alguns apontando que o estilo da alimentação não influencia os comportamentos ortoréxicos e outros que aqueles com dieta vegetariana/vegana tiveram maiores escores/risco para ON (Martins et al., 2020).

Na mesma linha, alguns estudos exploraram possível correlação ou associação do comportamento de ON com o risco de TA. Questionários padronizados que avaliam risco de TA observam que altas pontuações são preditores de comportamentos ortoréxicos (avaliados tipicamente também por instrumentos e escalas), e que ambos os construtos estão associados (ON e risco de TA) – embora se aponte certa redundância na avaliação desses questionários, entre outros problemas, como o uso das escalas existentes, além de diferenças entre os tipos de vegetarianismo adotados (Brzek e Ziora, 2017; Heiss et al., 2019). Porém, muitas vezes se encontra que um paciente com TA (ou comportamento de risco) tem padrões ortoréxicos, ou seja, busca uma alimentação saudável perfeccionista e irreal.

De qualquer forma, aponta-se que o histórico de TA e a motivação para a magreza e a desconfiança interpessoal (avaliados por escalas) estariam associados a maior predisposição para ON, e que aqueles com tendência à ON que também seguem dietas alternativas (vegetarianismo, veganismo, paleolítica etc.) seriam mais propensos a autorrelatar um TA (Martins et al., 2020). Também observa-se em indivíduos que restringem a dieta, seja por razões éticas ou com a intenção de perder peso, uma presença de comportamento alimentar mais ortoréxico do que os que não fazem restrição (Barthels et al., 2018).

No entanto, ao discutir "teorias sobre alimentação saudável", Bratman (2017) discute que o problema não é a "teoria" adotada – que varia no tempo, em função de modismos e conhecimentos difundidos –, mas a maneira como se responde à teoria. Chama atenção para não se "patologizar" teorias alternativas de dieta, uma vez que as pessoas tendem a acreditar no que leem, nos especialistas em que confiam e nas comunidades a que pertencem.

COMO FAZER A ORIENTAÇÃO NUTRICIONAL E ALIMENTAR CONSIDERANDO ESTAS QUESTÕES?

A orientação de uma dieta vegetariana deve seguir sempre as recomendações dietéticas específicas, baseadas em evidências e nos *guidelines* disponíveis, além de considerar as particularidades das necessidades nutricionais de cada estágio de vida – como colocado em outros capítulos deste livro.

No entanto, a partir dos dados aqui discutidos, chamamos a atenção para a necessidade de se explorar com cuidado e profundidade as razões para adoção de uma dieta vegetariana, especialmente entre adolescentes e mulheres jovens, que são considerados público de risco para TA (Alvarenga et al., 2020). Elas podem envolver religião, ambiente, questões relacionadas aos animais etc. Claro que existem muitas razões possíveis, mas elas devem ser discutidas com cuidado e explorando outras questões como histórico de peso, desejo de perder peso (ou perda de peso recente), aspectos relacionados com a imagem corporal, perfil perfeccionista, e inclusive quais são as ideias e conceitos que a pessoa tem sobre alimentação saudável.

É absolutamente possível ser saudável seguindo uma dieta vegetariana, como se posicionam inclusive associações de nutrição, mas também não é necessário ser vegetariano para ser saudável. E possivelmente uma das maiores contribuições à ideia da ON, seja a da necessidade de se entender e questionar o que é verdadeiramente uma alimentação saudável, com olhar biopsicossociocultural (Martins et al., 2011). Nutricionistas devem especialmente se atualizar sobre esse conceito e discussão para repensar também seus próprios conceitos sobre alimentação saudável, e ter cuidado e ética ao orientar seus pacientes, considerando que todos os alimentos podem fazer parte de uma dieta saudável – consideradas as individualidades, frequência e quantidade.

A questão é que pode parecer "lindo" ouvir alguém dizer "quero ser vegetariano para ser mais saudável", mas qual é o conceito de saudável dessa pessoa? Será que não se aproxima de algo transtornado e extremista? Infelizmente, ouvimos isso quando questionamos alguns pacientes com AN sobre como tudo começou ("tudo começou quando resolvi ser mais saudável") (Martins et al., 2020).

É necessário, portanto, avaliar como se deu a adoção de uma dieta vegetariana ou por que surgiu esse desejo, se há relação com padrão alimentar da família, ou se está acompanhada de outros sinais de restrição ou insatisfação corporal. Se estiver relacionada a um contexto perigoso de comer transtornado, pode-se negociar com o paciente. Especificamente aqueles que atendem pacientes com TA devem redobrar seus cuidados, e mesmo até "contraindicar" o vegetarianismo neste momento. Pode-se dizer que no futuro ele pode adotar essa dieta, mas que no momento, por razões de saúde, pelo seu desenvolvimento, ou qualquer questão clínica presente, essa dieta não é adequada. Para isso, deve-se avaliar exames clínicos, curva de crescimento e o ciclo menstrual das meninas. Uma vez que dietas vegetarianas precisam ser bem balanceadas e variadas, deve-se considerar que nem sempre o repertório alimentar do adolescente "dá conta" dessas necessidades.

Se for considerado que se pode seguir ou orientar uma dieta vegetariana, deve-se fazer um seguimento de exames e parâmetros clínicos dessa pessoa para considerar a adequação da dieta, bem como as orientações devem ser ajustadas ao contexto socioeconômico, familiar e cultural. No caso de adolescentes, as famílias não podem ser obrigadas a cozinhar coisas diferentes para um adolescente que decide comer de forma totalmente diferente, por exemplo (a não ser que se disponham a isso); e o adolescente, portanto, precisa assumir melhor o cuidado necessário com a sua dieta, incluindo muitas vezes preparar alimentos diferentes para si. Esse também é um aspecto que deve ser considerado na adequação da dieta.

Quando um paciente segue uma dieta vegetariana e existe uma suspeita ou diagnóstico de TA, os profissionais devem ficar atentos, uma vez que essa restrição pode ajudar na perpetuação da patologia, com o paciente entrando em um círculo vicioso de aumento de restrição, adoção de outros comportamento com ideias de purificação e detoxificação, e com risco de desenvolvimento de compulsões (Alvarenga et al., 2020; Martins et al., 2020).

A partir destas colocações e utilizando pontos de investigação sugeridos pela Asssociation of UK Dietitians (O'Connor, 2019), elaboramos as Tabelas 2 e 3 com cuidados a serem tomados na avaliação – especialmente de adolescentes – que se apresentam com desejo de seguir uma dieta vegetariana ou já com esse padrão, bem como cuidados e recomendações específicos para manejo nutricional do paciente com TA (ou comportamento de risco) com desejo de seguir uma dieta vegetariana ou já com ese padrão.

TABELA 2 Cuidados na avaliação e orientação de adolescentes com relação a vegetarianismo e transtornos alimentares (TA)

1. Avaliar o(s) motivo(s) da escolha pela dieta vegetariana, especialmente qualquer motivação relacionada à perda de peso.
2. Checar se a família segue uma dieta vegetariana/vegana, e o que ela acha da escolha por essa dieta.
3. Avaliar histórico de peso, exames clínicos, prática de dietas para perder peso, padrões inadequados de exercício físico (excesso e uso compensatório) e insatisfação com a imagem corporal.
4. Avaliar conceito de "alimentação saudável" e possíveis recomendações anteriores (profissionais ou não) da restrição de alimentos ou substâncias (justificadas ou não por alergias e intolerâncias ou outros).
5. Caso monitore os ingredientes de produtos que consome (evitando os de origem animal no veganismo, por exemplo), verificar se acaba por monitorar também calorias e nutrientes (como açúcares e gordura).

(continua)

TABELA 2 Cuidados na avaliação e orientação de adolescentes com relação a vegetarianismo e transtornos alimentares (TA) (*continuação*)

6. Observar se o paciente está restringindo a dieta ou buscando alternativas balanceadas. Se há uma restrição de alimentos "proibidos" e um aumento de alimentos "seguros/permitidos".
7. Checar se o paciente se permite comer alimentos de maior densidade energética, pelo menos socialmente (p. ex.: bolo, batata frita etc.).
8. Observar os efeitos sociais do comer: se consegue comer na frente dos outros socialmente sem saber o conteúdo calórico da refeição/alimento.
9. Checar se segue influenciadores digitais vegetarianos/veganos e também pessoas com TA (essas influências podem ser muito fortes e trazer conceitos e orientações equivocadas e transtornadas em relação à alimentação); oferecer alternativas de fontes seguras de informação.

Adaptada de O'Connor, 2019.

TABELA 3 Cuidados na avaliação e orientação de pacientes com transtornos alimentares (TA) com relação ao vegetarianismo

1. Avaliar o(s) motivo(s) da escolha pela dieta vegetariana, especialmente qualquer motivação relacionada à perda de peso (que, no entanto, pode ser negada ou mascarada).
2. Checar se a família segue uma dieta vegetariana/vegana, e o que ela acha dessa escolha.
3. Avaliar histórico de peso, exames clínicos, prática de dietas para perder peso, padrões inadequados de exercício físico (excesso e uso compensatório) e insatisfação com a imagem corporal.
4. Avaliar conceito de "alimentação saudável" e possíveis recomendações anteriores (profissionais ou não) da restrição de alimentos ou substâncias (justificadas ou não por alergias e intolerâncias, ou outros).
5. Se o paciente decidiu adotar essa dieta durante o processo de restrição (e não antes de qualquer risco/suspeita de TA), deve-se considerar um sinal de alerta. Inclusive a contraindicação da dieta vegetariana neste momento pode ser feita se pode/há impacto na recuperação de peso, exames clínicos etc. (discutir idealmente a decisão com a equipe de tratamento interprofissional e com a família).
6. Caso monitore os ingredientes de produtos que consome (evitando os de origem animal no veganismo, por exemplo), verificar se acaba por monitorar também calorias e nutrientes (como açúcares e gordura). E se há manutenção de veganismo em um caso de TA, por exemplo, orientar a família para que ajude e retire rótulos para que o paciente não mantenha essa monitoração excessiva.

(continua)

TABELA 3 Cuidados na avaliação e orientação de pacientes com transtornos alimentares (TA) com relação ao vegetarianismo (*continuação*)

7. Observar se o paciente permite que outras pessoas preparem suas refeições, para que se possa entender se existe uma preocupação da preparação ser vegetariana/vegana ou se existe uma necessidade de controle do preparo por conta do TA; observar também os efeitos sociais do comer, se consegue comer na frente dos outros socialmente sem saber o conteúdo calórico da refeição/alimento.
8. Recomendar não seguir influenciadores digitais vegetarianos/veganos e também pessoas com TA (essas influências podem ser muito fortes e trazer conceitos e orientações equivocadas e transtornadas em relação à alimentação); oferecer alternativas de fontes seguras de informação.

Adaptada de O'Connor, 2019.

TAKE HOME MESSAGES

1. Deve-se avaliar sempre cuidadosamente as motivações para o vegetarianismo/veganismo, especialmente entre adolescentes e mulheres jovens, pois pode ser um sinal de alerta para início de um TA.
2. Os conceitos e ideias sobre alimentação saudável relacionados ao vegetarianismo devem ser discutidos e avaliados de forma crítica, pois pode haver algo mais extremo e transtornado que se aproxima da ON.
3. Mesmo que o indivíduo tenha motivações não relacionadas ao peso, como ética e religião, para a prática do vegetarianismo, é importante que ele seja monitorado para entender se não se trata de um perfil restritivo, considerado de risco para TA, ou mesmo de uma ON.
4. Adolescentes devem ser orientados com cuidado quanto à dieta vegetariana, considerando adequações não apenas clínicas, mas familiares e sociais e que acessem também a possível restrição alimentar e questões com a imagem corporal.
5. Pacientes com quadros diagnosticados de TA podem ser até contraindicados a seguir uma dieta vegetariana se isso estiver afetando a recuperação do quadro.

REFERÊNCIAS

ALVARENGA, M.S.; DUNKER, K.L.L.; PHILIPPI, S.T. *Transtornos alimentares e nutrição – da prevenção ao tratamento*. Barueri: Manole, 2020.

AMERICAN PSYCHIATRIC ASSOCIATION (APA). Feeding and eating disorders. In: *Diagnostic and Statistical Manual of Mental Disorders (DSM 5)*. 5th edition. Arlington, VA: American Psychiatric Publishing, 2013. p. 338-54.

BARDONE-CONE, A.M.; FITZSIMMONS-CRAFT, E.E.; HARNEY, M.B.; MALDONADO, C.R.; LAWSON, M.A.; SMITH, R.; et al. The inter-relationships between vegetarianism and eating disorders among females. *Journal of the Academy of Nutrition and Dietetics*, v. 112, p. 1247, 2012.

BARTHELS, F.; MEYER, F.; PIETROWSKY, R. Orthorexic and restrained eating behaviour in vegans, vegetarians, and individuals on a diet. *Eat Weight Disord*, v. 23, n. 2, p. 159-66, 2018.

BAS, M.; KARABUDAK, E.; KIZILTAN, G. Vegetarianism and eating disorders: association between eating attitudes and other psychological factors among Turkish adolescents. *Appetite*, v. 44, n. 3, p. 309-15, 2005.

BRATMAN, S. Orthorexia vs. theories of healthy eating. *Eat Weight Disord*, v. 22, p. 381-5, 2017.

BRYTEK-MATERA, A. Interaction between vegetarian versus omnivorous diet and unhealthy eating patterns (Orthorexia Nervosa, Cognitive Restraint) and body mass Index in adults. *Nutrients*, v. 12, n. 3, p. 646, 2020.

BRYTEK-MATERA, A.; CZEPCZOR-BERNAT, K.; JURZAK, H.; KORNACKA, M.; KOŁODZIEJCZYK, N. Strict health-oriented eating patterns (orthorexic eating behaviours) and their connection with a vegetarian and vegan diet. *Eat Weight Disord*, v. 24, n. 3, p. 441-52, 2019.

BRZEK, A.; ZIORA, K. A study on the relationship between orthorexia and vegetarianism using the BOT (Bratman Test for Orthorexia). *Psychiatr Pol*, v. 51, n. 6, p. 1133-44, 2017.

CURTIS, M.J.; COMER, L.K. Vegetarianism, dietary restraint and feminist identity. *Eat Behav*, v. 7, n. 2, p. 91-104, 2006.

ELRAN-BARAK, R.; SZTAINER, M.; GOLDSCHMIDT, A.B.; CROW, S.J.; PETERSON, C.B.; HILL, L.L.; et al. Dietary restriction behaviours and binge eating in anorexia nervosa, bulimia nervosa and binge eating disorder: trans-diagnostic examination of the restraint model. *Eat Behav*, v. 8, p. 192-6, 2015.

FATIMA, W.; AHMAD, L.M. Prevalence of disordered eating attitudes among adolescent girls in Arar City, Kingdom of Saudi Arabia. *Health Psychol Res*, v. 6, p. 7444, 2018a.

FATIMA, W.F.R.; SUHAIL, N. Subclinical eating disorders and association with vegetarianism in female students of Saudi Arabia: A cross-sectional stud. *J Nurs Health Sci*, v. 7, p. 2320, 2018b.

FISAK, B.; PETERSON, R. D.; TANTLEFF-DUNN, S.; MOLNAR, J.M. Challenging previous conceptions of vegetarianism and eating disorders. *Eat Weight Disord*, v. 11, n. 4, p. 195-200, 2006.

FORBUSH, K.T.; HUNT, T.K. Characterization of eating patterns among individuals with eating disorders: what is the state of the plate? *Physiol Beha*, v. 134, p. 92-109, 2014.

FORESTELL, C.A. Flexitarian diet and weight control: Healthy or risky eating behavior? *Frontiers in Nutrition*, v. 5, n. 59, 2018.

GILBODY, S.M.; KIRK, S.F.; HILL, A.J. Vegetarianism in young women: Another means of weight control?. *Int J Eat Disord*, v. 26, n. 1, p. 87-90, 1999.

GREENE-FINESTONE, L.S.; CAMPBELL, M.K.; EVERS, S.E.; GUTMANIS, I.A. Attitudes and health behaviours of young adolescent omnivores and vegetarians: a school-based study. *Appetite*, v. 51, n. 1, p. 104-10, 2008.

HANSSON, L.M.; BJORCK, C.; BIRGEGARD, A.; CLINTON, D. How do eating disorder patients eat after treatment? Dietary habits and eating behaviour three years after entering treatment. *Eat. Weight Disord*, v. 16, p. e1-e8, 2011.

HEISS, S.; BOSWELL, J.F.; HORMES, J.M. Confirmatory factor analysis of the eating disorder examination-questionnaire: A comparison of five factor solutions across vegan and omnivore participants. *Int J Eat Disord*, v. 51, n. 5, p. 418-28, 2018.

HEISS, S.; COFFINO, J.A.; HORMES, J.M. What does the ORTO-15 measure? Assessing the construct validity of a common orthorexia nervosa questionnaire in a meat avoiding sample. *Appetite*, v. 135, p. 93-9, 2019.

KADAMBARI, R.; COWERS, S.; CRISP, A. Some correlates of vegetarianism in anorexia nervosa. *Int J Eat Disord*, v. 5, p. 539-44, 1986.

KLOPP, S.A.; HEISS, C.J.; SMITH, H.S. Self-reported vegetarianism may be a marker for college women at risk for disordered eating. *J Am Dietetic Assoc*, v. 103, n. 6, p. 745-7, 2003.

LINDEMAN, M.; STARK, K.; LATVALA, K. Vegetarianism and eating-disordered thinking. *Eating Disorders*, v. 8, p. 9, 2000.

MARTINS, M.C.T.; ALVARENGA, M.S.; TAKEDA, G.A. Ortorexia nervosa. In: Alvarenga, M.S.; Dunker, K.L.L.; Philippi, S.T. *Transtornos alimentares e nutrição – da prevenção ao tratamento*. Barueri: Manole, 2020.

MARTINS, M.C.T.; ALVARENGA, M.S.; VARGAS, S.V.A.; SATO, K.S.C.J.; SCAGLIUSI, F.B. Ortorexia nervosa: reflexões sobre um novo conceito. *Revista de Nutrição*, v. 24, p. 345-57, 2011.

MARTINS, Y.; PLINER, P.; O'CONNOR, R. Restrained eating among vegetarians: Does a vegetarian eating style mask concerns about weight? *Appetite*, v. 32, p. 145-54, 1999.

NORWOOD, R.; CRUWYS, T.; CHACHAY, V. S.; SHEFFIELD, J. The psychological characteristics of people consuming vegetarian, vegan, paleo, gluten free and weight loss dietary patterns. *Obesity Science Practice*, v. 5, n. 2, p. 148-58, 2019.

O'CONNOR, M.; TOUYZ, S.; DUNN, S.; BEAUMONT, P. Vegetarianism in anorexia nervosa? A review of 116 consecutive cases. *The Medical Journal of Australia*, v. 147, n. 11-12, p.540-2, 1987.

O'CONNOR, G. *Practice guidance: veganism and eating disorders*. Endorsed by The Mental Health Specialist Group of the British Dietetic Association, 2019.

PASLAKIS, G.; RICHARDSON, C.; BRÄHLER, E.; HOLZAPFEL, C.; HILBERT, A.; ZWAAN, M. Prevalence and psychopathology of vegetarians and vegans – Results from a representative survey in Germany. *Sci Rep*, v. 10, p. 6840, 2020.

PERRY, C.L.; MCGUIRE, M.T.; NEUMARK-SZTAINER, D.; STORY, M. Characteristics of vegetarian adolescents in a multiethnic urban population. *J Adolesc Health*, v. 29, p. 406-16, 2001.

ROBINSON-O'BRIEN, R.; PERRY, C.L.; WALL, M.M.; STORY, M.; NEUMARK-SZTAINER, D. Adolescent and young adult vegetarianism: better dietary intake and weight outcomes but increased risk of disordered eating behaviors. *J Am Dietetic Assoc*, v. 109, n. 4, p. 648-55, 2009.

SERGENTANIS, T.N.; LIAMPAS, A.; YFANTI, C.M.; PANAGOULI, E,; ELPIS VLACHOPAPADOPOULOU, E.; MICHALACOS, S.; et al. Vegetarian diets and eating disorders in adolescents and young adults: a systematic review. *Children (Basel)*, v. 8, n. 1, p. 12, 2020.

SULLIVAN, V.; DAMANI, S. Vegetarianism and eating disorders – partners in crime?. *European Eating Disorders Review*, v. 8, n. 4, p. 263-6, 2000.

TIMKO, C.A.; HORMES, J.M.; CHUBSKI, J. Will the real vegetarian please stand up? An investigation of dietary restraint and eating disorder symptoms in vegetarians versus non-vegetarians. *Appetite*, v. 58, p. 982990, 2012.

TRAUTMANN, J.; RAU, S.I.; WILSON, M.A.; WALTERS, C. Vegetarian students in their first year of college: Are they at risk for restrictive or disordered eating behaviors? *College Student Journal*, v. 42, p. 347, 2008.

VEGETARIAN RESOURCE GROUP. The Vegetarian Resource Group Blog [Internet]. Baltimore, MD: The Vegetarian Resource Group, 2014. (cited 2018). Disponível em: https://www.vrg.org/blog/2014/05/30/how-manyteens-and-other-youth-are-vegetarian-and-vegan-the-vegetarian-resourcegroup-asks-in-a-2014-national-poll/.

WILSON, M.A.; RAU, S.I.; TRAUTMANN, J.A.; WALTERS, C.M. The prevelance of restricted and disordered eating behaviors among vegetarian and non-vegetarian college freshmen. *J Am Dietetic Assoc*, v. 104, p. 21, 2004.

WORSLEY, A.; SKRZYPIEC, G. Teenage vegetarianism: Beauty or the beast?. *Nutrition Research*, v. 17, n. 3, p. 391-404, 1997.

ZICKGRAF, H.F.; HAZZARD, V.M.; O'CONNOR, S.M.; SIMONE, M.; WILLIAMS-KERVER, G.A.; ANDERSON, L.M.; et al. Examining vegetarianism, weight motivations, and eating disorder psychopathology among college students *Int J Eat Disord*, v. 53, n. 9, p. 1506-14, 2020.

ZUROMSKI, K.L.; WITTE, T.K.; SMITH, A.R.; GOODWIN, N.; BODELL, L.P.; Bartlett, M.; et al. Increased prevalence of vegetarianism among women with eating pathology. *Eating Behaviours*, v. 19, p. 24-7, 2015.

PARTE 5

TENDÊNCIAS, SUSTENTABILIDADE, ASPECTOS REGULATÓRIOS

22

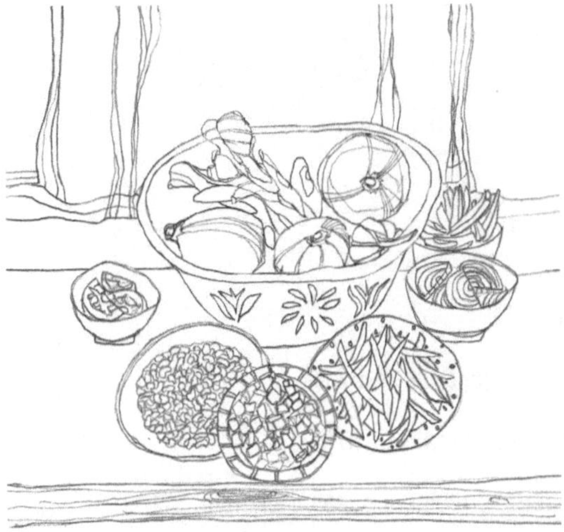

NUTRIGENÔMICA: MARCADORES BIOLÓGICOS E DIETAS VEGETARIANAS

Martín Leonardo Mayta
Sandaly Oliveira da Silva Pacheco
Fabio Juliano Pacheco

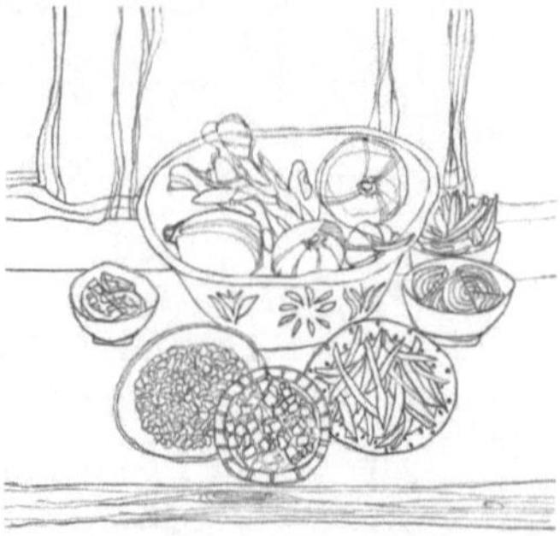

▶ SUMÁRIO

INTRODUÇÃO

Desde a descoberta da estrutura tridimensional do DNA por Francis Crick, James Watson e Maurice Wilkins em 1953, a biologia e mais precisamente a genética passaram por uma verdadeira revolução que levou a outro marco de grande importância científica: a conclusão do Projeto Genoma Humano (PGH) em 2003. Isso significou a publicação do primeiro "genoma" humano de referência (conjunto completo de material hereditário de um organismo), que foi montado a partir da informação genética completa de vários voluntários saudáveis do sexo masculino. O grande tesouro de dados sobre o DNA humano gerado pelo PGH disponibilizou ferramentas poderosas para estudar o papel desempenhado por múltiplos fatores genéticos em conjunto com o meio ambiente, tanto na saúde humana quanto em doenças complexas como câncer, diabetes e doenças cardiovasculares. Da mesma forma, também permitiu o surgimento de uma disciplina chamada "genômica", que é o estudo de genomas completos de organismos usando uma combinação de sequenciamento de DNA e métodos de bioinformática. A genômica já está permitindo o desenvolvimento de melhores diagnósticos, estratégias terapêuticas mais eficazes e novas ferramentas para auxiliar a tomada de decisão por parte de pacientes e profissionais de saúde. Em última análise, os tratamentos são adaptados à composição genômica específica do paciente. Assim, o papel da genética na área da saúde está começando a mudar profundamente e já podemos observar os primeiros exemplos da era da medicina genômica na sociedade (Carlberg et al., 2020).

O QUE É A NUTRIGENÔMICA?

Nossa dieta é uma mistura complexa de moléculas bioativas. Alguns desses compostos podem ter um efeito direto na expressão gênica (Figura 1A) ou indireto (Figura 1B), modulando, após serem metabolizados, a atividade de um "fator de transcrição" (uma proteína que regula positiva ou negativamente a atividade de um gene por meio de sua ligação ao DNA) ou um "modificador epigenético" (proteína que gera mudanças na estrutura 3D e no empacotamento do DNA que afetam a expressão dos genes, sem afetar o próprio código genético). Da mesma forma, também podem estimular uma via de sinalização dentro da célula que termina com a ativação de um fator de transcrição (Figura 1C). Nutrigenômica é uma ciência emergente que visa descrever, caracterizar e integrar as relações entre dieta e expressão gênica em todo o genoma. Os resultados dessas investigações permitirão um melhor entendimento de como a nutrição influencia as vias metabólicas e, portanto, o controle da homeostase celular. Essa regulação gênica ativada pela nutrição pode ser alterada na fase inicial de uma doença relacionada à dieta, como é o caso do diabetes tipo 2. Portanto, conhecendo a interação do estilo de vida, vias metabólicas, microbiota intestinal e genética de um indivíduo é possivel identificar os efeitos adversos ou benéficos de alguns alimentos ou nutrientes. Isso permitiria que os profissionais de saúde elaborassem dietas individualizadas, denominadas "nutrição de precisão ou personalizada", para intervenção terapêutica precoce a fim de prevenir ou controlar o desenvolvimento de uma doença. A aplicação da nutrigenômica na vida cotidiana tem sido proposta como o futuro da ciência da Nutrição e uma ótima ferramenta para nutricionistas, médicos e outros profissionais de saúde que utilizam a terapia nutricional (Pavlidis et al., 2015). A nutrigenômica usa tecnologias "ômicas" de alto desempenho para estudar a complexidade e a variabilidade das dietas, de nutrientes e como os genes, proteínas e metabólitos podem interagir e se candidatar a uma nutrição personalizada. As três "ômicas" mais utilizadas são a transcriptômica, a proteômica e a metabolômica (Figura 2), que são tecnologias que permitem estudar o conjunto total de RNAm, proteínas e metabólitos celulares, respectivamente.

Do ponto de vista da nutrigenômica, o alimento é uma coleção de sinais dietéticos que são detectados por proteínas "sensoras" nas células, causando mudanças no epigenoma (conjunto completo de modificações da cromatina), no transcriptoma, no proteoma e no metaboloma. Sendo assim, no indivíduo, tanto os componentes dietéticos como os alimentos como um todo induzem um certo padrão de acessibilidade à cromatina, expressão gênica, expressão proteica e produção de metabólitos que podem ser interpretados como "assinaturas" específicas do nutriente em questão. Essas assinaturas dietéticas podem ser investiga-

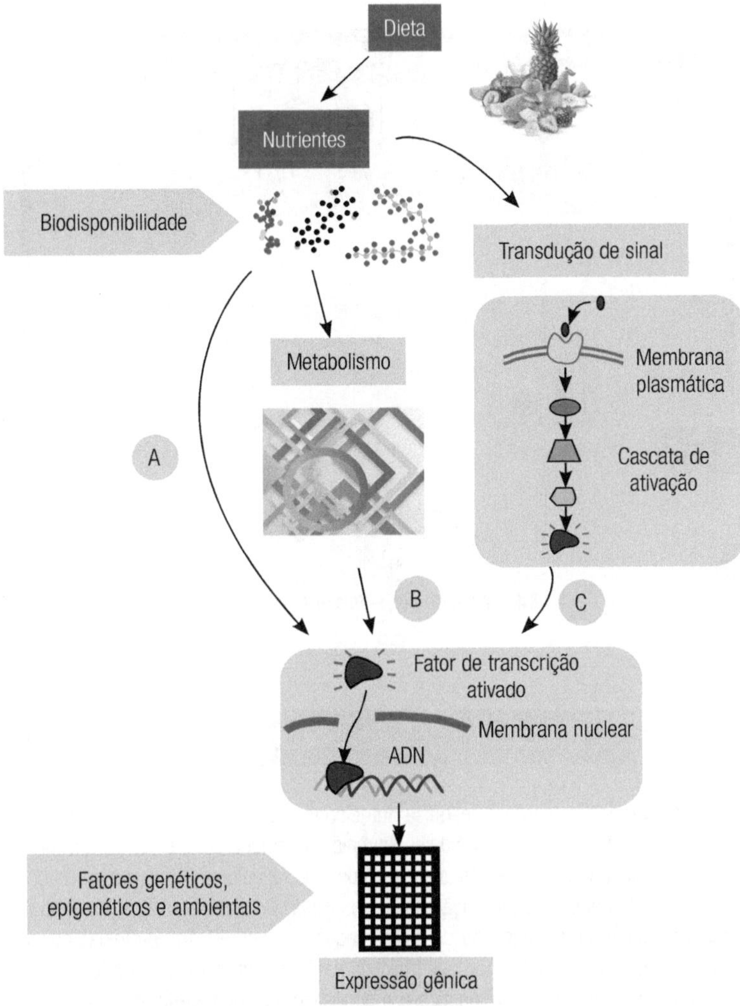

FIGURA 1 Bases da nutrigenômica. A nutrigenômica entende no nível molecular como os nutrientes da dieta afetam a saúde ao alterar a expressão dos genes. Isso pode ocorrer de várias maneiras, uma vez que esses compostos podem: (A) atuar no nível celular como ligantes diretos para fatores de transcrição, (B) regular a atividade dos fatores de transcrição ou modificadores da cromatina após serem quimicamente transformados por alguma via metabólica, ou (C) atuar como ativadores das vias de transdução de sinal que terminam com a ativação de um fator de transcrição. Essas três vias acabam modulando as respostas fisiológicas, como os processos de regeneração, diferenciação, crescimento ou morte celular. Diversos fatores podem interferir na biodisponibilidade dos nutrientes (p. ex., deficiência, excesso ou interação de nutrientes, composição da microbiota intestinal, uso de medicamentos, idade e estado de saúde da pessoa) e, finalmente, na expressão gênica (fatores genéticos, epigenéticos e ambientais).

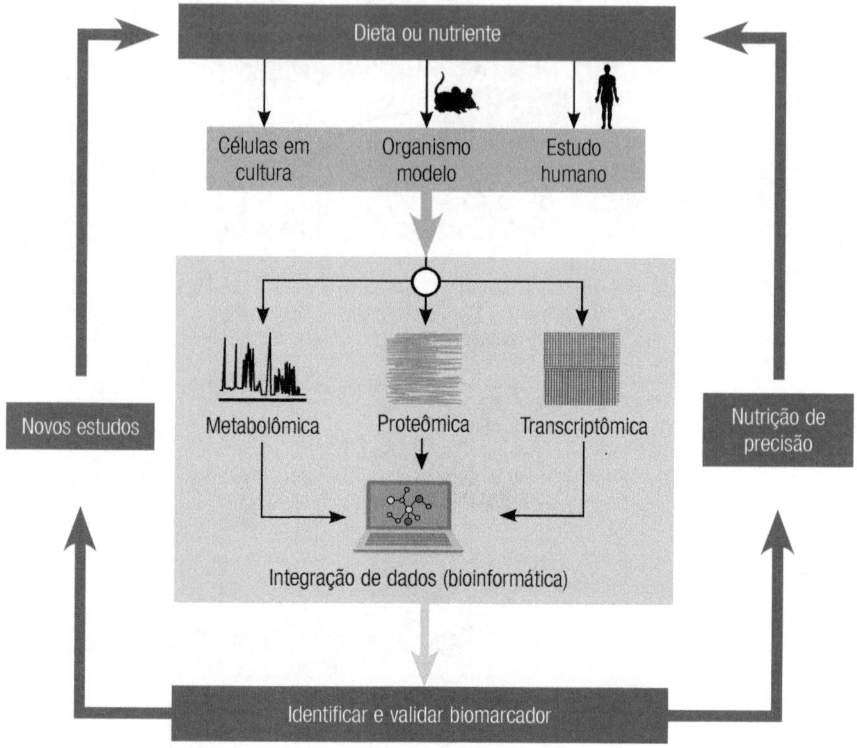

FIGURA 2 Aplicação de "ômicas" na pesquisa nutricional. O efeito dos alimentos ou seus ingredientes é estudado em culturas de células, modelos animais ou estudos de intervenção em humanos. Em todos os casos, as amostras extraídas são analisadas usando tecnologias ômicas no nível do transcriptoma, proteoma ou metaboloma. A integração desses grandes conjuntos de dados por meio de técnicas de bioinformática resulta na identificação de biomarcadores (p. ex., RNAm, proteínas ou metabólitos) que podem ser identificados e validados por meio de estudos complementares. Se um biomarcador robusto e confiável com alto valor diagnóstico e prognóstico for encontrado, ele pode ser aplicado a novos estudos e na prática clínica da nutrição de precisão.

das *in vitro*, em linhas de células em cultura que representam órgãos metabólicos, ou *in vivo*, em organismos modelo, como roedores. No entanto, os resultados mais significativos serão obtidos a partir de estudos de intervenção com pessoas (Figura 2).

As tecnologias ômicas baseadas no uso de métodos de sequenciamento de DNA (genômico) ou RNA (transcriptômico) são atualmente muito mais avançadas do que os métodos proteômicos e metabolômicos. No entanto, os dados de proteoma e metaboloma permitem medições mais precisas de um estado. Atualmente, o método proteômico de cromatografia líquida acoplado à espectrometria de massa (LC-MS/MS) pode identificar até 5.000 proteínas simultaneamente. Por outro lado, a análise metabolômica pode ser realizada de forma "direcionada" (sabendo o que vai ser medido antes de realizar a análise) por cromatografia gasosa acoplada a espectrometria de massa (GC-MS) e espectroscopia de ressonância magnética nuclear (NMR), que pode detectar várias centenas de compostos, ou "não direcionada" (quando se realiza a medição e se observa quais compostos estão presentes após a análise) através de LC-MS/MS, que permite a detecção de vários milhares de moléculas diferentes simultaneamente. O uso do metaboloma para caracterizar indivíduos tornou-se recentemente uma ferramenta poderosa na pesquisa nutricional, permitindo a definição de grupos de indivíduos com perfil metabólico semelhante, denominados "metabótipos". Esse agrupamento de indivíduos tem o potencial de identificar estratégias de tratamento ideais para cada metabótipo (Carlberg et al., 2020).

Um ponto central na metodologia nutrigenômica é a integração por meio de ferramentas bioinformáticas dos dados obtidos dos perfis transcriptômico, proteômico e metabolômico com nutrientes ou dietas específicas (Malkaram et al., 2012). Idealmente, isso resulta na identificação de "biomarcadores" (ver a seguir "O que é um biomarcador?"). Isso pode servir como um alerta precoce de mudanças induzidas por nutrientes na homeostase, como ocorre no desenvolvimento de pré-diabetes (Figura 2). Portanto, as investigações nutrigenômicas podem fornecer informações básicas sobre a interação entre nutrição e nosso genoma, e também gerar ferramentas de diagnóstico valiosas com potencial terapêutico.

O QUE É UM BIOMARCADOR?

Biomarcadores são biomoléculas (RNAm, proteínas ou metabólitos) presentes nos fluidos corporais ou células que refletem o estado do corpo em termos de nutrição, equilíbrio antioxidante, função fisiológica e alteração patológica. Estabelecer biomarcadores com alto valor diagnóstico e prognóstico para serem usados na prática clínica diária é o objetivo final de qualquer estudo nutrigenômico.

BIOMARCADORES E DIETAS À BASE DE PLANTAS

O vegetarianismo é uma escolha de estilo de vida cada vez mais comum em todo o mundo (Alles et al., 2017). São vários os motivos pelos quais a dieta vegetariana é adotada, incluindo motivos religiosos, culturais e crenças pessoais, principalmente no que diz respeito ao bem-estar animal (Rosenfeld & Burrow, 2017). No entanto, há uma tendência ao aumento do número de pessoas que seguem uma dieta vegetariana devido aos seus benefícios para a saúde, dadas as inúmeras evidências de que pessoas que comem uma dieta rica em plantas têm melhor saúde e menores taxas de doenças crônicas e de mortalidade por diversas causas (Orlich e Fraser, 2014; Tantamago-Bartley et al., 2013).

As doenças crônicas são multifatoriais e é provável que os benefícios da dieta vegetariana sejam mediados por diversos mecanismos. O alto teor de antioxidantes dos alimentos vegetais pode diminuir a oxidação dos componentes celulares, ajudando a controlar o "estresse oxidativo", um mecanismo-chave no envelhecimento e no desenvolvimento de doenças relacionadas à senescência. Além disso, os vegetarianos têm uma maior ingestão de potássio e um melhor equilíbrio de cálcio. Os fitoquímicos bioativos ("nutracêuticos") encontrados em alimentos vegetais podem também ter efeitos anti-inflamatórios, anticancerígenos, imunomoduladores, hipolipemiantes e endócrinos que beneficiam a saúde a largo prazo. É provável que os benefícios do vegetarianismo também venham do que não é consumido ou ingerido em menores quantidades. Por exemplo, não há ingestão de ferro heme e o consumo de alimentos contendo sódio, gordura saturada, gordura total e ingestão calórica é geralmente mais baixo. Além disso, aminas heterocíclicas carcinogênicas presentes principalmente em carnes fritas, grelhadas ou cozidas em altas temperaturas são amplamente evitadas, assim como a ingestão de hormônios, parasitas e outros agentes infecciosos que podem estar presentes nos alimentos com carnes. Além disso, a microbiota intestinal, que tem grande impacto nos efeitos genotóxicos e carcinogênicos de certos compostos de origem alimentar, pode ser diferente em vegetarianos (Benzie e Wachtel-Galor, 2009).

Embora os benefícios para a saúde de uma dieta vegetariana sejam variados e significativos, eles podem ser reduzidos se a dieta não for nutricionalmente adequada em termos de proteína ou aminoácidos selecionados ou micronutrientes que estão em falta, insuficientes ou menos biodisponíveis em alimentos vegetais.

Considerando os aspectos mencionados, iremos abordar algumas características de biomarcadores em dietas vegetarianas:

- Biomarcadores de possível deficiência nutricional.
- Biomarcadores de equilíbrio oxidante/antioxidante.
- Biomarcadores de estado inflamatório.
- Biomarcadores que refletem mudanças na microbiota intestinal.
- Biomarcadores que refletem menor risco de doença.
- Biomarcadores diferenciais entre vegetarianos e não vegetarianos.

Biomarcadores de possível deficiência nutricional

Proteína e aminoácidos

A adequação da ingestão de proteínas de dietas vegetarianas tem sido objeto de controvérsia (Mariotti e Gardner, 2019). Vários estudos comparando dietas vegetarianas e não vegetarianas usaram os níveis de albumina no plasma como um indicador da ingestão de proteínas, mas foram obtidos resultados contraditórios. O nitrogênio urinário também tem sido usado como biomarcador da ingestão de proteínas e descobriu-se que é 20% menor em vegetarianos em comparação com onívoros. Existem também diferenças nutricionalmente significativas no conteúdo de aminoácidos das proteínas animais e vegetais. A ingestão de lisina é a principal diferença, mas também podem existir diferenças nos níveis de aminoácidos como a treonina, o triptofano e aminoácidos com enxofre. Além disso, a taurina é encontrada quase exclusivamente em produtos de origem animal. É difícil avaliar o *status* de aminoácidos ou seus requisitos, e atualmente não há biomarcadores disponíveis para uso no laboratório clínico do *status* de aminoácidos. No entanto, o perfil completo de aminoácidos plasmáticos pode ser obtido por cromatografia líquida de alta pressão (HPLC). Um biomarcador de interesse em relação ao *status* da proteína é a transtirretina (ou pré-albumina), que é rica em triptofano, um aminoácido essencial. Foi relatado que a medição da transtirretina plasmática é um marcador sensível e útil do estado nutricional de proteínas em todo o corpo. Um aminoácido de especial interesse para os vegetarianos é a homocisteína, que é sintetizada endogenamente e tem níveis mais elevados em vegetarianos do que em não vegetarianos. A homocisteína plasmática elevada é um fator de risco para doenças cardiovasculares (DCV), e isso cria um aparente paradoxo em termos dos claros benefícios de uma dieta vegetariana. Embora se acredite que esteja relacionado a uma deficiência de vitamina B12 (ver a seguir "Vitaminas"), a raiz do problema poderia ser a deficiência crônica de nitrogênio e metionina (outro aminoácido contendo enxofre) em uma dieta vegetariana desequilibrada (Benzie e Wachtel-Galor, 2009).

Ácidos graxos essenciais

Os humanos não podem sintetizar ácidos graxos com ligações duplas (contando a partir do terminal N) entre os carbonos 3 e 4 (ômega-3) e entre os carbonos 6 e 7 (ômega-6), conhecidos como ácidos graxos poli-insaturados (PUFAs). Os PUFAs de cadeia longa podem ser metabolizados para obter energia, mas são principalmente conservados para fins especializados. Quando incorporados aos fosfolipídios da membrana celular, conferem fluidez, flexibilidade e permeabilidade. O ácido docosahexaenoico (DHA), um importante ômega-3, é necessário para a neurotransmissão. Outros PUFAs são precursores dos eicosanoides, moléculas importantes na regulação da inflamação, pressão arterial e expressão gênica. O DHA é obtido principalmente a partir da dieta e os alimentos vegetais (exceto microalgas) são pobres em DHA. Portanto, uma deficiência subclínica de DHA pode ocorrer em vegetarianos. A medição de DHA e outros PUFAs de cadeia longa pode ser feita por GC-MS ou HPLC. No entanto, a oxidação e a degradação desses compostos após a amostragem, bem como a natureza invasiva do processo de obtenção de amostras (por exemplo, em tecido adiposo), dificultam sua adoção no ambiente clínico (Benzie e Wachtel-Galor, 2009).

Vitaminas

Uma dieta baseada em vegetais pode ser pobre em vitamina D e/ou B12 (cobalamina), e os vegetarianos podem apresentar deficiência de qualquer um deles. Portanto, é importante contar com biomarcadores confiáveis dos níveis dessas vitaminas no seu corpo.

A medição da vitamina B12 total no plasma (por imunoensaio enzimático) pode revelar uma deficiência evidente. No entanto, a medição da holotranscobalamina II, a fração biologicamente ativa, no plasma, é um índice mais sensível e específico do *status* da vitamina B12. Outros biomarcadores úteis são a homocisteína total plasmática (tHcy) e o ácido metilmalônico (MMA), que são altamente sensíveis ao *status* de B12. Portanto, a avaliação do estado funcional da vitamina B12 deve incluir, se possível, a dosagem de holotranscobalamina II, tHcy e MMA.

A forma ativa da vitamina D é 1,25-dihidroxicolecalciferol (1,25-dihidroxiD; 1,25-DHD) e é formada pela hidroxilação de um precursor, 25-hidroxiD (25(OH)D), pela ação de uma enzima mitocondrial. As concentrações plasmáticas de 25(OH)D podem ser medidas por radioimunoensaio e LC-MS. As concentrações plasmáticas de 25(OH)D > 20 nmol/L são adequadas para prevenir o raquitismo, mas é provável que concentrações de 80 nmol/L (32 ng/mL) ou superiores sejam necessárias para cumprir adequadamente as funções endócrinas e autócrinas associadas com a 25(OH)D (Benzie e Wachtel-Galor, 2009).

Minerais e metais-traço

Os vegetarianos de larga data têm estoques de ferro mais baixos do que os onívoros devido a uma combinação de ingestão de ferro não heme pouco solúvel e alta ingestão de inibidores da absorção de ferro presentes em alimentos vegetais. Os biomarcadores mais sensíveis e confiáveis de estoques de ferro no corpo são a determinação de fragmentos do receptor solúvel de transferrina (sTfR) e ferritina, ambos determinados por ensaio de imunoabsorção enzimática. O ferro sérico e a capacidade total de ligação ao ferro (TIBC) também podem ser medidos, mas são menos confiáveis.

O zinco é um mineral-traço essencial e o nível de zinco em vegetarianos de larga data é provavelmente menor do que o dos onívoros, mas não há biomarcador aceito de *status* de zinco no corpo. O mesmo pode ser medido no plasma, urina, saliva e cabelo por espectroscopia de absorção atômica.

As dietas vegetarianas contêm mais cobre do que as dietas não vegetarianas, e a quantidade total de cobre dietético absorvido é maior. As concentrações plasmáticas de cobre podem ser medidas por espectroscopia de absorção atômica ou através dos níveis da proteína ceruloplasmina, que contém cobre, por um método colorimétrico ou por imunoensaio. Esses dois biomarcadores foram comparados em não vegetarianos e ovolactovegetarianos, mas nenhuma diferença foi encontrada. Portanto, não há biomarcador confiável para os níveis de cobre (Benzie e Wachtel-Galor, 2009).

Da mesma forma, todos os elementos mencionados podem ser medidos simultaneamente, juntamente com o conjunto total de elementos minerais (o ionoma) por espectrometria de massa de plasma indutivamente acoplado (ICP-MS), embora o uso dessa tecnologia ainda esteja em andamento (Zhang et al., 2020).

Biomarcadores de equilíbrio oxidante/antioxidante

As espécies reativas de oxigênio (ROS) são espécies de oxigênio molecular parcialmente reduzido que incluem superóxido, peróxido de hidrogênio e radical hidroxila. Eles são gerados como subprodutos da respiração aeróbica e participam como moléculas sinalizadoras em vários processos biológicos. Além disso, fatores ambientais como poluição do ar, fumo e raios UV podem gerar ROS. O excesso de ROS causa "estresse oxidativo", que está na base das principais doenças relacionadas ao envelhecimento. Além disso, acredita-se ser um fator-chave no processo de envelhecimento. Portanto, tem sido proposto que o aumento da defesa antioxidante irá se opor ao dano oxidativo, minimizando-o e promovendo o envelhecimento saudável.

Existem antioxidantes produzidos endogenamente em nosso corpo, como a enzima superóxido dismutase, a proteína transferrina e compostos de baixo peso, como a glutationa. Existem também antioxidantes de origem alimentar, como as vitaminas C (ácido ascórbico) e E (α-tocoferol) de origem vegetal. As plantas também sintetizam uma ampla gama de outros compostos antioxidantes, como carotenoides e flavonoides, que dão às frutas e vegetais suas cores azul, roxo, vermelho, laranja e amarelo.

Os biomarcadores de *status* antioxidante mais comumente usados são: ácido ascórbico plasmático (medido por HPLC ou um ensaio de imunoabsorção enzimático específico denominado "FRASC"), α-tocoferol plasmático (por HPLC) e a "capacidade antioxidante total" do plasma pelo ensaio antioxidante de determinação do poder de redução do íon ferro (FRAP). Os carotenoides e flavonoides do plasma podem ser medidos por HPLC. Os biomarcadores de estresse oxidativo comumente usados incluem malondialdeído plasmático (MDA, por HPLC), que é um produto da peroxidação lipídica e dano oxidativo ao DNA em linfócitos (por ensaio cometa). Outros biomarcadores menos amplamente usados incluem alantoína plasmática (por HPLC), nitrotirosina (por imunoensaio), isoprostanos F2 no plasma e urina (por imunoensaio ou LC-MS) e 8-hidroxi-2 desoxiguanosina (8-OHdG), na urina por imunoensaio ou LC-MS.

Os vegetarianos têm um nível mais alto de ácido ascórbico do que os onívoros, mas o nível de vitamina E é mais variável e pode ser menor do que em não vegetarianos. Estudos na literatura apontam a concentração plasmática de ácido ascórbico e talvez a capacidade antioxidante total corrigida pelo ácido úrico plasmático como biomarcadores potencialmente úteis do estado de saúde. Em relação aos biomarcadores de estresse oxidativo, a crescente disponibilidade de equipamentos de HPLC ou LC-MS em química clínica abre a perspectiva do uso de alantoína plasmática, isoprostanos urinários F2 e 8-OHdG. O ensaio cometa é um procedimento relativamente simples, porém trabalhoso e oferece um biomarcador robusto e bem validado de danos ao DNA (Benzie e Wachtel-Galor, 2009).

Biomarcadores de estado inflamatório

A inflamação é um componente normal da defesa, iniciando os mecanismos envolvidos na proteção do hospedeiro e na destruição de patógenos. Normalmente, a resposta inflamatória é ativada rapidamente em resposta a um insulto externo, mas uma vez que o insulto foi eliminado, ou pelo menos controlado, mecanismos entram em ação para encerrá-lo a fim de limitar o dano ao hospedeiro e iniciar o reparo do tecido, processo denominado resolução da inflamação. Se isso não acontecer, os processos inflamatórios tornam-se crônicos. A inflamação crônica também pode ser causada pela exposição contínua ao agente desencadeador. A inflamação crônica é um componente conhecido de muitas patologias e considera-se que a dieta pode influenciar vários aspectos da inflamação e, portanto, desempenha um papel na predisposição a condições com um componente inflamatório (Calder et al., 2013).

Embora haja uma grande variedade de marcadores inflamatórios usados em diferentes estudos nutricionais, os mais frequentemente medidos têm sido mediadores de proteínas da resposta inflamatória: proteína C-reativa (PCR), fator de necrose tumoral alfa (TNF-α) e interleucina-18 do plasma (IL-18). Em metanálises recentes, os padrões dietéticos foram associados a uma diminuição na PCR, fibrinogênio e na contagem total de leucócitos (leucócitos) no soro (Craddock et al., 2019) e alterações na interleucina-6 (IL-6), IL-18, antagonista do receptor de interleucina-1 (IL-1 RA), TNF-α, selectina-E, molécula de adesão intercelular-1 (ICAM-1), proteína-1 quimioatrativa de monócitos (MCP -1), adiponectina, omentina-1 e resistina (Menzel et al., 2020). Embora haja uma forte associação entre os níveis de PCR e uma dieta vegana ou vegetariana, mais pesquisas são necessárias, pois a maioria dos outros biomarcadores inflamatórios foram usados apenas em estudos individuais, limitando seu uso generalizado.

Biomarcadores que refletem alterações na microbiota intestinal

O intestino humano é o lar de comunidades complexas de microrganismos que constituem a microbiota intestinal. Essas bactérias, fungos, vírus e protozoários moldam a função imunológica e contribuem para o metaboloma do hospedeiro, cometabolizando componentes da dieta vegetal complexos, como (poli)fenóis e fibras. Nesse sentido, a composição da microbiota tem sido associada positiva ou negativamente a várias doenças e sabe-se que a dieta é capaz de alterar a microbiota.

O uso do sequenciamento de última geração, em particular a metataxonomia e metagenômica do rRNA 16S (sequenciamento de todos os genomas de micróbios presentes em uma amostra) revolucionou nossa capacidade de descrever o microbioma humano em termos de composição e potencial metabólico (Bayram et al., 2018). Portanto, o uso da diversidade na composição da microbiota, principalmente em nível de gênero bacteriano, tem sido explorado como um biomarcador de diferenças dietéticas. Foi demonstrado que uma dieta vegetariana reduz a abundância relativa de *Enterobacteriaceae* no intestino, o que por sua vez reduz a lipocalina-2 fecal, um biomarcador sensível de inflamação intestinal. Por outro lado, a microbiota intestinal fermenta a fibra alimentar para produzir ácidos graxos de cadeia curta, que têm um efeito benéfico sobre os colonócitos (as células que revestem o epitélio do intestino grosso ou cólon), impedindo a permeabilidade intestinal. Isso reduz o risco de patógenos entrarem na corrente sanguínea e causarem inflamação. Uma dieta rica em proteína e gordura animal também foi associada a níveis mais elevados de *Bacteroides*, enquanto uma dieta rica em carboidratos, representando uma dieta baseada em vegetais, foi associada a mais *Prevotella*. Outro estudo sobre padrões alimentares de longo prazo descobriu que os perfis microbianos intestinais dos vegetarianos têm o mesmo número total de bactérias, mas contagens mais baixas de *Bacteroides*, *Bifidobacterium*, *E. coli* e *Enterobacteriaceae* em comparação com os onívoros. No entanto, ainda precisa ser investigado o que essas diferenças significam em nível funcional (Medawar et al., 2019).

Biomarcadores que refletem menor risco de doença

Doença cardiovascular e diabetes tipo 2

Existem alguns biomarcadores sobre os quais existem dados suficientes para formar um consenso geral sobre sua correlação com o desenvolvimento de doenças cardiovasculares (DCV). Concentrações elevadas de colesterol plasmático total, lipoproteína de baixa densidade (LDL), triglicerídeos e glicose são fatores de risco bem estabelecidos. Também há evidências crescentes de que as concentrações plasmáticas elevadas de PCR, ácido úrico e homocisteína são biomarcadores úteis para avaliação ou previsão de risco de DCV. Uma vez que a inflamação desempenha um papel fundamental na fisiopatologia e no desenvolvimento de placas de ateroma e está correlacionada com a disfunção endotelial e a resistência à insulina, vários biomarcadores inflamatórios também podem ser medidos no plasma (ver "Biomarcadores de estado inflamatório").

Na diabetes tipo 2, níveis mais elevados de glicose e hemoglobina glicosilada (HbA1c) são preditivos de DCV. Além disso, o diabetes está frequentemente associado a hipertrigliceridemia, colesterol total e LDL elevados e níveis reduzidos de lipoproteína de alta densidade (HDL).

Vários estudos de diferentes desenhos e localização fornecem fortes e convincentes evidências de que uma dieta vegetariana confere benefícios cardiovasculares por meio de efeitos sobre os lipídios, ácido úrico, controle glicêmico e inflamação, e um menor risco de diabetes e suas complicações cardiovasculares. Além disso, o *status* antioxidante (medido como ácido ascórbico plasmático) é mais alto, o estresse oxidativo é mais baixo e o *status* do ferro é mais baixo (embora não inadequado) em uma dieta vegetal bem balanceada, e todas essas características são benéficas. No entanto, a falta de certos nutrientes da carne pode compensar parcialmente esses benefícios devido a um aumento na homocisteína plasmática. Portanto, o consumo de suplementos de vitamina B12 seria recomendado para aproveitar ao máximo esses benefícios (Benzie e Wachtel-Galor, 2009).

Saúde óssea

O padrão-ouro para avaliar a massa óssea é a absorciometria de raios X de dupla energia, mas também existem vários biomarcadores bioquímicos para avaliar a saúde óssea e o metabolismo do cálcio. Eles incluem cálcio e fosfato na urina e plasma, hidroxiprolina na urina, 25(OH)D no plasma (ver "Vitaminas"), hormônios calcitrópicos como o hormônio da paratireoide (PTH), 1-α-hidroxilase e hormônio folículo-estimulante (FSH), telopeptídeo C do colágeno tipo I plasmático, fosfatase alcalina óssea (ALP), excreção urinária de desoxipiridinolina (um indicador bioquímico de reabsorção óssea), prostaglandina E2 plasmática (um mediador lipídico de remodelação), osteocalcina, propeptídeo N-terminal do procolágeno liberado durante a formação do colágeno tipo 1 (P1NP), osteoprotegerina, piridinolinas livres e desoxipiridinolinas e concentração de estrogênio plasmática. Embora alguns estudos tenham associado uma dieta vegetariana a uma menor densidade e massa óssea e um maior risco de fratura (Tong et al., 2020), evidências limitadas de mudanças significativas nos biomarcadores de renovação óssea ou do estado da vitamina D foram encontradas em adultos (Benzie e Wachtel-Galor, 2009).

Saúde renal

A função renal pode ser avaliada pela eliminação da creatinina, proteína total e excreção de albumina na urina. A doença renal crônica está associada a níveis mais elevados de biomarcadores inflamatórios, bem como a níveis plasmáticos mais elevados de ureia, creatinina e cistatina C. Os fatores dietéticos relacionados à função renal são a ingestão de sódio e de proteína. As dietas vegetarianas bem balanceadas geralmente têm baixo teor de sódio e a ingestão de proteínas é geralmente menor, porém adequada. A dieta vegetariana mostrou-se benéfica para a saúde renal com respeito ao nível de colesterol, excreção de ureia e taxa catabólica de proteína.

Uma dieta vegetariana mostrou um risco significativamente menor (93%) de cristalização de ácido úrico (fator de risco para formação de cálculo renal) em comparação com uma dieta contendo carne, devido à menor excreção de ácido úrico e pH urinário mais alto quando a dieta vegetariana foi seguida (Benzie e Wachtel-Galor, 2009).

Câncer

O câncer é um grupo de doenças caracterizadas pelo crescimento descontrolado e disseminação de células anormais causadas por mutações em certos genes-chave e é uma das principais causas de morte em todo o mundo. Os padrões do câncer são alterados pela dieta e pelos fatores ambientais, e estima-se que 30-40% de todos os cânceres possam ser prevenidos com um estilo de vida saudável e mudanças na dieta. Os elementos de uma dieta capazes de prevenir o câncer incluem altos níveis de selênio, folato, vitamina B12, vitamina D, clorofila, fibras e antioxidantes. Da mesma forma, os fitoestrógenos e isoflavonas, presentes na soja, uma importante fonte de proteína para vegetarianos, estão significativamente correlacionados com um risco menor de desenvolver câncer de mama. Quase todos esses elementos estão em níveis adequados em uma dieta vegetariana balanceada, o que explicaria a evidência epidemiológica de menor risco de câncer em pessoas cuja dieta é rica em alimentos vegetais.

Como marcadores biológicos envolvidos na carcinogênese, têm sido utilizados aqueles relacionados à inflamação, ao equilíbrio oxidativo, diabetes e metabolismo do estrogênio. Há uma falta de biomarcadores confiáveis para o risco de câncer, portanto, há uma escassez de dados de biomarcadores em relação ao risco de câncer em pessoas que aderem a uma dieta vegetariana a longo prazo (Benzie e Wachtel-Galor, 2009; Steck e Murphy, 2020).

Status imunológico

A avaliação do estado imunológico envolve o uso de testes bioquímicos para determinar os níveis de imunoglobulinas plasmáticas e proteínas do complemento (moléculas da resposta imune) e testes celulares que incluem a contagem total de leucócitos e outras subpopulações de leucócitos por citometria de fluxo. Da mesma forma, pode-se medir a resposta dos glóbulos brancos a certas proteínas conhecidas como "fatores ativadores", bem como os níveis plasmáticos de marcadores inflamatórios, como PCR e interleucinas (Benzie e Wachtel-Galor, 2009).

A inflamação, envolvida em muitas doenças agudas e crônicas, está intimamente relacionada ao sistema imunológico e pode ser afetada pela dieta, especialmente quando se trata de enfermidades crônicas. Uma dieta vegetariana diminui significativamente os níveis de vários marcadores inflamatórios e a contagem total de glóbulos brancos, conforme mencionado. Também é capaz de reduzir o risco de artrite reumatoide e talvez outras doenças de base inflamatória, incluindo DCV (Alwarith et al., 2019).

Biomarcadores diferenciais entre vegetarianos e não vegetarianos

Não é possível usar nenhum dos biomarcadores atualmente disponíveis para diferenciar vegetarianos de não vegetarianos. Sem dúvida, as concentrações plasmáticas de compostos derivados de plantas, incluindo ácido ascórbico, folato, carotenoides, catequinas e outros polifenóis, são provavelmente mais altas em vegetarianos a longo prazo, e os níveis de vitaminas B12 podem ser baixos.

As concentrações plasmáticas de fitoestrógenos são 5 a 50 vezes maiores em vegetarianos do que em não vegetarianos, e em muitos não vegetarianos são indetectáveis. No entanto, a variação entre diferentes pessoas e regiões é substancial. O ácido fitânico é um ácido graxo de cadeia ramificada encontrado principalmente em carnes vermelhas e laticínios. Portanto, a dosagem do ácido fitânico plasmático (por GC-MS) pode atuar como um biomarcador da ingestão de carne ou laticínios (Benzie e Wachtel-Galor, 2009). A 1-metil-histidina também tem sido usada como um marcador de ingestão de carne, particularmente carne vermelha e aves (Miles et al., 2019). Outras diferenças entre vegetarianos e onívoros estão no perfil de ácidos graxos das membranas celulares e no perfil de aminoácidos no plasma e possivelmente no cabelo. O ácido siálico N-glicolilneuramínico (Neu5Gc) tem sido investigado recentemente como um possível marcador inflamatorio envolvido na aterosclerose e em alguns tipos de câncer, como o colorretal. O Neu5Gc é um monossacarídeo encontrado em carnes vermelhas, lácteos e derivados de mamíferos, mas que não é sintetizado por humanos. Desta forma, a presença de Neu5Gc em bioespécimes humanas indicaria seu consumo ou outra forma de incorporação como, por exemplo, através do uso de xampus, cosméticos, enxertos ou próteses de origem animal.

TAKE HOME MESSAGES

1. A ciência e as tecnologias envolvidas no sequenciamento do genoma humano estimularam o desenvolvimento da disciplina científica que agora reconhecemos como nutrigenômica.
2. A dieta humana é uma mistura complexa de moléculas biologicamente ativas que podem modular direta ou indiretamente a expressão do genoma. A nutrigenômica tem como objetivo descrever, caracterizar e integrar a interação entre dieta e expressão gênica em todo o genoma.
3. Nutrigenômica usa tecnologias "ômicas" de alto rendimento (como transcriptômica, proteômica e metabolômica) para estudar como genes, proteínas e metabólitos respondem a diferentes nutrientes ou dietas.
4. O objetivo dos estudos de nutrigenômica é encontrar genes, proteínas e metabólitos que possam servir como biomarcadores específicos do nutriente ou de uma dieta em particular, a fim de desenvolver biomarcadores com valor diagnóstico e prognóstico que permitam o desenvolvimento da nutrição de precisão ou personalizada, adaptada ao paciente a fim de prevenir desenvolvimento de doenças associadas à dieta.
5. A adesão a uma dieta vegetariana traz diversos benefícios à saúde. Isso se reflete, por exemplo, em níveis mais baixos de biomarcadores inflamatórios (CRP), níveis mais altos de marcadores antioxidantes (ácido ascórbico) e uma microbiota intestinal enriquecida em bactérias benéficas para o metabolismo e a função imunológica. No entanto, biomarcadores robustos e específicos ainda precisam ser desenvolvidos para serem usados rotineiramente na prática clínica.

REFERÊNCIAS

ALLÈS, B.; BAUDRY, J.; MÉJEAN, C.; TOUVIER, M.; PÉNEAU, S.; HERCBERG, S.; et al. Comparison of sociodemographic and nutritional characteristics between self-reported vegetarians, vegans, and meat-eaters from the NutriNet-Santé study. *Nutrients*, v. 9, n. 9, p. 1023, 2017.

ALWARITH, J.; KAHLEOVA, H.; REMBERT, E.; YONAS, W.; DORT, S.; CALCAGNO, M.; et al. Nutrition interventions in rheumatoid arthritis: the potential use of plant-based diets. A review. *Frontiers in Nutrition*, v. 6, 141, 2019.

BAYRAM, B.; GONZÁLEZ-SARRÍAS, A.; ISTAS, G.; GARCIA-ALOY, M.; MORAND, C.;

TUOHY, K.; et al. Breakthroughs in the health effects of plant food bioactives: a perspective on microbiomics, nutri (epi) genomics, and metabolomics. *Journal of Agricultural and Food Chemistry*, v. 66, n. 41, p. 10686-92, 2018.

BENZIE, I. F.; WACHTEL-GALOR, S. Biomarkers in long-term vegetarian diets. *Advances in Clinical Chemistry*, v. 47, 171-222, 2009.

CALDER, P.C.; AHLUWALIA, N.; ALBERS, R.; BOSCO, N.; BOURDET-SICARD, R.; HALLER, D.; et al. A consideration of biomarkers to be used for evaluation of inflammation in human nutritional studies. *British Journal of Nutrition*, v. 109, n. S1, p. S1-S34, 2013.

CARLBERG, C.; ULVEN, S.M.; MOLNÁR, F. Interference of the human genome with nutrients. In: *Nutrigenomics: How Science Works*. Springer, p.49-63, 2020.

CRADDOCK, J.C.; NEALE, E.P.; PEOPLES, G.E.; PROBST, Y.C. Vegetarian-based dietary patterns and their relation with inflammatory and immune biomarkers: a systematic review and meta-analysis. *Advances in Nutrition*, v. 10, n. 3, p. 433-51, 2019.

MALKARAM, S.A.; HASSAN, Y.I.; ZEMPLENI, J. Online tools for bioinformatics analyses in nutrition sciences. *Advances in Nutrition*, v. 3, n. 5, p. 654-65, 2012.

MARIOTTI, F.; GARDNER, C.D. Dietary protein and amino acids in vegetarian diets – a review. *Nutrients*, v. 11, n. 11, p. 2661, 2019.

MEDAWAR, E.; HUHN, S.; VILLRINGER, A.; WITTE, A.V. The effects of plant-based diets on the body and the brain: a systematic review. *Translational Psychiatry*, v. 9, n. 1, p. 1-17, 2019.

MENZEL, J.; JABAKHANJI, A.; BIEMANN, R.; MAI, K.; ABRAHAM, K.; WEIKERT, C. Systematic review and meta-analysis of the associations of vegan and vegetarian diets with inflammatory biomarkers. *Scientific Reports*, v. 10, n. 1, p. 1-11, 2020.

MILES, F.L.; LLOREN, J.I.C.; HADDAD, E.; JACELDO-SIEGL, K.; KNUTSEN, S.; SABATE, J.; et al. Plasma, urine, and adipose tissue biomarkers of dietary intake differ between vegetarian and non-vegetarian diet groups in the Adventist Health Study-2. *The Journal of Nutrition*, v. 149, n. 4, p. 667-75, 2019.

ORLICH, M.J.; FRASER, G.E. Vegetarian diets in the Adventist Health Study 2: a review of initial published findings. *American Journal of Clinical Nutrition*, v. 100 Suppl 1, n. 1, p. 353S-8S, 2014.

PAVLIDIS, C.; PATRINOS, G.P.; KATSILA, T. Nutrigenomics: A controversy. Applied. *Translational Genomics*, v. 4, p. 50-3, 2015.

ROSENFELD, D.L.; BURROW, A.L. Vegetarian on purpose: understanding the motivations of plant-based dieters. *Appetite*, v. 116, p. 456-63, 2017.

STECK, S.E.; MURPHY, E.A. Dietary patterns and cancer risk. *Nature Reviews Cancer*, v. 20, n. 2, p. 125-38, 2020.

TANTAMANGO-BARTLEY, Y.; JACELDO-SIEGL, K.; FAN, J.; FRASER, G. Vegetarian diets and the incidence of cancer in a low-risk population. *Cancer Epidemiology and Prevention Biomarkers*, v. 22, n. 2, p. 286-94, 2013.

TONG, T.Y.; APPLEBY, P.N.; ARMSTRONG, M.E.; FENSOM, G.K.; KNUPPEL, A.; PAPIER, K.; et al. Vegetarian and vegan diets and risks of total and site-specific fractures: results from the prospective EPIC-Oxford study. *BMC Medicine*, v. 18, n. 1, p. 1-15, 2020.

ZHANG, Y.; XU, Y.; ZHENG, L. Disease ionomics: understanding the role of ions in complex disease. *International Journal of Molecular Sciences*, v. 21, n. 22, p. 8646, 2020.

23

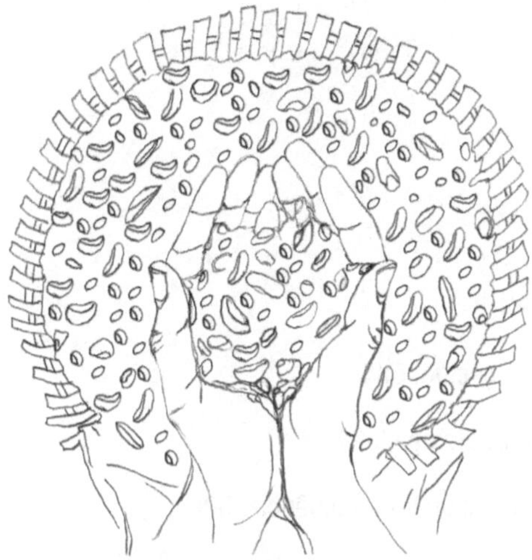

TENDÊNCIAS DO VEGETARIANISMO NO BRASIL E NO MUNDO

Daniela Tiemi Kanno
Luiz Fernando Sella

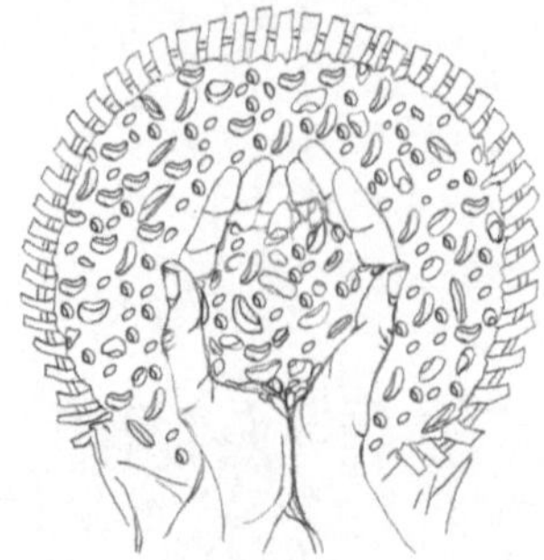

▶ SUMÁRIO

INTRODUÇÃO

Seja por questões de saúde, ética ou sustentabilidade, as dietas em todo o mundo estão mudando. A prevalência do vegetarianismo varia em todo o mundo, com pesquisas recentes indicando que aproximadamente 5% dos americanos, 8% dos canadenses e 4,3% dos alemães seguem uma dieta vegetariana. No entanto, a maior proporção de vegetarianos é encontrada na Índia, onde representam 30% da população. O veganismo é menos comum, com prevalência relatada de cerca de 2% nos Estados Unidos e menos de 1% na Alemanha (Paslakis et al., 2020).

Embora apenas uma pequena fração dos americanos seja vegetariana ou vegana, quase 40% relatam estar mudando para comer mais alimentos vegetais, de acordo com um relatório da companhia Nielsen de inteligência de mercado (Neilsen IQ, 2018).

No Brasil, uma pesquisa de opinião foi realizada com 2.002 entrevistados com 16 ou mais anos em 142 municípios pelo IBOPE Inteligência em abril de 2018 (IBOPE Inteligência, 2018). Quando confrontados com a afirmação "Sou vegetariano", 8% dos entrevistados responderam que concordam totalmente, e mais 6% concordam parcialmente, totalizando um percentual de 14% dos brasileiros. Nas regiões metropolitanas de São Paulo, Curitiba, Recife e Rio de Janeiro esse percentual sobe para 16%. A estatística representa um crescimento de 75% em relação a 2012, quando a mesma pesquisa indicou que a proporção da população brasileira nas regiões metropolitanas que se declarava vegetariana era de 8%. Hoje, isso representa quase 30 milhões de brasileiros que se declaram adeptos a essa opção alimentar. A pesquisa do IBOPE Inteligência mostra ainda o crescimento rápido no interesse por produtos veganos na população em geral: mais da metade dos entrevistados (55%) declara que consumiria mais produtos veganos se estivessem melhor indicados na embalagem ou se tivessem o mesmo preço que os produtos que estão acostumados a consumir (60%). Nas capitais, essa porcentagem sobe para 65%.

Em outra pesquisa realizada pelo Instituto Datafolha (2017), logo após a deflagração da Operação Carne Fraca da Polícia Federal, que investigou grandes produtores de proteína animal acusados de adulterar a carne que vendiam nos mercados interno e externo, 30% dos entrevistados declararam ter interesse em diminuir o consumo de carne após tomar conhecimento da operação.

UM MERCADO AQUECIDO

Independentemente das motivações, o número de consumidores que adotam estilos de vida vegetarianos ou veganos está aumentando, predominantemente entre grupos de consumidores jovens e diversos. A demanda por inovação baseada em plantas está crescendo em um ritmo rápido. Um relatório recente do instituto de pesquisa BIS Research (2019) estimou que o mercado baseado em plantas chegará a 480 bilhões de dólares em 2024, com uma taxa composta de crescimento anual projetada de 13,82% de 2019 a 2024.

No Brasil, o setor de produtos vegetarianos, sem carne ou veganos tem crescido com o maior interesse em uma alimentação baseada em plantas. Em consulta realizada por jornalistas do periódico *Folha de São Paulo*, empresários do setor apontam alta na ordem de 40% ao ano nas vendas (Rangel, 2016).

O programa de certificação vegana da Sociedade Vegetariana Brasileira (SVB) também é um termômetro do crescimento desse mercado. Criado em 2013, o programa de certificação "Certificado Produto Vegano SVB" concede a produtos de diversas categorias (alimentos, cosméticos, higiene, limpeza e calçados) um selo vegano confiável e reconhecido nacionalmente. O selo é dado não à empresa ou marca, e sim a cada produto – portanto, qualquer indústria pode solicitá-lo. O certificado Selo Vegano já contempla mais de 2.500 produtos de cerca de 150 empresas. A maioria das marcas é de alimentos, mas também há produtos cosméticos e de higiene.

MUDANÇA DE PARADIGMAS

Apesar da explosão recente, esta história nem sempre foi assim. Em 2007, trabalhávamos como médicos generalistas em uma unidade básica de saúde na grande Florianópolis, SC. Naquela época, havíamos recentemente aderido a uma dieta baseada em plantas após a leitura do livro *A Ciência do Bom Viver* (White, 2016), publicado originalmente nos Estados

Unidos em 1905, que defendia o uso de uma dieta baseada em plantas e a redução do consumo de carnes em geral como estratégia para prevenir doenças. Naquela época, dentro e fora do consultório, junto à equipe de saúde multidisciplinar, falar em reduzir o consumo de proteína animal era algo impensável. O estigma do vegetariano magro, fraco, anêmico e desnutrido estava muito presente no imaginário das pessoas.

Com o objetivo de promover um estilo de vida mais saudável na comunidade, iniciamos um trabalho educativo com palestras, oficinas de culinária baseada em plantas e grupos de caminhada. A princípio, houve grande resistência, e em pouco tempo ficamos famosos como "os dois médicos que só prescrevem alface". Mas os resultados vieram em pouco tempo. Os pacientes e membros da equipe que aderiram à mudança do estilo de vida, cujo foco principal era a alimentação baseada em plantas, relataram perda de peso, melhora das taxas de glicemia e colesterol, redução de dores crônicas e do uso de medicamentos. Após 12 meses de implantação do programa, houve uma redução significativa no número de medicamentos dispensados pela farmácia básica da unidade de saúde (dados não publicados), com posterior expansão do programa para todas as 15 unidades básicas de saúde do município, a pedido da Secretaria Municipal de Saúde.

Práticas que, na época, eram consideradas inovadoras e até anticientíficas, hoje já se multiplicaram em diversos lugares e são mais aceitas por profissionais de saúde e pela população em geral. A mudança de paradigmas pode ser medida até pelo número de buscas no Google, cujo interesse cresceu exponencialmente nos últimos 10 anos (Figura 1).

Grandes campanhas mundiais também contribuíram para essa mudança de paradigma, como a tradicional "Segunda sem Carne". Lançada em 2003 nos Estados Unidos, a campanha Segunda sem Carne (*Meatless Monday*) tem ajudado a promover uma dieta sem carnes para a população em geral. Ela promove uma mensagem simples: um dia por semana, corte a carne para a saúde pessoal e do planeta. É um convite aberto à população para descobrir novos sabores ao substituir a proteína animal pela vegetal pelo menos uma vez por semana. Existente em mais de 40 países, como nos Estados Unidos e no Reino Unido (onde é encabeçada pelo ex-Beatle Paul McCartney – Figura 2) e apoiada por inúmeros líderes internacionais, a campanha foi lançada no Brasil em outubro de 2009 e hoje conta com o apoio de governos, personalidades e empresas.

FATORES QUE IMPULSIONAM A TENDÊNCIA

De acordo com uma pesquisa recente da pesquisadora Mintel (Pilkington, 2019), existem vários fatores que impulsionam o crescimento da alimentação baseada em vegetais. Eles incluem preocupação com o meio ambiente, saúde e bem-estar, ética e diversidade no fornecimento de proteínas.

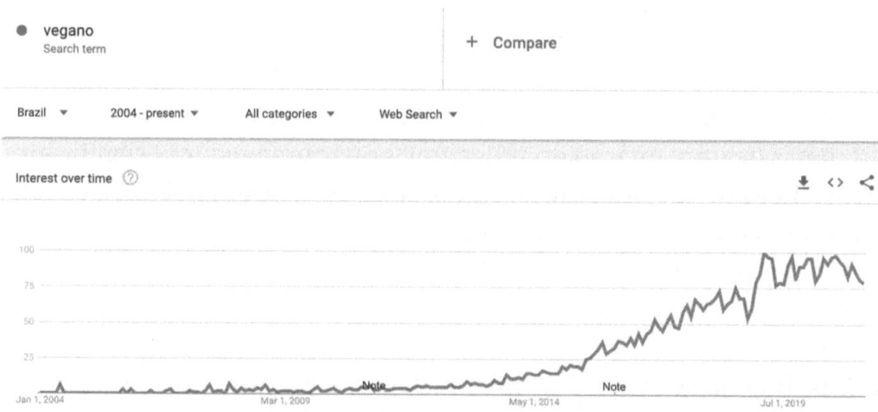

FIGURA 1 Crescimento do interesse pelo termo "vegano" no buscador Google, de 2004 a 2021.

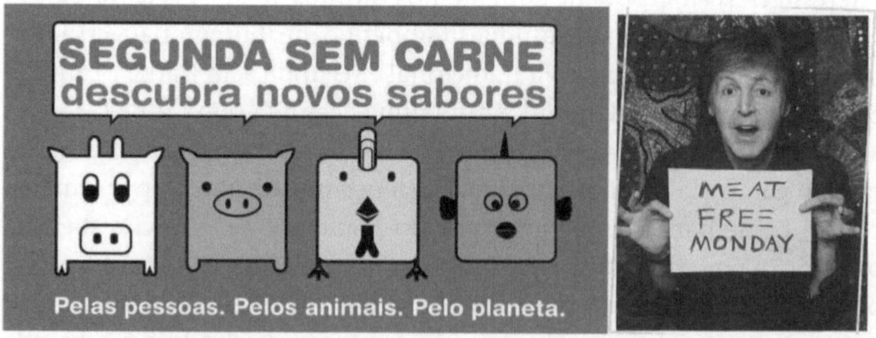
SEGUNDA SEM CARNE
descubra novos sabores
Pelas pessoas. Pelos animais. Pelo planeta.
MEAT
FREE
MONDAY

FIGURA 2 Campanha Segunda sem Carne, com apoio de Paul McCartney. Fonte: https://www.svb.org.br/pages/segundasemcarne/.

Alterações climáticas

A consciência climática é um fator que leva os consumidores a mudar para uma dieta mais baseada em vegetais. A cobertura significativa da mídia que demonstra o impacto da produção de carne e laticínios sobre os gases do efeito estufa e o aquecimento global tem contribuído para criar essa consciência. As pessoas estão se preparando para as realidades da mudança climática, da carne de criação industrial e a forma como cultivamos a maior parte dos alimentos está prejudicando a terra, o ar, a água, as comunidades e a saúde.

Saúde e ética

A mudança para dietas à base de plantas foi impulsionada predominantemente pela preocupação do consumidor em relação à saúde, ao bem-estar pessoal e ao bem-estar animal. De acordo com a consultoria empresarial Deloitte (2021), essa mudança está sendo alimentada por vários relatórios que descrevem possíveis ligações entre carne processada ou vermelha e câncer. Outro fator importante por trás dessa mudança são os benefícios positivos para a saúde que acompanham as dietas à base de vegetais, como alternativas à carne que são consideradas ricas em nutrição, capazes de auxiliar no controle do peso e, assim, promover uma melhor saúde geral.

Paladar

Em outubro de 2019, pesquisadores do The Good Food Institute (Parry & Szejda, 2019) descobriram que o sabor é o principal motivador das compras dos consumidores de produtos à base de plantas. Os avanços da tecnologia permitiram que alternativas baseadas em plantas, como soja, ervilhas e nozes, tivessem um sabor semelhante ao de carne ou laticínios. Em particular, hambúrgueres à base de plantas são frequentemente considerados paralelos aos hambúrgueres à base de carne em termos de textura e sabor, embora sejam mais sustentáveis.

Grandes empresas aderindo à tendência baseada em plantas

As grandes marcas da indústria de alimentos e bebidas estão cada vez mais conscientes das marcas menores e mais disruptoras que estão desenvolvendo inovação no mercado baseado em plantas. Como resultado, essas empresas precisam considerar suas estratégias de investimento para alternativas baseadas em plantas para proteger sua participação no mercado. Os principais exemplos incluem a aquisição da Alpro, um grande produtor de alternativas à base de plantas, pela Danone por 9 bilhões de libras esterlinas, e a aquisição da The Vegetarian Butcher pela Unilever por um valor não revelado.

Mídia social

Com o surgimento das mídias sociais como uma plataforma para compartilhar informações, as dietas vegetariana e vegana estão se tornando mais visíveis para o público e podem ser mais aceitas na indústria de saúde e fitness.

Estudos científicos

O interesse crescente por reduzir o consumo de carnes não teria alcançado tamanhas proporções se não tivesse embasamento científico. O volume de publicações científicas sobre dietas vegetarianas, veganas e *plant-based*, tanto em grandes estudos epidemiológicos longitudinais como também em ensaios clínicos, vem crescendo de forma notável nos últimos anos, como evidenciado em diferentes bases de dados (Figura 3).

Movimentos e sociedades organizadas

Dentro da comunidade científica, um movimento que tem propagado as dietas baseadas em plantas aos quatro cantos do planeta é a Medicina do Estilo de Vida, nova disciplina médica fundada em 2004 pelo médico americano John Kelly, na Universidade de Loma Linda,

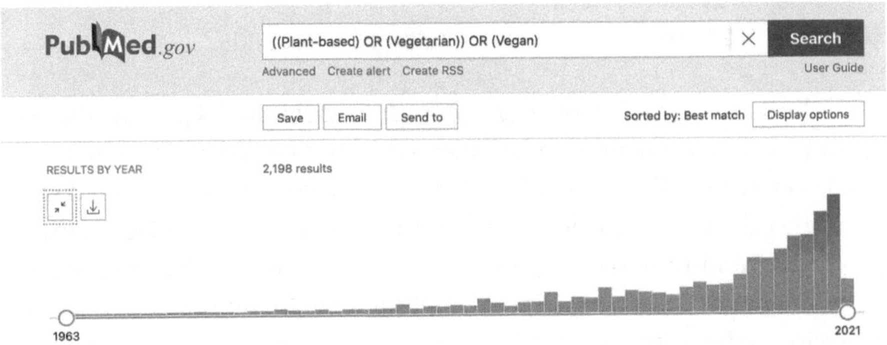

FIGURA 3 Crescimento do número de publicações com os buscadores "*plant-based*", "*vegetarian*" e "*vegan*" na plataforma PubMed (atualizado até 25/03/2021).

EUA. Criada com o objetivo de frear o avanço da epidemia das doenças crônicas não transmissíveis em nível mundial, a Medicina do Estilo de Vida é definida pelo Colégio Americano de Medicina do Estilo de Vida como uma "intervenção terapêutica de estilo de vida baseada em evidências – incluindo alimentos integrais, padrão de alimentação predominantemente vegetal, atividade física regular, sono restaurador, controle do estresse, prevenção de substâncias de risco e conexão social positiva – como modalidade primária, entregue por médicos treinados e certificados nesta especialidade, para prevenir, tratar e, muitas vezes, reverter doenças crônicas" (American College of Lifestyle Medicine, 2021).

Sociedades internacionais de Medicina do Estilo de Vida se espalharam por todos os continentes, reunidas sob o guarda-chuva da Aliança Global da Medicina do Estilo de Vida, com o objetivo de capacitar profissionais da saúde desde a graduação, inclusive com propostas de incluir conteúdo sobre dieta baseada em plantas e os demais pilares da Medicina do Estilo de Vida nos currículos das escolas de medicina em todo o mundo (Muscato et al., 2018).

PRINCIPAIS TENDÊNCIAS

A seguir, listamos as principais tendências dentro do universo das dietas vegetarianas e veganas no Brasil e no mundo.

Oferta de produtos sem carne, vegetarianos e veganos

Alinhado com o interesse crescente da população, há grande interesse da indústria de alimentos em atender a demanda e expandir o seu mercado. Há crescente disponibilidade de produtos para quem deseja reduzir o consumo de alimentos de origem animal. Alguns são verdadeiramente *plant-based* e minimamente processados, como alguns leites vegetais que contêm apenas água e oleaginosas na lista de ingredientes, enquanto outros são versões ultraprocessadas menos saudáveis e mais questionáveis.

Substitutos da carne

Empresas inovadoras estão entrando forte no mercado alimentício com opções de carnes vegetarianas e veganas. A onda começou nos Estados Unidos, com empresas como Beyond Meat e Impossible Foods, que lançaram versões vegetais de hambúrgueres com características sensoriais muito próximas às versões tradicionais. O Brasil também tem novas *foodtechs* semelhantes com viés disruptivo, como Fazenda Futuro e *The New Butcher's*, que oferecem produtos nacionais, com gosto, textura e suculência da carne animal, mas fabricados com ingredientes 100% vegetais, normalmente à base de proteína da soja, ervilha e grão-de-bico, com uma pitada de beterraba em pó para dar um visual de carne mal passada. Novos ingredientes além da soja começam a protagonizar preparações vegetarianas, como o quorn, um substituto da carne feito na Inglaterra a partir de micoproteínas (do fungo *Fusarium venenatum*) que está sendo vendido principalmente no mercado europeu.

Leites vegetais

Alguns dos destaques dessa tendência crescente à base de plantas são os leites de nozes e castanhas, como leite de amêndoa, de arroz e de coco, que podem ser facilmente integrados ao estilo de vida cotidiano. Além de serem feitos com facilidade em casa usando apenas água, cereais ou oleaginosas e um bom liquidificador, existem várias opções prontas nos supermercados, muitas já fortificadas com vitaminas, como a B12, e fornecendo mais de um terço das necessidades diárias de cálcio em cada porção de 250 mL.

Um dos mais populares é certamente o leite de amêndoas, que além do delicioso sabor da oleaginosa, é isento de colesterol, lactose, glúten e laticínios, o que o torna uma opção saudável e versátil para pessoas em dietas com restrição à lactose. Entretanto, nem todos os substitutos do leite de vaca possuem a mesma composição nutricional. Dependendo dos ingredientes utilizados, alguns oferecem maior teor de proteínas (leite de soja), enquanto outros apresentam a maior proporção de calorias provenientes de gorduras mono e poli-insaturadas (castanha-do-Pará e caju, por exemplo). Portanto, a escolha do leite vegetal dependerá das necessidades dietéticas individuais.

Substitutos dos ovos

Opções de ovos de origem vegetal já podem ser encontrados nas prateleiras, geralmente feitos de feijão-mungo ou grão-de-bico. Uma das opções disponíveis no Brasil é o *N.ovo*, um produto à base de plantas, produzido a partir de proteína da ervilha, amido de ervilha e linhaça, que pode ser usado no preparo de bolos, pães, massas, panquecas e outras preparações culinárias. Pode ser consumido por alérgicos e intolerantes a ovos e não contém colesterol. A *foodtech* brasileira *Faba Alimentos* recentemente lançou uma linha de maioneses veganas feitas com a água do cozimento do grão-de-bico, mais conhecida como aquafaba, que entra como substituto do ovo com sua emulsão e espuma.

Frutos do mato

Frutos do mar à base de vegetais são a nova moda. Empresas já começam a oferecer versões veganas de peixes e frutos do mar, alguns feitos com konjac (uma massa feita com um tubérculo rico em fibras solúveis, como o glucomanan, com baixo teor calórico e índice glicêmico) e outros feitos à base de cenouras. Espera-se uma invasão de versões vegetarianas e veganas dos frutos do mar nos próximos anos, a exemplo do que ocorreu com os substitutos das carnes.

Molhos e sobremesas

A oferta de substitutos da proteína animal não é restrita ao mundo das carnes. Empresas como a NotCo oferecem não somente os leites vegetais (NotMilk) à base de proteína de ervilha e fibra de chicória, como também as maioneses veganas (NotMayo) e sorvetes sem laticínios (NotIceCream). Espera-se oferta cada vez maior de produtos que substituem as versões tradicionais baseadas em proteína animal, como queijos veganos, pães de queijo veganos, iogurtes vegetais, cream cheese vegetal, manteigas à base de óleo de coco etc.

Probióticos à base de plantas

Com a ampliação do conhecimento acerca da importância da microbiota intestinal para a saúde humana, houve uma explosão no consumo de suplementos probióticos nos últimos anos, inclusive sendo incorporados em multivitamínicos. A grande maioria dos alimentos probióticos disponíveis são provenientes dos laticínios, como os iogurtes e o kefir de leite. A nova tendência é o desenvolvimento de probióticos de origem vegetal, como os iogurtes vegetais feitos à base de amêndoa, coco e aveia, fermentados com culturas vivas, ou probióticos feitos a base de chucrute (repolho fermentado), kefir de castanha-de-caju e kombucha.

Suplementos vitamínicos

A tendência *plant-based* também bateu à porta das indústrias farmacêuticas e de suplementos vitamínicos, impulsionando o mercado de vitaminas e suplementos veganos em várias regiões do mundo. Marcas de multivitamínicos já existentes estão produzindo novas versões de produtos focados no público vegetariano e vegano, com ingredientes 100% veganos, alto grau de pureza, apresentados em formas farmacêuticas como cápsulas vegetais incolores ou comprimidos com excipientes vegetais (feito com amido e celulose, por exemplo), e embalados em frascos recicláveis e sustentáveis. Alguns apresentam uma composição comum de multivitamínicos, com a tradicional formulação de A a Z, enquanto outras marcas incluem apenas nutrientes de preocupação nas dietas baseadas em plantas (Craig, 2010) como cálcio, vitamina B12, ferro, ácidos graxos poli-insaturados do tipo ômega-3 (particularmente o eicosapentaenoico, EPA, e o docosahexaenoico, DHA), vitamina D3 e zinco.

Suplementos esportivos

Outra indústria atenta às tendências do vegetarianismo é a dos suplementos esportivos. Em um mercado dominado pelos suplementos proteicos à base da proteína do leite (*whey*) e da carne (*beef*), já existem inúmeras versões de suplementos à base de proteínas vegetais, geralmente de ervilha, da soja, do arroz ou da batata, ou uma mistura delas. Novas marcas começam a surgir no mercado oferecendo opções feitas com leguminosas germinadas, como lentilhas, grão-de-bico e feijão, ou com sementes pulverizadas de linhaça, chia e abóbora, e até mesmo com proteína do amendoim.

Mercados e empórios especializados

Quem busca novidades e novas variedades de alimentos de origem vegetal já consegue encontrá-los com maior facilidade, especialmente nos grandes centros urbanos, como São Paulo e Rio de Janeiro. Existem empórios especializados em alimentação vegetariana e vegana, e também maior oferta de produtos baseados em plantas em mercados tradicionais e lojas de produtos naturais. A maior novidade talvez sejam os açougues veganos, que se posicionam no mercado como lojas especializadas em vender produtos para um churrasco sem crueldade, contando com diversos tipos de hambúrgueres *premium*, salsichas, linguiças, nuggets e até cortes especiais de "carnes", além dos tradicionais espetinhos de legumes com proteína de soja e variados temperos.

Restaurantes

Como era de se esperar, o número de restaurantes de comida vegana ou vegetariana também tem registrado aumento expressivo, no Brasil e no mundo. Segundo levantamento realizado pela Associação Comercial e Industrial de Campinas (2020), houve um aumento de 475% de estabelecimentos comerciais voltados a esse público entre 2018 e 2019. Outras cidades brasileiras contam com número cada vez maior de restaurantes vegetarianos (Tabela 1).

Na Europa, o crescimento do número de restaurantes vegetarianos e veganos foi muito expressivo, saltando de aproximadamente 600 estabelecimentos em 2007 para mais de 6.500 em 2019, um aumento de mais de 1.000%, de acordo com dados coletados pelo website HappyCow, que desde 1999 reúne estabelecimentos ao redor do mundo para tornar a comida baseada em plantas mais acessível e fácil de ser encontrada.

A tendência é tão forte que já surgem os primeiros restaurantes veganos com culinária segmentada, como casas de sushi 100% vegano, que apostam em ingredientes como coco, edamame e cogumelos nas suas preparações.

Apesar da oferta ainda ser pequena, quando comparada aos restaurantes onívoros, é também possível encontrar com mais facilidade opções vegetarianas e veganas nos restaurantes tradicionais, que já começam a identificar as opções *plant-based* no cardápio com símbolos para facilitar a seleção dos pratos.

TABELA 1 Número de restaurantes vegetarianos ou veganos listados no website HappyCow em algumas cidades brasileiras

Cidade	Número de estabelecimentos
São Paulo, SP	121
Rio de Janeiro, RJ	52
Porto Alegre, RS	34
Curitiba, PR	32
Brasília, DF	23
Belo Horizonte, MG	23
Recife, PE	17
Florianópolis, SC	16

(continua)

TABELA 1 Número de restaurantes vegetarianos ou veganos listados no website HappyCow em algumas cidades brasileiras (*continuação*)

Cidade	Número de estabelecimentos
Fortaleza, CE	14
Vitória, ES	10

Atualizado em 25/03/2021 (HappyCow.net).

Delivery de comida baseada em plantas

Da união de duas tendências, a comida baseada em plantas e o serviço de *delivery*, também começam a surgir novas empresas que entregam comida vegetariana na porta de casa, como é o caso da Beleaf, empresa criada em 2016 para ser uma opção prática, saudável e consciente para aqueles que desejam adotar uma alimentação sem carne, mas não têm tempo ou habilidade para cozinhar a própria comida. As opções vão desde um bobó de cogumelos na moranga ao risoto de funghi com alho negro e o ragu defumado de jaca verde. Sem dúvida, a oferta de *deliveries* vegetarianos e veganos será cada vez maior no futuro.

Instrução culinária

Para aqueles que desejam se aventurar na cozinha vegetal, livros de receitas, blogs e perfis na rede social não faltam. Inclusive, o livro brasileiro *A cozinha vegetariana* de Astrid Pfeiffer, da Editora Alaúde, foi eleito o segundo melhor livro do mundo na categoria livros vegetarianos, durante o Gourmand World Cookbooks Awards em 2012. Veja na Tabela 2 algumas indicações de livros.

TABELA 2 Seleção de livros especializados em culinária vegetariana e vegana disponíveis no Brasil

• *Sem tempero não dá* – Anna Elisa de Castro (Companhia Editora Nacional)
• *Naturalíssima* – Tatiana Cardoso (Alaúde)
• *Cozinha vegana para o dia a dia* – Gabriela Oliveira (Alaúde)

(*continua*)

TABELA 2 Seleção de livros especializados em culinária vegetariana e vegana disponíveis no Brasil (*continuação*)

• *A cozinha vegetariana de Astrid Pfeiffer* – Astrid Pfeiffer (Alaúde)
• *Pratos vegetarianos de dar água na boca* – Georgina Fuggle (Publifolha)
• *A moderna cozinha vegetariana* – Maria Elia (Marco Zero)
• *A cozinha vegetariana para todos* – Rose Elliot (Zahar)

Programas na TV

Na televisão, a presença da culinária vegetariana e vegana ainda é discreta. O canal pago GNT manteve por alguns anos o programa *Comida.org*, estrelando a chef vegetariana Tatiana Lund, que comanda o restaurante ".Org Bistrô" no Rio de Janeiro. Outros chefs, como Bela Gil e Rita Lobo, também compartilham receitas sem produtos de origem animal. Até o *reality show* Masterchef Brasil teve a participação de competidores veganos e provas especiais em que os chefs precisaram demonstrar sua habilidade culinária usando apenas proteínas vegetais.

No serviço de *streaming* de vídeos Netflix, a série *Chef's Table* mostrou grandes nomes da gastronomia internacional que defendem o conceito *farm-to-table* (da fazenda à mesa) e o uso de mais vegetais na culinária, além de dedicar um episódio completo ao lendário chef francês Alain Passard, que abalou o mundo da culinária quando reestruturou seu famoso restaurante em Paris com três estrelas Michelin para focar em vegetais, não em carne. Sem dúvida, a explosão de programas de culinária na TV vai, mais cedo ou mais tarde, contemplar a cozinha vegetariana e vegana com maior exposição e audiência.

Startups de produtos vegetarianos e veganos

O mundo da inovação e do empreendedorismo também está atento à tendência vegetariana e vegana no Brasil. Negócios *plant-based* já são tema de bate-papo entre empreendedores e investidores na rede social Clubhouse. Grandes e pequenas empresas *plant-based*, que sonham em se tornarem novos unicórnios do mercado brasileiro, estão chamando a atenção de investidores e atraindo investimentos com muitos dígitos. Tudo isso porque as estimativas de crescimento para os próximos anos são bastante promissoras. A rodada de investimentos é ainda mais favorável devido à tendência de se realizar investimentos em empresas que preenchem requisitos ESG (sigla em inglês para *Environmental, Social and Governance*, que significa Ambiental, Social e de Governança), ou seja, que levam em conta critérios de sustentabilidade.

Escolas com merenda sem carne

Já se vislumbra um movimento para promover alimentação vegetariana e vegana em escolas públicas, do ensino fundamental à universidade. Em 2019, um parecer legal elaborado pela Rede de Estudos e Ações em Justiça Alimentar (Reaja), com base no artigo 6º da Constituição Federal de 1988, que trata do respeito à pluralidade e liberdade individual, incluindo a escolha do padrão alimentar, informa que o Estado brasileiro tem a obrigação de respeitar, proteger, promover e prover alimentação às pessoas que decidem não comer carne ou produtos de origem animal.

Na cidade de São Paulo, a Secretaria Municipal de Educação (2018) instituiu, em 2018, um cardápio sustentável que será implementado nas unidades de ensino da capital paulista, que servem mais de dois milhões de refeições diárias. A iniciativa, em parceria com a Sociedade Vegetariana Brasileira, contempla receitas de lentilhesa (molho bolonhesa à base de lentilhas no lugar da carne moída), versões de proteína de soja e bolinhos feitos com leguminosas.

Propostas como essa, impulsionadas pelo movimento Segunda sem Carne, também atingiram a Faculdade de Saúde Pública da Universidade de São Paulo (USP), que lançou em 2012 um projeto de extensão universitária intitulado "Dia sem Carne", com o objetivo de discutir com a comunidade acadêmica sobre os riscos causados à saúde e ao meio ambiente causados pelo consumo excessivo de carne (Carvalho et al., 2015).

Celebridades advogando por esta dieta

Muitas celebridades e personalidades influentes da saúde e da boa forma estão adotando receitas vegetarianas e veganas para compartilhar com seu público, como evidenciado por blogs de culinária e contas do Instagram em todo o país, dando ao tema grande popularidade. Na Tabela 3 é apresentada uma breve lista de personalidades brasileiras e mundiais que se autodeclaram vegetarianas ou veganas.

TABELA 3 Algumas personalidades brasileiras e mundiais que se autodeclaram vegetarianas ou veganas

Brasil	Mundo
Gisele Bündchen, modelo	Beyoncé, cantora
Rodrigo Santoro, ator	Bill Clinton, ex-presidente dos EUA
Xuxa, apresentadora de TV	Natalie Portman, atriz
Felipe Neto, youtuber	Madonna, cantora pop
Yasmin Brunet, atriz e modelo	Ariana Grande, cantora
Mel Lisboa, atriz	Venus Williams, tenista
Isabelle Drummond, atriz	Michelle Pfeiffer, atriz
Thaila Ayala, atriz	Paul McCartney, cantor
Giovanna Ewbank, atriz	Lewis Hamilton, piloto de F1

Hospitais oferecem dietas sem carne aos pacientes

Sabe-se que a hospitalização é uma oportunidade sem paralelo para os médicos educarem os pacientes sobre a interconexão entre escolhas alimentares inadequadas e a ocorrência de muitas doenças crônicas. Para aqueles pacientes que estão prontos para abraçar a nutrição como uma parte essencial do processo de cura, no entanto, muitas vezes é difícil encontrar cardápios saudáveis em hospitais. Entradas à base de carne, bebidas adoçadas com açúcar e doces parecem ser onipresentes em cafeterias e restaurantes em hospitais no Brasil e no mundo. Por outro lado, menus saudáveis à base de plantas ainda são a exceção, e não a regra.

Nos Estados Unidos, os hospitais de Nova York agora são obrigados por lei a fornecer opções à base de plantas em todas as refeições mediante solicitação de um paciente, iniciativa alcançada pelo trabalho conjunto de várias entidades, incluindo o Comitê Médico para uma Medicina Responsável, sediado em Washington, EUA (Storz, 2020).

Desde 2015, a Humane Society dos Estados Unidos (The Humane Society, 2020) oferece treinamento baseado em plantas para quase 11.000 funcionários da cozinha em operações de serviço de alimentação em grande escala. Os resultados já são vistos em vários casos de sucesso, como a rede de hospitais Baptist Health South Florida, que atende mais de 1 milhão de pacientes anualmente. Como resultado do trabalho com a Humane Society, uma média de 40% dos clientes escolhem as opções baseadas em plantas do cardápio diariamente. O Virginia Mason Memorial Hospital, em Washington, EUA, não oferecia nenhuma entrada baseada em plantas; agora, aproximadamente 50% dos itens do menu do café da manhã são baseados em plantas.

No Brasil, vários hospitais já disponibilizam cardápios vegetarianos e veganos aos pacientes internados, tanto na rede pública como na privada. À medida que o conhecimento científico sobre os benefícios da alimentação baseada em plantas se expandir entre os profissionais da saúde, e a tendência vegetariana for abraçada por cada vez mais pacientes, veremos uma expansão dos cardápios vegetarianos e veganos na rede hospitalar.

UMA NOTA DE ADVERTÊNCIA

Como vimos, há uma forte tendência para a adoção de dietas vegetarianas e veganas em todos os níveis, no Brasil e no mundo. Com o avanço da epidemia das doenças crônicas não transmissíveis, cuja principal causa é o estilo de vida inadequado centrado em uma alimentação rica em proteína animal, gorduras saturadas e trans, alimentos refinados, açúcar e sódio, e limitada em frutas, verduras, legumes e cereais integrais, a adoção de padrões alimentares baseados em plantas se faz cada vez mais necessária em nível mundial.

Entretanto, à medida que a dieta baseada em plantas se torna mais popular e o mercado gera oportunidades bilionárias de negócios, haverá crescente competição de mercado por parte das grandes indústrias envolvidas, com ofertas crescentes de produtos vegetarianos e veganos ultraprocessados, que nem sempre são sinônimos de saúde. Isso já é visto em muitos produtos alimentícios que adotaram o selo "vegano", mas que não respeitam os princípios de uma alimentação integral baseada em plantas feita com alimentos *in natura*.

Corre-se o risco de repetir a história dos produtos ultraprocessados "*diet*" e "*light*", que se tornaram sinônimo de comida saudável para uma parcela da população com menor literacia nutricional, principalmente para os veganos e vegetarianos que fizeram sua opção nutricional baseada em motivações puramente éticas e ecológicas, e se esqueceram das nutricionais. Por esse motivo, é fundamental acompanhar a evolução da tendência com cautela e respeitar os verdadeiros princípios da alimentação baseada em plantas, que aposta nos alimentos *in natura* e minimamente processados e desencoraja o consumo dos ultraprocessados.

TAKE HOME MESSAGES

1. A alimentação vegetariana e vegana é uma forte tendência e está em rápido crescimento no Brasil e no mundo. No Brasil, 14% da população se declara vegetariana.
2. O movimento é impulsionado por diversos fatores, incluindo a preocupação com as alterações climáticas, ética, saúde, oferta crescente de produtos, exposição nas mídias sociais e embasamento científico.
3. A indústria de alimentos vem desenvolvendo inúmeras opções vegetarianas e veganas, algumas saudáveis e outras nem tanto, para substituir a carne, os laticínios, os ovos e frutos do mar, sendo também acompanhada pela explosão no número de restaurantes que oferecem comida sem carne.
4. O número de profissionais da saúde que reconhece o benefício nutricional de uma alimentação baseada em plantas adequadamente planejada e equilibrada também está em crescimento, à medida que o conhecimento científico se expande e uma nova geração de profissionais de saúde com esse treinamento é lançado no mercado de trabalho.
5. Devido a fatores econômicos, há risco de tornar a alimentação baseada em plantas em mais uma variedade de comida rápida e ultraprocessada, que desrespeita um dos princípios fundamentais da alimentação baseada em plantas, que é a aposta nos alimentos vegetais *in natura* ou minimamente processados.

REFERÊNCIAS

AMERICAN COLLEGE OF LIFESTYLE MEDICINE. *About*. 2021.

ASSOCIAÇÃO COMERCIAL E INDUSTRIAL DE CAMPINAS. *Número de restaurantes de comida vegana ou vegetariana cresce 475% em Campinas*, diz Acic. 2020.

BIS RESEARCH. *Global plant-based food & beverages alternatives market – analysis and forecast, 2019-2024*. 2019.

CARVALHO, A.M.; MARTINS, J.G.; NEGRÃO, C.; SELEM, S.S.C.; ANDRADE, S.C.; VIEIRA, V.L., et al. Dia Sem Carne: Relato de um projeto de extensão. *Revista de Cultura e Extensão USP*, v. 14, n. 0 SE-, p. 73-81, 2015.

CRAIG, W.J. Nutrition concerns and health effects of vegetarian diets. *Nutrition in Clinical Practice*, v. 25, n. 6, p. 613-20, 2010.

DATAFOLHA. *Operação Carne Fraca*. PO813914. 2017.

DELOITTE. Future of food: personalized, *responsible and healthy*. 2021.

IBOPE INTELIGÊNCIA. *Pesquisa de opinião pública sobre vegetarianismo. JOB0416*. 2018.

MUSCATO, D.; PHILLIPS, E.M.; TRILK, J.L. Lifestyle Medicine Education Collaborative (LMEd): "Champions of Change" medical school leaders workshop. *American Journal of Lifestyle Medicine*, 2018.

NEILSEN IQ. *Plant-based food options are sprouting growth for retailers*. Disponível em: https://nielseniq.com/global/en/insights/analysis/2018/plant-based-food-options--are-sprouting-growth-for-retailers/. 2018.

PARRY, J.; SZEJDA, K. *How to drive plant-based food purchasing Key findings from a Mindlab study into implicit perceptions of the plant-based category*. 2019.

PASLAKIS, G.; RICHARDSON, C.; NÖHRE, M.; BRÄHLER, E.; HOLZAPFEL, C.; HILBERT, A.; et al. Prevalence and psychopathology of vegetarians and vegans – Results from a representative survey in Germany. *Scientific Reports*, 2020.

PILKINGTON, A. *UK Meat-Free Foods Market Report 2019*. Disponível em: https://store.mintel.com/uk-meat-free-foods-market-report?_ga=2.950065.1074983790.1616683196-414143640.1616683196. 2019.

RANGEL, A. Pequenas empresas de produtos vegetarianos crescem 40% ao ano. *Folha de São Paulo*, 2016.

SECRETARIA MUNICIPAL DE EDUCAÇÃO DE SÃO PAULO. *Educação vai diversificar a oferta de proteínas vegetais nas escolas da Rede Municipal de Ensino*. 2018.

STORZ, M.A. Should plant-based hospital meals be the law? An American experience. *Hospital practice (1995)*, 2020.

THE HUMANE SOCIETY. *New coalition to help hospitals nationwide become healthier in 2020*. 2020.

WHITE, E.G. *A ciência do bom viver*. Casa Publicadora Brasileira, 2016.

24

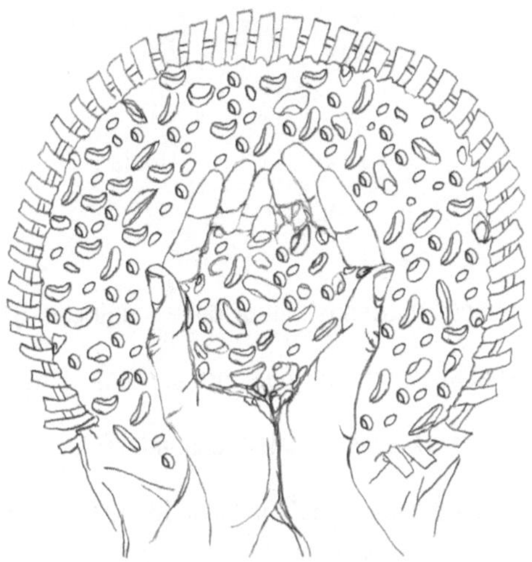

SUSTENTABILIDADE DA DIETA VEGETARIANA

Tatiana Tucunduva P. Cortese
Nicole Pudo Gomes
Sonia Tucunduva Philippi

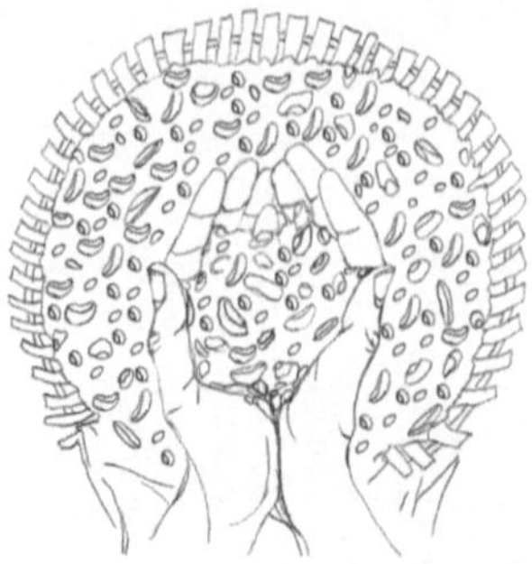

SUMÁRIO

INTRODUÇÃO: A RELAÇÃO ENTRE SUSTENTABILIDADE E NUTRIÇÃO

A Nutrição, ciência multidisciplinar, assume papel em dimensões biológicas, sociais, psicológicas e ambientais. O aprofundamento da discussão sobre essas dimensões sempre foi e, atualmente, é fundamental diante do cenário epidemiológico nutricional, das doenças crônicas não transmissíveis, das epidemias e da degradação do meio ambiente, com repercussões na cadeia alimentar e também na segurança alimentar.

Esses fatores, bem como o direito humano à alimentação, a (in)sustentabilidade ecológica do planeta, coloca o tema da Nutrição no centro dos debates políticos, especialmente ao se considerar os avanços da ciência, mas também as controvérsias científicas sobre os alimentos, riscos de consumo, modismos e ideologias alimentares. Sob o conceito da sustentabilidade, há sinais de que o ato de comer passa de uma atividade mecânica, automatizada para a prática do consumo alimentar consciente, não apenas restrito ao comer em família, mas com atitudes que dão concretude aos valores em prol de melhorias sociais e ambientais (Philippi et al., 2015).

A população mundial está aumentando e a estimativa é de que alcance o número de nove bilhões de habitantes até 2050. O planeta Terra fornece a base principal para a subsistência e bem-estar humanos, incluindo o fornecimento de água doce, alimentos e outros serviços ecossistêmicos, bem como a biodiversidade. Quanto ao sistema climático, a Terra é fonte e sumidouro de gases de efeito estufa (GEE) e a gestão sustentável pode contribuir para reduzir os impactos negativos de múltiplos estressores, incluindo mudanças climáticas e consumo de energia em ecossistemas e sociedades.

Os impactos ambientais dos atuais padrões de produção e consumo de alimentos são substanciais, ameaçando a disponibilidade futura de recursos naturais, como terra, solo saudável e água limpa. A agricultura foi estimada como responsável por 70% do uso global de água doce e cerca de 37% das terras do planeta (IPCC, 2019). De acordo com Reinhardt et al. (2020), durante a década de 2010, o setor agrícola foi responsável por 11% das emissões globais de GEE, enquanto o sistema alimentar mais amplo, incluindo a fabricação de insumos agrícolas, processamento de alimentos e transporte, foi responsável por até 37% das emissões globais.

Evoluir e mudar para padrões alimentares mais sustentáveis é uma estratégia-chave para atender às necessidades alimentares presentes e futuras. A Organização das Nações Unidas para Alimentação e Agricultura (FAO) define que dietas sustentáveis obrigatoriamente têm baixo impacto ambiental; contribuem para a segurança alimentar e nutricional; protegem e respeitam a biodiversidade e os ecossistemas; são culturalmente aceitáveis; economicamente justas e acessíveis; e nutricionalmente adequadas (Burlingame, 2012).

O sistema alimentar está diretamente relacionado com a Agenda 2030 e os Objetivos de Desenvolvimento Sustentável (ODS). A Agenda 2030 é um plano de ação global para as pessoas, o planeta e a prosperidade, buscando fortalecer a paz universal. Referido plano de ação indica 17 ODS com metas claras e cumpre destacar as interconexões e a natureza integrada dos objetivos, que funcionam como uma lista de tarefas a serem cumpridas pelos governos, sociedade civil, iniciativa privada e cidadãos em uma jornada coletiva para um mundo mais sustentável até 2030.

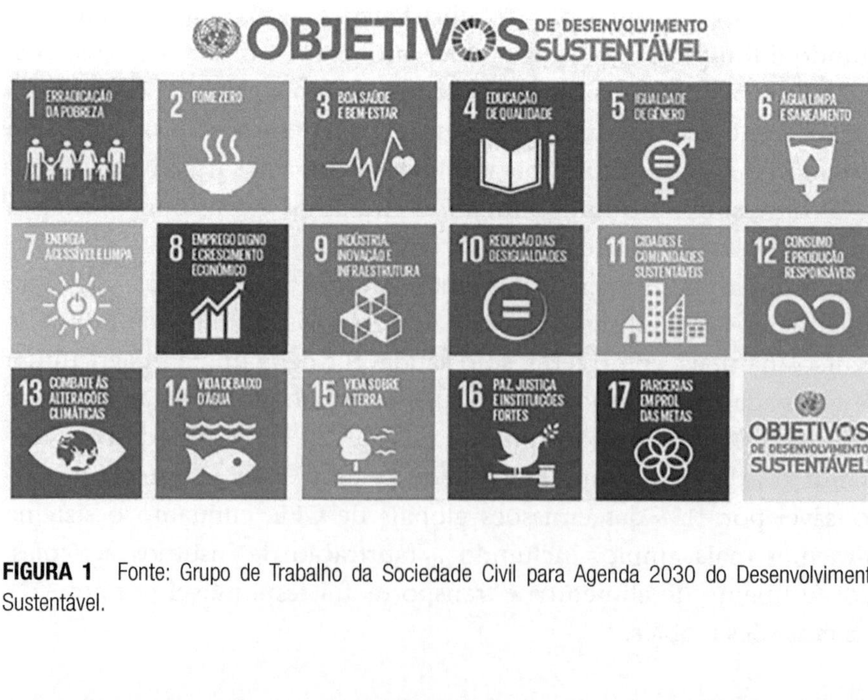

FIGURA 1 Fonte: Grupo de Trabalho da Sociedade Civil para Agenda 2030 do Desenvolvimento Sustentável.

Os Objetivos de Desenvolvimento Sustentável que se destacam no contexto da Nutrição e com o objetivo deste capítulo são: ODS 2 – Fome Zero e Agricultura Sustentável; ODS 3 – Saúde e Bem-Estar; ODS 4 – Educação de Qualidade; ODS 6 – Água Potável e Saneamento; ODS 10 – Redução das Desigualdades; ODS 12 – Consumo e Produção Responsáveis; ODS 13 – Ação contra a Mudança Global do Clima; ODS 14 – Vida na Água; ODS 15 – Vida Terrestre; ODS 17 – Parcerias e Meios de Implementação.

A sustentabilidade das dietas é influenciada pelos alimentos que compõem a dieta e também pelas formas como esses alimentos são produzidos, considerando questões éticas, para que a prática do consumo possa se constituir como espaço do pensar e de como construir uma identidade. O objetivo deste capítulo é refletir sobre os padrões alimentares atuais e o que acontece quando a sociedade passa a consumir de forma consciente e crítica, visando otimizar os benefícios ecológicos, econômicos, ambientais, de saúde e sociais em vários ambientes, inclusive destacando a importante área de pesquisa e formulação de políticas públicas.

TENDÊNCIAS INSUSTENTÁVEIS: REFLEXÃO SOBRE PADRÕES ALIMENTARES

No Brasil, 85% da população é urbana e tem padrões alimentares que influenciam a saúde por meio das consequências biológicas, sociais, econômicas e ambientais dos sistemas de produção de alimentos. Ao pensarmos em saúde e bem-estar, a composição das dietas e a qualidade dos alimentos que consumimos têm efeitos diretos e indiretos.

Nesse processo de urbanização, de forma geral, as pessoas se desconectaram da natureza e as comunidades urbanas se distanciaram das comunidades rurais produtoras de alimentos. O estilo de vida e a automatização nas atividades diárias não deixaram espaço para reflexões sobre o que comemos. Os produtores de alimentos perderam seu vínculo com os consumidores e com o meio ambiente, e muitos dos alimentos vitais passaram ao *status* de *commodities* para serem comercializados em um mercado global.

Os sistemas alimentares incluem a governança e a economia da produção de alimentos, a sustentabilidade da produção de alimentos, o grau de desperdício de alimentos e a forma como os alimentos afetam o ambiente natural (Alders et al., 2016). Na medida que nossos sistemas alimentares evoluem, a produção e a distribuição de alimentos tornam-se cada vez mais complexas.

Alimentação é uma experiência transmitida desde o nascimento, que, associada a outras variáveis, contribui para definir os valores da sociedade. Os hábitos alimentares reúnem elementos da identidade e da organização social, crenças, religião, inserção histórica, cultural e geográfica dos povos.

Toda dieta deve ser planejada com alimentos de variados grupos alimentares, de procedência segura e conhecida, consumidos em refeições, respeitando-se as diferenças individuais, emocionais e sociais, de forma a atingir as recomendações nutricionais. As escolhas alimentares devem sempre considerar os fatores biopsicossociais e ambientais que envolvem esse ato (Philippi et al., 2015).

Uma dieta só pode ser considerada saudável se levar em consideração melhorias na sustentabilidade dos sistemas alimentares, reduzindo o impacto ambiental da agricultura e da produção de alimentos, diminuindo o desperdício e melhorando a capacidade de adaptação às mudanças ambientais (Tilman e Clark, 2014).

A dieta inclui a ingestão de alimentos considerando as condições fisiológicas, emocionais, culturais, econômicas, ambientais, sociais e pelo prazer de comer. A dieta tem emergido como um importante indicador de saúde nos indivíduos e na população. Existem fortes evidências que associam a dieta com o excesso de peso, transtornos alimentares, doenças cardiovasculares, perfis metabólicos adversos, baixa aptidão física, osteoporose, diabetes, câncer de mama e redução da função cognitiva e psicossocial.

O crescimento da população humana tem sido sustentado pela domesticação de várias espécies animais e pelo desenvolvimento de sistemas agrícolas, bem como pela contínua caça e pesca. Essas atividades têm sido industrializadas em maior ou menor grau no esforço de alcançar o aumento da produção de alimentos. A lógica econômica dessa abordagem tem consequências importantes. Em alguns casos, os sistemas alimentares podem estar, na verdade, minando a segurança alimentar e a saúde ambiental do planeta e das pessoas que o habitam.

Para avançarmos nesta discussão, é necessário compreender o cenário dos padrões alimentares no Brasil, país em que 14% da população se declara vegetariana (IBOPE Inteligência, 2018). Essa opção alimentar de quase trinta milhões de brasileiros que excluem alimentos de origem animal de sua dieta habitual pode refletir a tendência mundial na busca por uma alimentação mais sustentável, ética e saudável. E há outra tendência relevante de investimentos crescentes no mercado de proteínas vegetais e de substitutos às carnes, leites e ovos. Essas tendências demonstram que o conceito de padrões alimentares mais sustentáveis tem ganhado relevância e é necessário o reconhecimento de que a saúde e bem-estar humano devem estar também associados com a saúde e o bem-estar animal e dos ecossistemas.

A sustentabilidade é o desenvolvimento capaz de suprir as necessidades da geração atual, sem comprometer as necessidades das gerações futuras (WCED, 1983). Esse termo evidencia o pensamento dos cidadãos e das nações de que o meio ambiente, assim como os animais, não possui um fim em si mesmo, não possui sua própria importância e propósito, sendo visto como mero recurso, e portanto a discussão se limita a diminuir – somente o mínimo necessário – a exploração pela sociedade a fim de que que haja equilíbrio, minimizando a futura escassez de recursos para os seres humanos.

Essa visão demonstra que o ser humano se entende como centro e que os ecossistemas e todos os outros seres vivos estão aqui para serem utilizados como recursos para satisfazerem os desejos da sociedade e que, portanto, a preservação é importante para que não falte aos seres humanos no futuro. A realidade é bem distinta dessa visão antropocentrista, sendo que a espécie *Homo sapiens* nada mais é do que parte de um todo, todo esse que existia antes dos seres humanos e que vai continuar a existir depois deles. Os humanos são pertencentes à natureza e não dominadores dela, sendo mais uma espécie que deveria – assim como todos os seres vivos – entender seu papel e contribuição para os ecossistemas. Ocorreu, porém, um processo de grande desconexão que fez com que as pessoas se sentissem possuidoras da natureza e que entendessem que seus anseios são prioridade, contudo esse pensamento só afasta o equilíbrio e a ética, uma vez que o meio ambiente e os animais possuem seus ciclos e seus significados, agindo através da cooperação, não existindo para servirem a uma única espécie.

A sustentabilidade necessária para o mundo é aquela que não somente expressa preocupação com as pessoas, mas, sim, com o ritmo da natureza, com o respeito a todos os seres vivos e, por fim, que compreende a nossa função como pertencentes a algo maior. A consideração por questões sociais é crucial, uma vez que os problemas não são só ambientais e sim socioambientais, afinal, a igualdade é um conceito que engloba tudo, buscando a harmonia.

O tripé da sustentabilidade exige esse equilíbrio entre o social, o ambiental e o econômico. A Economia (Michaelis, 2015) pode ser definida como a ciência que estuda os fenômenos de produção, distribuição e consumo de bens e serviços, com o objetivo de promover o bem-estar da comunidade. Assim, é possível uma realidade na qual a Economia auxilie estudando acontecimentos a fim de que eles possam trazer contribuições significativas para as comunidades e para o planeta.

ESCOLHAS ALIMENTARES X ÉTICA X SUSTENTABILIDADE

Quando há reflexão sobre escolhas alimentares e sustentabilidade, outros elementos fundamentais são a ética e o consumo consciente e crítico. A dieta é uma função do hábito, da identidade social, da história das relações pessoais e da manipulação sutil da publicidade e das indústrias ligadas à alimentação sobre as escolhas pessoais. Segundo O'Riordan e Stoll-Kleemann (2015), comer animais é uma norma cultural, ao invés de uma escolha. A mudança de padrões alimentares envolve desafios morais, sociais, econômicos e intergeracionais e, por esse motivo, os indivíduos podem enfrentar muitas barreiras quando buscam mudar para uma dieta vegetariana.

Estabelecer um novo enquadramento moral pode permitir que aqueles que abandonam as dietas baseadas nos animais sintam orgulho e estima pessoal por "fazerem a coisa sustentavelmente e eticamente certa", mesmo quando os outros ao redor não estão fazendo o mesmo.

A força dessa estrutura moral pode levar os indivíduos a encorajar outros a adotarem a mesma perspectiva moral. É provável que um profundo senso de compromisso moral possa formar um componente-chave na mudança e retenção de novas formas de comportamento alimentar.

Anualmente, são criados e abatidos cerca de 70 bilhões de animais terrestres no mundo para a produção de carnes, não sendo contabilizados os animais aquáticos (FAO, IFAD, UNICEF, WFP e WHO, 2017). As práticas que atingem os animais acontecem nos mais diversos âmbitos como: entretenimento, alimentação, vestuário, trabalho, exploração financeira, caça, tráfico, testes etc. Contudo, em relação à quantidade de animais afetados, a realidade é que a visão de que animais são e produzem alimento é, de todas essas práticas, a que mais mata e gera sofrimento animal em números absolutos.

De acordo com o IBGE (2021), a quantidade de vacas, frangos e porcos abatidos no Brasil no ano de 2020 foi de respectivamente 29,55 milhões, 49,19 milhões e 5,98 bilhões. Sendo assim, mais de 6 bilhões de animais foram alvos da indústria pecuária em terras brasileiras em apenas 12 meses, lembrando que esse número não contabiliza outros animais que são mortos para consumo, como perus, cordeiros, peixes etc., assim como não contabiliza a quantidade de animais vivos atingidos a fim de fornecer derivados animais.

Entender que os animais que são alvos do consumo são sencientes traz a compreensão de que as escolhas alimentares individuais são determinantes na busca por salvar vidas e extinguir o sofrimento. Senciência é a capacidade de sentir ou perceber através dos sentidos, conseguindo receber impressões e sensações com consciência, podendo ter experiências que esse ser entende como positivas ou negativas, algo mais profundo e consciente do que a mera capacidade de perceber ou responder a estímulos momentâneos.

De acordo com o filósofo Gary Francione, através desse entendimento é necessário assumir certa postura: "Como nós, os não humanos sencientes têm interesse em não experienciar dor e sofrimento, isto é, eles são daquele tipo de ser que prefere não sofrer dor, ou deseja não sofrer dor, ou não quer sofrer dor. Os animais podem ter outros interesses também, mas se são sencientes, sabemos que eles têm, no mínimo, interesse em evitar dor e sofrimento. Consideramos esse interesse moralmente significativo e aceitamos que não devemos infligir nenhum sofrimento desnecessário aos animais". Como Gary Francione busca lembrar, os indivíduos assimilam que não devem impor sofrimento desnecessário a seres sencientes, contudo fazem isso todos os dias quando optam por uma alimentação que apresenta produtos provenientes de animais e comprovada como desnecessária para construir uma vida saudável (Francione, 2013).

É com essa finalidade que nasceu o movimento vegetariano e o movimento vegano. O vegetarianismo nasceu em tempos muito remotos, tendo diversos adeptos famosos como Pitágoras. A ideia do vegetarianismo é buscar extinguir a exploração animal por meio de escolhas alimentares, e no caso do movimento vegano – tendo sua origem mais recente do que o vegetarianismo – o objetivo é extinguir a exploração animal através de todos os âmbitos que abusem dos animais, expandindo a ação em prol desses seres.

O termo "veganismo" foi cunhado pela The Vegan Society em 1944, colocando que o veganismo é uma forma de viver que busca excluir, na medida do possível e do praticável, todas as formas de exploração e de crueldade contra animais, sendo levada em conta a alimentação, vestuário, entretenimento ou qualquer outra prática. Todos os veganos possuem uma dieta baseada em vegetais, excluindo qualquer produto que tenha origem animal como: carnes, laticínios, ovos, mel, couro, lã, produtos testados em animais etc. (The Vegan Society, 1944).

Esses dois movimentos nasceram em diferentes momentos da história e evoluíram, porém, atualmente, demonstram o mesmo propósito: fazer entender que os animais não devem ser vistos como meios para se atingir os fins da sociedade e que cada ser indivíduo tem o poder de contribuir ou não com a crueldade todos os dias quando faz suas escolhas, procurando sair do automático e tomando decisões conscientes em prol do bem-estar de todos os seres vivos e do planeta.

Esses são movimentos disruptivos em relação a questões estruturais – como pensamentos sólidos sobre a carne na alimentação –, e questões que envolvem grandes indústrias como a da produção de carne, a farmacêutica que testa em animais e a de entretenimento, com zoológicos e circos. Sendo assim, esses movimentos acabam por ser um afronte a *lobbies*, incomodando muitos setores que lucram com a exploração animal e com a exploração do meio ambiente, demonstrando que são extremamente políticos e não uma moda de consumo despolitizada e momentânea.

Segundo Doneda et al. (2020), existem diversas motivações para a adesão ao vegetarianismo, principalmente relacionadas aos benefícios à saúde, à religiosidade, à preocupação com o meio ambiente, aos fatores socioculturais e à dignidade humana, além da ética e do direito dos animais.

DIREITO DOS ANIMAIS X ÉTICA X SUSTENTABILIDADE

Uma questão pouco abordada quando se discute sustentabilidade é a avaliação da realidade dos abatedouros. Na cadeia de produção de alimentos, parece haver uma preocupação em escamotear ou esconder como ocorre o abate dos animais, fazendo com que os consumidores não relacionem a carne do animal que costumam comer com o modo de abate utilizado e o sofrimento que esse ser vivo passou, ou então, fazendo com que os consumidores sejam persuadidos a acreditar que a vida daqueles animais foi vivida em uma "fazendinha feliz", algo que pode ser encontrado nos rótulos de leite, por exemplo, no qual uma vaca anda feliz em um grande pasto, em meio à natureza e à grama verde.

Porém, a realidade é muito diferente da que se encontra nessas publicidades. Cada tipo de animal que é visto como alimento passa por um tipo de processo até chegar ao prato do consumidor, mas todos têm semelhanças nesse curso, como a mutilação, a dor, o confinamento, a solidão, a exploração e o estresse. A realidade é que é impossível a população mundial continuar se alimentando como já se alimenta – comendo animais e seus derivados na maior parte das refeições, portanto, diversas vezes ao dia, todos os dias – sem a pecuária industrial que proporciona que o nascimento,a engorda e morte de animais sejam feitos da forma mais rápida, eficiente, barata e lucrativa possível, sem levar em consideração o sofrimento causado a diversos animais. Isso ocorre porque, como é colocado pela *Animal Equality*, organização não governamental, 99% da carne vem da pecuária industrial, demonstrando a dependência desse sistema para serem mantidos os hábitos alimentares existentes.

Primeiramente, é importante esclarecer que a indústria de produção de carne é relacionada com a que produz leite e ovos, sendo assim, são apenas etapas diferentes do mesmo processo que entende os animais como produtos, lembrando, também, que as fêmeas dessas espécies são duplamente exploradas por virarem carne e por produzirem esses derivados.

As vacas nas fazendas industriais de leite são responsáveis por produzir muitos litros de leite por dia, como no Rio Grande do Sul que, em 2017, apresentou a média de 4.258 litros produzidos por vaca durante um ano (IBGE, 2017). É importante esclarecer que as vacas, assim como os humanos, apenas produzem leite quando estão grávidas, para alimentar os seus filhotes. Por esse motivo, uma mesma vaca pode ser engravidada à força – por meio de inseminação artificial – todos os anos por diversos anos. Logo após o nascimento do bezerro, ele é afastado de sua mãe e o leite é comercializado (Marino e Allen, 2017).

Além disso, as vacas e os bois são submetidos a mutilações sem anestesia, como no caso da mutilação dos chifres, a castração de machos, assim como, a marcação feita com fogo ou com brincos de identificação. A vida desses animais é confinada em pequenos espaços, sem contato com a natureza.

Segundo Song et al. (2016), a certeza de que os seres humanos têm alternativas ao consumo de carne animal e derivados para viverem com saúde é uma realidade. Por esse motivo, não há justificativa para a continuidade do processo atual, como afirma o filósofo Gary Francione: "Embora afirmemos que podemos preferir humanos a animais quando necessário, mas que é errado impor sofrimento desnecessário aos animais, o fato é que a grande maioria dos usos que fazemos dos animais somente pode ser justificada pelo hábito, a convenção, o divertimento, a conveniência ou o prazer. Em outras palavras, a maioria do sofrimento que impomos aos animais é completamente desnecessário" (Francione, 2013).

Os frangos são os animais abatidos em maior quantidade, superando o número de porcos, vacas e cordeiros somados e são os animais que mais morrem antes mesmo do abate. A vida desses seres se passa inteiramente em galpões ou então em pequenas gaiolas.

Como os frangos também são explorados para produzirem ovos, as fêmeas passam uma vida em pequenos espaços, sem mobilidade, para que elas apenas se alimentem e gerem ovos, assim, conforme os pintinhos nascem, eles são separados entre machos e fêmeas. Como os machos não colocam ovos, eles são considerados inadequados para corte. A Empresa Brasileira de Pesquisa Agropecuária (Embrapa) diz que, em terras brasileiras, ocorre o abate de 6 a 7 milhões de pintinhos por mês (Franco, 2020).

As práticas e o processo de matança adotados com vacas e frangos ocorrem com diversos animais entendidos como consumíveis e acontecem em praticamente todos os países do globo, verificando essas atividades também no Brasil, Estados Unidos, México, Reino Unido, Espanha etc., como apontam diversas pesquisas feitas pela *Mercy for Animals* e pela *Animal Equality*, ambas organizações não governamentais de atuação internacional que buscam extinguir a exploração animal.

A existência dos porcos nas granjas industriais não difere muito da vida das vacas, eles também passam a vida em espaços muito restritos, sem mobilidade. Devido às condições precárias e de superlotação, esses animais acabam por ficar diversas vezes doentes.

O padrão das diferentes vivências desses animais – vistos como consumíveis – nos abatedouros traduz-se pela frase dita pela escritora e acadêmica Coral Lansbury: "Já se disse que uma visita a um matadouro transformaria em vegetariano o mais convicto carnívoro existente entre nós" (Adams, 2018).

Por fim, alguns se sensibilizam com o sofrimento de vacas, frangos e porcos e os excluem de sua alimentação na busca por um dia a dia mais ético; contudo, os peixes são animais que vivem em grupos sociais complexos. Os peixes que alimentam a população mundial são em sua maioria pescados no mar – através da pesca industrial –, o que acaba por gerar muito impacto devido à quantidade de peixes pescados em uma única vez e devido ao arrasto de redes quilométricas no fundo do mar, destruindo o ecossistema marinho. Essas redes acabam por pescar, sem a intenção, diversos outros animais subaquáticos como tubarões e golfinhos, isso conjuntamente com os – de acordo com a *Fish Count* – trilhões de peixes que são mortos todos os anos com a pesca industrial e causam um enorme desequilíbrio em todo o mar (Fish Count Org, 2017).

Os peixes, quando não pescados diretamente do mar, são criados em aquaculturas e, portanto, passam a vida confinados em ambientes apertados devido à superlotação, além de que esse ambiente acaba por gerar tormento por possuir uma grande concentração de amônia e nitratos. É comum que esses grupos de peixes fiquem infestados de parasitas que se alimentam das brânquias, dos órgãos e do sangue dos peixes, além da ocorrência de infecções bacterianas de modo generalizado. Finalmente, o abate desses animais ocorre quando os peixes maiores são deixados para sufocar e morrer.

A razão da profunda inconsistência do que falamos – que respeitamos os animais e que não queremos causar dor a eles – e do que realmente fazemos – causamos dor e os enxergamos como recursos – é o *status* que damos aos animais, o *status* de propriedade. Os animais são vistos como mercadorias que os seres humanos possuem e cujo único valor é aquele que os proprietários, portanto, os seres humanos, escolhem lhes dar. A condição de propriedade dos animais torna completamente sem sentido qualquer equilíbrio que é sugerido por meio do princípio do tratamento humanitário ou das leis do bem-estar animal, porque o que realmente está sendo pesado são os interesses dos proprietários em contraposição com os interesses das suas propriedades (Francione, 2013).

Nessa visão do filósofo Gary Francione, ele diz que "se alguém lhe sugerisse que você equilibrasse seus interesses com os interesses do seu automóvel ou de seu relógio de pulso, você muito corretamente consideraria a sugestão absurda. Seu automóvel e seu relógio de pulso são sua propriedade". Como os animais são entendidos como mera propriedade, normalmente temos permissão para ignorar seus interesses e infringir-lhes dor, sofrimento ou morte quando essa atitude é economicamente vantajosa ou está relacionada à conveniência ou ao prazer aos humanos (Francione, 2013).

Esse cenário mostra que, para que realmente exista uma mudança nas atitudes, enquanto seres humanos, é necessário que haja uma reconexão com a natureza e que passem a tratá-la não como subordinada, elevando o *status* dela e dos animais como independentes e não propriedade de um indivíduo, empresa ou Estado. Assim, é possível que as iniciativas privada, estatal e civil possam ter atitudes éticas, respeitando o direito dos animais, vendo-os como seres que dividem com os humanos um planeta complexo.

TENDÊNCIAS SUSTENTÁVEIS: ECONOMIA, SAÚDE E INOVAÇÃO

É recorrente que no debate de sustentabilidade sempre seja incluída a questão econômica, uma vez que a tecnologia é muito presente nas relações econômicas com a finalidade de gerar mais riquezas e facilitar processos. A tecnologia pode ser entendida como um mecanismo para auxiliar a produção e atingir a sustentabilidade, gerando novas formas de economia, a fim de que esses recursos sejam utilizados para cessar impactos ambientais, reduzir a pegada de carbono, revolucionar etapas na produção de alimentos, no consumo de energias renováveis e outros.

A questão é procurar implantar novas tecnologias que visem diminuir os impactos ao meio ambiente e que possam ser acessíveis aos pequenos e grandes produtores. Além disso, percebendo a insustentabilidade dos sistemas atuais e que isso prejudica não só a terra, mas a existência de todos os seres vivos, é necessário repensar o modo de produção de alimentos e o que os indivíduos consomem.

A existência de novos sistemas sustentáveis é uma realidade que busca ser incentivada pelo governo e pela iniciativa privada, como é o caso das agroflorestas. Para esse debate, é necessário que seja repensada não só a visão do agronegócio no qual os alimentos são *commodities*, como também a produção, uma vez que a agricultura familiar possui um papel fundamental para garantir comida na mesa dos brasileiros (Keeple et al., 2015).

No caso do agronegócio, a extensa produção de alguns alimentos, como a soja, tem a função de tornar-se ração para animais. Em um mundo onde 75% de todas as terras aráveis do planeta são ocupadas pela pecuária (Foley et al., 2011), no caso pastagem e produção de ração, a pecuária é responsável por apenas 12% das calorias consumidas mundialmente (Cassidy et al., 2013); ademais, tem-se que metade de toda a proteína produzida no mundo é utilizada como ração (Foley et al., 2011).

No Brasil, milhões de hectares de vegetação nativa do Cerrado e da Amazônia foram utilizados para a criação de pastos ou de cultivos de grãos para a produção de ração de animais. Muitos consumidores entenderam a importância de pressionar os Estados e os setores privados para que se repense o consumo de carne e também esse tipo de produção, assim, podendo reduzir a demanda por monoculturas e uso de terras, favorecendo sistemas agrícolas mais saudáveis e sustentáveis, demonstrando a necessidade de soluções regionais para problemas globais (Cassidy et al., 2013).

Os consumidores, governos e empresas estão mais reflexivos sobre os problemas ambientais, éticos, sociais, de saúde e econômicos relacionados à criação e ao abate de animais anualmente, visto que produzir uma refeição que inclua carnes, leites e ovos requer uma área três vezes maior do que uma refeição sem produtos de origem animal (Cassidy et al., 2013). Além disso, sem a necessidade de criar e alimentar animais para consumo, seria possível alimentar mais 3,5 bilhões de pessoas no planeta com as terras agrícolas atuais (UNEP, 2009).

Outras questões socioambientais são vinculadas ao consumo e à produção de carne e derivados, como é o caso do consumo de água, uma vez que o setor agropecuário é responsável por mais de 90% do consumo mundial de água, sendo um terço para o cultivo de ração e pasto para animais, sendo também a pecuária uma das maiores poluidoras de mananciais e corpos d'água (Hoekstra e Mesonnen, 2012; Steinfeld, 2006). Sob o argumento de que gera riquezas para os países, há discordância sobre desestimular produções não sustentáveis e éticas. Contudo, é coerente que se busque incentivar novos sistemas econômicos que prezem por esses dois pilares citados, para que eles possam ser os novos sustentadores da economia no futuro, pois a economia deve ser instrumento para o bem-estar de todos.

Cientistas e empreendedores atentos aos posicionamentos dos consumidores estão investindo muitos recursos em pesquisa, gerando tecnologias inovadoras para reproduzir o gosto e textura de carnes, leites e ovos através de alimentos vegetais, pois segundo Eric Schmidt, ex-presidente do Google, "uma revolução irá ocorrer, na qual as proteínas vegetais irão substituir a carne nas próximas décadas" (Schuck, 2021).

Um dilema que está sendo reconhecido é o fato de que a pecuária acaba por gerar trabalho análogo à escravidão em muitos países. No Brasil, a pecuária é o setor onde o problema está mais concentrado (Locatelli, 2021); além disso, há grande rotatividade devido às situações precárias a que esses trabalhadores estão expostos (Vasconcellos et al., 2009).

Uma pesquisa realizada por Springmann et al. (2016), da Universidade de Oxford, demonstra que a redução do consumo de carnes traria benefícios à economia. No caso do Brasil, poderiam ser economizados mais de R$ 100 bilhões em gastos com saúde e perda de produtividade no trabalho até 2050. Além disso, estima-se que as operações de abate e processamento de animais custem ao país, em danos ambientais, 371% a mais do que a receita que geram. Uma possível transição para dietas do tipo vegetariana e vegana poderia representar uma economia ainda maior, relacionada à diminuição dos casos de diabetes e doenças cardiovasculares (Carreira, 2015).

É essencial destacar ainda a necessidade de formulação de políticas públicas para repensar os subsídios agrícolas. É imprescindível continuar com a modernização, pois as novas formas de produção, bem como o desenvolvimento tecnológico dos produtos finais, são considerados vitais para a transformação da estrutura de consumo da sociedade para uma dieta com predominância de base vegetal.

Com relação à saúde, o cenário epidemiológico nutricional remete a um agravamento das doenças crônicas não transmissíveis (DCNT) como obesidade, hipertensão, diabetes e cânceres, que têm múltiplos fatores etiológicos. A alimentação inadequada, acesso e disponibilidade aos alimentos, inatividade física e estilo de vida são alguns dos fatores.

A vulnerabilidade física e social de crianças, gestantes e idosos por insegurança alimentar e não acesso aos alimentos de melhor valor nutritivo e menor custo, nos fazem refletir sobre a sustentabilidade do ambiente e do próprio ser humano na cadeia evolutiva. Os Objetivos do Desenvolvimento Sustentável ODS 2 – Fome Zero e Agricultura Sustentável; ODS 3 – Saúde e Bem-Estar; ODS 10 – Redução das Desigualdades; e ODS 12 – Consumo e Produção Responsáveis nos levam a pensar em quão complexo é o atingimento dessas metas quando avaliamos a vulnerabilidade dos grupos populacionais.

O Brasil é um país que está envelhecendo e a expectativa é que os idosos correspondam a 30% da população brasileira em 2050, sendo que a Organização Mundial de Saúde ressalta que 1 em cada 5 indivíduos no mundo terá 60 anos ou mais.

A década entre 2020 e 2030 é considerada pela Organização Mundial de Saúde a década do "Envelhecimento Saudável". O atendimento às recomendações nutricionais em todos os estágios de vida é imprescindível para um envelhecimento saudável com a presença de variados grupos alimentares e escolhas alimentares adequadas.

Os alimentos-fonte dos minerais ferro, zinco, vitaminas do complexo B e compostos bioativos sempre foram principalmente as carnes. Para que haja a substituição das fontes de ferro e a exclusão do ferro heme na dieta, é necessário um planejamento dietético com a inclusão diária e diversificada de vegetais considerados fontes (leguminosas como o feijão, verduras verde-escuras e cereais integrais) e a ingestão de alimentos preparados com farinhas de trigo e milho, enriquecidas com ferro e ácido fólico.

No planejamento dietético individualizado, devem ser observadas as Recomendações Nutricionais e os planos alimentares para alcançar, viabilizar e o paciente ter adesão à dieta, além de estar em consonância com os ODS 2 – Fome Zero e Agricultura Sustentável e ODS 3 – Saúde e Bem-Estar.

RUMO A UMA SOCIEDADE CONSCIENTE E CRÍTICA

Mudanças de padrões alimentares implementadas juntamente com transições baseadas em evidências para práticas agrícolas mais sustentáveis e ecologicamente informadas, redução de desperdício em toda a cadeia de abastecimento e redistribuição equitativa de poder e recursos serão essenciais para cumprir os principais parâmetros de referência para o desenvolvimento humano.

Mas para que isso aconteça, é necessária uma mudança de paradigma que envolverá ações em todas as fases do sistema alimentar, desde a terra até o prato. Essa mudança trará alimentos sustentáveis, nutritivos, éticos e seguros, produzidos e entregues no mundo todo com o mínimo de desperdício, com os consumidores valorizando e reconhecendo a importância da reconexão com o meio ambiente e os animais.

Para tanto, é essencial haver incentivos que encorajem os produtores a produzir alimentos de forma sustentável, enquanto consumidores são educados para serem responsáveis por suas escolhas e gestores públicos contribuem para efetivação de políticas públicas de adaptação aos direitos dos animais, às mudanças climáticas e mitigação. A adoção de gestão sustentável da terra e erradicação da pobreza pode ser possibilitada pela melhoria do acesso aos mercados, garantindo a posse da terra, incorporando custos ambientais aos alimentos, fazendo pagamentos por serviços ambientais e aprimorando a ação coletiva local e comunitária.

A responsabilidade é compartilhada entre poder público, iniciativa privada, sociedade civil e academia. Cada um fazer a sua parte torna possível viver em um mundo mais equilibrado, ético, com mais respeito, harmonia e conexão com a natureza e todos os seres que nela vivem, reconhecendo o poder de nossas escolhas e o poder da natureza de nos possibilitar a vida.

O desafio imposto a partir de agora é vencer as barreiras existentes para melhorar a segurança alimentar, incluindo motivadores econômicos – preços, disponibilidade e estabilidade de abastecimento – e mudar as normas tradicionais, sociais e culturais em torno das práticas alimentares. Até porque as mudanças climáticas estão afetando a segurança alimentar por meio do aumento das temperaturas, mudança nos padrões de precipitação e maior frequência de alguns eventos extremos.

A segurança alimentar e as mudanças climáticas têm fortes dimensões de gênero e equidade (IPCC, 2019). Em todo o mundo, as mulheres desempenham papel fundamental na segurança alimentar, embora existam diferenças regionais. O consumo de dietas saudáveis e sustentáveis apresenta grandes oportunidades para reduzir as emissões de gases de efeito estufa dos sistemas alimentares e melhorar os resultados de saúde. Exemplos de dietas saudáveis e sustentáveis são ricas em grãos integrais, leguminosas, frutas e vegetais, nozes e sementes; com baixo ou nenhum consumo de energia animal e alimentos discricionários.

As projeções recentes da FAO de alimentos e agricultura até 2050 sob cenários alternativos caracterizados por diferentes graus de sustentabilidade fornecem evidências em escala global de que o reequilíbrio das dietas é a chave para aumentar a sustentabilidade geral dos sistemas agrícolas e alimentares em todo o mundo.

Segundo o relatório do IPCC (2019), uma redução de 15% dos produtos de origem animal nas dietas dos países de alta renda até 2050 diminuiria as emissões de GEE, bem como contribuiria para conter a necessidade de expandir a produção agrícola devido às tendências demográficas globais crescentes.

CONSIDERAÇÕES FINAIS

Considerando a vulnerabilidade do ser humano, dos animais e do meio ambiente, com as fontes alimentares, as pesquisas e as evidências científicas comprovam que a alimentação saudável é a base para uma boa saúde. No entanto, estilos de vida e fatores biopsicossociais e ambientais podem levar a desvios no estado nutricional. Os indivíduos precisam de um novo olhar com relação aos animais e a Nutrição para possibilitar as escolhas alimentares.

As políticas públicas mostram-se eficientes quando monitoradas e avaliadas junto às populações de maior vulnerabilidade, uma vez que estados carenciais entre os menos favorecidos socialmente vêm aumentando, assim como as DCNT vêm se agravando em todas as idades. Transmitir informações para a população, em conformidade com os ODS, é um desafio que deve começar com as crianças nas escolas.

A educação nutricional e a ambiental são pilares na construção da promoção da saúde, ética, prevenção de doenças e manutenção da vida no planeta. Ao se começar a educar as crianças a fazerem escolhas saudáveis desde os primeiros anos, as consequências virão com mais facilidade. Só que, para isso, as famílias precisam ser conscientes e responsáveis por suas escolhas.

É crucial entender que as nossas escolhas alimentares possuem o poder de revolucionar diversas circunstâncias, como é o caso dos impactos socioambientais e da ética. Mudanças alimentares, nesse caso para a dieta vegetariana, podem diminuir a emissão de gases do efeito estufa; diminuir o desmatamento de biomas para o plantio de ração e criação de gado; expandir a quantidade de comida produzida, podendo alimentar mais pessoas; diminuir o gasto de água potável; respeitar a seniciência dos animais, mitigando práticas cruéis; reduzir os casos de diabetes e doenças cardiovasculares e possibilitar novos sistemas sustentáveis de agricultura.

Mas, para que essas consequências ocorram, é importante que se esteja consciente de quais são os malefícios das dietas tradicionais que não refletem sobre seus impactos, e mais importante ainda, que após essa tomada de consciência cada indivíduo busque mudar concretamente no dia a dia, afinal, o debate é fundamental, mas apenas as ações vão gerar a mudança que o planeta, os animais e as pessoas precisam.

DOCUMENTÁRIOS

Para conhecer mais sobre a relação da sustentabilidade, ética e alimentação, sugerimos os seguintes documentários:

- Cowspiracy
- Solo fértil
- Seaspiracy
- What the health?
- Dominion (disponível em: https://www.dominionmovement.com/watch)

TAKE HOME MESSAGES

1. Saúde e bem-estar humano devem estar também associados com a saúde e com o bem-estar animal e dos ecossistemas.
2. Consumo consciente é o exercício diário sobre o que estamos comendo, gerando ações sobre o como e o por quê.
3. Hábitos alimentares e suas raízes culturais são passíveis de mudanças quando se compreende como processos que visam questões éticas, conscientes, socioambientais e com respeito aos animais.
4. Os impactos socioambientais e animais são consequências das nossas escolhas alimentares.
5. Da terra ao prato, temos diferentes processos que impactam o meio ambiente, os animais e as pessoas.
6. Repensar cada etapa da produção de alimentos e o que nós vemos como alimento é uma escolha revolucionária que mudará a realidade no planeta.

REFERÊNCIAS

ADAMS, C.J. A política sexual da carne: uma teoria crítica feminista-vegetariana. 2ª edição. Editora Alaúde, 2018.

ALDERS, R; NUNN, M.; BAGNOL, B.; CRIBB, J.; KOCK, R.; RUSHTON, J. Approaches to fixing broken food systems. In: EGGERSDORFER, M.; KRAEMER, K.; CORDARO, J.B.; FANZO, J.; GIBNEY, M.; KENNEDY, E.; et al.; (eds.). Good nutrition: perspectives from the 21st century. New York: Karger, 2016.

BURLINGAME, B. Sustainable diets and biodiversity – directions and solutions for policy research and action. Proceedings of the International Scientific Symposium Biodiversity and Sustainable Diets United Against Hunger. Rome (Italy): FAO, 2012. Disponível em: http://www.fao.org/3/i3004e/i3004e.pdf.

CARREIRA, D.; RE'EM, A.; TARIN, M. Natural capital risk exposure of the financial sector in Brazil. 2015. Disponível em: http://cebds.org/wp-content/uploads/2015/07/GIZ-Natural-Capital-Risk-Exposure.pdf.

CASSIDY, E.; WEST, P.; GERBER, J.; FOLEY, J. Redefining agricultural yields: from tonnes to people nourished per hectare. Environmental Research Letters, v. 8, n. 3, p. 034015, 2013.

DONEDA, D.; SOARES, C.H.; ZANINI, M.C.C.; SILVA, V.L. Vegetarianismo muito além do prato: ética, saúde, estilos de vida e processos de identificação em diálogo. Revista Ingesta, v. 2, n. 1, p. 176-99, 2020.

FAO; IFAD; UNICEF; WFP; WHO. *The State of Food Security and Nutrition in the World 2017*. Building resilience for peace and food security. Rome: FAO, 2017. Disponível em: < https://www.fao.org/3/i7695en/i7695en.pdf>.

FISH COUNT ORG. Fish Count Estimates, 2017. United Kingdom. Disponível em: http://fishcount.org.uk/fish-count-estimates-2.

FOLEY, J.A.; RAMANKUTTY, N.; BRAUMAN, K.; CASSIDY, E.; GERBER, J.; JOHNSTON, M.; et al. Solutions for a cultivated planet. Nature, v. 478, p. 337-42, 2011. Disponível em: https://www.nature.com/articles/nature10452.

FRANCIONE, G.L. Introdução aos direitos animais: seu filho ou o cachorro? Campinas: Editora Unicamp, 2013.

FRANCO, L. Triturados vivos: o terrível destino de pintinhos machos na indústria. BBC, 2020. Disponível em: https://www.bbc.com/portuguese/brasil-51539992#:~:text=A%20Empresa%20Brasileira%20de%20Pesquisa,n%C3%A3o%20botam%20ovos%2C%20n%C3%A3o%20servem.

HOEKSTRA, A.Y.; MEKONNEN, M.M. The water footprint of humanity, Proceedings of the National Academy of Sciences of the United States of America. PNAS, v. 109, n. 9, p.

3232-7, 2012. Disponível em: https://www.pnas.org/content/109/9/3232.

IBGE. Censo agropecuário. 2017. Disponível em: https://sidra.ibge.gov.br/pesquisa/censo-agropecuario/censo-agropecuario-2017#pecuaria.

IBGE. Pesquisa trimestral do abate de animais. 2021. Disponível em: https://www.ibge.gov.br/estatisticas/economicas/agricultura-e-pecuaria/9203-pesquisas-trimestrais-do--abate-de-animais.html?=&t=downloads.

IBOPE Inteligência. Pesquisa de opinião pública sobre vegetarianismo. 2018. Disponível em: https://www.ibope.com.br.

IPCC. [SHUKLA, P.R.; SKEA, J.; CALVO BUENDIA, E.; MASSON-DELMOTTE, V.; PÖRTNER, H.-O.; ROBERTS, D.C.; et al. (eds.)]. Climate Change and Land: an IPCC special report on climate change, desertification, land degradation, sustainable land management, food security, and greenhouse gas fluxes in terrestrial ecosystems. In press. 2019. Disponível em: https://www.ipcc.ch/site/assets/uploads/2019/11/SRCCL-Full-Report-Compiled-191128.pdf.

KEEPLE, A.; SEGALL, A.; SANTOS, L.; GROSSI, M. Organização das Nações Unidas para a Alimentação e a Agricultura (FAO-BRASIL). O estado da segurança alimentar e nutricional no Brasil. Outubro, 2015. Disponível em: http://www.fao.org/fileadmin/user_upload/FAO-countries/Brasil/docs/SOFI_Brasil_2015_final.pdf.

LOCATELLI, P.; CAMPOS, A. Trabalho escravo na indústria da carne. Repórter Brasil, Janeiro, 2021. Disponível em: https://reporterbrasil.org.br/wp-content/uploads/2020/12/Monitor-8_Trabalho-escravo-na-ind%C3%BAstria-da-carne.pdf.

MARINO, L.; ALLEN, K. The psychology of cows. Animal Behavior and Cognition, v. 4, n. 4, p. 474-98, 2017. Disponível em: https://dx.doi.org/10.26451/abc.04.04.06.2017.

MICHAELIS. Economia. In: Michaelis – Dicionário Brasileiro da Língua Portuguesa. Melhoramentos: 2015. Disponível em: https://michaelis.uol.com.br/moderno-portugues/busca/portugues-brasileiro/economia/. Acesso em: 18/01/2020.

O'RIORDAN, T.; STOLL-KLEEMANN, S. The challenges of changing dietary behavior toward more sustainable consumption. Environment: Science and Policy for Sustainable Development, v. 57, n. 5, p. 4-13, 2015.

PHILIPPI, S.T.; PIMENTEL, C.B.; CHAUD, D.; POPOLIM, W. Planejamento dietético sustentável. In: PHILIPPI, S.T.; AQUINO, R.C. (eds.). Dietética: Princípios para o planejamento de uma alimentação saudável? Barueri: Manole, 2015.

REINHARDT, S.L.; BOEHM, R.; BLACKSTONE, N.T.; EL-ABBADI, N.H.; MCNALLY BRANDOW, J.S.; et al. Systematic review of dietary patterns and sustainability in the United States. Advances in Nutrition, 2020.

SCHUCK, C.; LUGLIO, A.; CARVALHO, G. A maior parte dos grãos vira ração e não alimento humano. Época Negócios. Abril, 2021. Disponível em: https://epocanegocios.globo.com/colunas/noticia/2018/04/maior-parte-dos-graos-vira-racao-e-nao-alimento-humano.html.

SONG, M.; FUNG, T.; HU, F.; WILLET, W.; LONGO, V.; CHAN, A.; GIOVANNUCCI, E. Association of animal and plant protein intake with all-cause and cause-specific mortality. JAMA Intern Med, v. 176, n. 10, p. 1453-63, 2016. Disponível em: https://jamanetwork.com/journals/jamainternalmedicine/fullarticle/2540540.

SPRINGMANN, M.; CHARLES, H.; GODFRAY, J.; RAYNER, M.; SCARBOROUGH, P. Analysis and valuation of the health and climate change cobenefits of dietary change. PNAS, v. 113, n. 15, p. 4146-51, 2016.

STEINFELD, H. Food and Agriculture Organization of The United Nations (FAO). Livestock's long shadow: Environmental issues and options, Roma, 2006. Disponível em: http://www.fao.org/3/a0701e/a0701e.pdf.

STOLL-KLEEMANN, S.; O'RIORDAN, T. The sustainability challenges of our meat and dairy diets. Environment: Science and Policy for Sustainable Development, v. 57, n. 3, p. 34-48, 2015.

THE VEGAN SOCIETY. Definition of veganism. 1994. Disponível em: https://www.vegansociety.com/go-vegan/definition-veganism.

TILMAN, D.; CLARK, M. Global diets link environmental sustainability and human health. Nature, v. 515, n. 7528, p. 518-22, 2014.

UNITED NATIONS ENVIRONMENT PROGRAMME (UNEP). The environmental food crisis: the environment's role in averting future food crises, A UNEP rapid response assessment. 2009. Disponível em: https://www.unscn.org/en/resource-center/archive/sustainable-food-systems-archive?idnews=1518.

VASCONCELLOS, M., PIGNATTI, M.; PIGNATTI, W. Emprego e acidentes de trabalho na indústria frigorífica em áreas de expansão do agronegócio, Mato Grosso, Brasil. Revista Saúde e Sociedade, Universidade de São Paulo (USP), 2009. Disponível em: https://www.scielo.br/scielo.php?script=sci_arttext&pid=S0104-12902009000400010.

WORLD COMMISSION ON ENVIRONMENT AND DEVELOPMENT. Report of our common future. 1983. Disponível em: https://sustainabledevelopment.un.org/content/documents/5987our-common-future.pdf.

25

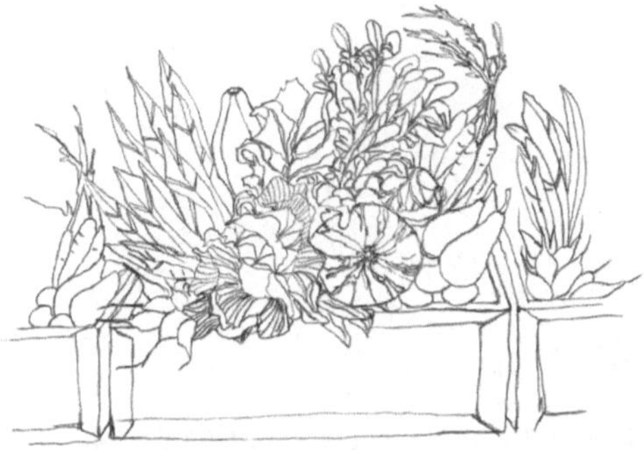

ASPECTOS REGULATÓRIOS

Mariana Bomfim
Renata Azevedo
Thaise Mendes

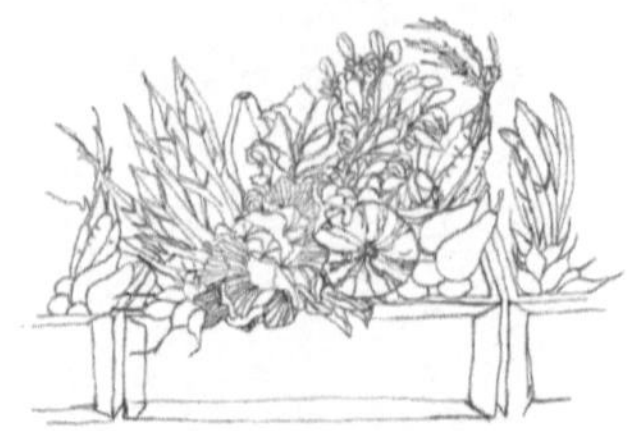

SUMÁRIO

INTRODUÇÃO

O número de interessados por uma alimentação vegetariana e vegana cresceu exponencialmente nos últimos anos. De acordo com a ferramenta Google Trends, que podemos considerar como um termômetro do interesse das pessoas por algum tema, as pesquisas no buscador com os termos "vegano" e "vegetariano" cresceram de forma significativa no Brasil entre 2012 e 2021 (Google Trends, 2021).

Em pesquisa realizada pelo IBOPE Inteligência em 2018, foi observado um crescimento de 75% da população vegetariana nas regiões metropolitanas, quando comparada com a mesma pesquisa realizada em 2012, passando de 8% para 14% de brasileiros que se declaram vegetarianos. Além disso, 55% dos entrevistados disseram que consumiriam mais produtos veganos se essa informação estivesse indicada na embalagem. Esse dado, especificamente, demonstra a importância da rotulagem específica para esses produtos.

Já em 2020, foi realizada também pelo IBOPE e coordenada pelo The Good Food Institute (GFI) a pesquisa inédita "O consumidor brasileiro e o mercado *plant-based*", que demonstrou que 50% dos brasileiros reduziram o consumo de carnes nos últimos 12 meses, sendo que 25% passaram a consumir menos carne em cada refeição, 12% passaram a fazer pelo menos uma refeição sem carne durante o dia, 12% passaram a não comer carne em determinados dias da semana e 1% parou de comer carne totalmente (GFI, 2020).

O Mapa Veg, projeto independente criado em julho de 2012, atualiza constantemente o "Censo Vegetariano e Vegano Brasileiro". Segundo os dados divulgados no site, da amostra cadastrada hoje pelo projeto, 61,4% são vegetarianos, 30,4% veganos e 8,3% "simpatizantes".

Dessa forma, é evidente que a demanda por produtos vegetarianos e veganos esteja aumentando com o passar dos anos, mobilizando esforços da indústria e consequentemente das agências reguladoras, responsáveis por estabelecer padrões nutricionais, rotulagem, alegações etc.

O MERCADO

Globalmente, o mercado de alimentos com proposta de serem alternativa ao leite e à carne movimentou o equivalente a R$ 859 milhões no ano de 2020. O mercado dos produtos caracterizados como alternativas vegetais para o leite de vaca teve seu ápice em 2012 e, após queda nos anos subsequentes, vem se mantendo estável. Já o mercado de substitutos da carne apresenta cenário promissor de crescimento nos próximos cinco anos (Euromonitor, 2021).

Em 2020, 22.175 novos produtos isentos de ingredientes de origem animal foram lançados, um aumento de 9% em comparação aos 20.291 novos produtos lançados em 2019. Já no Brasil, o número de novos entrantes chegou a 661, número ligeiramente menor do que do ano de 2019, quando houve o lançamento de 672 novos produtos (Mintel, 2021).

DEFINIÇÃO DA CATEGORIA E ALEGAÇÕES NUTRICIONAIS

Ainda há um caminho a se percorrer quando observamos o estabelecimento de definições e padrões para produtos/alimentos considerados vegetarianos e/ou veganos. A seguir, veremos algumas definições já bem estabelecidas por referências internacionais.

Codex Alimentarius

Define como "vegetariana" aquela dieta que contém ingredientes de plantas multicelulares, fungos, algas e de origem bacteriana, mas que exclui qualquer ingrediente animal e produtos obtidos a partir da morte de um animal como as gelatinas, gorduras animais, caviar, ovas etc. Pode ainda incluir mel, laticínios produzidos sem a morte de animais e/ou ovos obtidos de animais criados livres.

Alegação: o gênero alimentício que alegar ser adequado para vegetarianos deve especificar o tipo de vegetarianismo ao adicionar uma ou a combinação dos prefixos abaixo à palavra "vegetariano":

- Lacto: significa que leite e seus derivados estão incluídos na dieta vegetariana; essa definição exclui produtos preparados usando o "coalho" do leite.
- Ovo: significa que ovos não fertilizados, preferencialmente livres de gaiola e produtos do ovo estão incluidos na dieta vegetariana.
- Mel: mel está incluso na dieta vegetariana.
- Restritivo ou vegano: significa que ingredientes de plantas, fungos, algas e bactérias estão inclusas na dieta, mas todos os ingredientes e aditivos derivados de animal estão excluídos. A palavra "vegano" pode ser usada no lugar de "vegetariano restritivo".

Estados Unidos

Atualmente não há definições aprovadas por autoridades sanitárias, portanto a seguir estão aquelas adotadas pela Sociedade Americana de Vegetarianismo (AVA) para considerar o alimento como vegetariano e/ou vegano:

- Vegetarianos: produtos que não contêm carnes, aves, peixes, frutos do mar ou insetos. Produtos podem conter derivados do leite, ingredientes do ovo, produtos de abelhas e goma-ágar.
- Veganos: produtos que não contêm animal ou ingredientes de origem animal, incluindo laticínios e ovos. Nenhum tipo de ingrediente animal ou derivado é usado na produção e no processamento dos alimentos e não há teste animal no produto final.

Alegações: nos EUA podemos observar uma tendência na utilização de selos certificando a caracteristica do produto. Neste caso, toda a padronização e as definições são estabelecidas pela empresa que analisa e certifica o alimento.

União Europeia (UE)

Ainda está em discussão a proposta com as definições para o uso dos termos "vegano" e "vegetariano" na rotulagem de alimentos que seja um consenso para todo o bloco. Entretanto, a indústria de alimentos e bebidas, representada pela Food and Drink Europe e o movimento vegano e vegetariano europeu, representado pela Europe Vegetarian Union (EVU), elaboraram em conjunto uma proposta com os requisitos que precisam ser cumpridos para definir que o alimento seja adequado para consumo de vegetarianos e/ou veganos, de acordo com o regulamento já estabelecido para alimentos de forma geral [Regulation (EU) n. 1169/2011].

Segundo essa regulamentação [artigo 36 (3) (b)], produtos alimenticios podem conter informações adicionais em seu rótulo relacionadas a serem alimentos adequados para vegetarianos ou veganos, mas elas não podem levar o consumidor ao engano, ser ambíguas e/ou ocupar o espaço disponível para informações mandátorias no rótulo.

As definições a seguir foram apresentadas em conjunto pela indústria e movimento vegano/vegetariano e são consideradas como as bases para as discussões sobre o tema na UE.

- "Alimentos adequados para vegetarianos": alimentos que alcançam os requerimentos do parágrafo 1 [Regulation (EU) n.1169/2011], com a diferença que em sua produção e processamento podem ser adicionados:
  1. Leite e seus derivados;
  2. Colostro;
  3. Ovos (N. 5 do Anexo I, Regulamentação (EC) No 853/2004);
  4. Mel (Anexo I, Diretriz 2001/110/EC);
  5. Cera de abelha;
  6. Própolis;
  7. Goma-laca de escaravelhos; ou
  8. Graxa de lã, incluindo lanolina derivada de lã de ovelhas vivas ou seus derivados.
- "Alimentos adequados para veganos": alimentos que não são produtos de origem animal e nos quais, em nenhuma fase da produção e processamento, tenha sido adicionado ou produzido com:
  1. Ingredientes (incluindo aditivos, aromatizantes e enzimas) ou
  2. Coadjuvantes de processamento ou

3. Substâncias que não são aditivos alimentares, mas são utilizadas com o mesmo propósito tecnológico de aditivos/ingredientes, que sejam de origem animal.

Como comentado, as discussões para o estabelecimento de um padrão único para toda a União Europeia ainda não foram finalizadas, mas, recentemente, o Parlamento Europeu votou contra uma moção que proibiria produtos alimentares à base de plantas e sem carne de terem nomes associados à carne. No entanto, as designações similares de produtos não lácteos à base de vegetais, como "queijo" ou "leite", permanecem proibidas.

DEFINIÇÕES E DISCUSSÕES NO BRASIL

Atualmente não há no Brasil nenhuma regulamentação que aborde e estabeleça critérios específicos para produtos que se denominam vegetarianos e/ou veganos. Apesar de a Resolução RDC n. 268/2005 estabelecer o Regulamento Técnico para Produtos Proteicos de Origem Vegetal e a Resolução RDC n. 272/2005 regulamentar os Produtos de Vegetais, Produtos de Frutas e Cogumelos Comestíveis, nenhuma das duas aborda especificamente definições e declarações relativas a produtos vegetarianos e veganos, para serem utilizadas na comunicação desses produtos.

No âmbito do Legislativo, identifica-se também um interesse no tema, como o Projeto de Lei n. 2876/2019, de autoria do deputado Nelson Barbudo (PSL-MT), que dispõe sobre a proibição do uso da palavra "carne" e seus sinônimos na rotulagem de alimentos vegetais, de modo similar à UE.

Já o Projeto de Lei n. 10.556, de 2018, reserva o uso da palavra "leite" a embalagens, rótulos e publicidade de alimentos ao produto "da secreção mamária das fêmeas mamíferas". Ao mesmo passo, restringe o emprego das denominações consagradas de derivados do leite – queijo, manteiga, iogurte, leite condensado etc. – a produtos verdadeiramente confeccionados com o ingrediente lácteo.

A rotulagem de alimentos no Brasil vem evoluindo a partir de uma demanda pela informação. Com o aumento do número de vegetarianos e veganos e maior lançamento de produtos com essas características, entende-se ser necessário o estabelecimento de padrões para essas categorias de produtos.

Nesse sentido, pensando além dos produtos vegetarianos e veganos, o Ministério da Agricultura, Pecuária e Abastecimento (MAPA) iniciou as discussões sobre os alimentos autodenominados *"plant-based"* publicando a Portaria n. 327, de 02 de junho de 2021, que tem como objetivo "Obter subsídios para fomentar a discussão sobre a regulação dos produtos processados de origem vegetal autodenominados *plant-based*". Essa Portaria estabelece a Tomada Pública de Subsídios (TPS), que é um mecanismo de consulta aberto ao público para coletar dados, informações ou evidências sobre o relatório preliminar de Análise de Impacto Regulatório (AIR), a fim de auxiliar na tomada de decisão do órgão regulatório. Assim, esse é o primeiro passo para se discutir a regulação de produtos processados de origem vegetal análogos a produtos de origem animal, autodenominados *"plant-based"*, no Brasil.

De maneira geral, a regulamentação teria como objetivos:

- Definição de terminologia e conceitos.
- Categorização horizontalizada.
- Possibilidade de normas diferentes para matérias-primas e produtos elaborados.
- Regulação que inclua a produção, comercialização e consumo (incluindo rotulagem).
- Norma que siga as tendências internacionais.
- Considerar inter-relação com produtos veganos e vegetarianos.

As discussões ainda são preliminares e há um caminho a se percorrer, mas. sem dúvidas, é um passo importante para se entender a real necessidade de uma regulamentação e qual deverá ser seu nível de complexidade.

PROGRAMAS DE CERTIFICAÇÃO

Programas de certificação de alimentos vegetarianos, veganos e de maneira geral os *"free from"* têm sido uma tendência globalmente.

No Brasil, a Sociedade Vegetariana Brasileira (SVB), sociedade civil de direito privado, sem fins lucrativos, com sede em Florianópolis e que é um dos grupos mais ativistas na causa vegetariana no Brasil, tem um certificado já estabelecido, o Selo Vegano, criado em 2013. Os produtos são submetidos à análise para verificar se há ou não ingredientes de origem animal. Atualmente, no Brasil, existem mais de 2.500 produtos certificados com o selo SVB.

A certificação pode ser concedida a produtos de diversas categorias, como alimentos, cosméticos, produtos de higiene, limpeza e calçados. O certificado é concedido a cada produto e não à empresa ou marca, e qualquer indústria pode solicitá-lo.

Os critérios necessários para receber o selo são:

1. O produto não conter ingredientes de origem animal.
2. A empresa não testar o produto finalizado em animais.
3. Os fornecedores não testarem os ingredientes em animais.

O investimento para certificar produtos varia de acordo com diversos fatores, como quantidade de produtos, complexidade de composição, presença de insumos críticos e porte da empresa.

Além da SVB, a Associação Brasileira de Veganismo, que começou com um grupo de ativistas independentes em 2007, em São Paulo, com o objetivo de divulgar o veganismo no Brasil, também possui um programa de certificação. O Certificado ou Selo Vegano é uma marca similar à certificação "kosher" ou orgânico, para produtos não testados em animais e livres de ingredientes de origem animal. O Certificado Vegano é facilmente identificável no rótulo dos produtos, auxiliando e atraindo o consumidor.

O selo da Associação Brasileira de Veganismo trabalha nos mesmos padrões do original inglês The Vegan Society Trademark, organização que criou e registrou o termo "veganismo" em Birmingham, no Reino Unido.

No mercado desde a década de 90, as normas seguem obedecendo aos critérios de produtos não testados em animais diretamente ou indiretamente e sem quaisquer ingredientes de origem animal, com rígido controle de qualidade assegurado ao consumidor e ao produtor.

Esse selo não está restrito apenas a alimentos, todos os produtos e serviços que não utilizam animais e testes animais podem obter o Certificado Vegano, incluindo alimentos e bebidas, produtos de beleza e higiene pessoal, serviços, produtos de limpeza, roupas e acessórios, móveis e utilidades domésticas e também pratos de restaurantes. Veja a seguir um resumo dos selos de certificação (Tabela 1).

Com a ausência de uma regulamentação específica que estabeleça critérios e alegações para produtos considerados adequados para vegetarianos e veganos, a certificação é, sem dúvida, uma ferramenta interessante para as indústrias comunicarem de forma clara essa característica de seus produtos para seus consumidores.

AVALIAÇÃO DE RÓTULOS NACIONAIS

Com o intuito de entendermos melhor os produtos classificados como "vegetarianos" e "veganos", faremos a seguir uma avaliação da categoria regulatória de dois produtos disponíveis no mercado, que se denominam como "ovos veganos".

- Produto 1:
  - Nome comercial: substituto para ovos *plant-based*.
  - Classificação regulatória: proteína isolada de arroz com linhaça e grão-de-bico em pó.
  - Alegação no rótulo: "*vegan*".

- Produto 2:
  - Nome comercial: substituto para ovos *plant-based*.
  - Classificação regulatória: produto em pó para preparo de bolos, pães, massas e panquecas.
  - Alegação no rótulo: possui selo de certificação.

Assim, com esse exercício rápido pode-se verificar que um mesmo tipo de produto, sem uma definição regulatória clara, pode se encaixar em mais de uma categoria regulatória. Isso quer dizer que os produtos são irregulares? De forma alguma. Essa avaliação apenas nos demonstra

TABELA 1 Resumo dos selos de certificação vegana

Selo	Certificado Produto Vegano	Certificado Vegano
Instituição	Sociedade Brasileira de Vegetarianismo	Associação Brasileira de Veganismo
Categorias que podem ser certificadas	Alimentos, cosméticos, produtos de higiene, limpeza e calçados	Alimentos e bebidas, produtos de beleza e higiene pessoal, serviços, produtos de limpeza, roupas e acessórios, móveis e utilidades domésticas e pratos de restaurantes
Critérios	O produto não conter ingredientes de origem animal* A empresa não testar o produto finalizado em animais** Os fornecedores não testarem os ingredientes em animais	Produtos e serviços que não utilizam animais e testes animais

*A possibilidade de presença não intencional de resíduos de origem animal nos produtos não é um fator que impede o produto de obter a certificação da SVB. A análise e a verificação deste critério incluem tanto a composição quanto o processo de fabricação (mesmo se o ingrediente não estiver na composição do produto final).

**Considerando o período de carência de no mínimo 5 anos para testes em animais para todos os produtos e ingredientes em processo de certificação.

que é imprescindível discutir a regulamentação dos produtos denominados como *plant-based*, com o objetivo não de burocratizar ou criar entraves para a inovação, mas, sim, de estabelecer padrões e diretrizes para o mercado no Brasil.

CONCLUSÕES

A busca do consumidor por opções de produtos elaborados apenas com ingredientes de origem vegetal aumenta exponencialmente e, por conta disso, o mercado responde com mais lançamentos e alternativas inovadoras a cada ano.

Entretanto, é necessário seguir no caminho da padronização da informação e no estabelecimento de critérios específicos para esses produtos, sejam eles adequados para vegetarianos, veganos e/ou os denominados *plant-based*, para que haja uma padronização das informações disponíveis para o consumidor, sempre baseadas em ciência, maior disponibilidade de alimentos inovadores para o público que busca consumir mais alimentos de origem vegetal ou que já tenham uma dieta estabelecida, mas que ao mesmo tempo, tenha a amplitude necessária para não sobrecarregar as agências reguladoras e/ou impedir o lançamento de produtos inovadores por parte da indústria.

TAKE HOME MESSAGES

1. As discussões sobre a regulamentação de produtos à base de vegetais estão avançando no Brasil.
2. Existem certificações voluntárias que a indústria pode solicitar para organizações como Sociedade Brasileira de Vegetarianismo e Associação Brasileira de Veganismo.
3. Os termos "vegetarianismo" e "veganismo" são bem definidos pelo *Codex* e outras referências internacionais.
4. As discussões sobre rotulagem desses produtos seguem encaminhando em referências regulatórias como da União Europeia e dos EUA.
5. A participação do público, seja ele academia, profissional de saúde, indústria ou consumidor final interessado no assunto, em discussões regulatórias sobre o tema, se faz necessária para o avanço.

REFERÊNCIAS

ASSOCIAÇÃO BRASILEIRA DE VEGANISMO [internet]. Acesso em 25 jun 2021. Disponível em: https://veganismo.org.br/.

EUROMONITOR INTERNATIONAL. Meat substitutes in Brazil – Datagraphics. Jan, 2021.

EUROMONITOR INTERNATIONAL. Milk alternatives in Brazil - Datagraphics. Oct, 2020.

FAO. Codex. http://www.fao.org/tempref/codex/Meetings/CCFL/ccfl28/fl00_10e.pdf.

GFI. THE GOOD FOOD INSTITUTE. O consumidor brasileiro e o mercado plant-based. 2020.

GOOGLE TRENDS [internet]. Google. [acesso em 22 mar 2021]. Disponível em: http://www.google.com.br/trends.

IBOPE INTELIGÊNCIA. Pesquisa de opinião pública sobre vegetarianismo. São Paulo: Sociedade Vegetariana Brasileira, 2018.

MAPA VEG. [internet]. Acesso em 30 jun 2021. Disponível em: https://www.mapaveg.com.br/.

MINTEL. Global new products database. 2021.

Portaria n. 327, de 02 de Junho de 2021.

REGULATION (EU) NO.1169/2011. Disponível em: http://eur-lex.europa.eu/legal-content/EN/TXT/PDF/?uri=CELEX:02011R1169-20140219&qid=1453389756448&from=FR.

SOCIEDADE VEGETARIANA BRASILEIRA [internet]. Acesso em 22 mar 2021. Disponível em: https://www.selovegano.com.br/sobre/.

PARTE 6

RECEITAS VEGETARIANAS AUTORAIS

26

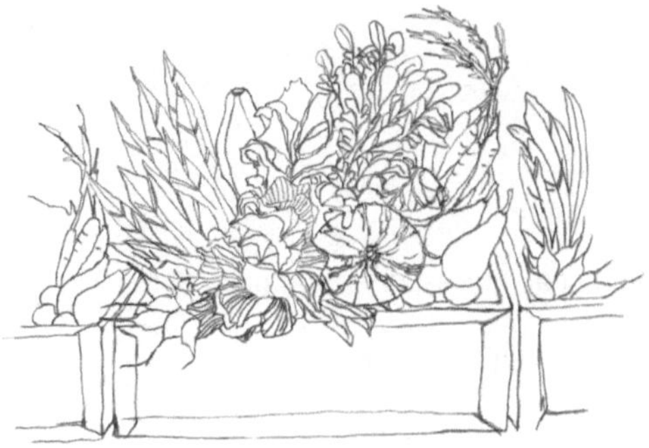

RECEITAS VEGETARIANAS AUTORAIS

Carla Pelliciari
Erika Checon Romano
Erika Christiane Toassa
Juliana Aiko Watanabe Tanaka
Juliana Dabbur
Lara Natacci
Maria Cecilia Corsi
Mariane Bagodi Batista da Silva
Marissol Richter
Mônica Beyruti
Roberta Lara
Rosana Raele
Sonia Tucunduva Philippi
Thais Sarian
Thelma Feltrin

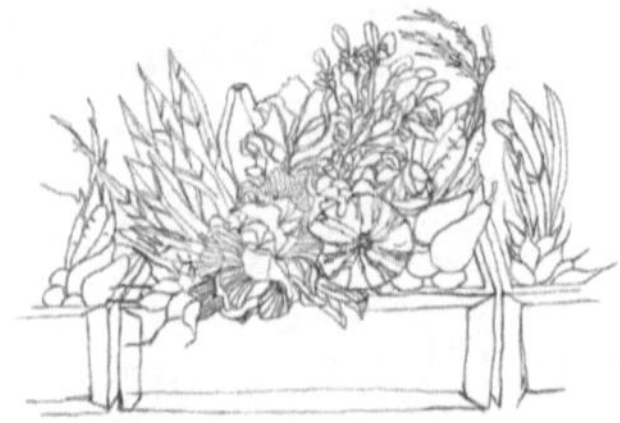

SUMÁRIO

RISOTO DE PUPUNHA, COUVE-FLOR E PURÊ PINK

Por: Carla Pelliciari

Risoto de pupunha

Ingredientes

- 200 g de palmito pupunha em conserva cortado em rodelas
- 100 g de castanha-de-caju (torrada, salgada e triturada no processador)
- 400 g de couve-flor crua
- 1 colher de sopa de azeite
- 4 dentes de alho picados (10 g)
- 1 colher de café de sal

Modo de preparo

1. Triture a couve-flor higienizada no processador.
2. Aqueça o azeite e adicione o alho picado em fogo baixo.
3. Antes de dourar o alho, adicione a couve-flor e a castanha trituradas e os palmitos cortados em rodelas (reserve alguns para decorar).
4. Cozinhe por cerca de 5 minutos no fogo baixo e tempere com sal.
5. Deixe esfriar e coloque em formas pequenas de silicone untadas com azeite.
6. Reserve na geladeira.

Purê pink

Ingredientes

- 400 g de inhame cozido
- 200 g de cenoura cozida
- 200 g de beterraba cozida
- 1 colher de sopa de azeite
- 1 colher de chá de sal

Modo de preparo

1. Faça um purê com o inhame, a cenoura e a beterraba e adicione na panela com 1 colher de sopa de azeite.

2. Misture tudo até obter uma massa homogênea com coloração "pink".
3. Adicione o sal.

Shimeji com folhas de couve-flor picadas

Ingredientes

- 500 g de shimeji
- 1 colher de sopa de azeite
- 1 colher de sopa de molho de soja
- Folhas de couve-flor picadas

Modo de preparo

1. Refogue o shimeji com 1 colher de sopa de azeite.
2. Adicione molho de soja e as folhas da couve-flor picadas.

Montagem do prato

Em um prato, desenforme o risoto e distribua o shimeji em volta. Decore o risoto com rodelas de palmito, castanhas-de-caju e folhas de couve-flor. O purê pink pode ser servido em bowl separado, para misturar ao risoto na hora de comer.

Rendimento: 4 porções
Grau de dificuldade: fácil

Informações nutricionais

Valor calórico total	1.679 kcal	1 porção: 420 kcal
Proteína	56 g	1 porção: 47 g
Carboidrato	221 g	1 porção: 55 g
Lipídio	73 g	1 porção: 18 g

Comentários

Quando pensei nessa receita, quis valorizar ingredientes tipicamente brasileiros como o caju, o inhame e o palmito pupunha. Preocupei-me em não desperdiçar nada, por isso usei as folhas da couve-flor picadas com o shimeji. Além da densidade nutritiva, também queria um prato colorido, bonito e com texturas e sabores harmonizados. A receita proporciona muita saciedade com alto conteúdo de proteínas, boas gorduras e fibras. É uma refeição recomendada para a família e para todas as idades, principalmente pelo valor nutritivo, pela explosão de sabores (inclusive o umami) e visual colorido.

TORTA PROTEICA COM SHIMEJI

Por: Erika Checon Romano

Ingredientes

Massa

- 500 g de grão-de-bico cozido
- 30 g de gergelim
- 30 g de chia
- 100 g de farinha de trigo integral
- 100 mL de azeite extravirgem
- Sal a gosto

Recheio

- 400 g de shimeji
- 2 cebolas médias
- 10 g de cebolinha picada
- 50 mL de shoyu
- 50 mL de azeite extravirgem

Modo de preparo

1. Coloque o grão-de-bico cozido no processador junto com o gergelim. Bata até formar uma pasta. Misture 100 mL de azeite nessa pasta, acrescente a farinha integral, a chia e o sal. Misture tudo.
2. Coloque a mistura em uma forma redonda de fundo removível (20 cm de diâmetro), deixando a borda mais alta. Leve para assar no forno a 180°C por 45 minutos. Enquanto a massa assa, prepare o recheio.
3. Pique a cebola em cubos pequenos, doure em 50 mL de azeite e acrescente o shimeji picado. Deixe 5 minutos, coloque o shoyu e a cebolinha. Deixe mais 5 minutos e reserve.
4. Quando a massa estiver pronta, acrescente o recheio. Pode ser servida quente, acompanhando a refeição ou como entrada com uma salada de folhas verdes.

Rendimento: 8 fatias

Tempo: 15 min de pré-preparo + 45 min de preparo

Informações nutricionais por porção

Valor energético total	372 kcal
Proteína	11 g
Carboidrato	33 g
Lipídio	23 g

Comentários

Esta é uma receita saborosa e de fácil preparo, podendo variar o recheio de acordo com o hábito familiar e a disponibilidade de ingredientes. É indicada para todas as idades pelo sabor suave e alto valor proteico.

Sugestões para outros recheios: palmito (refogado com cebola e tomate); queijo feta com tomate, azeitona kalamata, queijo cremoso e orégano; berinjela com coalhada seca; creme de aspargos ou com alcachofra (refogada com alho e azeite).

SAGU DE QUINOA COM MANGA

Por: Erika Christiane Toassa

Ingredientes

- ½ xícara de chá de quinoa branca em grãos (90 g)
- 1 ¼ xícara de chá de água filtrada (300 mL)
- 2 colheres de sopa de mel (30 g)
- 1 unidade de canela em pau (2 g)
- 2 unidades de manga Haden madura (300 g)
- 1 colher de café de gengibre fresco ralado (3 g)

Modo de preparo

1. Ferva a água em uma panela e adicione a quinoa, o mel e a canela.
2. Mexa e cozinhe em fogo baixo com a panela tampada por 20 minutos ou até secar quase toda a água.
3. Desligue o fogo e deixe descansar com a tampa fechada por mais 5 minutos.
4. Espere esfriar e reserve.
5. Descasque as mangas maduras, pique e bata no liquidificador ou processador até obter um purê (se necessário, acrescente 2 a 3 colheres de sopa de água, para facilitar o processamento).
6. Acrescente o gengibre ralado.
7. Em uma taça transparente, coloque uma colher de sopa do purê de manga, seguida de três colheres de sopa da quinoa cozida e finalize com mais 2 colheres de sopa de purê de manga por cima.
8. Decore com a canela.
9. Sirva gelado.

Rendimento: 4 porções
Tempo: 30 minutos, mais o tempo de geladeira
Grau de dificuldade: fácil

Informações nutricionais por porção

Valor calórico	170 kcal
Carboidrato	35,1 g
Proteína	3,7 g
Lipídios	1,7 g
Fibras alimentares	3,4 g

Comentários

A manga pode ser substituída por frutas da época como morango, mirtilo, pera, maçã, pêssego ou abacaxi picados ou na forma de purê. A quinoa também pode ser cozida com canela e 2 a 3 sementes de cardamomo.

É uma ótima opção para os lanches intermediários entre as refeições, para o café da manhã e para uma sobremesa nutritiva e refrescante. É indicada para todos: crianças, adolescentes, adultos, idosos e atletas, pelo teor proteico e de fibras, além dos minerais magnésio, fósforo e potássio.

TROUXINHAS DE ABOBRINHA COM RECHEIO DE COGUMELOS E CREME DE TOFU

Por: Juliana Aiko Watanabe Tanaka

Ingredientes

- 1 abobrinha tipo italiana
- 2 colheres de sopa de azeite de oliva
- 100 g de shimeji fresco
- 100 g de shitake fresco
- 1 dente de alho picado
- 200 g de tofu macio
- Sal a gosto
- Pimenta-do-reino moída na hora a gosto
- 1 colher de sobremesa de salsinha picada
- 1 colher de chá de ervas de Provence desidratadas
- 1 xícara de chá de molho de tomate caseiro
- 3 colheres de sopa de queijo vegano ralado

Modo de preparo

1. Rale a abobrinha em fatias no mandolim ou em um ralador.
2. Aqueça uma frigideira antiaderente e adicione 1 colher (sopa) de azeite de oliva.
3. Grelhe as fatias de abobrinha dos dois lados.
4. Separe os talos do shimeji e pique o shitake em tiras finas.
5. Na mesma frigideira em que grelhou a abobrinha, adicione a outra colher de azeite de oliva. Acrescente o alho picado e refogue rapidamente até ficar dourado.
6. Adicione os cogumelos e mantenha no fogo até ficarem macios, mexendo de vez em quando.
7. Tempere com sal e pimenta-do-reino a gosto.
8. Reserve em um bowl pequeno, amasse o tofu com um garfo, adicione os cogumelos refogados, metade da salsinha, as ervas de provence e acerte o sal.
9. Para montar as trouxinhas, faça um "+" com as fatias de abobrinha e acrescente um pouco do recheio no centro.
10. Feche as trouxinhas primeiro na horizontal e depois na vertical e coloque as trouxinhas em uma travessa que vá ao forno.

11. Repita esse processo até acabarem os ingredientes.
12. Acrescente o molho de tomate caseiro e finalize com o queijo ralado.
13. Leve ao forno alto (200°C), pré-aquecido, por aproximadamente 15 minutos ou até que o queijo esteja gratinado.
14. Finalize com o restante da salsinha picada.
15. Sirva em seguida.

Rendimento: 4 porções
Grau de dificuldade: médio
Tempo: 40 minutos

Informações nutricionais

Valor calórico total	672 kcal	1 porção: 168 kcal
Carboidratos	52 g	1 porção: 13 g
Proteínas	44 g	1 porção: 11 g
Gorduras total	32 g	1 porção: 8 g
Fibra alimentar	24 g	1 porção: 6 g
Sódio	992 mg	1 porção: 248 mg

Comentários

Esta é uma receita para toda a família, desde a criança até o idoso e os praticantes de atividade física.

Os cogumelos são ingredientes de destaque nessa receita. Do ponto de vista nutricional, possuem baixo valor calórico, alto teor de fibras (hemicelulose e pectina), grande riqueza de vitaminas (complexo B), minerais (selênio, potássio, fósforo e cobre) e inúmeros compostos bioativos com ação antioxidante e anti-inflamatória. O tofu, muito consumido na culinária japonesa, compõe esta preparação para dar consistência e agregar um pouco mais de cálcio e proteínas.

Dica culinária

Para higienizar os cogumelos, utilize somente um perfex (novo) ou papel-toalha para limpá-los. Não lave em água corrente, pois os cogumelos são como esponjas e irão absorver umidade.

SAN CHOY BOW (ENTRADA CHINESA DE COGUMELO COM MINIALFACE ROMANA)

Por: Juliana Dabbur

Ingredientes

- 3 colheres de sopa de azeite (30 g)
- 1 cebola roxa picada (170 g)
- 2 dentes de alho amassados (6 g)
- 1 colher de sopa de cebolinha verde picada
- 2 colheres de sopa de coentro ou salsinha picada
- 1 pimenta dedo-de-moça sem semente picada
- 1 colher de sopa de gengibre ralado (22 g)
- Cogumelo portobello bem picado (sem os talos) (600 g)
- 2 colheres de sopa de shoyu light
- 1 colher de sobremesa de óleo de gergelim torrado
- 1 colher de chá de molho de ostra
- 1 colher de chá de pasta integral de amendoim
- 2 colheres de sopa de açúcar mascavo
- Minifolhas de alface romana higienizadas para servir (150 g)

Modo de preparo

1. Aqueça o azeite em uma panela tipo wok e refogue bem a cebola até dourar.
2. Acrescente o alho e coloque cebolinha, coentro, pimenta e gengibre.
3. Adicione os cogumelos para refogar junto.
4. Assim que a água secar, acrescente o shoyu, óleo de gergelim, molho de ostra, pasta de amendoim e açúcar mascavo.
5. Assim que incorporar os ingredientes, desligue o fogo.

Modo de servir

Coloque a alface e os cogumelos em bowls separados.

A sugestão é *"self-service"*, ou seja, servido pela própria pessoa. Recheie a folha de alface, como uma trouxinha, com uma colher de sopa dos cogumelos.

Rendimento

Número de porções: 12 porções de 40 g
***Per capita* sugerido:** 4 porções

Informações nutricionais (1 porção de 4 unidades, 160 g)

Proteína	10 g
Carboidrato	30 g
Gordura	9 g
Cálcio	40 mg
Ferro	2,4 mg
Fibra total	8,6 g

Comentários

Recomendo esta receita para todas as idades, pois além de saudável, explora os sentidos do paladar, olfato, umami e o prazer de comer. A porção apresenta baixo valor calórico e bom valor nutritivo para cálcio, ferro e fibra, que devem ser completados com a refeição equilibrada/dia.

MUFFIN NUTRITIVO DE LEGUMES

Por: Lara Natacci

Ingredientes

- 2 ovos
- 4 colheres de sopa de azeite de oliva
- 2 colheres de sopa de proteína isolada de soja diluída em 200 mL de água
- ½ xícara de farinha de trigo
- ½ xícara de farinha de trigo integral
- ½ xícara de farelo de aveia
- ½ xícara de abobrinha bem picadinha
- 1 xícara de cenoura ralada no fino
- ½ tomate bem picadinho
- 1 colher de sopa de fermento em pó
- 1 pitada de sal

Modo de preparo

1. Junte os ingredientes líquidos em uma tigela e mexa bem com um *fouet*.
2. Adicione as farinhas aos poucos e depois os legumes e misture bem.
3. Complete com o fermento e o sal.
4. Coloque em forminhas de muffins untadas com pinceladas de óleo e leve ao forno médio por 30 minutos.

Comentários

Esta é uma receita prática, de fácil preparo, muito nutritiva em proteína vegetal, fibras, vitaminas, minerais e indicada para todas as idades. Pode ser servida como lanche ou acompanhamento de saladas nas refeições.

A receita é vegetariana e não vegana.

POLENTA CREMOSA COM RAGU DE BERINJELA

Por: Maria Cecília Corsi

Ingredientes

Polenta cremosa

- 300 g de abóbora cabotiá
- 600 mL de água
- 1 cebola pequena descascada e cortada ao meio
- 80 g de polenta instantânea
- 2 colheres de sopa de azeite
- Sal

Ragu de berinjela

- 1 berinjela média com casca, cortada em cubos pequenos
- 2 colheres de sopa de cebola ralada
- 400 g de tomate cereja cortado ao meio
- 1 colher de café de orégano
- 1 colher de sopa de folhas de manjericão
- 2 colheres de sopa de azeite
- 1 colher de chá de farelo de trigo
- Sal

Para servir

- ½ maço de rúcula higienizada
- 100 g de ricota esfarelada
- 2 colheres de sopa de azeite

Modo de preparo

Polenta

1. Descasque a abóbora e corte em cubos médios.
2. Em uma panela, coloque a abóbora, a água, a cebola, o sal e deixe cozinhar em fogo médio até que a abóbora se desfaça completamente, atingindo ponto de purê. Abaixe o fogo e esmague a abóbora grosseiramente com o garfo.

3. Acrescente a polenta aos poucos, mexendo sempre para que não forme grumos. Deixe cozinhar por aproximadamente 10 minutos em fogo baixo. Caso seja necessário, acrescente mais um pouco de água para que fique na consistência cremosa.
4. Desligue o fogo, acrescente o azeite, misture levemente e reserve.

Ragu de berinjela

1. Em uma forma, coloque a berinjela cortada em cubos pequenos e regue com 1 colher de sopa de azeite, orégano e leve ao forno moderado por 15 minutos.
2. Em uma frigideira, coloque a cebola, mexendo sempre, e vá pingando água até que fique dourada. Em seguida, acrescente os tomates cortados ao meio, manjericão, azeite e o sal. Deixe cozinhar em fogo baixo por aproximadamente 15 minutos até que fiquem macios. Acrescente a berinjela já assada, o farelo de trigo para que o molho não sore e deixe cozinhar por cerca de 10 minutos em fogo baixo.
3. Desligue o fogo e reserve.

Montagem do prato

Em um prato fundo, coloque 3 colheres de sopa da polenta, em seguida 2 colheres de sopa do ragu de berinjela. Pode-se aquecer antes de servir. Finalize com as folhas de rúcula, a ricota esfarelada e um fio de azeite.

Rendimento: 4 porções
Tempo: pré-preparo: 15 minutos + preparo: 30 minutos

Informações nutricionais (uma porção)

Valor calórico total	98,76 kcal
Proteína	2,25 g
Carboidrato	14,55 g
Lipidio	3,53 g

Comentários

O objetivo desta receita é aumentar e concentrar o valor em bons nutrientes dos vegetais e grãos e diminuir o valor energético. A combinação da polenta com a abóbora traz um sabor delicado, adocicado, uma textura macia e assim é possível substituir a manteiga e manter o sabor tradicional desta polenta com ragu de berinjela, sem carne. Preparação única para almoço ou jantar para toda a família, crianças e adultos.

BOBÓ COM FEIJÃO BRANCO

Por: Mariane Bagodi Batista da Silva

Ingredientes

- 1 quilo de mandioca descascada
- 10 folhas de alga nori
- 2 cebolas cortadas em cubos (300 g)
- 5 dentes de alho picados (50 g)
- 1 pimenta dedo-de-moça cortada e sem sementes (15 g)
- 2 colheres de sopa de azeite de dendê (30 mL)
- 1 pimentão amarelo em cubos (150g)
- 1 pimentão verde em cubos (150 g)
- 1 pimentão vermelho em cubos (150 g)
- 4 tomates em cubos (400 g)
- 2 xícaras de feijão branco cozido (380 g)
- 200 mL de leite de coco
- ½ maço de coentro (15 g)
- ½ colher de sopa de sal (10 g)

Modo de preparo

1. Cozinhe a mandioca com duas folhas de alga nori até ficar macia para ser amassada.
2. Processe as oito folhas de alga nori e coloque em um recipiente seco e fechado.
3. Refogue a cebola, o alho e a pimenta no azeite de dendê. Acrescente os pimentões, o tomate e o feijão branco cozido.
4. Tempere com a alga nori processada e sal.
5. Adicione a mandioca amassada e o leite de coco e mexa bem, se necessário, acrescente um pouco de água da cocção da mandioca.
6. Finalize com coentro.
7. Sugestão: servir em uma moranga assada.
8. Retire a tampa da moranga e as sementes e tempere com um pouco do nori processado. Asse a minimoranga por 15 minutos ou uma moranga grande (50 min) a 220°C.
9. Preencha com o bobó. Sirva quente com arroz ou salada.

Rendimento: 8 porções

Tempo: 1 hora

Informações nutricionais

Valor energético total	2.553 kcal	1 porção: 310 kcal
Proteína	56 g	1 porção: 7,0 g
Carboidrato	471 g	1 porção: 59 g
Lipídio	59 g	1 porção: 7,0 g
Fibra	65 g	1 porção: 8,0 g
Vitamina C	907 mg	1 porção: 113 mg
Cálcio	714 mg	1 porção: 89 mg
Ferro	29 mg	1 porção: 3,7 mg

Fonte: TACO e TABNUT (TABNUT para feijão branco e alga nori).

Comentário

O bobó pode ser servido para toda a família, adultos e crianças, pelo seu valor nutritivo, alto teor proteico, fibras, minerais e vitaminas. Receita de fácil e rápido preparo.

MOQUECA DE BANANA-DA-TERRA

Por: Marissol Richter

Ingredientes

- 5 bananas-da-terra, com as cascas amarelas, mas não muito maduras
- 2 colheres de sopa de suco de limão
- 400 mL de leite de coco
- 2 colheres de sopa de azeite de dendê
- 2 colheres de sopa de azeite de oliva
- 1 colher de sopa de sal (20 g)
- 7 tomates tipo italiano, sem pele e sem sementes, cortados em tiras
- 2 cebolas médias cortadas em tiras
- 3 dentes de alho picados
- 2 pimentões vermelhos, sem pele, cortados em tiras finas
- 2 pimentas vermelhas dedo-de-moça, sem sementes e cortadas em tirinhas
- 5 galhos de coentro; separar as folhas e picar
- 5 galhos de salsinha; separar as folhas e picar
- 5 talos de cebolinha bem cortadinhos
- 200 g de castanha-de-caju torrada

Modo de preparo

1. Descasque as bananas e corte em rodelas de 2 cm, coloque em uma travessa e envolva-as com o suco de limão.
2. Em uma tigela, coloque o leite de coco, o sal, o azeite de dendê e o azeite de oliva.
3. Misture bem e reserve.
4. Em uma panela com capacidade para 5 litros, faça uma montagem em camadas.
5. Comece colocando no fundo da panela um pouco do tomate, cebola, alho, pimentão vermelho, pimenta, coentro, salsa e cebolinha.
6. Em seguida, coloque uma camada de bananas e por cima outra camada de vegetais.
7. Continue esse processo de camadas.
8. Termine com vegetais sobre a última camada de bananas.
9. Despeje a mistura de leite de coco por toda a superfície da panela.
10. Tampe e leve ao fogo médio por cerca de 40 minutos.

11. Observe: quando todo o conteúdo da panela estiver fervendo, cozinhe por mais 5 minutos e apague o fogo.
12. No momento de servir, polvilhe a castanha-de-caju por cima.
13. Se desejar, sirva com arroz branco e uma bela salada de folhas verdes variadas.

Rendimento: 12 porções de 200 g
Tempo: 2 horas

Informações nutricionais

Valor calórico total da porção	425 kcal
Proteína	8 g
Carboidrato	36 g
Lipídio	27 g
Potássio	897 mg
Vitamina C	55 mg
Magnésio	76 mg

Comentários

Esta moqueca é uma receita preparada para se comer em família pelo sabor dos ingredientes é apreciada por todos, crianças e adultos. Os atletas também vão gostar!

A banana-da-terra cozida oferece vários benefícios à saúde, entre eles alta concentração de fibra alimentar, ajudando na saciedade, digestão e no trato intestinal; é rica em potássio e ajuda a prevenir dores musculares; é fonte de vitaminas A e C e nutrientes antioxidantes, aumentando a resistência física; possui alto índice do aminoácido triptofano, que o organismo converte em serotonina, um neurotransmissor do cérebro que promove a sensação de bem-estar. Então, a banana-da-terra, somada aos demais ingredientes desta receita, resulta em uma perfeita restauração para o corpo, a mente e os sentidos.

QUIBE DE BERINJELA

Por: Mônica Beyruti

Ingredientes

- 2 berinjelas (400 g cada)
- 1 copo de trigo fino para quibe (200 g)
- 1 cebola (175 g)
- 3 colheres de sopa de manteiga (45 g)
- 6 colheres de sopa de hortelã fresca picadinha (30 g)
- 6 colheres de sopa de farinha de aveia (90 g)
- 2 colheres de sopa de farinha de trigo (40 g)
- 1 colher de sobremesa de sal (15 g)
- Azeite para untar o refratário

Modo de preparo

1. Lave o trigo, cubra com água (dois dedos acima da superfície do trigo) e deixe 15 minutos de molho. Depois, esprema bem para tirar o excesso de água.
2. Descasque, corte em pedaços e cozinhe as berinjelas em água fervente por 10 minutos.
3. Escorra bem a água e triture a berinjela no processador.
4. Coloque a cebola no processador e deixe bem miudinha.
5. Aqueça a manteiga para derreter levemente. Reserve.
6. Misture bem o trigo, a berinjela, a cebola, a farinha de aveia, a hortelã, a manteiga e a farinha de trigo.
7. Unte com azeite um pirex refratário (26 cm x 16 cm) e espalhe a mistura. Faça desenhos com a faca na superfície do quibe. Cubra com papel alumínio e leve ao forno pré-aquecido 200ºC por mais ou menos 40 minutos.
8. Corte e sirva em pedaços.
9. Pode ser servido nas refeições acompanhado de saladas e grãos integrais ou como lanche.

Rendimento: 12 porções
Tempo: 60 minutos

Informações nutricionais (1 porção)

Valor calórico total	107 kcal
Proteína	3,48 g
Carboidrato	16,55 g
Fibras	3,97 g

Comentários

Esta receita foi pensada para crianças e adolescentes e para incentivar o consumo de fibras, principalmente para prevenir dislipidemias e diabetes mellitus tipo 2. O quibe pode ser consumido nas refeições, pois é fonte de fibras, vitaminas e minerais.

SALADA DE TRIGO E GRÃO-DE-BICO COM FIGO TURCO E ROMÃ

Por: Roberta Lara

Salada

Ingredientes

- ½ xícara de grão-de-bico (100 g)
- 1 xícara de trigo em grãos (200 g)
- 1 xícara de figo turco em fatias finas (200 g)
- ½ xícara de damasco seco em fatias finas (100 g) =
- 1 xícara de sementes de romã (200 g)
- 300 g de cebola (2 unidades)
- 4 colheres de sopa de azeite (32 g)
- ½ xícara de folhas de hortelã picadas bem fininho
- Folhas inteiras de hortelã ou brotos de beterraba para decorar

Modo de preparo

1. Cozinhe o trigo e o grão-de-bico separadamente na pressão com água, com uma pitada de sal, até estarem macios. Escorra e deixe esfriar.
2. Em um recipiente, misture os figos e os damascos com o trigo e o grão-de-bico.
3. Pique a cebola em *julienne* (bastões finos) e refogue em azeite até estar bem dourada.
4. Deixe esfriar. Junte com a mistura do trigo.
5. Adicione hortelã e misture bem com um pouco de azeite para dar brilho.

Molho

Ingredientes

- 1 xícara de coalhada seca (200 g)
- ½ xícara de azeite extravirgem (100 g)
- 2 colheres de sopa de mel (40 g)
- ½ xícara de água gelada
- Sal
- Pimenta-caiena
- Raspas de laranja

Modo de preparo

1. Para o molho, misture bem a coalhada, o azeite e o mel.
2. Adicione a água aos poucos e mexa delicadamente para emulsionar todos os ingredientes.
3. Coloque sal, pimenta e as raspas de laranja.
4. Leve à geladeira.

Montagem do prato

Em uma travessa ou bowl grande, coloque a salada em formato de pirâmide, disponha as sementes de romã e decore com as folhinhas de hortelã ou com os brotos. Sirva com o molho à parte bem gelado.

Rendimento: 8 porções

Informações nutricionais

Valor energético total	2.427 kcal	1 porção: 303 kcal
Proteína	36 g	1 porção: 4,5 g
Carboidrato	274 g	1 porção: 34 g
Lipídio	1.194 g	1 porção: 149 g
Fibras	37 g	1 porção: 5 g
Vitamina C	58 mg	1 porção: 7 mg

Comentários

Pode ser servida como entrada ou como parte de refeição com grãos integrais e mix de vegetais grelhados ou assados.

Esta receita de salada com molho de coalhada é indicada para toda a família, inclusive crianças e adolescentes. A salada reúne uma combinação de ingredientes com alta densidade de nutrientes e compostos bioativos. O grão-de-bico é uma fonte de proteína vegetal, e seu consumo proporciona mais saciedade, pois ajuda a aumentar a produção de hormônios que diminuem o apetite. A semente de romã contém compostos como antioxidantes e anti-inflamatórios. No molho da salada, existe um equilíbrio de calorias, vitaminas e minerais, além do azeite com um bom teor de gorduras monoinsaturadas.

PANQUECA DE LEGUMES COLORIDOS AO MOLHO BRANCO

Por: Rosana Raele

Massa

Ingredientes

- 1 xícara de chá de leite semidesnatado (240 mL)
- ½ xícara de chá de farinha de trigo integral (50 g)
- ½ xícara de chá de amido de milho (50 g)
- 2 ovos (100 g)
- 1 colher de sopa de azeite (15 mL)
- 1 colher de café de sal (5 g)

Modo de preparo

1. Misture bem todos os ingredientes secos com os líquidos, usando um *fouet.*
2. Unte levemente com azeite uma frigideira antiaderente e leve ao fogo com chama baixa.
3. Para fazer as panquecas, use uma concha pequena, espalhando a massa sobre a superfície da frigideira.
4. Deixe dourar de ambos os lados.
5. Reserve os discos das panquecas.

Recheio

Ingredientes

- 1 cebola ralada (70 g)
- 1 cenoura média picadinha (100 g)
- ½ xícara de chá de ervilha (50 g)
- ½ xícara de chá de milho verde (50 g)
- ½ xícara de chá de vagem picada (50 g)
- 1 colher de sopa de azeite (15 mL)

Modo de preparo

Refogue a cebola no azeite, acrescente todos os outros os ingredientes e deixe refogar por minutos.

Molho branco

Ingredientes

- 1 caixa de creme de leite light (200 mL)
- 1 pote de requeijão light (200 mL)
- ½ colher de café de noz moscada ralada (2,5 g)
- 1 colher de café de sal (5 g)
- 1 colher de sopa de queijo ralado para polvilhar nas panquecas prontas.

Modo de preparo

Coloque todos os ingredientes em uma tigela e leve ao micro-ondas em potência média, mexendo de vez em quando, até formar um creme.

Montagem do prato

Recheie cada panqueca com 2 colheres de sopa do recheio e coloque em uma travessa refratária. Cubra as panquecas com o molho branco e polvilhe com queijo ralado. Se quiser, pode levar ao forno por minutos para aquecer.

Rendimento: 8 panquecas com valor calórico total de 1.104,6 kcal

Informações nutricionais por porção (1 panqueca + 2 colheres de sopa do molho branco)

Valor energético (1 panqueca + 2 colheres de sopa do molho branco)	174 kcal
1 panqueca	
Valor energético	138 kcal

(continua)

1 panqueca *(continuação)*	
Carboidratos	16,75 g
Proteínas	4,2 g
Gorduras	6,0 g
Fibras	0,8 g
1 colher (sopa) de molho branco	
Valor energético	18 kcal
Carboidratos	0,77 g
Proteínas	1,05 g
Gorduras	1,21 g

Comentários

Esta panqueca faz muito sucesso dentre as minhas receitas como *personal diet*.

A massa também pode ser feita com farinha de trigo comum, mas a integral é mais nutritiva, ainda mais com todos os legumes. Uma receita versátil para toda a família!

TORTA DE RICOTA COM DAMASCO E UVA-PASSA

Por: Sonia Tucunduva Philippi

Ingredientes

Massa

- 2 ½ xícaras de farinha de trigo peneirada (220 g)
- 1 xicara de açúcar
- 1 xicara de manteiga
- 1 ovo
- 1 colher de sopa de fermento

Recheio

- 500 g de ricota
- 1 xicara de leite
- 2 colheres de sopa de maisena
- 1 colher de sopa de manteiga (20 g)
- 4 ovos inteiros
- 1 colher de sopa de açúcar
- ½ xicara de uva-passa escura e pequena
- ½ xícara de damasco desidratado bem picadinho
- Essência de baunilha

Modo de preparo

1. Amasse bem a farinha, o açúcar, a manteiga, o ovo e o fermento.
2. Coloque a massa em uma forma com aro.
3. Coloque todos os ingredientes do recheio (menos o damasco e a uva-passa) e bata bem no liquidificador.
4. Acrescente as frutas, mexa delicadamente e despeje sobre a massa reservada.
5. Leve para assar por aproximadamente 60 minutos em 100°C. A crosta superior da torta deve ficar levemente dourada.

Rendimento: 10 porções (fatias)

Informações nutricionais

Valor energético total (VET)	5.145 kcal	1 porção: 514 kcal
Proteína	133 g	1 porção: 13 g
Carboidrato	548 g	1 porção: 54 g
Gordura	269 g	1 porção: 26 g

Comentários

Esta torta de ricota também pode ser feita com farinha integral e açúcar demerara. A uva-passa pode ser substituída por mirtilo, cranberry ou amora.

É recomendada para todas as faixas de idade, sendo muito apreciada por adolescentes, adultos e idosos, para um lanche ou como sobremesa. Apresenta excelente aporte proteico, além das vitaminas, minerais como o cálcio e antioxidantes.

COOKIE DELÍCIA DE CHOCOLATE COM ESPECIARIAS

Por: Thais Sarian

Ingredientes

- 1 xícara de grão-de-bico cozido (150 g)
- ½ xícara de pasta de amendoim sem açúcar (100 g)
- 4 colheres de sopa de melado de cana (64 g)
- 2 colheres de sopa de farelo de aveia (20 g)
- ½ colher de chá de bicarbonato de sódio (2,5 g)
- 2 colheres de chá de fermento químico (10 g)
- ½ xícara de chocolate 70% de cacau (picado ou em gotas) (80 g)
- 1 colher de chá de canela em pó (2 g)
- ½ colher de chá de cardamomo em pó (1 g)

Modo de preparo

1. Deixe o grão-de-bico de molho em água com 1 colher de sopa de vinagre de maçã, por 8 horas, pelo menos.
2. Escorra a água e retire a casca dos grãos.
3. Cozinhe em nova água por cerca de 30 minutos (os grãos devem ficar firmes).
4. Coloque em um processador o grão-de-bico cozido, a pasta de amendoim e o melado. Bata bem até virar uma massa homogênea.
5. Coloque a mistura em uma tigela e incorpore aos poucos o farelo de aveia, as especiarias, o bicarbonato e o fermento.
6. Por último, acrescente o chocolate e misture delicadamente.
7. Deixe a massa no freezer por 30 minutos para firmar.
8. Pré-aqueça o forno a 180°C. Com o auxílio de uma colher, ou no formato que desejar, coloque as porções de massa em uma assadeira e leve ao forno para assar, por cerca de 20-25 minutos.
9. Retire, deixe esfriar e guarde em vidro bem vedado.

Rendimento: 12 porções

Informações nutricionais (1 unidade de 30 g)

Valor energético	125 kcal
Carboidratos	12,4 g
Proteínas	4,2 g
Lipídios	7,5 g

Comentários

Esta receita foi criada para atender todos os públicos, porém com atenção especial às crianças. Em tempos de grande consumo de alimentos altamente calóricos e de baixo valor nutritivo, essa receita surge como uma ótima opção, por apresentar em sua composição proteínas de origem vegetal, gorduras de boa qualidade, vitaminas, minerais e fibras. Destaque especial ao grão-de-bico, que além de ser uma ótima fonte proteica, também é rico em triptofano, aminoácido precursor de serotonina, neurotransmissor responsável pela sensação de bem-estar. E por falar em bem-estar, nada mais agradável do que se divertir com a criançada na cozinha. Faça os cookies com elas, aproveite o momento para fortalecer vínculos e mostrar que alimentação saudável pode ser sim muito divertida, saborosa e nutritiva!

BRUSCHETTA DE TOMATE COM RICOTA

Por: Thelma Feltrin

Pão rústico

Ingredientes

- 300 g de farinha de trigo branca
- 200 g de farinha de trigo integral
- 25 g de semente de chia
- 25 g de semente de linhaça
- 10 g de sal
- 330 mL de água gelada
- 150 g de *levain* ou 5 g de fermento biológico seco

Modo de preparo

1. Coloque a chia e a linhaça para hidratar em um pouco de água por 30 minutos.
2. Enquanto isso, dissolva o fermento na água e misture às farinhas.
3. Cubra com um pano e deixe descansar por 30 minutos. Adicione as sementes e o sal e misture bem.
4. Sove por 10 minutos, esticando e dobrando a massa sobre ela mesma, com as mãos.
5. Faça uma bola com a massa, cubra e deixe descansar por 3 horas.
6. Coloque a massa sobre uma superfície enfarinhada e aplaine levemente com os dedos até formar um círculo ovalado. Modele o pão no formato desejado (oval ou redondo).
7. Coloque em um recipiente do mesmo formato do pão (cesto ou tigela), cubra e deixe descansar por mais 1h30min. Trinta minutos antes de completar o tempo de descanso, ligue o forno a 230°C.
8. Se você for assar na panela, já a coloque para aquecer no forno.
9. Com o auxílio de um papel antiaderente, vire o pão sobre o papel e faça um corte de ponta a ponta, com uma faca bem afiada.
10. Coloque na panela com tampa e leve para assar. Após 20 minutos, reduza a temperatura para 180°C e destampe a panela.
11. Deixe mais 20 minutos.
12. Retire da panela e espere esfriar.

Obs.: a panela pode ser substituída por saco de celofane próprio para assar carnes.

Rendimento: 1 pão de aproximadamente 950 g (19 fatias finas de 50 g)

Bruschetta

Ingredientes

- 4 fatias de pão rústico (ou italiano)
- 2 tomates tipo italiano picados em cubos, sem semente
- 1 dente de alho picado ou amassado
- Folhas de manjericão
- 150 g de ricota fresca ou tofu
- 1 colher de sopa de azeite de oliva
- Sal e pimenta a gosto

Modo de preparo

1. Regue as fatias do pão com um fio de azeite.
2. Amasse a ricota ou tofu com um garfo e tempere com sal, pimenta e uma colher de sopa de azeite. Misture e reserve.
3. Em uma tigela, misture o tomate com o alho.
4. Disponha as fatias de pão em uma assadeira, cubra com a ricota e coloque o tomate por cima.
5. Leve ao forno pré-aquecido a 180°C, por cerca de 10 minutos.
6. Retire do forno, e antes de servir, salpique o manjericão por cima das fatias.

Rendimento: 4 porções

Informações nutricionais por porção

Valor calórico total	193 kcal
Proteína	7,7 g
Carboidrato	22,86 g
Lipídio	7 g

Comentários

Esta preparação para crianças, adolescentes e adultos pode ser servida no café da manhã, lanche da tarde, como entrada para uma refeição ou até mesmo em um jantar mais leve. Com teor baixo em gorduras, contribui com uma dose de proteína e cálcio. É possível fazer diferentes combinações para as bruschettas, como utilizar o tofu em vez da ricota, caponatta de berinjela ou com um antepasto de abobrinha. O pão de fermentação é mais digestivo, devido à fermentação mais lenta da massa.

ÍNDICE REMISSIVO

D

E

F

G

H

Q

R

S

T

V

Z